Le Petit LAROUSSE Médical

Le Petit LAROUSSE Médical

200 maladies de l'adulte, des symptômes aux traitements

sous la direction
du professeur J.-P. Wainsten

LAROUSSE

21 rue du Montparnasse 75283 Paris Cedex 06

Direction de la publication
Isabelle Jeuge-Maynart

Direction éditoriale
Carole Bat

Coordination éditoriale
Nathalie Cornellana
Avec la précieuse collaboration de Pauline Fiot

Relecture correction
Laurence Alvado

Index
Rupert Hasterok

Direction artistique
Emmanuel Chaspoul

Couverture
Véronique Laporte

Mise en page
Catherine Le Troquier

Iconographie
Marie-Annick Réveillon

Fabrication
Anne Raynaud

Informatique éditoriale
Philippe Cazabet

Malgré tout le soin apporté à la rédaction de cet ouvrage, et en raison de l'étendue des domaines embrassés, une erreur aura pu s'y glisser. Nous ne saurions être tenus pour responsables de ses conséquences ou d'une interprétation erronée, car, rappelons-le, aucun livre ne peut remplacer l'avis du médecin.

ISBN : 978 2 03 584967 0

Sommaire

Les symptômes et maux courants 10

L'appareil génital féminin 30

Les dysfonctions sexuelles 32
L'endométriose 34
Les fibromes de l'utérus 37
Les infections génitales 39
Les infertilités d'origine féminine 43
Les kystes de l'ovaire 48
La ménopause 50
Le prolapsus génital 51

L'appareil génital masculin 52

L'adénome de la prostate 54
Les dysfonctions sexuelles 56
Les infections génitales 58
Les infertilités d'origine masculine 61

Les cancers 64

Mécanisme et évolution 66
Les traitements 70
La prévention du cancer 71
Cancer de la bouche et de la langue 73
Cancer bronchopulmonaire 78
Cancer du côlon 80
Cancer de l'estomac 81
Cancer du foie 82
Cancer du larynx 84
Cancer de l'œsophage 85
Cancer des os et chondrosarcome 86
Cancer de l'ovaire 87
Cancer du pancréas 88
Cancer de la peau 89
Cancer de la prostate 91
Cancer du rein 93
Cancer du sein 94
Cancer du testicule 96
Cancer de la thyroïde 97
Cancer de l'utérus 98

La santé mentale 316

La dépression 318
La maladie bipolaire 322
Les névroses 323
Les psychoses......................... 325
Les troubles anxieux 330
Les troubles du sommeil 332

La sphère ORL 334

Les infections des dents et des gencives 336
Les maladies des glandes salivaires 340
Les mastoïdites 341
Les pathologies de l'oreille............ 342
Les ulcérations de la bouche............ 348

Le système digestif........350

Les calculs de la vésicule biliaire 352
Les cirrhoses 354
Les hépatites........................... 356
Les hernies de la paroi intestinale 362
L'insuffisance artérielle mésentérique 363
Les maladies inflammatoires digestives 364
Les pancréatites 367
Les maladies de l'intestin grêle et du côlon.............................. 370
Les pathologies anales 378
Les pathologies de l'œsophage et de l'estomac 380

Le système hormonal..................... 384

Les adénomes........................... 386
Les maladies de l'hypophyse............ 387
Les maladies des surrénales............ 390
Les maladies de la thyroïde 393
La néoplasie endocrinienne multiple 400

Le système immunitaire 402

L'allergie 404
Le lupus érythémateux disséminé 411
La maladie de Horton 413
La maladie de Raynaud 416
La myasthénie 417
Le pemphigus........................... 418
La polymyosite 419
La sclerodermie.........................420
Le sida 422
Le syndrome de Gougerot-Sjögren 428

Le syndrome de Guillain-Barré 429

Les voies respiratoires 430

L'atélectasie 432
Les bronchites 433
L'embolie pulmonaire.................... 435
L'hypertension artérielle pulmonaire................................ 436
L'insuffisance respiratoire 440
La mucoviscidose........................ 445
La pleurésie 447
Les pneumonies 448
Le pneumothorax 451
L'œdème pulmonaire 452
La sarcoïdose 454

Les yeux.......................... 456

La cataracte............................... 458
Le décollement de la rétine 460
La dégénérescence maculaire liée à l'âge.................................. 461
Le glaucome 462
Les kératites 464
Les maladies infectieuses 465
Les maladies inflammatoires............ 466
Les œdèmes oculaires.................. 469

Dossiers

Les procréations médicalement assistées..................................... 46
Les nouveaux traitements du cancer 74
La thérapie génique 76
La stimulation cérébrale 116
La migraine 126
L'alcoolisme 136
Les appareils d'automesure 160
Les épidémies............................. 190
L'obésité 236
Nouvelles prothèses et greffes 252
Les mécanismes moléculaires du vieillissement......................... 274
Rajeunir sans risque ? 290
Antidépresseurs et psychothérapies 328
L'imagerie interventionnelle 368
La douleur................................. 414
Le tabagisme.............................. 438

- Amaigrissement
- Constipation
- Crampes
- Démangeaisons généralisées
- Diarrhée
- Douleurs dans la poitrine
- Fatigue
- Fièvre
- Gêne pour avaler
- Gêne pour respirer
- Mal au cou
- Mal au dos
- Mal à l'épaule
- Mal au genou
- Mal à la gorge
- Mal à la tête
- Mal au ventre
- Malaise
- Nausée et vomissement
- Œil rouge
- Palpitations
- Perte de connaissance
- Perte de mémoire
- Toux
- Tremblement
- Troubles du sommeil
- Troubles urinaires
- Vertiges
- Vomissements

Les symptômes et les maux courants

Les symptômes et les maux courants

Vous trouverez ci-après les symptômes et les maux les plus couramment signalés. Pour chaque symptôme sont décrites, avec les mots du vocabulaire courant, les différentes manières dont il se manifeste ainsi que les troubles ou maladies qui peuvent les provoquer. Les termes en gras renvoient à ces troubles ou maladies.

AMAIGRISSEMENT

L'amaigrissement est une perte de poids non volontaire. Les fluctuations de poids étant fréquentes chez un même individu, on considère qu'il y a amaigrissement lorsqu'une personne perd 5 % de son poids en 6 mois ou 10 % en un an. La perte de poids doit, si possible, être chiffrée. Pour apprécier l'importance d'un amaigrissement, il peut être utile de mesurer les dimensions des vêtements, le tour de taille et de comparer avec des photographies antérieures.

• Manifestations et causes

Un amaigrissement peut être isolé ou associé à d'autres signes cliniques (fatigue, voire épuisement, fièvre, diarrhée, extériorisation d'un saignement, etc.). Ces symptômes permettent au médecin d'orienter son diagnostic et de prescrire des examens complémentaires appropriés (examens sanguins, imagerie, bilan hormonal, recherche de parasites, etc.).

Lorsque l'amaigrissement ne s'accompagne pas de perte d'appétit, voire même de son augmentation, 3 principales causes sont recherchées : le **diabète sucré** (voir p. 228), l'**hyperthyroïdie** (voir p. 395), la présence de parasites (téniasis, ascaridiose) dans l'organisme.

L'amaigrissement avec perte d'appétit peut être le signe d'une infection (surtout si le malade a de la fièvre), d'une inflammation ou de la présence de tumeurs (**cancer**, voir p. 64, **lymphome**, voir p. 218). Il peut aussi s'agir d'un **syndrome de malabsorption** (voir p. 374), dû à une atteinte de la paroi de l'intestin grêle, d'une défaillance cardiorespiratoire ou d'une maladie neurologique.

• Cas particuliers

Un amaigrissement peut avoir des causes simples, comme des problèmes buccaux, notamment dentaires, surtout chez les personnes âgées.

Lorsque l'examen clinique et les examens complémentaires sont normaux, il peut s'agir d'une **dépression** (voir p. 318) qui s'accompagne d'autres signes : morosité, anxiété, dévalorisation, fatigabilité, insomnie, etc.

Chez une jeune fille, un amaigrissement important est souvent lié à une anorexie mentale, tandis que, chez une personne âgée, on peut observer un amaigrissement progressif, sans cause.

CONSTIPATION

La **constipation** (voir p. 370) est l'émission trop rare (habituellement moins de 3 fois par semaine) de selles trop dures. En fait, un malade se dit constipé lorsqu'il n'est pas satisfait de la qualité et de la quantité de ses selles. Fréquente, elle peut survenir à tout âge et atteint 3 fois plus les femmes.

La constipation peut être asymptomatique ; mais elle peut être responsable d'autres symptômes digestifs comme des douleurs abdominales, des flatulences, l'émission de gaz plus ou moins nauséabond. Elle peut favoriser la survenue d'hémorroïdes.

Le médecin, après un interrogatoire et un examen clinique orienté vers l'appareil digestif, peut rassurer le patient qui se plaint d'aller à la selle tous les 2 jours et non quotidiennement, alors que ce rythme peut être normal si ses selles sont de bonnes qualités et d'évacuation facile. Par contre, si la constipation est associée à des troubles digestifs anormaux comme la présence de sang ou de glaires mélangés aux selles, il sera souhaitable de compléter les investigations.

• Manifestations et causes

Le plus souvent, la constipation apparaît occasionnellement, chez une personne qui n'est habituellement pas constipée. Elle peut également être chronique.

Une constipation occasionnelle peut survenir en raison d'un long voyage en position assise, d'un séjour prolongé au lit ou de la prise de certains médicaments (antidépresseurs, par exemple). Chez une personne âgée exposée à la chaleur, la constipation peut être liée à une déshydratation. Une constipation d'apparition récente sans cause explicite chez un individu de plus de 40 ans fait craindre un **cancer du côlon** (voir p. 80) ; un examen complémentaire (coloscopie) est nécessaire.

Une constipation chronique n'est, la plupart du temps, liée à aucune affection. Elle est favorisée par une alimentation pauvre en fibres végétales, le stress et la sédentarité. Parfois, elle s'accompagne de douleurs coliques, qui doivent inciter à consulter un médecin. Elle peut se manifester par une « fausse » **diarrhée** (voir p. 371) matinale, l'évacuation des selles étant précédée d'un bouchon inaugural de selles dures. Une constipation chronique peut être due à différentes maladies, digestives (sténose, c'est-à-dire rétrécissement du côlon due à la présence d'un **polype**, voir p. 376, **diverticulose colique**, voir p. 372), endocriniennes (**hypothyroïdie**, voir p. 394) ou neurologiques (**maladie de Parkinson**, voir p. 114, **sclérose en plaques**, voir p. 124).

• Cas particuliers

Une absence totale et récente de selles est généralement due à une **occlusion intestinale** (voir p. 373), affection qui s'accompagne d'un arrêt de l'émission de gaz et de douleurs abdominales.

Les personnes âgées peuvent ne pas se plaindre de constipation : celle-ci se manifeste par une diarrhée avec des selles fréquentes, liquides et peu abondantes, avec incontinence fécale, en raison d'un fécalome (accumulation anormale de selles dans le rectum).

CRAMPES

Il n'est pratiquement personne qui n'ait ressenti, ne serait-ce qu'une fois, cette brusque contraction involontaire, très douloureuse et transitoire d'un muscle, le plus souvent au niveau du mollet, qui caractérise une crampe. Le muscle en cause est un muscle moteur du squelette, ou muscle strié.

• Manifestations et causes

On distingue les crampes spontanées des crampes d'effort, car elles n'ont pas les mêmes origines.

Les crampes spontanées, généralement nocturnes, n'ont souvent pas de cause explicable. Elles peuvent être dues à une mauvaise position, assise ou couchée. Elles disparaissent facilement si l'on met le membre atteint en position de relâchement musculaire ou si l'on étire le muscle en cause (pour le mollet, en tirant, jambe tendue, le pied vers soi).

Dans certains cas, une crampe spontanée apparaît sous l'effet d'une transpiration importante (due à la chaleur ou à de la fièvre). Elle est liée à une perte de sodium dans la sueur, qui perturbe le fonctionnement des fibres musculaires.

Parfois, il faut rechercher la cause d'une crampe dans un traitement responsable d'une perte excessive en sodium et/ou en potassium (cette perte étant insuffisamment compensée par ailleurs) : traitement diurétique (qui entraîne l'émission d'un grand volume d'urines), prise de corticoïdes, régime pauvre en sel trop strict. Un contrôle des taux de sodium et de potassium dans le sang permettra de confirmer le mécanisme d'apparition des crampes. Une crampe spontanée peut également être due à un déficit en calcium.

Les crampes d'effort peuvent avoir différentes causes. Chez une personne sportive (coureur, cycliste, etc.), il peut s'agir d'une activité musculaire excessive, qui entraîne une accumulation d'acide lactique dans les fibres musculaires. Une forme particulière de ce type de crampe est la « crampe de l'écrivain », liée à la contraction des doigts sur le stylo ; elle s'étend des doigts à la main, puis au bras, la personne concernée devant alors arrêter d'écrire.

Par ailleurs, certaines affections musculaires, appelées **myopathies** (voir p. 250) peuvent se révéler par des crampes d'effort : c'est le cas des glycogénoses.

Des crampes d'effort, localisées surtout aux mollets et apparaissant après une certaine distance de marche, appelée « périmètre de marche », sont dues à certains troubles circulatoires. Elles obligent le malade à s'arrêter, avant de pouvoir repartir pour la même distance : ce phénomène est dénommé claudication intermittente. Il s'agit souvent d'une artériopathie des membres inférieurs, communément appelée **artérite** (voir p. 135). Celle-ci, conséquence de l'athérosclérose (dépôt de « graisses » dans les artères) et du **tabagisme** (voir p. 438), sera confirmée par la palpation des pouls artériels et surtout par un écho-Doppler vasculaire des artères des membres inférieurs, qui permet de préciser la localisation et l'étendue du dépôt de « graisses » (plaque d'athérome), et le degré de rétrécissement de l'artère atteinte.

• Cas particuliers

On parle parfois de « crampe d'estomac » pour désigner une sensation de resserrement plus ou moins douloureuse dans la partie supérieure de l'abdomen, plus souvent en rapport avec la faim qu'avec une véritable lésion gastrique, comme un **ulcère** (voir p. 381).

DÉMANGEAISONS GÉNÉRALISÉES

Les démangeaisons (ou prurit) sont des sensations que le patient essaie instinctivement d'atténuer par le grattage. De nombreuses maladies se manifestent par des démangeaisons qui affectent l'ensemble du corps, c'est pourquoi elles sont dites « généralisées ».

• Causes possibles

Les démangeaisons généralisées peuvent être le symptôme d'une affection générale ou être le signe d'une maladie de peau.

Les principales affections générales susceptibles de provoquer des démangeaisons sont les obstructions des voies biliaires – quelle que soit leur origine –, qui s'accompagnent alors d'une jaunisse, appelée ictère par les médecins.

Des démangeaisons peuvent également apparaître au début d'une **hépatite** (voir p. 356), au cours d'une **insuffisance rénale** (voir p. 311), de maladies hématologiques (**maladie de Hodgkin**, voir p. 218, **polyglobulie**, voir p. 224), de maladies endocriniennes (**hypothyroïdie** (voir p. 394), d'une séropositivité pour le virus de l'immunodéficience humaine ou d'une **allergie** (voir p. 404) à des médicaments (antibiotiques, sulfamides). Il arrive aussi qu'un **diabète sucré** (voir p. 228) se manifeste par des démangeaisons généralisées.

Les principales maladies de peau pouvant être responsables de démangeaisons sont les infections dues à des parasites (gale, poux, puces), l'**urticaire** (voir p. 300), l'**eczéma** (voir p. 286), le lichen plan, la miliaire et la **dermatite herpétiforme** (voir p. 283). Les piqûres d'insectes sont également susceptibles d'entraîner des démangeaisons généralisées, ainsi que la sécheresse cutanée, en particulier chez les personnes âgées.

• Cas particuliers

Il arrive que, pendant les derniers mois de la grossesse, des démangeaisons surviennent. Par ailleurs, certains médicaments peuvent provoquer des démangeaisons (barbituriques, œstroprogestatifs).

Lorsque aucune cause n'est trouvée, il s'agit d'une maladie psychosomatique.

DIARRHÉE

La **diarrhée** (voir p. 371) est définie médicalement par un poids de selles supérieur à 300 g par jour. Dans la pratique, on parle de « diarrhée » lorsque les selles sont liquides, avec, en général, plus de 3 émissions quotidiennes.

On distingue 2 sortes de diarrhée :

> les diarrhées aiguës, qui durent peu de temps ;
> les diarrhées chroniques, qui durent plusieurs semaines, soit en continu, soit par intermittence.

• Causes des diarrhées aiguës

Les diarrhées aiguës sont dues à des infections virales, bactériennes ou parasitaires. Les affections le plus souvent en cause sont les gastroentérites virales ou les toxi-infections alimentaires. Si la diarrhée dure plus de 48 heures, il faut consulter son médecin ; un examen des selles en laboratoire (coproculture) permettra de reconnaître le microbe responsable. La présence dans les selles de glaires (substances visqueuses) ou de sang doit également amener à consulter.

• Causes des diarrhées chroniques

Les diarrhées chroniques peuvent avoir de très nombreuses causes. L'orientation du diagnostic se fait en fonction de l'aspect des selles (glaireuses, sanglantes), des signes d'accompagnement, du rôle déclenchant d'un aliment, de l'examen médical du patient, d'examens complémentaires, qui peuvent mettre en évidence des signes éventuels de malabsorption intestinale (du fer, des vitamines, des graisses), et éventuellement d'examens endoscopiques (coloscopie).

> Lorsque la diarrhée survient de manière intermittente, sans autre trouble, hormis des douleurs et des ballonnements abdominaux, et parfois des émissions de gaz, une colopathie fonctionnelle, ou syndrome de l'intestin irritable, est généralement en cause. Cette affection, bénigne, est souvent d'évolution ancienne et aggravée par le stress. Parfois, ce type de diarrhée est en fait une « fausse » diarrhée, c'est-à-dire une alternance de diarrhée et de **constipation** (voir p. 370), due à une constipation chronique.

> Lorsque la diarrhée s'accompagne d'autres signes (fièvre, amaigrissement, etc.), il peut s'agir de maladies inflammatoires de l'intestin (**maladie de Crohn**, voir p. 364, **rectocolite hémorragique**, voir p. 365), d'une **maladie cœliaque** (voir p. 372), caractérisée par une atteinte de l'intestin grêle et provoquant une **malabsorption intestinale** (voir p. 374), d'une maladie de Whipple (infiltration de nombreux tissus par des globules blancs remplis de débris bactériens). Des maladies endocriniennes (**hyperthyroïdie**, voir p. 395) ou neurologiques (neuropathie au cours d'un **diabète sucré**, voir p. 228) peuvent également être responsables d'une diarrhée.

• Cas particulier

Il arrive que la prise de certains médicaments entraînent une diarrhée, notamment la prise excessive de laxatifs. En interrogeant le patient, au cours de la consultation, le médecin déterminera le médicament en cause.

DOULEURS DANS LA POITRINE

La majorité des douleurs ressenties au niveau de la poitrine est sans gravité. Néanmoins, celles-ci peuvent être dues à des affections graves (**infarctus du myocarde**, voir p. 163, **embolie pulmonaire**, voir p. 435), qui nécessitent une hospitalisation en urgence.

• Manifestations et causes

Selon la manière dont apparaît la douleur (brutalement ou progressivement), sa localisation, les signes d'accompagnement, selon qu'elle survient ou non au cours d'un effort, différentes maladies peuvent être en cause.

> Lorsque la douleur est en barre, liée à l'effort, irradiant éventuellement jusqu'à la mâchoire ou jusqu'au bras gauche, elle évoque une **insuffisance coronarienne** (voir p. 168), qui doit être traitée en urgence.

> Lorsque la douleur survient brutalement, ressemblant à un point de côté et s'accompagnant parfois d'une gêne pour respirer, d'une angoisse, il peut s'agir d'une **embolie pulmonaire** (voir p. 435). Le médecin recherchera des signes de **phlébite** (voir p. 143) au niveau des jambes. La suspicion d'une embolie pulmonaire implique une hospitalisation.

> Lorsque la douleur ressemble à un point de côté, s'accompagne de fièvre et d'une gêne pour respirer, une infection pulmonaire (ou pneumopathie) est généralement en cause. Une radiographie pulmonaire permettra de préciser le type d'infection. Il peut aussi s'agir d'une **pleurésie** (voir p. 449).

> Lorsque la douleur est réveillée par une pression sur le thorax et s'accompagne souvent d'anxiété, il s'agit généralement d'un syndrome douloureux de la paroi thoracique, bénin.

> Lorsque la douleur s'accompagne de sensations de brûlure quand la personne se penche en avant, la maladie en cause peut être une œsophagite, souvent liée à une hernie de l'estomac (hernie hiatale).

FATIGUE

La fatigue (ou asthénie) est un sentiment subjectif d'affaiblissement physique ou psychique sans rapport direct avec une activité particulière. L'impression de fatigue altère le fonctionnement quotidien de l'individu. L'état de fatigue représente de 2 à 3 % des demandes de consultation auprès des médecins généralistes (soins primaires). Le patient se plaint de fatigue, mot qui, dans le langage courant, est devenu un moyen d'exprimer un sentiment de malaise en rapport avec de multiples situations médicales, psychologiques ou sociales.

• Manifestations et causes

La sensation de fatigue peut être la cause principale de la demande de consultation ou survenir au cours de l'évolution d'une maladie connue. L'évaluation de son intensité est subjective – il n'existe pas d'échelle qui permette de la mesurer scientifiquement. La fatigue est un symptôme qui s'apprécie différemment au cours de la relation entre le médecin et le patient selon qu'il s'agit d'une première consultation ou d'une consultation pour une personne déjà suivie. Elle peut d'ailleurs apparaître seulement au cours de la consultation. L'entretien est important, car il permet de donner des précisions à propos de la fatigue (son ancienneté, son horaire, sa variabilité dans la journée, l'effet du repos, la qualité du sommeil et son aspect réparateur, le mode de vie et, en particulier, le maintien ou non de l'alimentation, le retentissement sur l'entourage, l'association à d'autres symptômes physiques ou psychiques, l'avis du patient à propos de la cause et les mesures déjà prises pour la faire disparaître). L'examen clinique minutieux permet souvent de préciser l'orientation vers une cause.

La fatigue est un symptôme qui peut précéder ou accompagner la plupart des maladies (infections, **cancers**, voir p. 64, maladies endocriniennes, neurologiques, etc.) ou qui peut être la seule manifestation d'une maladie psychique en évolution, comme par exemple la **dépression** (voir p. 318).

• Cas particuliers

L'association entre une cause physique et psychique ne doit pas être négligée. La fatigue est parfois circonstancielle ou de cause sociale (famille, activité, traumatisme, risque de déséquilibre d'une personnalité fragile). Au terme de la consultation, la prescription d'antiasthéniques est souvent inutile ; par contre, la qualité de la relation entre le médecin et le malade permettra d'attendre le résultat d'éventuels examens et favorisera la maturation des raisons de la plainte en cas de fatigue sociale.

Le syndrome de fatigue chronique désigne un ensemble variable de troubles, dominés par une fatigue durable, sans cause organique connue. Cependant, la nature exacte de cette maladie, et son existence même, restent controversés.

FIÈVRE

La fièvre est définie comme une élévation de la température corporelle au-dessus des valeurs normales, 37,2 °C le matin, 37,7 °C le soir. Très fréquente, elle peut avoir de nombreuses causes : infectieuses (virales ou bactériennes), inflammatoires, tumorales. Une intolérance à un médicament est également susceptible d'entraîner de la fièvre.

• Causes possibles

Le plus souvent, l'affection responsable de la fièvre est bénigne, mais il peut aussi s'agir d'une maladie grave, réclamant une consultation et un traitement d'urgence. Les signes qui accompagnent la fièvre permettent généralement d'orienter le diagnostic.

Lorsque le patient a, en plus de la fièvre, un rhume, des courbatures, il s'agit d'une infection virale (grippe, par exemple). En général, la fièvre disparaît rapidement en quelques jours.

Lorsque la fièvre s'accompagne de brûlures lors de l'émission d'urines, d'une difficulté à avaler, d'une toux ou d'une **diarrhée** (voir p. 371), la maladie en cause est une infection bactérienne, respectivement urinaire, pharyngée, bronchopulmonaire ou digestive. Une consultation médicale est nécessaire pour juger de l'utilité d'examens complémentaires. Lorsque les signes (douleur, par exemple) atteignent un endroit précis du corps, il s'agit d'une infection localisée (des dents, des sinus, de la vésicule biliaire, etc.).

Des signes non infectieux se manifestent parfois en même temps que la fièvre, permettant au médecin d'établir un diagnostic. Une douleur abdominale fait suspecter une appendicite, une **cholécystite** (voir p. 352) ; une douleur au niveau des épaules et des hanches chez une personne âgée, une pseudo-polyarthrite rhizomélique ; des signes cardiaques évoquent une **endocardite** (voir p. 156).

• Cas particuliers

Il arrive qu'une personne ait de la fièvre pendant plusieurs semaines, sans autre symptôme apparent. Des examens complémentaires, sanguins (numération formule sanguine, vitesse de sédimentation, etc.), radiologiques (radiographie pulmonaire, échographie abdomino-pelvienne, etc.), histologiques (biopsies), pratiqués de préférence en milieu hospitalier, permettent souvent de trouver la cause de la fièvre.

Le choix des examens dépend du terrain de la personne (c'est-à-dire de l'ensemble des facteurs génétiques, physiologiques, tissulaires ou humoraux qui favorisent chez un individu la survenue d'une maladie) et des circonstances d'apparition de la fièvre (antécédents personnels et familiaux, voyages, mode de vie, activité professionnelle, consommation d'aliments, contact avec des animaux, etc.).

GÊNE POUR AVALER

Une gêne pour avaler (ou dysphagie) est une difficulté à déglutir pour faire passer les aliments de la bouche à l'estomac. Cette gêne concerne d'abord les aliments solides, mais si elle persiste et s'aggrave, elle peut concerner les liquides. En fonction de sa cause, elle est plus ou moins douloureuse et est responsable, à la longue, d'une dénutrition plus ou moins marquée. Elle peut s'accompagner de douleurs cervicales, d'une sécrétion accrue de salive, de fausses routes alimentaires ou de reflux dans la bouche.

• Manifestations et causes

On distingue les gênes ressenties en haut du cou, au niveau de la gorge, le plus souvent d'origine oto-rhino-laryngologique (O.R.L.) ou neurologique, de celles situées plus bas, le long de l'œsophage.

Une gêne haute est généralement due à une **angine** (inflammation aiguë du pharynx, voir p. 186), facilement détectée à l'examen de la gorge. Elle peut également révéler un cancer du pharynx ou de la partie haute de l'**œsophage** (voir p. 85) ; elle progresse alors lentement et ne s'accompagne pas de fièvre. Une endoscopie, avec biopsie, est nécessaire pour confirmer le diagnostic. Certaines maladies neurologiques atteignant le bulbe rachidien peuvent se manifester par une gêne à avaler (scérole latérale amyotrophique, **sclérose en plaques**, voir p. 124).

Une gêne basse est le plus souvent liée à une atteinte de l'œsophage : **cancer** (voir p. 64), confirmé grâce à une endoscopie, mais également lésions bénignes telles qu'une **diverticulose** (voir p. 372), un reflux gastro-œsophagien, lié à une hernie hiatale (une partie de l'estomac remonte au-dessus du diaphragme), à une achalasie, à des spasmes œsophagiens (confirmés par une manométrie œsophagienne). D'autres causes sont plus rares : compression de l'œsophage par des ganglions, par une tumeur de la thyroïde, une myasthénie (faiblesse musculaire), une affection neurologique, etc.

• Cas particuliers

L'obstruction du pharynx par un corps étranger (aliment, dentier) peut causer une gêne à avaler. Cette gêne peut aussi être due à une piqûre de guêpe dans le pharynx (surtout chez l'enfant). Elle nécessite un traitement en urgence.

GÊNE POUR RESPIRER

La gêne pour respirer (ou dyspnée) peut être d'origine cardiaque ou pulmonaire. Elle peut aussi accompagner un état anxieux. L'interrogatoire et l'examen clinique, pratiqués au cours d'une consultation médicale, permettent généralement d'orienter le diagnostic.

• Manifestations et causes

On distingue la gêne respiratoire aiguë, qui survient brutalement, de la gêne persistant dans le temps, mais qui peut alors apparaître par intermittence ou être permanente. Selon qu'elle est déclenchée ou non par l'effort, qu'elle est associée ou non à d'autres d'une **capsulite** (c'est-à-dire d'une inflammation de la membrane enveloppant l'articulation de l'épaule), ce mouvement est particulièrement douloureux et peut être limité. La douleur à l'épaule liée à une tendinite peut, en outre, prédominer la nuit, empêchant le sommeil. La position couchée sur le côté est alors insupportable. Les radiographies montrent parfois des calcifications tendineuses : on parle de « tendinite calcifiante ».

Toutes les affections articulaires peuvent atteindre l'épaule, mais cela se produit rarement. Il peut s'agir d'**arthrose** (voir p. 241), d'**arthrite** (voir p. 257), de **rhumatisme** (voir p. 261) inflammatoire, commençant parfois à l'épaule, etc. En cas de doute, des examens complémentaires (sanguins, radiologiques) sont généralement utiles.

• Cas particulier

Une douleur de l'épaule gauche peut être d'origine cardiaque ; dans ce cas, elle n'est pas augmentée par les mouvements, mais est liée à l'effort.

MAL AU GENOU

Le mal au genou est fréquent. Après 50 ans, la principale cause en est l'arthrose, qui atteint 10 % de la population de cette tranche d'âge. Il faut d'abord s'assurer que la douleur provient du genou et qu'elle est liée aux mouvements de l'articulation (au moyen de radiographies). La douleur est soit de type mécanique, déclenchée par les mouvements et diminuant au repos, soit de type inflammatoire, prédominant la nuit. Lorsqu'il existe un gonflement qui témoigne d'un épanchement, la ponction articulaire permet l'analyse du liquide articulaire et de préciser la nature mécanique ou inflammatoire de l'épanchement.

• Causes mécaniques

Chez le jeune malade, surtout la jeune fille, il peut s'agir d'une souffrance cartilagineuse de la rotule (chondropathie rotulienne), avec ou sans subluxation (déplacement partiel de la rotule, visible sur la radiographie axiale) qui peut être responsable d'un dérobement de la jambe. Chez le jeune sportif, une lésion du ménisque déclenchée par un traumatisme en torsion peut être à l'origine de blocage du genou en flexion. Elle est mise en évidence par l'I.R.M. Un genou douloureux peut aussi être une séquelle d'**entorse** (voir p. 244 et 271), par exemple, une rupture des ligaments croisés.

Chez le sujet plus âgé, la radiographie peut montrer une **ostéonécrose** (voir p. 268) du condyle interne (mort du tissu osseux sur la face interne de l'articulation), plus fréquente chez la femme, notamment en cas de surpoids et de genu varum (« jambes arquées »). La radiographie peut également montrer des signes d'algodystrophie. Dans ces deux cas, l'I.R.M permettra un diagnostic plus précoce.

L'**arthrose** (voir p. 241), chez la personne âgée, peut atteindre l'articulation entre le fémur et la rotule ; elle se manifeste par une douleur antérieure et est peu invalidante. La douleur est maximale à la montée des escaliers. Elle peut atteindre l'articulation fémoro-tibiale et progresse souvent vers une certaine invalidité. Elle est favorisée par les déviations des axes des jambes : genu varum (« jambes arquées ») ou genu valgum (« genoux en dedans »).

• Causes inflammatoires

Dans le cas d'atteinte inflammatoire du genou, la douleur peut provenir d'un rhumatisme inflammatoire débutant : **polyarthrite rhumatoïde** (voir p. 259), **rhumatisme psoriasique** (voir p. 299). La cause peut aussi être d'origine micro-cristalline, touchant la structure du cartilage. Le plus souvent, il s'agit de chondrocalcinose, visible sur les radiographies. Plus rarement, c'est la **goutte** (voir p. 234), dont le premier accès survient habituellement au gros orteil, qui est responsable. Il peut s'agir également d'une **infection** bactérienne, qui sera diagnostiquée par l'examen (en urgence) du liquide articulaire.

• Autres causes

L'examen précisera si la douleur trouve son origine en dehors de l'articulation du genou, par exemple en cas de **tendinite** (voir p. 244). La plus fréquente est la tendinite des muscles de la patte d'oie, à la partie supérieure de la face interne du tibia.

Une douleur de la hanche peut également se projeter au genou et, par conséquent, cette articulation est systématiquement examinée.

La douleur du genou peut aussi être due à une **cruralgie** (voir p. 246) d'origine lombaire (atteinte du nerf crural qui innerve la cuisse).

MAL À LA GORGE

Le mal de gorge est souvent d'origine virale (d'autres signes évocateurs sont alors présents).

Il peut également être dû à une **angine** (voir p. 186) à streptocoques, qui doit être traitée par des antibiotiques.

• Manifestations et causes

Les signes qui accompagnent le mal de gorge permettent de déterminer son origine.

Lorsqu'il existe des cas semblables dans l'entourage, que le patient a de la fièvre et un rhume, il s'agit d'une pharyngite virale. L'examen de la gorge montre une rougeur diffuse.

Lorsque la gorge est parsemée de points blancs (angine érythématopultacée), avec une fièvre élevée, que les ganglions sont gros (adénopathies) et douloureux, l'affection en cause est d'origine bactérienne : il s'agit d'une **angine à streptocoques** (voir p. 186). Celle-ci, qui atteint surtout l'enfant de 6 à 10 ans, doit être traitée rapidement.

• Cas particuliers

Chez l'adolescent, un mal de gorge peut être dû à une mononucléose infectieuse. Les autres causes (diphtérie) sont beaucoup plus rares.

MAL À LA TÊTE

Le mal de tête (ou céphalée) est très fréquent. Dans 90 % des cas, il s'agit d'une **migraine** (voir p. 126) ou d'une céphalée de tension (dont l'origine est psychologique), affections ne nécessitant, après l'examen clinique, aucun examen complémentaire.

• Manifestations et causes

Selon la manière dont apparaît le mal de tête et son évolution dans le temps, différentes causes sont envisageables.

Lorsque le mal de tête survient de manière intense et brutale, une consultation en urgence, avec souvent réalisation d'un scanner, s'impose. L'origine du mal de tête est neurologique ou neurochirurgicale. Il peut s'agir d'une hémorragie méningée, d'un **accident vasculaire cérébral** (voir p. 102) ou d'une **méningite** (voir p. 118) si le patient a de la fièvre ou ne supporte pas la lumière et présente une raideur de la nuque (syndrome méningé).

Lorsque le mal de tête apparaît progressivement et s'aggrave peu à peu, une consultation rapide est également nécessaire. Il est possible que le patient ait une lésion cérébrale (tumeur, abcès, hématome) ou qu'il soit atteint de la **maladie de Horton** (voir p. 413) s'il existe des perturbations manifestant une inflammation dans l'organisme (vitesse de sédimentation, CRP augmentées).

Lorsque le mal de tête se manifeste par crises, souvent très intenses, obligeant l'arrêt des activités quotidiennes et parfois accompagnées de nausées ou vomissements, il s'agit en général d'une **migraine** (voir p. 126). Le diagnostic est confirmé lors d'une consultation par l'interrogatoire, qui précise les signes d'accompagnement du mal de tête et retrouve des antécédents familiaux de migraine. Entre les crises, le patient n'a pas mal à la tête.

Plus rarement, une algie faciale (algie vasculaire ou névralgie du trijumeau) peut entraîner un mal de tête survenant par crises.

Lorsque le mal de tête évolue depuis longtemps, qu'il est déclenché par des contrariétés, mais qu'il n'empêche pas de poursuivre des activités quotidiennes, il s'agit presque toujours d'une céphalée de tension, souvent associée à une **anxiété** (voir p. 330) ou à une **dépression** (voir p. 318).

• Cas particuliers

Le mal de tête peut être dû à des troubles ou à des affections non cérébraux : fièvre, sinusite aiguë, troubles de la vision, etc.

La prise de médicaments, notamment l'abus d'antalgiques pour combattre un mal de tête, peut le provoquer ou l'aggraver. Après un traumatisme crânien, en dehors de tout hématome intracrânien, un mal de tête peut durer plusieurs mois.

MAL AU VENTRE

Les maux de ventre peuvent être dus à de nombreuses maladies, le plus souvent abdominales, mais aussi cardiaques et pulmonaires. Il est très important de préciser la manière dont se manifeste le mal de ventre (s'agit-il d'une crampe, d'une douleur en « coup de poignard », etc. ?), sa localisation, les facteurs déclenchants. Lors de la consultation, le médecin tiendra compte du terrain (sexe, âge), des antécédents (maladies, prise médicamenteuse), des signes d'accompagnement.

• Causes possibles

On distingue les douleurs aiguës, qui apparaissent brutalement, et les douleurs chroniques. Il faut noter que certaines maladies responsables de douleurs abdominales, aiguës ou chroniques, sont dues à des affections qui nécessitent un traitement chirurgical urgent.

En cas de mal de ventre aigu, 7 affections sont le plus souvent en cause : appendicite, **cholécystite** (voir p. 352), **occlusion intestinale** (voir p. 373), **colique néphrétique** (voir p. 306), **pancréatite** (voir p. 367), perforation d'**ulcère** (voir p. 381), **sigmoïdite** (voir p. 377). L'interrogatoire minutieux et l'examen clinique attentif permettront d'orienter le diagnostic, la demande d'examens complémentaires, l'éventuelle consultation en vue d'une intervention chirurgicale (radiographie de l'abdomen sans préparation, échographie abdominale, scanner, numération formule sanguine, endoscopie). En cas de doute, on traite les symptômes du patient et on le met sous surveillance hospitalière : une nouvelle évaluation a lieu dans un délai qui varie de quelques heures à quelques jours.

Des douleurs aiguës intermittentes, c'est-à-dire séparées par des intervalles non douloureux, évoquent des affections particulières, spasmodiques : **lithiase biliaire** (voir p. 353), occlusion intermittente, **hernie abdominale** (voir p. 362).

En cas de mal de ventre chronique, la localisation et les caractères de la douleur, mais également son rythme dans la journée et sa périodicité au cours des mois ou des années, sont très importants pour déterminer la maladie en cause. Des douleurs s'étendant du haut du ventre à son milieu sont souvent dues à une affection de l'estomac, de l'œsophage, de la vésicule biliaire ou du pancréas. Des douleurs rythmées par les repas évoquent un **ulcère gastro-duodénal** (voir p. 381). Des douleurs calmées par l'émission de gaz ou de selles ont plutôt une origine colique. Cependant, beaucoup de douleurs abdominales connues n'ont pas de cause organique reconnue. Bénignes, elles sont dues au syndrome de l'intestin irritable.

Chez les femmes, les douleurs du bas ventre (ou douleurs pelviennes) sont souvent d'origine gynécologique : règles douloureuses, endométriose, **salpingite** (voir p. 41), **kyste de l'ovaire** (voir p. 48), grossesse extra-utérine. Ces affections sont parfois responsables de douleurs ressenties plus haut dans le ventre. Le diagnostic est établi grâce à l'examen gynécologique.

MALAISE

Un malaise est caractérisé par un trouble de la conscience ou de la vigilance (perte de connaissance brève), qui peut être responsable d'une chute. Rapide ou progressif, le retour à l'état normal se fait naturellement. Chez un jeune individu, un malaise est en général bénin ; chez une personne âgée, il peut avoir une origine cardiaque ou circulatoire (au niveau du cerveau).

• Causes possibles

On distingue les malaises avec perte de connaissance des malaises sans perte de connaissance. Il est important de préciser les circonstances d'apparition du malaise, les antécédents (survenue au préalable de malaises identiques), la manière dont il survient (brutalement, progressivement, lié au changement de position ou à l'effort), les signes d'accompagnement.

Un malaise avec perte de connaissance (**syncope**, voir p. 178) peut avoir une origine cardiaque (troubles du rythme, maladies cardiaques telles que rétrécissement aortique, **infarctus du myocarde**, voir p. 163, **embolie pulmonaire**, voir p. 435). Lors du malaise, il faut prendre le pouls du patient et mesurer le rythme des battements de son cœur; cela sera utile au médecin. Un malaise avec perte de connaissance peut également avoir une cause neuro-cardio-vasculaire : on parle de **syncope** « vagale » (voir p. 178). Celle-ci peut être déclenchée par une forte émotion, une atmosphère surchauffée, et s'accompagner d'autres manifestations (pâleur, nausées). La perte de connaissance peut alors être prévenue en mettant la personne malade en position allongée. D'autres syncopes sont dites « réflexes ». Leurs causes sont nombreuses : violente douleur, ponction, forte toux (ictus laryngé). Un malaise avec perte de connaissance peut aussi avoir une origine posturale : il est dû à une **hypotension artérielle** (voir p. 162) orthostatique, déclenchée par le passage de la position couchée à la position debout avec chute de la pression artérielle. Des médicaments sont, dans ce cas, souvent en cause.

Un malaise sans perte de connaissance peut être dû à une hypoglycémie, mais, en l'absence de médicaments hypoglycémiants (destinés à faire baisser le taux de sucre dans le sang), cela est rare. Des crises d'**anxiété** (voir p. 330) peuvent aussi se manifester par un malaise sans perte de connaissance. D'autres signes sont alors évocateurs : boule dans la gorge, fourmillements. Le **vertige** (voir p. 346), qui s'accompagne d'une sensation de déplacement d'objets, ou l'épilepsie (qui se reconnaît à l'existence de secousses) peuvent également être en cause.

NAUSÉE ET VOMISSEMENT

Le vomissement est le rejet actif du contenu de l'estomac par la bouche. Il est souvent précédé par des nausées. Il peut avoir de très nombreuses origines : digestives, neurologiques, exogènes (intoxication, mal des transports, médicament). La plupart sont reconnues par l'interrogatoire, l'examen clinique et, éventuellement, des examens complémentaires. Il arrive qu'aucune cause ne soit trouvée : on parle alors de « vomissements psychogènes ». Ces derniers n'ont, dans la majeure partie des cas, aucun retentissement sur l'état général, en dehors de l'anorexie mentale où, associés à la réduction des apports alimentaires, ils peuvent entraîner une perte de poids conséquente. Abondants et répétés, ils peuvent être à l'origine d'une déshydratation (notamment chez les personnes âgées), qui doit être traitée. Chez la femme jeune, la cause la plus fréquente est la grossesse à son début, parfois encore inconnue. Des vomissements peuvent aussi être dus à un **infarctus du myocarde** (voir p. 163), qui s'accompagne le plus souvent d'autres signes (douleur thoracique intense). Ils peuvent aussi être liés à une **migraine** (voir p. 126) ou à un **vertige** (voir p. 346).

• Manifestations et causes

La manière dont surviennent les vomissements et les signes d'accompagnement permettent d'orienter le diagnostic.

> Si les vomissements sont apparus depuis peu, si le patient n'a pas d'autre maladie et ne suit pas un traitement médicamenteux, si l'examen clinique est normal, il peut s'agir d'une gastroentérite ou d'une intoxication alimentaire (toxi-infection alimentaire). Les vomissements s'accompagnent fréquemment d'une diarrhée.

> Si les vomissements s'accompagnent d'un arrêt d'émission des selles et des gaz, il s'agit d'une **occlusion intestinale** (voir p. 373) : l'hospitalisation s'impose pour en rechercher la cause et la traiter (bride après intervention, obstacles intestinaux). Les vomissements peuvent, dans ce cas, être également dus à une irritation du péritoine (péritonite, appendicite, **cholécystite**, voir p. 352), une **pancréatite** (voir p. 367), une **colique** hépatique, un infarctus intestinal.

> Si les vomissements contiennent des aliments du repas précédent, s'ils soulagent une douleur localisée en haut du ventre (épigastrique), ils sont dus à une sténose (rétrécissement) de l'estomac, au cours d'un **ulcère gastroduodénal** (voir p. 381).

> Si les vomissements s'accompagnent d'un mal de tête, de fièvre, de raideur de nuque, il s'agit d'un syndrome méningé. Toute suspicion de **méningite** (voir p. 118) impose l'hospitalisation pour effectuer une ponction lombaire.

> Si les vomissements surviennent en même temps qu'un mal de tête, des troubles de la vue, ils peuvent être dus à une hypertension intracrânienne secondaire ou idiopathique. Celle-ci est reconnue par l'existence de signes neurologiques à l'examen.

> Si les vomissements sont associés à des maux de tête, plutôt pulsatiles, localisés dans la moitié de la tête, évoluant par crise, avec intolérance à la lumière (photophobie), plus ou moins associés à des vertiges, il peut s'agir d'un épisode de migraine accompagnée de troubles digestifs.

sont surtout liées à l'**artériosclérose** (d'origine vasculaire, voir p. 134), mais un certain nombre d'entre elles sont révélatrices d'une maladie dégénérative cérébrale comme la **maladie d'Alzheimer** (voir p. 108), d'autant plus fréquente que le malade est âgé. Cette affection, due à une dégénérescence nerveuse cérébrale inéluctable, évolue lentement vers une perte de l'autonomie et de tous les repères, et nécessite souvent une prise en charge en institution.

TOUX

La toux est une manifestation très fréquente des infections des voies respiratoires, mais elle accompagne de nombreuses autres maladies. Elle est généralement utile, car elle permet d'évacuer les sécrétions bronchiques. C'est pourquoi les antitussifs doivent être utilisés avec parcimonie, le traitement de la cause de la toux étant prioritaire.

• Manifestations et causes

Selon la manière dont la toux se manifeste, diverses maladies peuvent être en cause, certaines nécessitant une consultation médicale.

Présente depuis peu, une toux peut se manifester dans un contexte infectieux viral (rhume), avec ou sans fièvre.

> Une toux, sèche ou grasse, ramenant des crachats qui témoignent de sécrétions bronchiques pouvant se surinfecter, peut être due à une infection bactérienne.

> Une toux apparaissant à l'effort et s'accompagnant d'une difficulté à respirer peut être un signe de maladie cardiaque. Il faut consulter rapidement un médecin.

> Une toux qui évolue depuis longtemps peut avoir de nombreuses origines : **tabagisme** (voir p. 438), exposition à des produits allergènes, des poussières, des toxiques, traitement médicamenteux (inhibiteur de l'enzyme de conversion, par exemple). Elle fait craindre, notamment chez le fumeur, une **bronchite** (voir p. 433) chronique ou un **cancer bronchopulmonaire** (voir p. 78). Une radiographie des poumons est alors utile pour orienter le diagnostic.

> Une toux ramenant des crachats sanglants peut être due à une **tuberculose** (voir p. 205) ou à un **cancer** (voir p. 78). Elle impose une consultation médicale.

> Une toux s'accompagnant de brûlures derrière le sternum, de régurgitation peut être d'origine digestive par reflux gastro-œsophagien.

> Des accès de toux la nuit peuvent être dus à l'**asthme** (voir p. 406).

> Une toux peut aussi être due à un écoulement (provenant des sinus) dans le pharynx.

• Cas particulier

Une toux peut être d'origine psychologique ; ce diagnostic est à retenir uniquement lorsque toutes les causes possibles ont été éliminées.

TREMBLEMENT

Un tremblement est un mouvement anormal, involontaire, fait d'oscillations rythmiques d'une partie du corps. Il touche le plus souvent les mains ou les pieds, mais peut aussi affecter le visage, la tête ou le tronc.

• Manifestations et causes

Selon les circonstances d'apparition et certaines caractéristiques, on distingue 3 types de tremblement, qui peuvent avoir différentes causes.

Un tremblement qui se manifeste uniquement lorsque la personne maintient une position (par exemple, les bras tendus en avant) est dit « d'attitude » ou « postural ». Le plus souvent, il n'est dû à aucune maladie particulière. Occasionnel et transitoire, il est déclenché par une émotion ou par la consommation de produits excitants (café).

Parfois, un tremblement d'attitude est dû à la prise de certains médicaments (amphétamines, antidépresseurs, lithium) ou au sevrage d'une drogue, y compris de l'alcool. Il peut aussi accompagner certaines maladies. Un léger tremblement des mains (celles-ci étant également moites et chaudes) évoque une **hyperthyroïdie** (**maladie de Basedow**, voir p. 396). Une hypoglycémie (insuffisance du taux de glucose dans le sang), une affection neurologique (**sclérose en plaques**, voir p. 124), une maladie grave du foie avec atteinte diffuse de l'encéphale (**encéphalopathie hépatique**), une intoxication par le mercure (hydrargyrisme) peuvent également être responsables d'un tremblement d'attitude.

Lorsque ce dernier survient chez une personne âgée, il s'agit généralement d'un tremblement sénile, dit « essentiel » ou « idiopathique » (dont la cause et le mécanisme restent inconnus). Touchant les extrémités des membres et de la tête, il s'intensifie avec les années et peut devenir invalidant.

Un tremblement qui persiste en l'absence de mouvements, même si la personne est assise ou allongée, est dit « de repos ». Il est caractéristique de la **maladie de Parkinson** (voir p. 114). Atteignant surtout les extrémités des membres (le patient donne l'impression « d'émietter du pain »), il a la particularité de disparaître plus ou moins complètement lors du mouvement et est associé à une lenteur des mouvements (akinésie) et à une raideur (par hypertonie musculaire).

Un tremblement qui survient lors d'un mouvement volontaire est dit « d'action » ou « intentionnel ». Prédominant aux épaules et aux hanches, et parfois handicapant, il est principalement dû à une atteinte du cervelet (partie de l'encéphale responsable de la coordination des mouvements et de l'équilibre). Cette atteinte, confirmée par la démarche ébrieuse du malade et l'imprécision de certains de ses gestes (pour attraper un objet, le bras va trop loin), peut être due à une affection vasculaire, une infection (encéphalite), une tumeur ou à une intoxication alcoolique.

TROUBLES DU SOMMEIL

Le **trouble du sommeil** (voir p. 332) le plus fréquent est l'**insomnie** (voir p. 332), caractérisée par une impression de mal dormir la nuit et de n'être pas « bien » dans la journée. La **somnolence** (voir p. 333) diurne s'apparente à un problème de sommeil.

• Manifestations et causes de l'insomnie

Il est important de préciser la manière dont survient une **insomnie** (difficultés à s'endormir, réveils fréquents, réveil précoce, voir p. 332) et ses répercussions dans la journée (fatigue, somnolence, troubles de la concentration, irritabilité), pour mettre en œuvre un traitement adapté. Selon les circonstances d'apparition, on distingue plusieurs types d'insomnie.

Une insomnie aiguë apparaît soudainement, à l'occasion d'une préoccupation récente, d'un conflit professionnel ou familial. Généralement, la personne atteinte a déjà connu ce type d'insomnie.

Une insomnie chronique peut survenir sous la forme de difficultés d'endormissement, généralement liées à une **anxiété** (voir p. 330). Elle peut également se manifester par des réveils fréquents ou précoces et est alors souvent le signe d'une **dépression** (voir p. 318). Dans tous les cas, le patient doit s'interroger sur son hygiène de vie (consommation de boissons alcoolisées, de café, de médicaments), sur les irrégularités de son rythme veille-sommeil, et tenter de modifier ces habitudes favorisant les troubles du sommeil.

Chez les personnes âgées, l'insomnie, fréquente, se manifeste par des réveils nocturnes, par une diminution du « sommeil lent profond » et par un horaire avancé du coucher. Elle est, en outre, souvent entretenue par une sieste trop longue.

• Causes de la somnolence diurne

La somnolence diurne peut être une conséquence d'une insomnie chronique, mais peut avoir d'autres origines.

La cause la plus fréquente de la somnolence diurne est le syndrome d'apnée du sommeil, qui touche le plus souvent les personnes obèses et les ronfleurs.

Les maladies de la vigilance (narcolepsie) sont beaucoup plus rares.

Le syndrome des jambes sans repos (SJSR) est à l'origine également de somnolence diurne, le sommeil chez ces patients étant de mauvaise qualité et insuffisamment réparateur.

TROUBLES URINAIRES

L'acte d'uriner (ou miction) est normalement provoqué par le remplissage progressif de la vessie, déclenchant l'envie d'uriner. La miction débute par le relâchement volontaire du sphincter de la vessie, suivi de l'émission des urines par l'urètre et le méat urinaire, le jet se terminant rapidement, sans douleur ni fuite. On distingue trois types de troubles urinaires : des douleurs en urinant, des anomalies du volume des urines, des anomalies du contrôle de la miction.

• Causes des douleurs en urinant

Une douleur à la **miction** consiste en une sensation de brûlure ou de gêne à l'émission des urines. Ses causes sont différentes selon qu'elle touche la femme ou l'homme. Cependant, pour les deux sexes, elle peut traduire le passage dans l'urètre de calculs (**lithiase urinaire**, voir p. 306), qui auront pu auparavant provoquer une **colique néphrétique** (voir p. 306).

Chez la femme, une douleur en urinant est le plus souvent due à une **cystite** (voir p. 309), avec infection urinaire (fréquemment par un colibacille). Un examen cytobactériologique des urines précisera le microbe en cause, permettant de choisir l'antibiotique le mieux adapté. Parfois, c'est une **candidose** (infection par le champignon *Candida albicans,* voir p. 292) d'origine vaginale qui est en cause. Par ailleurs, l'habitude de ne pas boire suffisamment entraîne une concentration des urines qui, à elle seule, peut devenir irritante et faire croire à tort à une cystite.

Chez l'homme, une douleur à la miction peut être provoquée par une **urétrite** (inflammation de l'urètre, voir p. 60), qui s'accompagne d'un écoulement urétral. Il peut aussi s'agir d'une **prostatite** (inflammation de la prostate, voir p. 59) aiguë, avec fièvre et douleurs dans le bas-ventre. Celle-ci est confirmée par le palper douloureux de la prostate par toucher rectal et par l'examen cytobactériologique des urines.

• Causes des anomalies du volume des urines

La quantité d'urines émises par jour varie normalement entre 1 et 2 litres. Lorsque celle-ci est inférieure à 0,5 litre, on parle d'« oligurie » ; lorsqu'elle est supérieure à 3 litres, de « polyurie ».

Une oligurie est souvent due à augmentation de la sudation, liée à une chaleur excessive ou à une prise de boissons insuffisante. Un apport de boissons et de sels suffit à faire disparaître le trouble. Parfois, l'oligurie témoigne d'une grande déshydratation, comme en cas de brûlures étendues, d'hémorragies, de vomissements ou de **diarrhée** (voir p. 371) importants. Elle peut aussi être le signe d'une **insuffisance rénale** (voir p. 311) et peut alors évoluer jusqu'à l'absence d'urines (anurie).

Une polyurie est généralement due à un **diabète sucré** (augmentation du taux de sucre dans le sang, et donc dans les urines, voir p. 228). Elle est parfois due à un **diabète insipide** (voir p. 231), lié à un défaut d'action d'une hormone de l'hypophyse (hormone antidiurétique), qui intervient normalement dans la régulation du volume des urines. Plus rarement, l'origine de la polyurie est psychique : le patient éprouve un besoin permanent et irrépressible de boire, appelé potomanie.

L'adénome de la prostate est responsable d'une gêne à vider complètement la vessie. Le patient urine alors souvent de petites quantités d'urine. On parle alors de « pollakiurie ».

• Causes des anomalies du contrôle de la miction

Le contrôle de la miction peut être anormal de deux manières. Soit la miction, malgré le désir d'uriner, ne peut pas être réalisée : c'est la rétention d'urine ; soit la miction ne peut pas être contrôlée : c'est l'**incontinence urinaire** (voir p. 308).

La rétention d'urine, touchant essentiellement les hommes, témoigne surtout d'une affection de la prostate (**adénome**, voir p. 54, ou **cancer**, voir p. 91). Elle peut aussi être favorisée par la prise de certains médicaments (atropiniques) ou apparaître à la suite d'une intervention chirurgicale. Elle provoque d'intenses douleurs dans le bas-ventre. Un traitement d'urgence s'impose (sondage vésical ou pose d'un cathéter – petit tuyau en plastique – dans la vessie), suivi d'un traitement de la cause de la rétention.

Chez la femme, une rétention d'urine est généralement due à un **fibrome utérin** (voir p. 37).

L'incontinence urinaire, en dehors de celle du petit enfant en cours d'apprentissage (énurésie), atteint surtout les femmes. Au début, il s'agit d'une petite fuite d'urines lors d'efforts de toux ou d'exercices physiques. Les causes les plus fréquentes sont les **cystites** (voir p. 309) et les **prolapsus** (descente d'organes, voir p. 51) de la vessie seule, ou de la vessie et du vagin.

VERTIGES

Au cours d'un vrai **vertige** (voir p. 346), tout tourne devant soi. Le vertige doit être distingué des impressions d'instabilité (faux vertige), où tout ne tourne pas vraiment devant soi.

L'interrogatoire et l'examen clinique, complétés par des explorations fonctionnelles, permettent d'identifier la cause.

• Manifestations et causes

L'interrogatoire permet au médecin de distinguer les vertiges des sensations vertigineuses ou de déséquilibre. Il est important pour le patient de décrire la crise, de préciser sa durée, le nombre d'épisodes vertigineux antérieurs, les éventuels facteurs déclenchants (mouvements de la tête, retournement dans le lit, effort, etc.) et signes d'accompagnement (bourdonnements d'oreille, nausées, vomissements, mal de tête, fièvre), d'indiquer s'il suit un traitement médicamenteux.

Ces renseignements permettent de déterminer le type de vertige et sa cause.

> Lorsque la crise est très brève, durant moins d'une minute, il s'agit généralement d'un vertige paroxystique de position bénin (VPPB). Il est dû à une atteinte de l'oreille interne.

> Lorsque le vertige s'accompagne de bourdonnements d'oreille (**acouphènes**, voir p. 342), d'une surdité, il s'agit d'une **maladie de Menière** (voir p. 342), affection de cause inconnue atteignant l'oreille interne. Un examen O.R.L. s'impose.

> Lorsque le vertige est intense et dure plusieurs jours, il peut être dû à une névrite vestibulaire (atteinte brutale du nerf vestibulaire, nerf s'unissant au nerf cochléaire pour former le nerf cochléo-vestibulaire, communément appelé « nerf auditif »).

• Cas particulier

Un vertige peut, plus rarement, être d'origine centrale, c'est-à-dire lié à une atteinte de l'encéphale. Il peut s'agir d'une affection du cervelet (organe central de l'équilibration) ou du tronc cérébral (voies et noyaux vestibulaires) d'origine ischémique ou hémorragique, inflammatoire, tumorale, etc.

Lorsque les vertiges sont secondaires à une atteinte centrale, des nausées, voire des vomissements, sont souvent associés au tableau clinique.

VOMISSEMENTS

Voir Nausée et vomissement.

- Les dysfonctions sexuelles

  Dyspareunie

  Frigidité

  Vaginisme

- L'endométriose
- Les fibromes de l'utérus
- Les infections génitales

  Bartholinite

  Condylome génital

  Herpès

  Hydrosalpinx

  Pyosalpinx

  Salpingite

  Vaginite

  Vulvite

  Vulvovaginite

- Les infertilités d'origine féminine
- Les kystes de l'ovaire

  Syndrome des ovaires polykystiques

- La ménopause
- Le prolapsus génital

L'appareil génital féminin

Les dysfonctions sexuelles

Les dysfonctions sexuelles sont l'incapacité à ressentir pleinement, sainement et agréablement, en tout ou en partie, les divers états psychiques et les stades physiques que l'organisme traverse généralement au cours d'une activité sexuelle. De 20 % à 50 % des femmes sont jusqu'à un certain point affectées par un dysfonctionnement sexuel.

DYSPAREUNIE

Douleur survenant chez la femme pendant les rapports sexuels.

On distingue les dyspareunies de pénétration, ou superficielles, qui surviennent dès le début de la pénétration du pénis dans le vagin, et les dyspareunies profondes, ressenties dans le bas-ventre lorsque la pénétration est complète. Par ailleurs, une dyspareunie peut être primaire (survenant dès les premières relations sexuelles) ou secondaire (apparaissant à la suite d'un événement marquant, un accouchement, par exemple).

• Causes

Les causes d'une dyspareunie sont soit organiques, soit psychologiques. Les causes organiques d'une dyspareunie de pénétration peuvent être un vagin étroit, une suture périnéale trop serrée après un accouchement, un manque d'œstrogènes lié à la ménopause, une infection vaginale, une lésion herpétique. Celles d'une dyspareunie profonde sont fréquemment des maladies des trompes, des ovaires ou de l'utérus (endométriose). Cependant, la dyspareunie est souvent d'origine affective, pouvant traduire un refus du plaisir sexuel, sorte de conduite d'autopunition, ou un refus du partenaire.

• Traitement

Si la cause est organique, son traitement fait céder la douleur. En cas de dyspareunie d'origine affective, une prise en charge psychothérapique est nécessaire, associée ou non à certaines techniques de rééducation sexuelle.

FRIGIDITÉ

Trouble de la sexualité féminine consistant en l'absence de satisfaction sexuelle durant les rapports.

La frigidité peut être complète (absence totale d'appétit et de plaisir sexuels, également dénommée anorgasmie) ou partielle, la femme ne parvenant à l'orgasme que rarement, mais les relations sexuelles demeurant satisfaisantes dans la période qui précède la jouissance. Le trouble peut être capricieux, dépendre du partenaire ou des circonstances.

La frigidité est dite « primaire » lorsque la femme n'a jamais eu d'orgasme et secondaire lorsqu'elle survient chez une femme qui en a déjà éprouvé.

UN TERME ANCIEN

Jusqu'au XVIIIe siècle, le mot frigidité pouvait s'appliquer à l'homme (impuissance) et à la femme ; depuis, progressivement, l'usage en a été réservé aux troubles sexuels féminins. Sur le plan étymologique, le terme vient du latin *frigiditas* (« froidure », « froid ») et correspond à l'absence d'apparition des signes physiques de l'excitation sexuelle, en l'occurrence la chaleur et les rougeurs liées à la vasodilatation des organes génitaux.

Le terme de « frigidité » est maintenant de moins en moins utilisé par les professionnels de santé car trop imprécis, englobant plusieurs notions aux contours assez vagues. Une nouvelle classification des troubles sexuels féminins a été dernièrement proposée permettant de mieux rendre compte de la complexité des troubles sexuels chez la femme.

• Causes et traitement

Les causes d'une frigidité sont multiples : organiques (infection, déséquilibre hormonal, prise de médicaments – antidépresseurs – et de toxiques, accouchement difficile, ménopause) ou psychologiques (peur d'une grossesse ou d'une maladie sexuelle, surmenage, stress, dépression, etc.).

Un traitement est presque toujours possible : il peut bénéficier de l'hormonothérapie, mais s'appuie beaucoup sur la psychothérapie, par exemple.

VAGINISME

Affection caractérisée par une contracture spasmodique involontaire des muscles vaginaux et périvaginaux au moment de la pénétration du pénis dans le vagin, rendant celle-ci impossible ou, du moins, douloureuse.

Le vaginisme est dit « primaire » s'il se produit dès le premier rapport sexuel, « secondaire » s'il survient après une période de relations sexuelles satisfaisantes.

• Causes

Elles peuvent être physiques (inflammation, infection, malposition des organes génitaux, présence d'un hymen résistant), mais surtout psychologiques. En effet, le vaginisme, quelles que soient ses conditions d'apparition, correspond à une peur du pénis, liée à l'histoire familiale et/ou à des expériences douloureuses. C'est par un réflexe conditionné que l'orifice vaginal se ferme au toucher, car toute stimulation est associée inconsciemment à un risque de souffrance. Les explications sont variables.

Quand le vaginisme survient dès les premières relations sexuelles, ce qui est le plus fréquent, il est parfois dû à une éducation très rigide sur le plan sexuel.

Il semble notamment que le vaginisme soit plus important dans les sociétés qui accordent une grande valeur à la préservation de l'hymen, ce qui suscite parfois une réelle peur de la pénétration, perçue inconsciemment comme un acte qui va transpercer le sexe.

L'IMPACT SUR LA SEXUALITÉ

Le vaginisme rend la pénétration vaginale impossible. Il n'empêche toutefois pas les relations sexuelles, les caresses de toutes sortes permettant la montée de l'excitation dès lors qu'elles ne touchent pas l'orifice vaginal. En règle générale, une femme souffrant de vaginisme éprouve du désir, ne rencontre pas de problème particulier de lubrification et peut tout à fait connaître l'orgasme.

Parfois, la frustration ou l'incompréhension éventuelles du partenaire masculin génèrent chez elle de l'anxiété ou un sentiment d'anormalité. Mais, dans la plupart des cas, la femme et son partenaire se satisfont de leur sexualité et éprouvent du plaisir. Les consultations pour vaginisme sont d'ailleurs souvent assez tardives, et il n'est pas rare qu'elles soient avant tout motivées par un désir d'enfant.

Une agression sexuelle, une peur inconsciente de la grossesse, une reprise trop brutale de la sexualité après un accouchement douloureux sont quelques-unes des autres explications possibles

• Diagnostic

L'examen gynécologique doit d'abord dépister une malformation ou une infection méconnues, le toucher vaginal pouvant être réalisé sous anesthésie.

En l'absence de toute cause organique, un bilan psychologique s'efforcera de préciser les difficultés présentes ou passées (éducation rigide) de la patiente.

• Traitement

Le traitement, qui varie selon les causes, peut comprendre une intervention chirurgicale ou un traitement antibiotique en cas d'anomalie physique ou d'infection ou encore faire appel à des dilatations progressives du vagin, à une aide psychologique spécialisée, à une éducation psychosexuelle et/ou à des exercices de relaxation.

L'endométriose

L'endométriose est une affection caractérisée par la présence de fragments de muqueuse utérine (endomètre) en dehors de leur localisation normale.

L'endométriose est surtout fréquente chez les femmes âgées de 25 à 40 ans. Les problèmes d'infertilité qu'elle provoque sont fonction du siège de l'affection, la localisation tubaire, c'est-à-dire dans les trompes de Fallope étant la plus préoccupante

• Cause

La cause de la maladie est mal connue : il est possible que des fragments de muqueuse utérine non éliminés pendant les règles remontent le long des trompes de Fallope pour aller se fixer sur un organe de la cavité pelvienne, où ils forment des kystes. Ceux-ci se localisent le plus souvent au niveau du muscle utérin (on parle alors d'adénomyome), de la trompe, de l'ovaire et sur la cloison séparant le rectum du vagin ; ils se trouvent plus rarement sur le péritoine, sur l'intestin, sur la vessie et sur les cicatrices cutanées.

Comme l'endomètre normal, les fragments de muqueuse obéissent aux fluctuations hormonales durant le cycle menstruel : ils se développent sous l'influence des œstrogènes et de la progestérone, puis saignent quand les taux hormonaux, en s'effondrant, déclenchent les règles.

• Symptômes, signes et diagnostic

Le gonflement des kystes provoque des douleurs pendant les règles, surtout vers leur fin. Ces douleurs, qui disparaissent pendant le cycle, sont le principal symptôme, mais l'endométriose peut aussi être responsable d'hémorragies menstruelles abondantes et de douleurs au cours des rapports sexuels.

Le diagnostic est établi lorsqu'une femme en période d'activité génitale présente des signes fonctionnels évocateurs, associés ou non à une stérilité. Il est confirmé par l'échographie, et surtout par la cœlioscopie, qui révèle des adhérences et des lésions kystiques sombres implantées sur le péritoine.

• Traitement

> Traitement hormonal : les lésions d'endométriose étant stimulées par les œstrogènes (hormones sécrétées par les ovaires), une inhibition de l'activité sécrétrice des ovaires a pour effet de soulager les symptômes d'endométriose. Cette mise au repos des ovaires implique par ailleurs une suspension du cycle hormonal, et donc l'absence d'ovulation et des règles. Cette inhibition se produit naturellement au cours de la grossesse, ainsi qu'après la ménopause. Elle peut être induite par divers traitements hormonaux, tels que les contraceptifs oraux, ou les progestatifs, ces derniers pouvant avoir pour effet secondaire de provoquer des saignements intermittents.

Des analogues de la GnRH (gonadolibérine) et le danazol induisent une ménopause artificielle, réversible, et dont les effets secondaires principaux sont des bouffées de chaleur et une sécheresse vaginale, disparaissant à l'arrêt du traitement.

> Traitement chirurgical : la chirurgie peut être nécessaire pour traiter les douleurs chroniques, et sauvegarder ou améliorer les possibilités de grossesse. Une intervention sous cœlioscopie permet une destruction des lésions d'endométriose, par coagulation ou par laser, ainsi que l'ablation des kystes de l'ovaire, et la libération des organes accolés par des adhérences. Le traitement chirurgical d'endométrioses très sévères peut nécessiter une ouverture de l'abdomen.

L'hystérectomie (ablation de l'utérus) est réservée aux femmes ayant renoncé à avoir des enfants, et souffrant de douleurs chroniques invalidantes. L'ablation, dans le même temps, des ovaires et des trompes de Fallope peut, en outre, être rendue nécessaire par un développement des adhérences et des lésions à tous les organes pelviens, comme dans certaines endométrioses très sévères. Cette intervention entraînant une ménopause précoce, un traitement hormonal substitutif doit être prescrit.

Cœlioscopie

Technique chirurgicale permettant d'opérer à l'aide d'un tube (endoscope) introduit dans l'organisme.

Limitée initialement au petit bassin (cœlioscopie) ou à l'abdomen (laparoscopie), la vidéo-endoscopie s'intéresse aujourd'hui à de nombreux territoires de l'organisme.

Les avantages de la vidéo-endoscopie sont une limitation considérable des incisions d'accès aux organes (d'où un bénéfice esthétique important), une meilleure image du site d'intervention, une amélioration de la période postopératoire, avec, notamment, une diminution de la douleur et de la durée d'hospitalisation.

Cette technique a l'inconvénient de nécessiter parfois une durée d'intervention plus longue que celle de la chirurgie traditionnelle. En outre, elle requiert un appareillage moderne et coûteux, dans un environnement opératoire adapté, et un grand entraînement des chirurgiens qui la pratiquent.

Les développements actuels se font vers la programmation informatique de l'opération, l'utilisation de robots télécommandés et la télétransmission. Cependant, pour certaines interventions, cette technique chirurgicale ne peut pas remplacer la chirurgie traditionnelle.

• Technique

Elle dépend du siège de l'opération. Pour les interventions pratiquées dans l'abdomen, les plus fréquentes, on introduit dans un premier temps, par une aiguille enfoncée dans l'ombilic ou dans la région sous-costale gauche, du gaz carbonique afin de créer un pneumopéritoine (large espace gazeux éloignant la paroi des viscères et permettant la manipulation des instruments). Un trocart (instrument en forme de poinçon, monté sur un manche et contenu dans une canule) est ensuite introduit à travers la région ombilicale afin de permettre le passage de l'endoscope. Celui-ci est relié à une caméra ; l'image est suivie sur un écran, et, éventuellement, enregistrée sur cassette vidéo. D'autres trocarts, d'un calibre de 3 à 12 millimètres, sont introduits en différents points de la paroi pour permettre le passage des instruments nécessaires à l'intervention. En cas d'ablation d'organe, ce dernier est placé dans un sac en plastique étanche et extrait à travers un trocart (une petite ouverture de la paroi est parfois nécessaire). Lorsque l'intervention est terminée, le gaz s'évacue spontanément par les ouvertures, et les orifices cutanés sont suturés.

Pour les interventions pratiquées dans l'espace péritonéal, il est indispensable de créer un espace de travail par un gaz. Pour celles pratiquées dans le thorax, il suffit de favoriser l'affaissement du poumon. Pour celles qui concernent le cou et les articulations, il est possible d'éviter la distension gazeuse.

CŒLIOSCOPIE

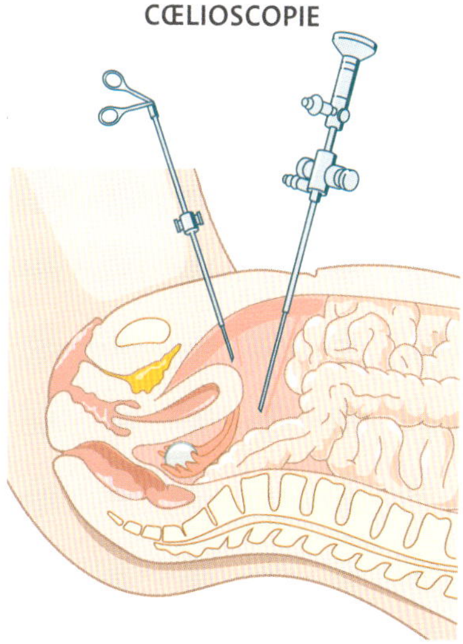

▲ **Le cœlioscope est introduit par une petite incision près de l'ombilic et permet de visualiser les organes concernés, de prélever du liquide, du pus ou des tissus.**

Hystéro-salpingographie

Examen radiologique classique de l'utérus, des trompes de Fallope et des ovaires, utilisant un produit de contraste iodé.

• Indications

Le médecin prescrit habituellement une hystérosalpingographie lorsque la patiente souffre de troubles des règles, de saignements anormaux ou de stérilité et en cas d'avortement spontané. Cet examen permet de déceler dans l'utérus des anomalies telles que fibromes, polypes, d'observer les adhérences apparues à la suite d'un curetage (synéchie) et surtout d'apprécier la forme et la perméabilité des trompes, dont il montre les éventuels rétrécissements, obstructions ou altérations lésionnelles, conséquences possibles d'infections passées inaperçues.

• Technique

Elle consiste à visualiser l'utérus et les trompes par radiographie après avoir injecté dans l'utérus de la patiente un produit de contraste iodé, opaque aux rayons X.

• Préparation et déroulement

Pendant les 2 jours qui précèdent l'examen, la patiente pratique une désinfection vaginale par ovule appropriée. La veille et le jour même, des antispasmodiques et un calmant lui sont prescrits pour limiter les spasmes de l'utérus durant l'injection du produit de contraste. L'examen est pratiqué, dans un centre de radiologie, entre le 8e et le 12e jour suivant les règles, vessie vide. La patiente est allongée en position gynécologique (genoux pliés et écartés) sur une table de radiologie. Le médecin pose un spéculum afin de voir le col de l'utérus et d'y placer la canule d'hystérographie qui sert à faire l'injection du produit de contraste (de 4 à 10 centimètres cubes de liquide). Une fois injecté, celui-ci opacifie progressivement le col de l'utérus, la cavité utérine puis les trompes de Fallope. Le médecin réalise 6 clichés radiographiques, 3 de face, un de profil, un de la partie interne du col de l'utérus après retrait de la canule et un dernier, appelé « cliché tardif », entre 15 et 20 minutes après l'évacuation du produit de contraste. Une hystérosalpingographie dure de 25 à 30 minutes. Dès que l'examen est terminé, la patiente peut reprendre ses activités. Les résultats sont connus immédiatement et communiqués au médecin prescripteur. Une antibiothérapie peut être prescrite en cas d'obstacle tubaire constaté.

• Effets secondaires

L'hystérosalpingographie est un examen délicat qui peut être douloureux. Parfois, dans les heures qui suivent, la patiente peut ressentir des douleurs dans le bas-ventre, accompagnées de fièvre. Il s'agit d'une réaction locale au produit de contraste, qui disparaît rapidement. Il existe aussi parfois quelques signes d'allergie à l'iode (démangeaisons, urticaire sur le corps). Un choc anaphylactique (réaction de sensibilisation au produit) est exceptionnel. Un traitement par corticostéroïdes ou antihistaminiques préviendra ces réactions chez les sujets allergiques prédisposés.

• Contre-indications

L'hystérosalpingographie doit être réalisée en dehors des périodes d'hémorragies (ménorragies ou métrorragies) ou d'infections génitales. Elle est possible chez la jeune fille en utilisant un appareillage adapté. Cet examen est contre-indiqué en cas d'allergie connue à l'iode, de grossesse ou d'infection connue du vagin et des trompes (salpingite), car on risquerait de disséminer l'infection dans le petit bassin (pelvipéritonite).

Les fibromes de l'utérus

Les fibromes sont des tumeur bénignes très fréquentes qui se développent dans l'utérus. Dans la majorité des cas, ces tumeurs ne se manifestent par aucun signe, et seules celles qui entraînent des complications relèvent d'un traitement médical ou chirurgical.

Les synonymes de « fibromes utérins », terme consacré par l'usage, sont « fibromyomes utérins », « léiomyomes utérins » et « myomes utérins ». Ils sont constitués de tissu musculaire et de tissu conjonctif fibreux. Courants, puisqu'ils concernent 20 % des femmes au-delà de 35 ans, et en particulier chez les femmes noires, ils sont en général découverts entre 40 à 50 ans.

• Différents types de fibrome utérin

Un fibrome peut siéger au niveau du col, de l'isthme ou du corps de l'utérus. Il est dit « sessile » quand sa base est large, « pédiculé » si elle est fine.

Selon leur localisation dans le muscle utérin, on distingue les fibromes interstitiels, situés dans l'épaisseur du muscle, les fibromes sous-séreux, qui saillent dans la cavité abdominale, et les fibromes sous-muqueux, en relief dans la cavité utérine. Un fibrome sous-muqueux pédiculé s'appelle aussi « polype fibreux ».

• Symptômes et signes

La tumeur se manifeste le plus souvent par des troubles menstruels : ménorragies (règles de plus en plus abondantes), associées à des métrorragies (saignements entre les règles). Elle entraîne parfois des douleurs utérines, une pesanteur pelvienne, une augmentation de volume de l'abdomen. Dans 10 % des cas, elle ne provoque aucun symptôme.

• Diagnostic

L'examen gynécologique révèle une augmentation de volume de l'utérus, qui est dur, fibreux, plus ou moins irrégulier. La taille et la localisation du fibrome sont précisées par hystérographie (radiographie de l'utérus après injection d'un produit opaque) et par échographie. L'hystéroscopie permet de voir les fibromes sous-muqueux.

• Évolution

Certains fibromes restent petits et, en raison de leur siège, ne provoquent pas de troubles.

En revanche, d'autres peuvent entraîner des complications, avant tout des hémorragies abondantes, surtout observées en cas de fibrome sous-muqueux, qui ne cèdent pas au traitement médical et peuvent être à l'origine d'une anémie, accompagnée d'asthénie, de palpitations cardiaques et de lipothymies (malaises).

Les compressions ne sont pas rares : certains fibromes du fond utérin peuvent devenir très gros sans entraîner de compression grave, car ils refoulent des viscères abdominaux mous, mais ceux du col ou de l'isthme compriment les organes voisins (réseau veineux, uretère, vessie, rectum) contre les parois osseuses, causant des troubles de la circulation sanguine, des troubles urinaires, une constipation.

D'autres complications sont beaucoup plus rares, comme la torsion d'un fibrome sous-séreux sur son pédicule, qui se traduit par une douleur brutale, la dégénérescence et la nécrose du fibrome (nécrobiose aseptique) ou sa cancérisation, exceptionnelle.

La présence d'un fibrome n'est pas un obstacle à une grossesse, mais le risque de croissance ou de ramollissement de la tumeur ainsi que les complications possibles rendent sa surveillance indispensable. Une fausse couche ou un accouchement prématuré sont toujours à craindre. L'accouchement et les suites de couches peuvent également être compliqués par l'inertie de l'utérus, un vice de présentation fœtale ou une rétention placentaire.

Hystérectomie

Ablation chirurgicale de l'utérus.

• Indications

Une hystérectomie est envisagée soit après l'échec du traitement médical de saignements rebelles, soit lorsqu'un fibrome utérin entraîne des symptômes gênants (hémorragies répétées, compression des organes pelviens, douleurs du petit bassin), soit en cas de cancer utérin ou encore après un accouchement lorsqu'une hémorragie se révèle impossible à contrôler.

• Différents types d'hystérectomie

Il existe deux types d'intervention, pratiqués sous anesthésie générale.

> **L'hystérectomie totale** comprend l'ablation du corps et du col de l'utérus. Elle se pratique par voie abdominale (chirurgie classique) ou, chaque fois que c'est possible, vaginale, à cause des avantages de cet accès : risque opératoire plus faible, cicatrice absente, convalescence plus rapide et anesthésie péridurale possible.

> **L'hystérectomie subtotale,** qui ne se pratique que par voie abdominale, consiste à enlever le corps de l'utérus en laissant le col utérin en place. Elle permet de conserver toute sa profondeur au vagin, mais le risque de développement d'un cancer sur le col restant (ce risque n'étant pas lié à l'opération) la rend de plus en plus rare, et ce d'autant que le maintien du col ne semble pas intervenir sur la sexualité féminine ultérieure.

• Convalescence et pronostic

Après une hospitalisation de 5 à 7 jours, en cas d'hystérectomie par voie abdominale, ou de 3 à 5 jours, en cas d'intervention par voie vaginale, et 6 semaines de convalescence, la patiente retrouve une vie normale.
Elle n'a plus de règles et ne concevra plus d'enfant, mais elle peut reprendre une vie sexuelle normale un mois après l'opération.
Si l'hystérectomie s'accompagne d'une ablation des ovaires, un traitement hormonal substitutif permet par la suite d'éviter les effets liés à l'absence de sécrétion hormonale (ostéoporose, bouffées de chaleur, sécheresse vaginale).

• Traitement

Un fibrome qui n'entraîne aucun symptôme est simplement surveillé. Le traitement est indiqué si le fibrome entraîne des troubles, et dépend du volume, du siège et du retentissement de la tumeur.

Un traitement hormonal (médicaments progestatifs) peut ralentir son évolution. La chirurgie est envisagée quand le fibrome est sous-muqueux, volumineux ou s'il se complique de torsion ou de nécrose : il est alors enlevé. Son ablation (myomectomie) peut être réalisée par voie abdominale (laparoscopie) ou par hystéroscopie opératoire. L'hystérectomie totale (ablation de l'utérus, des trompes et des ovaires) n'est proposée que lorsque la patiente ne désire plus d'enfant ou approche de la ménopause.

Les infections génitales

Les infections génitales féminines sont fréquentes, de causes diverses et à l'origine de symptômes très variés. On distingue les infections génitales basses, qui concernent la vulve (vulvite), le vagin et l'exocol (vaginite), des infections génitales hautes affectant l'endocol (cervicite), l'utérus (endométrite) ou l'ensemble utérus et trompes (infection utéro-annexielle, souvent dénommée « salpingite »).

BARTHOLINITE

Inflammation d'une glande de Bartholin ou des deux.

Une bartholinite peut être inaugurale ou une récidive, surtout après obturation du canal excréteur de la glande, conséquence de la première infection. Les symptômes en sont un gonflement rouge et douloureux de la partie postérieure de la vulve, parfois accompagné de fièvre. Par la suite, un abcès peut se former, signalé par une tuméfaction extrêmement douloureuse, avec présence de pus collecté.

En tout début d'inflammation, le traitement fait appel aux antibiotiques. S'il existe un abcès, le traitement est alors chirurgical. Il consiste soit en l'incision puis au drainage de l'abcès, soit en la marsupialisation, opération permettant de créer un nouvel orifice au canal excréteur de la glande, en suturant les berges de l'incision à la peau alentour.

En cas de récidive, l'ablation de la glande peut être nécessaire.

CONDYLOME GÉNITAL

Lésion génitale sexuellement transmissible d'origine virale.

Un condylome se présente comme une petite tumeur molle, de localisation cutanée ou muqueuse, qui siège habituellement au niveau ano-rectal ou sur les organes génitaux. Les condylomes sont dus à des papillomavirus (HPV) et se développent sur le col de l'utérus, le vagin, la marge anale. Ce sont parfois des lésions précancéreuses.

> **Les condylomes acuminés, ou « crêtes-de-coq »**, se présentent sous forme de tumeurs charnues, molles, hérissées de petites élevures qui peuvent confluer et devenir exubérantes en particulier chez les sujets immunodéprimés.

> **Les condylomes plans** ont la forme de papules surélevées, blanchâtres, situées principalement au niveau du col et du vagin.

• Diagnostic

Les frottis et les biopsies effectuées sur les lésions permettent de rechercher l'existence d'une néoplasie débutante.

• Traitement

Le traitement consiste à détruire la lésion par application locale de produits du type podophylline, ou par utilisation du froid (cryothérapie), d'un laser ou parfois d'une chirurgie pour éviter le risque de cancer (cancer du col, cancer anal). Le traitement du patient impose celui du partenaire.

PRÉVENTION ET DÉPISTAGE

Il est recommandé de dépister systématiquement les populations à risque de condylomes génitaux et anaux (examen proctologique) pour traiter rapidement afin d'éviter l'évolution vers un cancer. Il existe depuis 2007 un vaccin qui prévient l'infection par les principaux virus responsables de condylomes à risque de cancer.

HERPÈS

Maladie infectieuse, contagieuse et récurrente, due au virus *Herpes simplex*.

Ce virus (HSV) appartient à la famille des *Herpesviridae*, comme le virus de la varicelle et du zona, le virus d'Epstein-Barr, agent de la mononucléose infectieuse, le cytomégalovirus, parfois responsable d'une maladie grave de l'enfant et de l'adulte, et le virus *Herpes 6*, agent d'une maladie infantile, l'exanthème subit. Le virus *Herpes 8* humain (HHV8 ou *Herpes virus SK*) est impliqué dans le sarcome de Kaposi. *Herpes simplex* touche la peau et les muqueuses, d'une part, le système nerveux, d'autre part. Deux sous-espèces sont en cause : HSV1, responsable de l'herpès labial, et HSV2, agent de l'herpès génital.

• Contamination

Le virus se transmet par contact direct avec les lésions. La primo-infection (premier contact avec le virus) engendre des réactions inflammatoires (rougeurs suivies de la formation de vésicules). Le virus reste ensuite présent dans les ganglions nerveux, ce qui entraîne des résurgences de la maladie, toujours au même endroit. Cet herpès récurrent peut récidiver à diverses occasions : les règles et la grossesse chez la femme, les expositions au soleil, une maladie infectieuse, un choc émotionnel, etc.

Herpès génital

C'est une maladie sexuellement transmissible. Sa fréquence est croissante dans le monde entier. La primo-infection est l'épisode le plus intense : elle se manifeste par la survenue, sur les organes génitaux et, parfois, dans la région anorectale, d'une sensation de brûlure, suivie par l'éclosion de vésicules qui éclatent en laissant des ulcérations : la douleur est vive, exacerbée par le contact avec l'urine. Le liquide suintant des ulcérations est très contagieux et celles-ci constituent en outre une porte d'entrée pour toute autre maladie sexuellement transmissible. C'est pourquoi il convient de s'abstenir de toute relation sexuelle pendant une poussée d'herpès. Cette première poussée peut durer 2 ou 3 semaines. Les épisodes récurrents sont plus courts et moins intenses.

COMPLICATIONS

L'herpès génital est surtout redoutable chez les sujets immunodéprimés, malades dont le système immunitaire est affaibli soit par un traitement immunosuppresseur (après une transplantation d'organe), soit par la maladie même dont ils souffrent (certains cancers, sida). L'herpès génital se manifeste alors par des groupes de vésicules étendus entraînant des destructions tissulaires et par des hémorragies touchant les appareils digestif et respiratoire. Il peut devenir chronique et s'accompagner d'ulcérations labiales, génitales et anales traînantes ou de vésicules disséminées sur tout le corps. Un traitement antiviral est alors très utile. Il est autorisé en cours de grossesse en cas de récidive fréquente.

En cas de grossesse, l'herpès génital de la mère est dangereux pour l'enfant au moment de l'accouchement, la contamination risquant de se produire lors de l'expulsion. C'est pourquoi, en cas de primo-infection herpétique ou d'un épisode d'herpès récurrent, une césarienne est justifiée en fonction du terme.

L'herpès du nouveau-né contracté au moment de l'accouchement peut être extrêmement grave. Il provoque une éruption généralisée, une encéphalite, un ictère et une coagulation intravasculaire. Il se traite avec l'aciclovir par voie intraveineuse.

• Diagnostic

Le diagnostic de l'herpès génital repose sur l'examen clinique du patient et, si besoin, sur l'isolement du virus des lésions vésiculeuses par culture spéciale.

• Traitement

Les soins antiseptiques locaux suffisent pour assécher les lésions minimes et éviter les surinfections ; mais, lors de récidives fréquentes (génitales ou anorectales), un traitement antiviral peut être prescrit.

HYDROSALPINX

Collection séreuse située dans une trompe utérine, ou dans les deux trompes, dont les extrémités pavillonaires sont accolées.

Un hydrosalpinx est une complication d'une salpingite (infection d'une ou des deux trompes) non traitée. Lorsqu'il est bilatéral, il est responsable d'une stérilité.

Un hydrosalpinx, parfois sans symptômes, peut se traduire par des douleurs liées à la distension de la trompe. Il est visible à l'échographie ; une cœlioscopie (examen des organes génitaux à l'aide d'un tube optique introduit par une incision ombilicale) confirme le diagnostic.

Le traitement est chirurgical et consiste en l'ouverture de la collection tubaire et en un drainage du liquide par cœlioscopie (voir encadré p. 35).

Toutefois, lorsque l'hydrosalpinx a altéré la muqueuse tubaire de façon trop importante, l'ablation de la ou des trompes est nécessaire ; elle est effectuée par cœlioscopie.

PYOSALPINX

Présence de pus dans une trompe utérine ou dans les deux.

Un pyosalpinx est la conséquence d'une salpingite (inflammation d'une trompe ou des deux, d'origine infectieuse) non diagnostiquée ou traitée trop tardivement. Il se manifeste par des douleurs pelviennes importantes, rendant l'examen gynécologique difficile. Un pyosalpinx entraîne un risque de stérilité par obturation des trompes.

Le diagnostic est confirmé soit par échographie pelvienne, soit par cœlioscopie.

• Traitement

Le traitement consiste à drainer le pus et à réparer la ou les trompes éventuellement endommagées, voire à les retirer chirurgicalement (salpingectomie). Selon les cas, l'intervention peut faire appel aux techniques de la cœliochirurgie (introduction des instruments chirurgicaux par de petites incisions abdominales) ou nécessiter une laparotomie (ouverture chirurgicale de l'abdomen).

SALPINGITE

Inflammation d'une trompe utérine ou des deux.

L'origine d'une salpingite est infectieuse, les germes responsables étant ceux des maladies sexuellement transmissibles (chlamydia, gonocoque, mycoplasme).

• Symptômes

Cette inflammation se manifeste en général par des douleurs pelviennes, une fièvre plus ou moins élevée, des pertes vaginales anormales voire des saignements vaginaux ; parfois, cependant, elle ne se traduit par aucun signe et est découverte au cours d'un examen motivé par une stérilité. Elle peut s'étendre aux organes voisins : paramètres (membranes de soutien situées de part et d'autre de l'utérus), ovaires.

La salpingite aiguë est une urgence thérapeutique car du bon fonctionnement des trompes dépend la fécondité de la femme. En effet, lorsqu'elle n'est pas traitée, une salpingite risque d'entraîner une obstruction tubaire responsable d'une stérilité définitive.

• Traitement et surveillance

Le traitement repose sur la prise d'antibiotiques adaptés au germe durant une période allant de 10 jours à 3 semaines. Un traitement antibiotique du partenaire est aussi nécessaire.

Un bilan cœlioscopique est proposé à distance de l'épisode infectieux. En raison des risques de récidive, une surveillance gynécologique régulière est souhaitable. Une consultation médicale est recommandée à la moindre infection génitale basse (pertes blanches abondantes), une vaginite pouvant gagner l'utérus (endométrite) puis les trompes.

VAGINITE

Inflammation des parois vaginales.

Une vaginite est due le plus souvent à une infection à bactéries ou à champignons *(Candida albicans, trichomonas, Gardnerella vaginalis)*, à une réaction à la présence d'un corps étranger (objet introduit par la petite fille, tampon vaginal oublié), à une allergie (à un produit d'hygiène) ou à une atrophie postménopausique du vagin, causée par une diminution de la sécrétion hormonale. Normalement, le vagin est doté d'une flore microbienne, la flore de Döderlein, qui, en sécrétant de l'acide lactique, crée un milieu acide protecteur contre les germes nocifs. Si, pour une raison quelconque, l'équilibre de cette flore est rompu, une vaginite s'installe.

• Symptômes et signes

L'inflammation se traduit par des pertes vaginales anormales (leucorrhées), parfois sanglantes, par une sensation de brûlure, par des démangeaisons. Les rapports sexuels peuvent être douloureux.

• Diagnostic et traitement

Un prélèvement des sécrétions vaginales permet de déterminer le germe en cause.

Le traitement fait appel à l'application locale d'antimycosiques ou d'antibactériens (ovules gynécologiques) ou à l'administration d'antibiotiques par voie générale, en cas d'infection à trichomonas ou à *Gardnerella vaginalis*. Chez la femme ménopausée, le traitement peut comprendre l'administration locale d'hormones (œstrogènes), qui rend au vagin son épaisseur et sa souplesse d'origine.

VULVITE

Inflammation de la vulve.

On distingue les inflammations de la face interne des petites lèvres, qui sont souvent associées à une vaginite d'origine infectieuse, et les affections du revêtement cutané vulvaire (grandes lèvres, face externe des petites lèvres), qui sont d'origine dermatologique (allergique, atrophique, caustique).

• Symptômes et traitement

Une vulvite se manifeste par des démangeaisons, une rougeur et un œdème de la vulve, parfois associés à des pertes vaginales.

Le traitement comprend l'application de crèmes antiprurigineuses ou antiseptiques. Suivant la cause, un traitement antimycosique, antibactérien, antiviral ou anti-inflammatoire est mis en œuvre. En cas de vulvite d'origine infectieuse, le traitement du partenaire est recommandé.

VULVOVAGINITE

Inflammation de la vulve et du vagin, d'origine infectieuse. Une vulvovaginite est due en général à un parasite (trichomonas) ou à un champignon *(Candida albicans)* ou à un virus (herpès virus, papillomavirus).

Le développement de ce dernier, en particulier, responsable d'une candidose vulvovaginale, est favorisé par la grossesse, par la prise de médicaments antibiotiques ou corticostéroïdes, ou encore par un traitement immunosuppresseur.

• Symptômes et signes

Une vulvovaginite se traduit par une inflammation de la vulve et du vagin, souvent accompagnée d'un gonflement local. Elle se manifeste par des démangeaisons, des brûlures à la miction ou à la marche, des douleurs pendant les rapports sexuels, des pertes d'abondance variable, qui deviennent elles-mêmes des éléments d'irritation et d'infection.

La vulvovaginite à *Candida albicans*, provoque une démangeaison intense, un fort gonflement et une rougeur de la vulve, qui s'étendent au périnée et à l'anus, et qui rendent les rapports sexuels très douloureux. Elle s'accompagne de pertes, abondantes, qui ressemblent à du lait caillé.

• Diagnostic et traitement

Le diagnostic repose sur l'examen gynécologique des lésions, parfois complété par l'examen d'un prélèvement vaginal (mise en évidence du virus, du parasite ou du champignon responsable dans les sécrétions).

Un traitement antiviral, antibactérien ou antimycosique local est prescrit pendant quelques jours. En raison du risque de contamination, le partenaire doit suivre aussi un traitement approprié.

Les infertilités d'origine féminine

Elles constituent de 60 à 70 % de l'ensemble des stérilités. La grande majorité des infertilités d'origine féminine relèvent de causes anatomiques, physiologiques (troubles de l'ovulation) ou immunologiques.

• Causes

> **Les infertilités d'origine anatomique** les plus fréquentes sont surtout d'origine tubaire. Plus rarement, des malformations utérines, une tumeur (fibrome sous-muqueux), une infection chronique (endométrite) peuvent empêcher l'implantation de l'œuf dans la muqueuse. Il existe aussi des infertilités liées à une anomalie du col de l'utérus ou de la composition de la glaire cervicale (mucus sécrété par le col utérin). Les infertilités d'origine tubaire sont dues à une obstruction des trompes, en général à la suite d'une salpingite liée, par exemple, à une maladie sexuellement transmissible. Mais une infertilité tubaire peut aussi provenir des suites infectieuses d'un accouchement, d'un avortement ou de la pratique d'une hystérosalpingographie. Une infertilité tubaire est définitive en cas d'hydrosalpinx (obstruction de l'extrémité des

LE BILAN D'INFERTILITÉ

Évaluer la ou les causes de la stérilité d'un couple consiste à pratiquer, après un interrogatoire commun et un examen clinique de l'homme et de la femme, un certain nombre d'examens.

L'interrogatoire permet d'obtenir des données chronologiques sur l'infertilité du couple, d'évaluer sa vie sexuelle et d'éclaircir les antécédents médicaux et gynécologiques. L'examen clinique sert à préciser la bonne morphologie des appareils génitaux féminin et masculin.

Les examens complémentaires portent sur quatre axes : la fonction ovarienne (courbe de température, dosages hormonaux, échographie pelvienne) ; les voies génitales de la femme (hystérosalpingographie, cœlioscopie, hystéroscopie) ; le sperme de l'homme (spermogramme, spermocytogramme et test de migration suivie) ; la glaire cervicale (test de Hühner, test de pénétration croisée). Ils permettent de déterminer si l'infertilité est d'origine masculine ou féminine et de proposer un traitement.

> La courbe de température est établie par la femme sur 2 mois : celle-ci prend sa température tous les matins à partir du 10e jour, au lever et avant tout effort. Cette courbe permet de diagnostiquer la survenue et le jour de l'ovulation, et d'évaluer la durée de la 2e phase du cycle.

> Un bilan hormonal (dosage dans le sang des hormones folliculostimulante [FSH] et lutéinisante [LH] ainsi que de l'œstradiol, de la testostérone, de la progestérone, de la prolactine, l'inhibine B et de l'AMH) est effectué en début de cycle chez la femme.

> Des échographies pelviennes sont parfois pratiquées, du 8e au 14e jour du cycle, pour diagnostiquer la croissance folliculaire, témoignant de l'ovulation.

> Une hystérosalpingographie, complétée le cas échéant par une cœlioscopie et une hystéroscopie, permet de vérifier la normalité des trompes et de la cavité utérine.

> Un examen du sperme (spermogramme) est pratiqué. Si le résultat est anormal, le spermogramme est répété et les investigations ultérieures sont en rapport avec le type d'anomalies du sperme : bilan hormonal, prélèvement testiculaire, test de migration et de survie des spermatozoïdes.

> Un test postcoïtal de Hühner, parfois complété par un test de pénétration croisée, permet d'évaluer à la fois les spermatozoïdes, la glaire cervicale et l'interaction sperme-glaire.

trompes, qui se remplissent alors d'un liquide séreux) ou en cas d'adhérences (tissu cicatriciel s'interposant entre les ovaires et les pavillons tubaires).

D'autres affections (tuberculose, endométriose), une malformation congénitale des trompes ou des séquelles d'intervention chirurgicale peuvent aussi entraîner une infertilité définitive. La ligature des trompes ou leur ablation, en raison de grossesses extra-utérines par exemple, ont le même effet.

> **L'infertilité d'origine ovulatoire** peut être due à une absence d'ovulation au cours du cycle menstruel, à une irrégularité ou à un ralentissement de cette ovulation. L'absence ou l'irrégularité de l'ovulation résultent de troubles hormonaux (insuffisance ovarienne, maladie surrénalienne ou thyroïdienne) ou d'une affection de l'ovaire (kyste, tumeur). Enfin, un trouble de l'ovulation peut être dû au stress.

> **L'infertilité d'origine immunologique** est une forme d'allergie au sperme de l'homme. La femme fabrique alors des anticorps antispermatozoïdes, que l'on met en évidence dans la glaire cervicale ou dans le sang.

• Diagnostic

Celui des infertilités d'origine utérine fait appel à l'hystérographie (radiographie de l'utérus), à l'hystéroscopie (examen endoscopique de l'utérus, par les voies naturelles), à l'ultrasonographie et à la cœlioscopie (examen direct des organes génitaux grâce à un tube muni d'un système optique introduit par une petite incision de l'abdomen). La qualité de la glaire est contrôlée par le test de Hühner (examen d'un prélèvement de glaire quelques heures après un rapport sexuel), éventuellement complété par un test de pénétration croisée in vitro (comparaison entre un échantillon de glaire de la femme et un échantillon témoin, mis tous deux en contact avec le sperme du conjoint). Le diagnostic des infertilités d'origine tubaire repose sur l'hystérosalpingographie (voir p.36) ou sur la cœlioscopie. L'infertilité d'origine immunologique repose sur un prélèvement de glaire cervicale qui met en évidence des anticorps antispermatozoïdes.

Enfin, les troubles de l'ovulation peuvent être révélés par la lecture de la courbe de température prise chaque matin par la femme. Cette lecture est complétée par les dosages sanguins des hormones folliculostimulante (FSH) et lutéinisante (LH), de l'inhibine B et de l'hormone antimüllérienne (AMH), ainsi que de la prolactine entre le 3e et le 5e jour du cycle. La réserve ovarienne de follicules est évaluée par ces dosages hormonaux et une échographie pelvienne (comptage des follicules) réalisés au 3e jour du cycle.

• Traitement

Le traitement est chirurgical ou médicamenteux, en fonction de l'origine de l'infertilité. Le traitement chirurgical est indiqué lors des infertilités d'origine tubaire. Il vise à rétablir la perméabilité des trompes ou à libérer le petit bassin des adhérences afin de permettre aux pavillons des trompes, parfois reconstitués par salpingoplastie, de capter à nouveau les ovules libérés par l'ovaire. La nature de l'intervention

APPAREIL GÉNITAL FÉMININ

vue de face

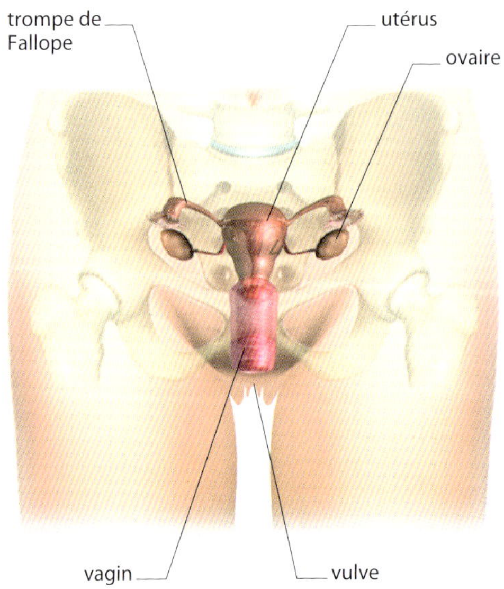

varie en fonction de la localisation de la lésion (partie de la trompe proche de l'utérus ou du pavillon, par exemple). Les résultats sont souvent plus satisfaisants lorsque la lésion est proche de l'utérus. Les fibromes utérins et certaines malformations utérines peuvent également être opérés avec succès.

Le traitement médical est indiqué en cas de défaut de la glaire cervicale ou de trouble de l'ovulation. Dans le premier cas, il fait appel à la prise orale d'œstrogènes du 6e au 13e jour du cycle, la qualité de la glaire étant ensuite jugée grâce au test postcoïtal de Hühner. Dans le deuxième cas, il repose sur l'administration orale, pendant la première partie du cycle, de citrate de clomiphène, médicament neurotrope qui stimule l'ovulation. Ce traitement est souvent associé à la prise d'œstrogènes et/ou d'hormone gonadotrophique (naturelle ou recombinante). Les hormones gonadotrophiques stimulent directement les ovaires. Enfin, lorsqu'elle est nécessaire, une injection d'hormone chorionique gonadotrophique (h.C.G.), hormone sécrétée par le placenta pendant la grossesse, permet de déclencher l'ovulation. Un soutien en progestérone est ensuite nécessaire pendant la 2e phase du cycle.

Le traitement inducteur de l'ovulation nécessite une surveillance étroite du cycle : dosages hormonaux sanguins portant sur les œstrogènes, l'hormone lutéinisante et la progestérone et pratiqués soit séparément, soit simultanément autour de la période ovulatoire ; échographie mesurant la taille du ou des follicules ovariens et précisant leur nombre exact ; étude de la glaire cervicale, pratiquée lors d'un examen gynécologique. Après une stimulation ovarienne, il existe un risque plus élevé de grossesse multiple.

Si le traitement, chirurgical ou médical, ne suffit pas à obtenir une grossesse, une insémination artificielle ou une fécondation in vitro peut être envisagée. Dans le cadre d'une infertilité d'origine immunologique, l'insémination artificielle doit être intra-utérine pour court-circuiter la glaire cervicale.

vue de profil

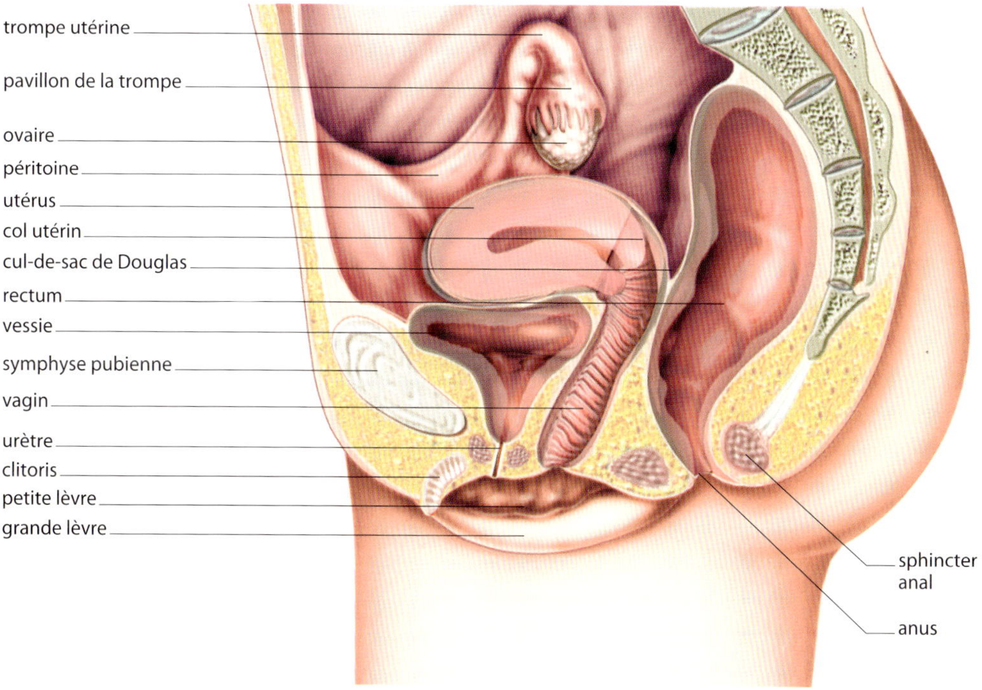

Les procréations médicalement assistées

La procréation médicalement assistée représente pour certains couples un formidable espoir de traitement de leur infertilité. L'efficacité varie de 20 à 40 % selon plusieurs facteurs, dont l'âge de la patiente. Elle permet dans bien des cas à une naissance de survenir là où celle-ci aurait été impossible autrement.

En quoi consiste la P.M.A.?

Le terme de « procréation médicalement assistée » (P.M.A.) désigne l'ensemble des procédés qui permettent d'aboutir à la fusion d'un ovule et d'un spermatozoïde humains du fait d'une intervention médicale, et non d'une relation sexuelle. Les techniques utilisées sont l'insémination artificielle, qui résulte de l'introduction de sperme, recueilli par masturbation, dans l'appareil génital féminin à l'aide d'un cathéter d'insémination, et la fécondation in vitro suivie du transfert de l'embryon (F.I.V.E.T.E., ou fivette), qui consiste en la fusion, hors de l'organisme, d'un ovule et d'un spermatozoïde, suivie du transfert de l'œuf ainsi obtenu dans l'utérus maternel. La P.M.A. permet aussi à certains couples d'éviter de transmettre une grave maladie héréditaire en recourant au diagnostic génétique préimplantatoire ou à un don de sperme ou d'ovules.

L'évaluation du couple infertile. Consulter un service spécialisé pour avoir un enfant ne se justifie que si aucune grossesse n'est survenue après un minimum d'un an de rapports sexuels réguliers non protégés (définition « standard » de la stérilité en médecine), sauf si un facteur évident de stérilité est détectable. On propose alors au couple un bilan qui permettra de déterminer les causes de la stérilité et de choisir la technique adaptée.

L'insémination artificielle

L'insémination artificielle est pratiquée avec le sperme du conjoint ou celui d'un donneur. Dans certains cas, elle nécessite un traitement préalable de l'éjaculat par séparation des spermatozoïdes du liquide séminal (lequel contient des substances inhibitrices du pouvoir fécondant des spermatozoïdes), ou par tri et récupération des spermatozoïdes les plus mobiles (test de migration suivie).

Insémination intravaginale (I.I.V.). Elle consiste à introduire le sperme du conjoint au fond du vagin de sa femme à l'aide d'une seringue. C'est une méthode rarement employée, indiquée dans certains cas d'impuissance (troubles de l'érection, éjaculation prématurée) après échec d'une sexothérapie. L'I.I.V. peut être pratiquée à domicile par le couple lui-même (auto-insémination).

Insémination intracervicale (I.I.C.). Cette méthode consiste à déposer le sperme du conjoint au niveau du col utérin à l'aide d'une canule; le surplus peut être déposé dans une cape cervicale laissée en place pendant 6 à 8 heures. L'I.I.C. est indiquée en cas de test postcoïtal négatif, si toutefois les spermatozoïdes pénètrent convenablement la glaire cervicale en test de laboratoire, mais aussi en cas d'impuissance, d'hypospadias ou d'anomalie dans la production du sperme.

Insémination intra-utérine (I.I.U.). L'I.I.U. consiste à introduire le sperme du conjoint dans la cavité utérine à l'aide d'une canule souple. L'I.I.U. est le type d'insémination le plus utilisé dans les inséminations avec sperme du conjoint. Elle est indiquée en cas de stérilité immunologique (présence d'anticorps antispermatozoïdes dans la glaire cervicale ou dans le sperme), d'éjaculation rétrograde (dans la vessie), de diminution du nombre de spermatozoïdes mobiles dans le sperme, de stérilité liée à une pathologie du col de l'utérus.

L'insémination artificielle avec sperme de donneur (I.A.D.). L'I.A.D., qui consiste à déposer des paillettes du sperme d'un donneur, à l'aide d'un pistolet, dans la glaire cervicale, permet le plus souvent de pallier une stérilité masculine incurable; beaucoup plus rarement (dans 5 % des cas), elle est indiquée en cas de risque élevé de maladie grave pour la descendance résultant d'un défaut génétique paternel. Les donneurs sont soigneusement sélectionnés afin d'éviter toute possibilité de transmission d'une maladie héréditaire ou infectieuse. La congélation du sperme dans de l'azote liquide (cryoconservation) pendant au moins 6 mois avant utilisation permet de prévenir le risque d'utilisation d'un sperme infecté par le V.I.H. (virus du sida). Pour chaque couple, le choix du donneur est fait selon des critères ethniques et morphologiques tels que la couleur de la peau, des cheveux et le groupe sanguin.

La fécondation in vitro

Technique complexe, la fivette nécessite que le couple demandeur en accepte préalablement les contraintes, d'autant qu'il est souvent nécessaire de procéder à plusieurs tentatives. L'indication première de la fivette est une stérilité féminine incurable liée à une affection des trompes de Fallope, mais on peut aussi y recourir en cas de stérilité masculine liée à une production de sperme en quantité insuffisante, ou de mauvaise qualité, alors que les autres traitements ont échoué. Comme l'insémination artificielle, la fécondation in vitro peut être pratiquée avec des ovules et du sperme provenant des conjoints, mais aussi avec ceux de donneurs (don de sperme ou d'ovules).

Les contraintes. Dans un premier temps, on stimule les ovaires de la patiente, afin de récolter le plus d'ovocytes possible, en lui administrant des hormones, les gonadotrophines, puis des gonadotrophines chorioniques, qui favorisent la phase finale de maturation des follicules (lesquels contiennent les ovules); le développement des follicules est contrôlé par dosages hormonaux et échographies répétés. La deuxième phase consiste en une ponction des ovules. Cette ponction est le plus souvent effectuée par voie transvaginale et sous contrôle échographique, sous anesthésie générale ou locale.
Le troisième stade, celui de la fécondation in vitro (F.I.V.), peut nécessiter des techniques de « fécondation assistée » consistant en micromanipulations des spermatozoïdes recueillis afin d'en introduire un dans l'ovule. C'est le cas de l'injection intracytoplasmique de spermatozoïdes (ICSI). Enfin, l'embryon est transféré dans l'utérus par voie transcervicale, à l'aide d'un cathéter contenant le ou les embryons, habituellement 2 ou 3 jours après la ponction alors que les œufs fécondés sont divisés au stade de 2 à 8 cellules. Cette dernière étape se fait de plus en plus fréquemment sous contrôle échographique.

Problèmes éthiques et P.M.A.

Nombreuses sont les possibilités qu'offre les P.M.A. Cependant, leur utilisation pose, au cas par cas, des problèmes éthiques nombreux qui sont loin d'être résolus. Ainsi, le vœu de femmes célibataires ou homosexuelles désirant procréer par insémination artificielle avec sperme de donneur, ou bien de femmes désirant être inséminées avec le sperme de leur mari après la mort de celui-ci, ou encore la possibilité du don d'embryons.

La fivette avec don d'ovocytes pratiquée chez des femmes ménopausées et âgées de plus de 50 ans soulève aussi quelques questions : l'âge des grossesses est sans cesse repoussé et de nouveaux « records » défraient régulièrement la chronique. On s'interroge sur l'avenir des enfants élevés par une personne âgée. Sans compter les dangers d'une grossesse à un âge avancé, notamment lorsqu'elle est multiple (jumeaux, triplés, etc.) : en effet, pour augmenter les chances de réussite, on transfère souvent plusieurs embryons. Une « réduction embryonnaire » est ensuite proposée, mais elle est parfois refusée par la patiente.

En France, les lois de bioéthique qui encadrent les P.M.A. ne précisent pas clairement de limites d'âge, mais, dans la pratique, les centres français la fixent autour de 44 ans. Cependant, le phénomène des grossesses tardives s'avère difficile à endiguer tant que le recours à ces techniques reste possible à l'étranger.

Les kystes de l'ovaire

Il existe différents types de kyste de l'ovaire, de gravité variable : les kystes fonctionnels et les kystes organiques. Ces derniers doivent faire l'objet d'une intervention chirurgicale, car ils peuvent entraîner des complications sérieuses.

Un kyste de l'ovaire est une formation anormale, à l'intérieur d'un ovaire, d'une poche à contenu liquide, ayant sa propre paroi. La taille d'un kyste de l'ovaire est très variable (de quelques millimètres à plusieurs centimètres de diamètre). Un ovaire présentant plusieurs kystes est dit « polykystique ».

• Différents types de kyste de l'ovaire

> **Les kystes fonctionnels** représentent 90 % des cas. Ils résultent d'un hyperfonctionnement des hormones qui régulent l'ovaire. On distingue le kyste folliculaire, résultant de l'évolution anormale d'un follicule qui, au lieu d'éclater au 14e jour du cycle, continue à grossir, et le kyste lutéal, dû à une distension du corps jaune (tissu formé par la transformation du follicule après l'ovulation). Ces kystes peuvent changer de volume, disparaissant avec les règles et réapparaissant au cycle suivant.

> **Les kystes organiques,** de cause inconnue, sont permanents ; leur morphologie demeure identique quel que soit le moment du cycle. On en distingue différents types :
- le kyste dermoïde, formé d'une architecture cellulaire identique à celle de la peau ;
- le kyste mucoïde, dû à une sécrétion locale de mucine (substance de consistance pâteuse composée de sucres complexes) ;
- le kyste séreux (de contenu plus fluide).

• Symptômes et signes

Dans de nombreux cas, un kyste de l'ovaire ne se traduit par aucun signe et est découvert à l'occasion d'un examen gynécologique (toucher vaginal associé à une palpation de l'abdomen) qui révèle une masse indolore et mobile, séparée de l'utérus par un sillon.

Dans d'autres cas, le kyste provoque une sensation de pesanteur abdominale, des douleurs pendant les rapports sexuels, une aménorrhée (arrêt des règles) ou un saignement, ou encore une gêne pour uriner. Certains kystes sécrètent des hormones féminisantes (œstrogènes) ou masculinisantes (androgènes). Les premiers sont sans symptômes, les seconds entraînent une raucité de la voix et une pilosité abondante.

• Diagnostic et traitement

Le diagnostic est confirmé par une échographie pelvienne, qui permet de préciser la taille du kyste et son aspect. Une radiographie du petit bassin peut aider à en déterminer le type.

Le traitement des kystes fonctionnels fait appel à un médicament bloquant l'ovulation ; le kyste disparaît normalement en quelques cycles. Les kystes

LA TORSION DU KYSTE

Un kyste de l'ovaire peut se tordre, s'infecter ou se rompre, entraînant une violente douleur associée à des nausées et à des vomissements. Une fièvre s'ajoute à ces symptômes en cas d'infection.

L'intervention, consistant à détordre puis à enlever le kyste, doit être réalisée en urgence ; tout retard pourrait en effet entraîner la nécrose de la trompe et de l'ovaire, et amener à retirer chirurgicalement les deux organes. Cette opération n'entraîne toutefois pas la stérilité puisque la trompe et l'ovaire controlatéraux demeurent fonctionnels.

organiques sont traités par ablation, réalisée le plus souvent par cœlioscopie. En général, l'ovaire est conservé et la fécondité préservée.

SYNDROME DES OVAIRES POLYKYSTIQUES

Affection chronique caractérisée par la présence sur les ovaires de multiples kystes durs de taille variable, par des troubles des règles, une pilosité abondante et un poids excessif.

On parle aussi de « dystrophie ovarienne », d'« ovarite sclérokystique », de « polykystose ovarienne » ou encore de « syndrome de Stein-Leventhal ».

Le syndrome des ovaires polykystiques est de cause encore inconnue. Les troubles menstruels consistent en une absence ou en une irrégularité des règles et en des troubles de l'ovulation. Toutefois, certaines femmes ont des grossesses naturellement malgré les anomalies de leur cycle menstruel ; d'autres nécessitent une prise en charge médicale.

• Diagnostic

Le diagnostic évoqué sur l'aspect échographique des ovaires (nombre de follicules supérieur à 24) est confirmé par des examens hormonaux statiques (le dosage des androgènes dans le sang montre un excès de leur sécrétion par les ovaires). Le dosage de LH est ici supérieur à celui de la FSH.

Un bilan de la régulation glycémique est nécessaire, pouvant entraîner la prescription d'hypoglycémiant (metformine).

• Traitement

Le traitement est celui des symptômes. Après une réduction du poids, il peut consister à induire l'ovulation si la femme désire être enceinte. Un traitement cœliochirurgical est parfois envisageable.

L'OVARIECTOMIE

Ablation chirurgicale d'un ovaire ou des deux. On dit aussi « oophorectomie ».

Une ovariectomie est pratiquée en cas de tumeur ou de kyste volumineux ou suspect de l'ovaire. Lorsqu'elle concerne les deux ovaires, on parle de « castration ».

L'intervention est réalisée soit par ouverture de la paroi de l'abdomen, soit par cœlioscopie (introduction à travers cette paroi d'un tube muni d'un système optique et d'instruments de microchirurgie). Lorsqu'elle est pratiquée en traitement d'un cancer de l'ovaire, l'opération consiste en l'ablation des deux ovaires, associée à une hystérectomie totale ou partielle, et à une omentectomie. Une chimiothérapie complémentaire est par ailleurs souvent prescrite.

Si l'ablation concerne un seul ovaire, l'ovulation est préservée, ainsi que la production hormonale. En revanche, l'ablation des deux ovaires, lorsqu'elle est pratiquée avant la ménopause, provoque une ménopause artificielle, par carence hormonale, et par conséquent une stérilité définitive. On peut supprimer les symptômes de la ménopause (bouffées de chaleur, ostéoporose) à l'aide d'hormones féminines médicamenteuses.

Le drilling ovarien consiste à perforer les ovaires d'une dizaine d'orifices pour favoriser les ovulations. Il peut également se faire par les voies naturelles (fertiloscopie). Ce drilling ovarien permet des ovulations spontanées.

S'il n'y a pas désir de grossesse, un traitement hormonal par les antiandrogènes sert à régulariser les règles et à faire diminuer la pilosité en quelques mois.

La contraception orale permet parfois de faire disparaître les kystes. Une surveillance au long terme est nécessaire en raison des risques hypertensif et diabétique.

La ménopause

C'est l'interruption physiologique des cycles menstruels, due à la cessation de la sécrétion hormonale des ovaires (œstrogènes et progestérone). La période de la ménopause survient après la quarantaine et est confirmée à 55 ans (avec un pic à 52 ans).

La ménopause se déroule en deux étapes.

> **La périménopause,** qui dure plusieurs années, est marquée par une irrégularité des cycles, avec ou sans ovulation. Les sécrétions hormonales deviennent irrégulières : tandis que la sécrétion d'œstrogènes persiste, la sécrétion de progestérone par le corps jaune (nom donné au follicule ovarien qui a libéré son ovule) diminue. Les règles deviennent irrégulières.

> **La ménopause confirmée :** la sécrétion hormonale de l'ovaire se tarit. Les règles ont disparu. Le taux de gonadotrophines est très élevé dans le sang.

• Symptômes et signes

Surtout liés à la baisse du taux des œstrogènes (hypo-œstrogénie), ils varient d'une femme à l'autre.

> **Les bouffées de chaleur,** d'intensité et de fréquence variable, affectent de 75 à 85 % des femmes. Au début, elles surviennent la nuit, puis elles se multiplient dans la journée, à la fin des repas ou à l'occasion d'efforts. Causées par une forte vasodilatation, elles se traduisent par une sensation de chaleur dans tout le corps et par une rougeur du visage, qui gagne le cou et le haut de la poitrine. Elles s'accompagnent parfois d'angoisse et d'une impression d'étouffement, et se terminent par une transpiration abondante.

> **Les troubles sexuels** sont à la fois psychiques et physiques. À la baisse du désir sexuel s'ajoutent une sécheresse vaginale et une atrophie vulvaire pouvant rendre les rapports sexuels douloureux. Les infections urinaires et vaginales sont plus fréquentes. Le volume des seins diminue.

> **La fragilité osseuse, ou ostéoporose,** liée à l'absence de sécrétion hormonale ovarienne peut entraîner des fractures (vertèbres ou col du fémur).

> **Les maladies cardiovasculaires** (angor, infarctus du myocarde) présentent un plus grand risque d'apparition à partir de la ménopause, car les œstrogènes ne jouent plus alors de rôle protecteur contre l'athérosclérose.

> **Les troubles psychiques** sont fréquents. Aux troubles émotionnels (sautes d'humeur, irritabilité, insomnie, anxiété) peuvent s'adjoindre vertiges, fatigue sans cause organique.

• Traitement

Celui-ci consiste en la prescription d'œstrogènes et de progestérone naturelle (hormonothérapie de substitution), administrés soit de façon continue, soit de façon cyclique, la prise de progestérone étant régulièrement interrompue, reproduisant ainsi un cycle menstruel, accompagné de règles. Chez la femme ayant subi une hystérectomie, la progestérone n'est pas prescrite, son rôle étant de prévenir la survenue d'un cancer de l'utérus. L'administration des œstrogènes peut se faire par par voie orale ou locale (crème ou timbre à appliquer sur le corps en dehors des seins et à renouveler régulièrement). La progestérone se présente en comprimés.

Le traitement agit sur les bouffées de chaleur, la baisse du désir sexuel et protège contre les fractures, mais n'a pas d'effet protecteur cardio-vasculaire (selon certaines études, il augmenterait même la fréquence des événements cardio-vasculaires, surtout la première année). Le risque de cancer du sein est légèrement accru, principalement lors de traitements prolongés (4 cancers du sein en plus pour 10 000 femmes traitées 5 ans). Ses avantages et ses inconvénients, ainsi que sa durée, sont évalués pour chaque patiente en fonction d'un bilan de santé préalable et de l'intensité des troubles. La règle reste de proposer un traitement à toute femme présentant des symptômes gênants.

Une surveillance de la femme traitée est nécessaire. Il existe des contre-indications à ce traitement : antécédent de cancer du sein ou de thromboses veineuses.

Le prolapsus génital

Le prolapsus génital désigne la chute d'une partie d'organe, d'un organe ou encore de plusieurs organes génitaux par suite d'un relâchement de leurs moyens de fixation.

Un prolapsus génital, également appelé « descente d'organes », est une descente progressive, dans le petit bassin, du vagin (ou d'une partie du vagin) et / ou de l'utérus, par relâchement des muscles et du tissu fibreux inextensible du périnée ainsi que des moyens de suspension des organes du petit bassin (ligaments ronds ou larges, ligaments utérosacrés).
Un prolapsus d'une paroi du vagin (colpocèle) et un prolapsus de l'utérus (hystéroptose) peuvent s'accompagner d'un prolapsus de la vessie (cystocèle), de l'urètre (urétrocèle), du rectum (rectocèle), du cul-de-sac de Douglas (élytrocèle).

• Causes

Un prolapsus génital est dû soit à une déficience congénitale des moyens de fixation de l'utérus, soit à la naissance d'un gros enfant, à un accouchement très rapide ou ayant provoqué des déchirures périnéales ou encore à des accouchements répétés.

• Symptômes et signes

Un prolapsus génital se manifeste par une sensation de pesanteur pelvienne, des douleurs lombaires, des troubles urinaires (fréquence et difficulté des mictions, parfois incontinence pendant l'effort). Après un effort ou une longue station debout, il peut parfois s'intérioriser (sensation de « boule à la vulve »).

• Diagnostic

L'examen gynécologique confirme le diagnostic et précise l'importance du prolapsus et les organes en cause. Il existe plusieurs échelles permettant d'en évaluer la sévérité. L'une des plus employée est celle de la Société Américaine de Gynécologie qui classe les prolapsus en 5 grades.

• Traitement

Il est chirurgical et dépend de la nature du prolapsus, de l'âge de la femme, de la qualité de ses tissus, de l'existence ou non de relations sexuelles et du désir de maternité. Le traitement du prolapsus fait appel à différentes techniques destinées à remettre en place les organes déplacés. L'hystéropexie (fixation des ligaments de l'utérus), la colpopérinéorraphie (réfection du vagin et du périnée) et la myorraphie des releveurs (réfection de certains muscles de l'anus) font partie des méthodes le plus souvent utilisées. Le traitement chirurgical est parfois associé à une hystérectomie (ablation de l'utérus).

À toutes ces interventions peut s'adjoindre un traitement de l'incontinence urinaire. Le port d'un pessaire (anneau de caoutchouc placé autour du col utérin et permettant de maintenir les organes) est proposé aux femmes âgées qui ne peuvent pas ou ne veulent pas être opérées.

VOIR AUSSI

Incontinence urinaire p. 308

- L'adénome de la prostate
- Les dysfonctions sexuelles

Dysfonction érectile

Maladie de la Peyronie

Priapisme

Troubles de l'éjaculation

- Les infections génitales

Balanite

Orchiépididymite

Orchite

Prostatite

Urétrite

- Les infertilités d'origine masculine

L'appareil génital masculin

L'adénome de la prostate

Vers la soixantaine, de nombreux hommes commencent à présenter des troubles urinaires dus à un accroissement de volume de leur prostate. Cette augmentation est appelée « adénome » ou « hypertrophie bénigne » de la prostate.

L'adénome de la prostate est une tumeur bénigne de la partie centrale de la prostate, celle qui entoure l'urètre.

Elle voit sa fréquence augmenter avec l'âge : elle concerne en effet 50 % des hommes à 60 ans, 85 % des hommes entre 60 et 70 ans et 90 % à 80 ans et plus.

• Symptômes et évolution

Le patient est obligé de se lever plusieurs fois la nuit pour uriner et il a du mal à vider complètement sa vessie (faiblesse du jet urinaire, gouttes retardataires). Il a souvent des envies impérieuses d'uriner avec parfois des fuites d'urine. Dans 30 % des cas, en gênant l'ouverture du col vésical lors de la miction, l'adénome empêche l'évacuation de l'urine. La vessie se vidant mal, elle se dilate et est souvent le siège d'infections urinaires secondaires à la présence résiduelle d'urine dans la vessie. Il n'y a aucune corrélation entre le volume de l'adénome et le degré de gêne mictionnelle qu'il entraîne.

Lorsque l'adénome est très gênant, il entraîne parfois une diminution de l'activité sexuelle. Son évolution est souvent imprévisible : l'adénome de la prostate peut n'entraîner que très peu de troubles pendant une longue période ou évoluer par poussées avec des périodes de rémission. Il est parfois à l'origine d'une rétention vésicale aiguë complète, nécessitant un drainage d'urgence de la vessie par la mise en place d'une sonde vésicale.

• Diagnostic

Il repose d'abord sur le toucher rectal, mais aussi sur l'échographie vésico-prostatique, sur le dosage sanguin du PSA (antigène prostatique spécifique), l'absence d'élévation de celui-ci permettant de vérifier qu'il s'agit bien d'un adénome et non d'un cancer, et, éventuellement, sur l'échographie rénale pour apprécier le retentissement rénal.

• Traitement et conséquences

Le traitement dépend essentiellement de la gêne due à l'adénome. Si celui-ci n'empêche pas la vidange complète de la vessie, le traitement est médical. Il vise à atténuer les symptômes de l'adénome sans le supprimer : prise de médicaments modifiant la contraction du muscle vésical et des sphincters (alphabloquants, par exemple) ou permettant une diminution progressive du volume tumoral (inhibiteurs de la 5-alpha-réductase, une enzyme qui favorise la croissance de l'adénome).

Dans tous les cas, le patient doit être régulièrement surveillé afin de déceler une éventuelle obstruction du col de la vessie ou des complications.

Si, en revanche, l'adénome gêne la vidange de la vessie ou est à l'origine de complications, on peut pratiquer son ablation, par voie endoscopique ou, lorsqu'il est très volumineux, par chirurgie conventionnelle. Ces interventions nécessitent une anesthésie générale ou locorégionale (péridurale). Elles ont pour conséquence une éjaculation rétrograde (le sperme reflue dans la vessie et est éliminé dans les urines) à l'origine d'une stérilité, mais qui n'a aucune incidence sur la qualité des érections. C'est la raison pour laquelle, chez certains patients jeunes présentant un petit adénome, on se contente de réaliser une simple incision endoscopique du col vésical et de la prostate, qui permet des mictions de bonne qualité tout en minimisant le risque d'éjaculation rétrograde.

L'utilisation de médicaments a permis d'améliorer la qualité de vie des patients en évitant, dans près de 70 % des cas, le recours à la chirurgie. Celle-ci reste toutefois le traitement le plus efficace des formes évoluées.

Prostate

Glande sexuelle masculine entourant les premiers centimètres de l'urètre (urètre prostatique), située sous le col vésical, juste devant le rectum. La prostate a la forme d'une châtaigne et pèse de 15 à 20 grammes. Elle est disposée en lobes autour de l'urètre prostatique et comporte une zone centrale entourant les canaux éjaculateurs, deux lobes latéraux, une zone antérieure et une zone périphérique, qui représente 70 % du volume de la glande.

• Physiologie

La prostate, de même que les vésicules séminales, fait partie des glandes séminales accessoires qui fabriquent le plasma séminal, à partir duquel le sperme est formé. Les sécrétions prostatiques, acides, contiennent du zinc, de l'acide citrique et de l'albumine, laquelle favorise la mobilité des spermatozoïdes. Elles sont sous le contrôle des androgènes (hormones mâles, sécrétées principalement par les testicules).

• Examens

> **Le toucher rectal** est un examen très simple et fiable, qui permet de palper la prostate et d'évaluer sa forme, sa consistance, sa régularité et son volume. Il devrait être réalisé annuellement à titre de dépistage de l'adénome ou du cancer de la prostate chez l'homme de plus de 50 ans.

> **Les examens bactériologiques** sont l'examen cytobactériologique des urines (E.C.B.U.) et l'examen des sécrétions prostatiques, pratiqué en cas d'écoulement urétral ou après un massage prostatique.

> **Le dosage sanguin du PSA** (antigène prostatique spécifique) renseigne sur le volume prostatique et, en cas d'hypertrophie, sur la nature, cancéreuse ou non, du tissu prostatique; il permet parfois de déceler un cancer de la prostate qui ne s'est pas encore manifesté cliniquement. Ses valeurs varient normalement de 2 à 4 nanogrammes par millilitre de sang.

> **L'échographie prostatique,** pratiquée par voie endorectale, permet d'évaluer très précisément la structure et le volume de la prostate.

> **La biopsie prostatique** permet de confirmer le diagnostic d'un cancer de la prostate. Cet examen est réalisé par voie endorectale sous contrôle échographique, ce qui permet de prélever très précisément une zone prostatique suspecte à l'échographie. Il ne nécessite pas d'anesthésie.

> **L'urographie intraveineuse** ne permet pas de visualiser la prostate; en revanche, elle sert à évaluer l'éventuel retentissement sur la miction et sur les reins d'un adénome de la prostate.

• Pathologies

Les principales sont l'adénome, le cancer, la prostatite (infection aiguë ou chronique), l'abcès, le kyste et la lithiase, peu fréquente.

LOCALISATION DE LA PROSTATE

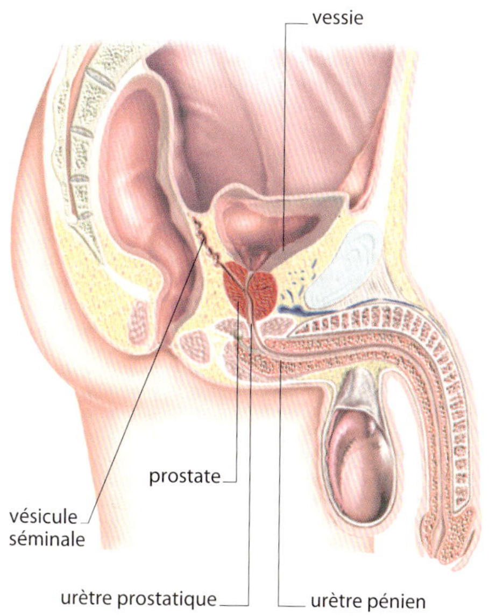

Les dysfonctions sexuelles

Les dysfonctions sexuelles masculines concernent principalement les troubles de l'érection, allant de la panne sexuelle à l'impuissance, et les troubles de l'éjaculation (anéjaculation, éjaculation prématurée ou éjaculation douloureuse).

DYSFONCTION ÉRECTILE

Incapacité pour un homme d'obtenir ou de maintenir une érection et, de ce fait, d'avoir un rapport sexuel satisfaisant.

La dysfonction érectile désigne aussi, mais de façon abusive, des troubles tels que l'éjaculation précoce ou retardée. Il ne faut pas non plus la confondre avec la stérilité ou l'anorgasmie (impossibilité de parvenir à l'orgasme), cette dernière restant rare, mais non exceptionnelle, chez l'homme.

• Causes

La dysfonction érectile, ou impuissance, qui peut s'observer à tout âge chez l'homme adulte, est provoquée par des troubles d'origine organique ou psychogène.

> **La dysfonction érectile organique** peut être due à des affections vasculaires, neurologiques ou endocriniennes, qui retentissent sur les organes permettant l'érection, en particulier les nerfs, les vaisseaux sanguins et les corps caverneux du pénis : diabète, artériosclérose, artérite, altération des veines péniennes, insuffisance surrénale, maladie de La Peyronie, alcoolisme, tabagisme, toxicomanie (aux opiacés surtout). La dysfonction érectile peut aussi survenir à la suite d'une intervention chirurgicale (ablation de la prostate, de la vessie ou du rectum) ou d'une lésion de la moelle épinière occasionnant l'interruption des plexus nerveux du bassin. Les médicaments utilisés contre l'hypertension artérielle et les psychotropes en sont parfois responsables.

> **La dysfonction érectile psychogène** répond le plus souvent à un ou à plusieurs échecs ressentis comme dévalorisants auprès de la partenaire ou à une trop grande angoisse au moment du rapport amoureux. Dans certains cas, on observe une impuissance sélective (pour telle partenaire, tel mode d'échange érotique). Ailleurs, la défaillance sexuelle vient compliquer un trouble affectif plus profond.

• Symptômes et signes

La dysfonction érectile se manifeste par l'absence totale ou partielle d'érection. Cependant, lors d'impuissances psychogènes, il existe des érections normales inconscientes, notamment pendant le sommeil, ou conscientes, au réveil notamment, mais en dehors de toute situation amoureuse.

• Traitement

> **Le traitement de la dysfonction érectile organique** consiste d'abord à soigner l'affection en cause. Quand cela ne suffit pas, en cas d'artérite par exemple, on recourt à des injections intracaverneuses de papavérine ou de prostaglandines, entraînant une érection temporaire, ou à la pose d'une prothèse pénienne, permettant une érection artificielle.

> **Le traitement de la dysfonction érectile psychogène** fait appel à la psychothérapie, à la relaxation, à la thérapie comportementale. La présence de la partenaire lors des entretiens médicaux est parfois bénéfique. On peut faire appel aux psychotropes (anxiolytiques, antidépresseurs), en courte cure. Convenablement traitée, la dysfonction érectile psychogène se guérit souvent bien.

> **Quelle que soit la cause de la dysfonction érectile,** des médicaments (administrés par voie orale) dont le chef de file est le sildénafil sont efficaces dans 70 % des cas. Ils sont formellement contre-indiqués chez les insuffisants coronariens traités par les dérivés nitrés. Leur prescription doit faire l'objet d'une

investigation préalable complète. Des produits d'administration locale (gel ou injection) sont également efficaces, utilisés après apprentissage.

MALADIE DE LA PEYRONIE

Présence d'un ou de plusieurs nodules fibreux dans les corps caverneux du pénis, qu'ils déforment.

D'origine inconnue, la maladie de La Peyronie survient chez l'homme généralement après 40 ans. Elle est toujours bénigne mais, dans les cas très évolués, elle peut entraîner une impuissance. Les nodules, durs et indolores, sont situés sur le dos et les côtés du pénis, provoquant lors de l'érection une déviation parfois si importante qu'elle empêche tout rapport sexuel.

• Traitement

La maladie de La Peyronie n'est soignée que lorsque la déviation du pénis gêne le patient dans ses rapports sexuels. Il existe de nombreux traitements médicamenteux, peu ou non efficaces : vitamine E, corticostéroïdes, anti-inflammatoires, etc. Le seul traitement efficace est la correction chirurgicale de la déviation, soit par ablation des nodules, ce qui est rarement possible en raison de l'importance de la mutilation que cela entraînerait, soit par une plastie de redressement du pénis sans toucher aux nodules. Dans les cas entraînant une impuissance, la pose d'une prothèse pénienne est nécessaire.

PRIAPISME

Érection pénienne indépendante de toute libido, douloureuse, durant au moins 2 heures et n'aboutissant pas à l'éjaculation.

Le priapisme est dû à une insuffisance du drainage du sang qui remplit les corps caverneux, maintenant le pénis en érection. Celle-ci peut être due à diverses causes, psychiques ou médicamenteuses (héparine, certains neuroleptiques), à l'injection intracaverneuse d'une trop forte dose de médicament destiné à provoquer une érection (comme cela peut se produire lors du traitement d'une impuissance) ou à certaines maladies (leucémie, cancer, insuffisance rénale, etc.). Contrairement à ce qui se produit lors d'une érection physiologique, le gland n'est pas gonflé et reste mou.

• Traitement

C'est une urgence, car le priapisme peut entraîner une impuissance définitive par fibrose des corps caverneux, qui perdent leur élasticité. Il consiste à injecter des médicaments permettant une vasodilatation locale dans les corps intracaverneux, à évacuer par ponction le sang qui s'y est accumulé ou à créer chirurgicalement une communication entre les corps caverneux et le système veineux pénien.

TROUBLES DE L'ÉJACULATION

L'éjaculation est un réflexe provoqué par des stimulations rythmées du pénis lors des rapports sexuels ou de la masturbation. Au moment de l'orgasme, le sperme est évacué dans l'urètre prostatique, puis projeté à l'extérieur grâce à la contraction des muscles du périnée. Lors de l'éjaculation, le col vésical situé à la sortie de la vessie est fermé, empêchant l'éjaculat de refluer vers la vessie et l'urine de se mêler au sperme.

• Pathologies

> **L'anéjaculation** se caractérise par l'impossibilité à éjaculer.
> **L'éjaculation douloureuse** s'accompagne de douleurs urétrales, périnéales et/ou anales.
> **L'éjaculation prématurée** se produit avant la pénétration, voire au tout début de celle-ci. Elle est souvent provoquée par un état d'anxiété.
> **L'éjaculation rétrograde** se produit lorsque le sperme reflue vers la vessie. Elle est souvent secondaire à l'ablation chirurgicale d'un cancer de la prostate et entraîne une stérilité.
> **L'éjaculation sanglante** (hémospermie), caractérisée par la présence de sang dans le sperme est souvent bénigne ; elle peut être due à une infection ou à une tumeur de la prostate.

Les infections génitales

Les infections génitales masculines sont relativement moins fréquentes que les infections génitales féminines. Elles peuvent être dermatologiques (balanites), toucher le canal urétral (urétrite) ou être responsables d'une atteinte tissulaire (épididymite, orchite ou prostatite).

BALANITE

Inflammation le plus souvent aiguë du gland et du sillon situé entre le gland et le prépuce.

Une balanite peut être la localisation particulière d'une dermatose (psoriasis, eczéma, lichen, aphtose) ou avoir une origine tumorale, voire cancéreuse. Les balanites infectieuses, causées par des bactéries, des champignons microscopiques (candida), des parasites (trichomonas) ou des virus (herpès), sont des maladies sexuellement transmissibles.

Les signes de balanite, variables selon les affections, sont des lésions sensibles et d'aspect très différent : taches blanches ou rouges, érosions à la surface de la muqueuse, érythèmes, etc.

Le diagnostic repose sur l'aspect des lésions ; il peut être facilité par un examen bactériologique ou une biopsie.

Le traitement de la balanite est celui de sa cause, une fois celle-ci déterminée.

ORCHIÉPIDIDYMITE

Inflammation, le plus souvent d'origine infectieuse, du testicule et de l'épididyme.

Les causes d'une orchiépididymite sont multiples : infection de la prostate, de l'urètre, de la vessie, complication d'un adénome de la prostate, tuberculose, etc. Elle se traduit par une augmentation de volume

LOCALISATION DU TESTICULE

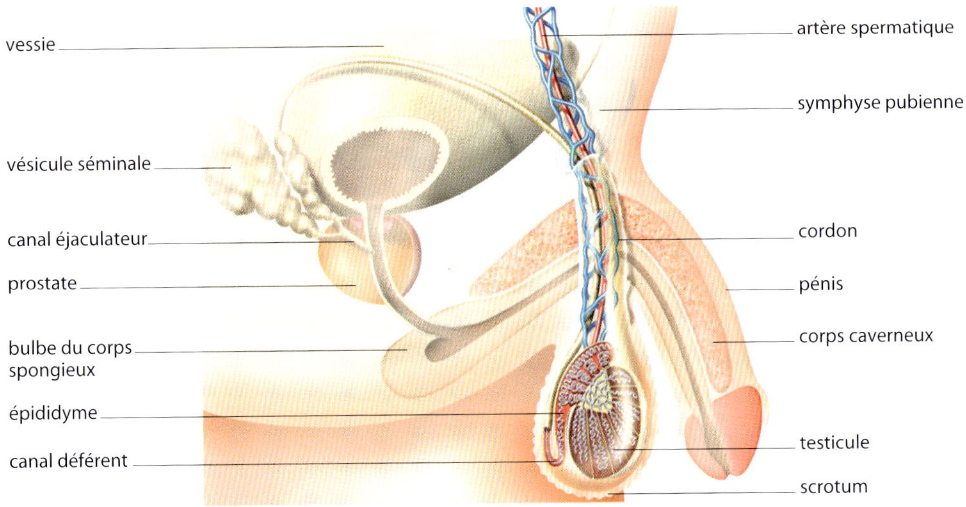

▲ **Les deux testicules, glandes génitales masculines, sont logés dans un bac situé sous le pénis, les bourses. Ils produisent en outre une hormone sexuelle, la tétostérone, indispensable au bon fonctionnement du système de reproduction masculin.**

d'une bourse, très douloureuse, accompagnée d'une fièvre et de brûlures à la miction. L'examen cytobactériologique des urines (E.C.B.U.) confirme la présence de germes (colibacilles, le plus souvent) et de pus ; il permet d'effectuer un antibiogramme afin de déterminer l'antibiotique le mieux adapté.

• Traitement

Il repose sur la prescription d'antibiotiques, d'anti-inflammatoires et sur le repos au lit pendant la phase aiguë de l'inflammation.

Si elle est négligée ou insuffisamment traitée, l'orchiépididymite peut devenir chronique, entraînant la formation de nodules dans l'épididyme, qui peuvent être responsables de stérilité si l'atteinte est bilatérale.

ORCHITE

Inflammation, le plus souvent d'origine infectieuse, du testicule. L'orchite isolée est une affection rare ; elle est habituellement associée à une épididymite : il s'agit d'une orchiépididymite.

• Différents types d'orchite

L'orchite secondaire à une infection sexuellement transmissible est la forme la plus fréquente d'orchite.

> **L'orchite ourlienne** constitue l'une des principales complications des oreillons. Cette atteinte, qui est douloureuse, entraîne parfois une stérilité par atrophie testiculaire. Le repos au lit est préconisé, ainsi que l'immobilisation des bourses par un suspensoir.

> **L'orchite tuberculeuse** est le plus souvent chronique et associée à d'autres atteintes tuberculeuses : elle doit faire rechercher en particulier une tuberculose rénale (urographie intraveineuse, recherche de bacille de Koch dans les urines). Elle peut ne pas être suspectée par le patient, car elle n'est généralement pas douloureuse, mais elle provoque parfois une stérilité par atrophie testiculaire ou obturation du canal déférent. Son traitement est celui de la tuberculose.

PROSTATITE

Infection aiguë ou chronique de la prostate.

Une prostatite est une infection génito-urinaire fréquente affectant les hommes de tous âges, avec une fréquence particulière chez les jeunes adultes.

Prostatite aiguë

Infection aiguë du parenchyme prostatique se traduisant par un syndrome infectieux d'installation brutale (fièvre à 40 °C, frissons) et des troubles mictionnels : brûlures à la miction, pollakiurie (mictions trop fréquentes et peu abondantes) pouvant aller jusqu'à la rétention vésicale.

• Diagnostic

L'examen de la prostate par toucher rectal montre que celle-ci est douloureuse et a augmenté de volume.

Le diagnostic est confirmé par un examen cytobactériologique des urines (E.C.B.U.), qui permet de mettre en évidence le germe responsable (le plus souvent à Gram négatif), et éventuellement par une échographie vésicoprostatique ; celle-ci montre une augmentation de volume de la prostate ; les clichés révèlent en outre des zones de densités différentes, non homogènes.

• Traitement

Le traitement repose sur l'antibiothérapie avant même de connaître les résultats des examens. Les antibiotiques (fluoroquinolones, le plus souvent) doivent être administrés pendant 4 à 6 semaines afin d'éviter les récidives infectieuses. Ce traitement fait rapidement disparaître la fièvre ainsi que les troubles mictionnels.

• Complications

Les complications sont rares : abcès de la prostate, orchi-épididymite (inflammation du testicule et de l'épididyme), rétention vésicale d'urine.

Prostatite chronique

Infection chronique du parenchyme prostatique due à la présence de microabcès et à une inflammation importante de la prostate. Elle est favorisée par une prostatite aiguë insuffisamment traitée, par des prostatites aiguës récidivantes mais aussi par un rétrécissement de l'urètre ou un adénome de la prostate.

• Symptômes et signes

Une prostatite chronique entraîne de nombreux signes fonctionnels : douleurs périnéales, brûlures à la miction, écoulement urétral, douleurs à l'éjaculation, baisse de la puissance sexuelle, voire troubles psychiques déclenchés par la chronicité des troubles. L'évolution d'une prostatite chronique est le plus souvent faite de poussées infectieuses successives.

• Diagnostic

Il repose sur l'examen de la prostate par toucher rectal, qui révèle une prostate sensible, à la surface irrégulière. Il est complété par un examen cytobactériologique des urines (E.C.B.U.), qui met en évidence la présence de germes et de pus, et par une échographie, qui permet de déceler d'éventuels calculs de la prostate.

Des clichés radiologiques (urographie intraveineuse, urétrographie) permettent de rechercher une cause favorisante (rétrécissement de l'urètre, adénome prostatique).

• Traitement et prévention

Le traitement est difficile et parfois décevant ; il repose sur la prescription d'un antibiotique pendant plusieurs semaines, et de façon répétée, afin de stériliser les foyers microbiens intraprostatiques. Ceux-ci sont toutefois difficiles à éradiquer.

URÉTRITE

Inflammation de l'urètre, essentiellement d'origine infectieuse.

L'urétrite atteint surtout l'homme jeune.

• Différents types d'urétrite

Selon le germe en cause, on distingue plusieurs formes d'urétrite, dont les symptômes communs sont un écoulement urétral, des brûlures locales, accentuées à la miction, et parfois une fièvre.

> **L'urétrite gonococcique, ou blennorragie,** est une maladie sexuellement transmissible, due au germe *Neisseria gonorrhœae*. Elle se manifeste, 48 heures après un rapport sexuel infectant, par un écoulement purulent associé à des brûlures de l'urètre. Le germe responsable est mis en évidence par l'examen au microscope de l'écoulement urétral.

Le traitement du malade et de son partenaire sexuel par l'administration d'antibiotiques actifs contre le germe doit être entrepris immédiatement. Une seule prise d'antibiotiques suffit, mais des rechutes sont possibles.

> **L'urétrite à mycoplasmes et à chlamydias** est une maladie sexuellement transmissible. Elle se traduit, au début de l'infection, par un écoulement urétral clair et indolore. Le germe est mis en évidence par l'examen au microscope de l'écoulement ou par des tests sérologiques.

Le traitement repose essentiellement sur la prise d'antibiotiques, pendant 2 à 3 semaines. Il est indispensable de traiter la ou les partenaires sexuelles, dans la mesure ou cette infection est particulièrement transmissible et possiblement responsable de stérilité.

> **L'urétrite à colibacilles ou à d'autres germes banals** est plus rare. Son traitement fait également appel aux antibiotiques et dure environ une semaine.

Les infertilités d'origine masculine

Les infertilités d'origine masculine constituent de 10 à 20 % de l'ensemble des infertilités, les autres étant liées à la femme ou à des facteurs inexpliqués (10 %).

• Causes

Les infertilités d'origine masculine ont des causes très diverses, parmi lesquelles l'aspermie (absence de sperme), l'azoospermie (absence de spermatozoïdes), les anomalies des spermatozoïdes (oligo-asthéno-térato-spermie : O.A.T.) et une réaction auto-immune.

> **L'aspermie** (absence de sperme), quand elle a une cause hormonale, s'associe à une petitesse des testicules, à une absence des caractères sexuels secondaires (pilosité en particulier). L'absence de sperme peut aussi être causée par l'absence d'érection, d'origine psychologique ou due à la prise de médicaments, au diabète, à des lésions neurologiques traumatiques ou à des troubles de l'éjaculation (éjaculation rétrograde en particulier).

APPAREIL GÉNITAL MASCULIN

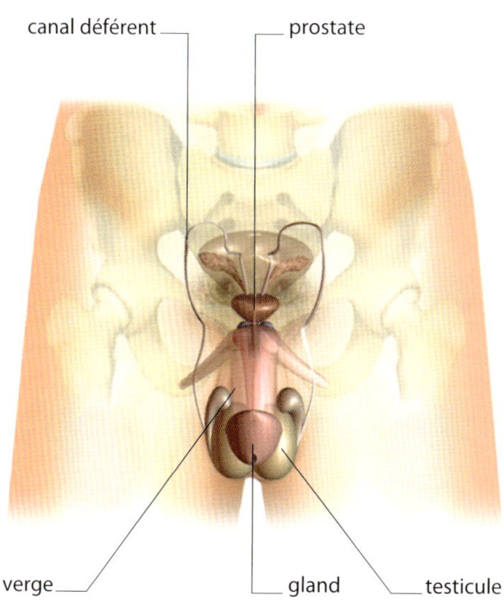

> **L'azoospermie** (absence de spermatozoïdes) est soit sécrétoire, due à un défaut de production de spermatozoïdes, soit excrétoire, causée par un obstacle situé dans les voies excrétrices, qui gêne l'écoulement du sperme. Elle est souvent une association des deux formes.

> **Les anomalies du sperme** sont diverses : oligospermie (moins de 30 millions de spermatozoïdes par millilitre), asthénospermie primitive ou secondaire (moins de 30 % de spermatozoïdes mobiles respectivement 1 et 4 heures après l'éjaculation), tératospermie (moins de 30 % de spermatozoïdes de forme normale). Leurs causes sont variées : maladies aiguës ou chroniques, surtout rénales ou endocriniennes, tabagisme, alcoolisme. Les toxicomanies (marijuana, cocaïne, héroïne) sont souvent associées à une diminution de la sécrétion testiculaire d'hormone mâle (testostérone) et à une altération du sperme.

> **Une réaction auto-immune** de l'organisme masculin contre ses propres spermatozoïdes est possible. Les gamètes masculins fécondent alors difficilement l'ovule.

• Diagnostic

L'azoospermie et les anomalies du sperme sont mises en évidence par le spermogramme (étude du sperme et des spermatozoïdes qu'il contient) et le test de migration des spermatozoïdes. L'azoospermie doit être contrôlée par deux spermogrammes successifs, pratiqués à 2 mois d'intervalle.

La qualité de pénétration des spermatozoïdes à travers la glaire cervicale est estimée grâce au test de Hühner (examen d'un prélèvement de glaire quelques heures après un rapport sexuel), éventuellement complété par le test de pénétration croisée in vitro (comparaison entre un échantillon de sperme de l'homme et un échantillon témoin, tous deux mis

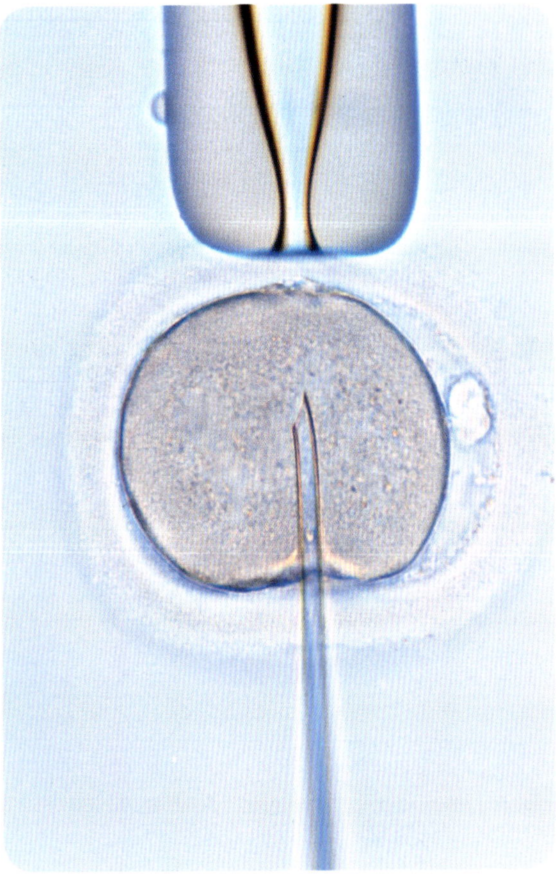

▲ **Micro-injection directe d'un spermatozoïde avec la pipette d'injection dans un ovocyte.**

en contact avec la glaire cervicale de la femme). Une réaction auto-immune est révélée par des agglutinats de spermatozoïdes repérés dans le spermogramme ; les anticorps antispermatozoïdes sont alors recherchés dans le sperme.

• Traitement

Les infertilités d'origine masculine peuvent être compensées par l'insémination artificielle entre conjoints ou par la fécondation in vitro, selon le nombre de spermatozoïdes mobiles récupérés après un test de migration (moins de 2 000 000, c'est la fécondation in vitro ; moins de 500 000, c'est la fécondation in vitro avec injection intracytoplasmique de spermatozoïde, ou ICSI).

L'aspermie et l'azoospermie nécessitent le recours à une banque de sperme et à l'insémination artificielle avec donneur. L'infertilité d'origine immunologique nécessite une préparation du sperme avant tentative d'insémination artificielle ou de fécondation in vitro. Enfin, le traitement de la varicocèle est chirurgical, mais il ne rétablit pas toujours la normalité de la fonction spermatique.

Vasectomie et vasovasostomie

VASECTOMIE

Section chirurgicale des deux canaux déférents qui amènent normalement les spermatozoïdes des testicules vers l'urètre.

• Indications

Avant la généralisation de l'usage des antibiotiques, on pratiquait une vasectomie après une adénomectomie prostatique (ablation d'un adénome de la prostate) pour éviter que la propagation d'éventuels germes infectieux ne déclenche une orchite (infection des testicules).

La vasectomie est aujourd'hui utilisée dans certains pays comme méthode de stérilisation masculine dans le cadre d'une politique de limitation des naissances.

• Déroulement

Après incision cutanée, les canaux déférents sont sectionnés entre leur sortie des bourses et leur entrée dans le bassin, de chaque côté de la racine du pénis. L'intervention, réalisée sous anesthésie locale ou générale, dure de 15 à 30 minutes.

• Conséquences

La vasectomie prive le sperme de spermatozoïdes, mais ne modifie ni le comportement sexuel, ni l'érection, ni l'éjaculation. Les suites opératoires ne sont pas douloureuses et les rapports sexuels peuvent être repris immédiatement après l'intervention, sous réserve cependant d'une certaine gêne les 2 ou 3 premiers jours. Les spermatozoïdes stagnent dans les testicules et dans les épididymes, puis cessent d'être sécrétés.

• Effets secondaires

L'effet d'une vasectomie n'est pas immédiat et le sperme reste fécondant pendant environ 2 mois après l'intervention. Un spermogramme (examen du sperme) permet, au terme de cette période, de confirmer l'absence de spermatozoïdes (azoospermie).

Une vasectomie est théoriquement réversible : une nouvelle opération peut être pratiquée en vue de réaboucher les segments de canaux déférents (vasovasostomie), mais les résultats obtenus par une telle intervention ne sont pas constants.

VASOVASOSTOMIE

Opération chirurgicale qui consiste, après avoir enlevé les segments rétrécis ou obstrués des deux canaux déférents, à réaboucher les extrémités saines de ces conduits, qui assurent le passage du sperme des testicules jusqu'aux canaux éjaculateurs.

• Indications

Cette intervention fait partie du traitement de la stérilité masculine lorsque celle-ci est due à un rétrécissement ou à une obturation des canaux déférents. Une telle stérilité peut avoir des origines très diverses : tuberculose génitale, infection de l'épididyme ou des canaux déférents, traumatisme des canaux déférents survenu au cours d'une intervention chirurgicale (traitement d'une hernie inguinale bilatérale, par exemple). Une vasovasostomie peut aussi être demandée par un patient qui, après avoir subi une vasectomie (section chirurgicale des canaux déférents), désire être de nouveau fertile.

• Déroulement

La vasovasostomie est réalisée sous microscope (microchirurgie) en raison du très fin calibre du canal déférent. C'est une intervention de moyenne importance, effectuée sous anesthésie générale et qui nécessite une hospitalisation de 3 à 4 jours. Après l'opération, le patient peut ressentir des douleurs pendant 24 à 48 heures ; on les atténue à l'aide d'analgésiques.

• Résultats

Un spermogramme (examen du sperme ayant pour but d'étudier le nombre et la mobilité des spermatozoïdes ainsi que le pourcentage des formes anormales), effectué de 2 à 3 mois après l'opération, permet d'en évaluer le succès. Le taux de réussite de la vasovasostomie est très variable, mais rarement supérieur à 50 %.

- Mécanisme et évolution
- Les traitements
- La prévention du cancer
- Cancer de la bouche et de la langue
- Cancer bronchopulmonaire
- Cancer du côlon
- Cancer de l'estomac
- Cancer du foie
- Cancer du larynx
- Cancer de l'œsophage
- Cancers des os et chondrosarcome
- Cancer de l'ovaire
- Cancer du pancréas
- Cancer de la peau
- Cancer de la prostate
- Cancer du rein
- Cancer du sein
- Cancer du testicule
- Cancer de la thyroïde
- Cancer de l'utérus

Les cancers

Mécanisme et évolution

Les cancers sont des maladies caractérisées par une prolifération anarchique, incontrôlée et incessante des cellules. Ils peuvent atteindre tous les organes et tous les tissus.

Cette prolifération anarchique du cancer s'oppose à la prolifération contrôlée, harmonieuse et le plus souvent intermittente qui caractérise les tissus normaux et qui n'a lieu que pour réparer les pertes cellulaires accidentelles par plaie ou agression et les pertes naturelles par vieillissement. Le terme « cancer » recouvre un vaste ensemble de maladies, cataloguées selon les cellules et les tissus à partir desquels les cancers se forment. La tumeur développée dans un organe (tumeur primitive) va se greffer à distance sur d'autres organes (cerveau, poumon, foie, etc.), en passant par les voies lymphatiques ou sanguines. Ces tumeurs secondaires, qui reproduisent la structure de la tumeur mère, s'appellent des « métastases ».

FRÉQUENCE

Dans les pays industrialisés, le cancer est la 2e cause de mortalité après les maladies cardio-vasculaires. On note, en Europe et en Amérique du Nord, la prédominance des cancers du poumon, attribuables pour 90 % au tabagisme, des cancers colorectaux, probablement liés, en partie, à l'alimentation, et des cancers du sein, aux causes peu claires encore.

En Afrique, on relève la fréquence des cancers du foie dans les zones d'endémie de l'hépatite B et celle des cancers du col de l'utérus dans les pays où la natalité est élevée et où l'hygiène est encore défaillante, ce qui a pour conséquence un taux élevé de maladies sexuellement transmissibles (papilloma ou herpès) qui peuvent être à l'origine de ces cancers.

Causes

Les cancers sont causés par l'exposition à des virus, à des substances naturelles ou chimiques, à des rayonnements. Cela a pour effet d'induire des mutations ou des expressions inappropriées de divers gènes appelés « oncogènes », impliqués dans la prolifération des cellules, dans leur différenciation et dans la régulation de ces phénomènes. Les oncogènes sont normalement sous le contrôle de gènes inhibiteurs, les antioncogènes, qui peuvent être perdus ou subir eux-mêmes une mutation sous l'action des agents énumérés plus haut, leur fonction s'en trouvant réduite. Mais ces antioncogènes peuvent manquer de façon héréditaire, ce qui explique en partie l'existence de prédispositions familiales à certains cancers. Ces formes à prédisposition familiale représentent 5 % de la totalité des cancers.

• Alcool

Chez l'homme, l'alcool est un cofacteur de risque pour les cancers de la cavité buccale, du pharynx, de l'œsophage et du foie (augmentation de risque variant de 2 à 15 selon les quantités bues et les organes atteints). Enfin, l'effet conjugué de l'alcool et du tabac correspond à des risques plus élevés que la somme des risques pris isolément (effet multiplicatif). Un certain nombre d'études montrent une augmentation de risque du cancer du sein chez les femmes consommant des boissons alcoolisées.

• Alimentation

Des études ont attiré l'attention sur le rôle de l'alimentation dans la genèse de certains cancers, les aliments étant incriminés en tant que tels (graisses), par déficience (fibres, vitamines) ou par contamination intermédiaire (aflatoxine, nitrites).

Le rôle des graisses dans la carcinogenèse (ensemble des mécanismes qui vont entraîner la transformation d'une cellule normale en cellule cancéreuse) est suspecté principalement dans le cas de cancers colorectaux, mais également dans les cancers du sein, de l'endomètre et de la prostate. Des études ont mis en évidence une augmentation de risque parallèlement à la consommation de graisse mais ont révélé un effet protecteur des fruits et des légumes ; quant au rôle du café dans les cancers du pancréas, il n'a pas été prouvé.

Les nitrites, provenant du sel utilisé comme conservateur alimentaire, sont accusés d'avoir augmenté les risques de cancer de l'estomac.

L'aflatoxine, contaminant de la nourriture stockée en milieu chaud et humide, est incriminée dans les cancers primitifs du foie, en association avec le virus de l'hépatite B. Le virus de l'hépatite C est aussi impliqué.

• Irradiation

Dès 1902, le premier cancer de la peau après irradiation était décrit. En 1944, une publication révéla que les radiologistes mouraient 10 fois plus de leucémies que les autres médecins. Chez les survivants des bombardements atomiques d'Hiroshima et de Nagasaki, en 1945, les premiers cas de leucémie furent observés en 1948, avec un pic en 1951-1952.

D'autres types de cancer furent observés en nombre anormalement élevé 15 ans après l'exposition et le sont, aujourd'hui encore, chez les survivants ayant reçu plus de 1 gray (unité de dose d'irradiation). Dans ce dernier cas, il existe une augmentation significative du nombre de cancers, qui varie selon les tissus irradiés : sont essentiellement touchés la moelle osseuse, la glande thyroïde, le sein, l'os. Les leucémies apparaissent en moyenne 8 ans après l'irradiation causale, les sarcomes 20 ans après, les autres tumeurs 30 ou 40 ans après. L'accident de Tchernobyl est un exemple plus récent de cancers induits par irradiation.

La réglementation de la radioprotection a permis de faire disparaître les risques professionnels, en particulier chez les radiologues, les manipulateurs et les ouvriers des installations atomiques. De même, les progrès de la radiologie et les nouvelles méthodes d'imagerie ont diminué pour les patients les risques liés aux radiographies.

• Maladies

Quelques rares maladies s'accompagnent d'un risque élevé de cancers atteignant spécifiquement certains organes (par exemple, le rétinoblastome dans la trisomie 21). Elles peuvent donner lieu d'emblée à des tumeurs malignes qui en sont soit la seule manifestation (rétinoblastome, néphroblastome), soit l'élément d'un syndrome, ou donner lieu à une pathologie non tumorale mais à forte probabilité de transformation maligne (par exemple, la polypose colique).

• Médicaments cancérigènes

L'attention sur le rôle cancérigène des hormones fut attirée par l'apparition de cancer du vagin chez les filles nées de mères ayant reçu du diéthylstilbestrol (œstrogène) pendant les 3 premiers mois de la grossesse. Lorsque les œstrogènes sont utilisés en tant que contraceptifs, c'est-à-dire associés à des progestatifs, le risque de voir apparaître un cancer du sein est sensiblement le même chez les utilisatrices et les non-utilisatrices. L'utilisation des contraceptifs oraux soulève quelques réserves, portant sur la durée de l'utilisation, l'utilisation avant une première grossesse et l'utilisation chez les femmes atteintes d'une affection bénigne du sein. Toutefois, des enquêtes américaines, réalisées auprès d'une population de femmes ménopausées ayant reçu un traitement œstrogénique, ont montré une augmentation, de l'ordre de 4 à 8 fois, du risque de cancer du corps de l'utérus – cette augmentation étant directement liée à la dose et à la durée de la prise d'œstrogènes. Cependant, l'utilisation actuelle d'œstroprogestatifs semble faire disparaître ce risque, voire se révéler protectrice pour l'utérus. Mais elle comporte une augmentation du risque de cancer du sein, plus marquée lors des traitements prolongés.

En dehors des hormones, les médicaments pour lesquels on a mis en évidence une augmentation de risque de cancer sont essentiellement les immunosuppresseurs, les anticancéreux et les dérivés arsenicaux.

• Prédispositions familiales

La majorité des cancers n'a aucun caractère héréditaire. Lorsqu'elles existent, les prédispositions sont liées à l'addition de nombreux facteurs de risque, dont l'intérêt prédictif est faible, voire négligeable. On rencontre, cependant, des formes familiales de cancer chez l'enfant (rétinoblastome, néphroblastome), rares, et des formes familiales de cancer chez l'adulte (cancer du côlon), fréquentes.

Dans les familles dont l'un des membres est atteint, il peut être utile d'identifier les individus à risque, s'ils le souhaitent, afin de leur proposer une prévention et un dépistage précoce, lorsque l'efficacité de ces derniers a été démontrée (cas des formes familiales de cancer du côlon).

• Rayonnements solaires

La mode du bronzage de ces dernières décennies est accompagnée, dans tous les pays, d'une forte augmentation de l'incidence des tumeurs cutanées, carcinomes et mélanomes. Le rôle des U.V. (rayons ultra-violets), en particulier des U.V.B., les plus courts et les plus nocifs, dans l'apparition de tumeurs cutanées a été mis en évidence à la fois par des observations épidémiologiques (fréquence élevée des mélanomes en Australie par exemple) et par des modèles expérimentaux.

Les cancers cutanés sont beaucoup plus fréquents chez les sujets à peau claire.

• Substances cancérigènes

C'est en 1775 que le médecin et chirurgien anglais Percival Pott établit la relation entre l'exposition à la suie chez les ramoneurs et l'apparition d'un cancer du scrotum. En 1885, le chirurgien allemand Ludwig Rehn signalait un grand nombre de cancers de la vessie chez les ouvriers de l'industrie des colorants. Les plus récentes évaluations du Centre international de recherche sur le cancer montrent que, sur 707 substances ou procédés industriels testés, 7 procédés et 23 substances se sont révélés cancérigènes pour l'homme.

• Tabac

L'explosion spectaculaire des cancers bronchopulmonaires attira l'attention, il y a une quarantaine d'années, sur le rôle du tabac. Selon de nombreuses enquêtes épidémiologiques, le tabac est responsable de plus de 90 % des cancers bronchiques. Le risque est d'autant plus important qu'on fume beaucoup, depuis longtemps, qu'on inhale la fumée et qu'on a commencé jeune. Enfin, il faut mentionner une augmentation du risque de cancers bronchopulmonaires chez les personnes vivant dans un environnement enfumé (fumeurs passifs).

Le tabac est responsable de 30 % des décès par cancer chez l'homme et de l'incidence croissante des cancers bronchiques chez la femme.

• Virus

Le rôle des rétrovirus est maintenant bien établi chez l'animal; chez l'homme, selon les connaissances actuelles, seuls les rétrovirus V.I.H. (sida) et HTLV1 (leucémie) semblent avoir une potentialité oncogénique. En revanche, le rôle de certains virus à A.D.N. (acide désoxyribonucléique) dans l'apparition de cancers humains se précise.

La première liaison mise en évidence entre virus et cancer fut celle d'un virus de la famille des *Herpesviridae* (le virus d'Epstein-Barr) avec le lymphome de Burkitt (1964). Ce même virus fut, 2 ans plus tard, incriminé dans le cancer du nasopharynx. C'est en 1978 que le lien entre le virus de l'hépatite B (HBV) et le cancer primitif du foie fut évoqué en observant la concordance de distribution géographique entre les zones à haut risque d'hépatocarcinome et d'hépatite B. Le rapport entre les papillomavirus (HPV) et les cancers du col de l'utérus représente le troisième système virus-cancer. Depuis de nombreuses années, on avait montré le rôle des maladies virales sexuellement transmissibles dans le développement des cancers du col de l'utérus. Les éléments montrant le rôle prédominant de certains HPV (en particulier les souches 16, 18, 33) s'accumulent.

Symptômes et diagnostic

La multiplicité des cancers et leur spécificité propre rendent difficile le dénombrement de tous les symptômes de la maladie. Néanmoins, une perte de poids importante et plus ou moins rapide, un manque d'appétit, une fatigue intense, une perte de sang

Évolution du cancer

> **Une fois déclenchés par l'activation d'oncogènes,** mutés ou non, et en raison de la perte ou de l'altération par mutation d'un ou de plusieurs antioncogènes, les cancers subissent une progression dans la malignité qui les rend de plus en plus capables de contourner les obstacles que l'organisme ou les traitements dressent sur leur route. Ils progressent également dans l'organisme, c'est-à-dire s'étendent sur place de façon caractéristique dans le tissu d'origine et dans les tissus voisins, pouvant être responsables de compression d'organes. En même temps, ils disséminent à distance par l'intermédiaire des métastases, qui sont à l'origine des cancers généralisés.

> **La progression dans la malignité** est l'effet d'une instabilité génétique, qui croît en fonction du temps. Des propriétés nouvelles apparaissent, qui modifient les cellules, les faisant ressembler à celles d'un tissu différent ou d'un tissu de la vie embryonnaire. Dans certains cas, les cellules cancéreuses sécrètent des substances ayant des propriétés comparables à certaines hormones naturelles, qui provoquent des manifestations identiques à une hypersécrétion (syndrome de Schwarz-Bartter : sécrétion inappropriée d'hormone antidiurétique). On parle alors de « syndrome paranéoplasique ».

> **Parmi les propriétés nouvelles des cellules cancéreuses,** il faut souligner la prolifération continue. Cette prolifération est assurée par l'expression permanente de récepteurs aux facteurs de croissance cellulaires, qui ne s'expriment que de façon intermittente dans la cellule normale. Les cellules cancéreuses sont également capables de fabriquer elles-mêmes, au contraire des cellules normales, les facteurs de croissance, ce qui leur confère un avantage de survie et de prolifération considérable. En outre, elles expriment des gènes dont le produit a pour effet d'empêcher la mort cellulaire et de favoriser la formation de nouveaux vaisseaux sanguins permettant la nutrition des cellules cancéreuses.

> **Autre aspect important de l'instabilité génétique des cancers :** l'hétérogénéité des cellules fait qu'au sein d'une même tumeur existent de nombreux clones (ensemble de cellules issues par multiplication d'une même cellule initiale) différents, possédant des capacités différentes. Ainsi, si certains clones rencontrent des obstacles à leur prolifération, les autres subissent une expansion et occupent le terrain. Cette hétérogénéité clonale s'observe très tôt dans le développement d'un cancer, bien avant sa phase visible, et constitue une difficulté majeure pour le thérapeute.

> **La progression anatomique** du cancer doit être évaluée par divers examens complémentaires. Cette évaluation permet une classification de chaque cancer qui, associée à ses caractéristiques histologiques, permet de choisir le traitement le mieux adapté.

dans les selles ou par la bouche, enfin des douleurs diverses sont des signes fonctionnels qui peuvent être associés à la présence d'un cancer.

Le développement souvent silencieux des cancers tend à en retarder le diagnostic et pose des problèmes aux médecins, qui ne font le diagnostic qu'à un stade déjà avancé de la maladie. Deux cancers sont malheureusement souvent diagnostiqués avec retard : le cancer de l'ovaire et du pancréas.

Parfois, la maladie est décelée par hasard, au cours d'une visite médicale ou d'examens complémentaires (examens de sang ou d'imagerie).

Le diagnostic repose sur l'interrogatoire, l'examen clinique, des examens biologiques, des examens d'imagerie et d'endoscopie; il est confirmé par des biopsies. Un bilan d'extension du cancer décelé est alors effectué. Le traitement nécessite souvent l'avis de différents spécialistes.

Les traitements

Le traitement du cancer repose principalement sur la chirurgie, la radiothérapie et la chimiothérapie. Les traitements curatifs sont susceptibles d'entraîner la guérison. Quant aux traitements palliatifs, ils peuvent obtenir une rémission prolongée.

Le traitement repose aussi sur l'hormonothérapie (administration d'hormones).

Les recherches actuelles s'orientent vers des méthodes thérapeutiques capables de redonner aux cellules cancéreuses des caractères normaux (traitement redifférenciant) et vers des traitements visant à bloquer les facteurs de croissance tumorale et la formation de néovaisseaux dans le tissu tumoral (thérapeutiques ciblées). Dans ce domaine, des succès réels ont été obtenus récemment dans certains types de leucémie.

En raison des difficultés de dépistage et de traitement de la maladie, la prévention du cancer prend toute son importance. La sensibilisation de la population semble un facteur décisif. Certains gestes, comme l'autopalpation des seins, devraient devenir courants. Il faut également insister sur le respect d'une certaine hygiène de vie et proscrire, autant qu'il est possible, les comportements à risque.

• Thérapie génique

Le rôle des rétrovirus est maintenant bien établi chez l'animal; chez l'homme, selon les connaissances actuelles, seuls les rétrovirus V.I.H. (sida) et HTLV1 (leucémie) semblent avoir une potentialité oncogénique. En revanche, le rôle de certains virus à A.D.N. (acide désoxyribonucléique) dans l'apparition de cancers humains se précise.

VIVRE AVEC UN CANCER

De plus en plus nombreux sont les patients qui vivent des années avec un cancer, dont l'évolution est enrayée ou suffisamment freinée pour que tout danger à moyen terme soit écarté. Cette stabilisation de maladies encore incurables est souvent le premier pas vers de futures guérisons. Cette situation nouvelle engendre de nouveaux problèmes médicaux, intégrés à la vie quotidienne des malades.

Ainsi, les infections, qui sont souvent plus fréquentes chez les patients à l'immunité altérée par les traitements ou par la maladie, doivent être prévenues par les vaccins appropriés et être traitées quand elles s'établissent. L'alimentation des patients ne doit pas être négligée : il faut prendre sous forme de crudités les vitamines nécessaires, manger davantage de poissons de mer, dont les lipides ont un effet préventif sur les cancers et peut-être sur leur extension. L'appétit, souvent défaillant, peut être rétabli, éventuellement par l'administration de corticostéroïdes ou d'anabolisants. Les efforts physiques ne sont généralement pas contre-indiqués; au contraire, le patient doit mener une vie aussi normale que possible.

Quant à l'état psychologique, il mérite la plus grande attention de la part des médecins, qui peuvent prescrire des médicaments contre l'anxiété, à condition d'en respecter les contre-indications. L'aide psychologique est aujourd'hui reconnue, la réinsertion sociale et professionnelle est prise en compte. Les douleurs, s'il en existe, peuvent toujours être calmées. Les médecins, parfois, les sous-estiment; aux patients de les faire prendre en compte et traiter. Enfin, le sujet porteur d'un cancer doit pouvoir recourir, chaque fois qu'il le désire, à un deuxième avis sur les traitements proposés ou en cours. Les médecins se doivent d'accéder à cette demande dans un esprit de coopération légitime.

La prévention du cancer

Ensemble des mesures qui visent à lutter contre l'exposition aux facteurs de risque de carcinogenèse (prévention primaire) et à traiter les états précancéreux (prévention secondaire).

Éradiquer ou diminuer les facteurs de risque de cancer et ainsi réduire la fréquence des maladies sont les objectifs de la prévention. Les facteurs de risque sont définis à partir d'enquêtes épidémiologiques rétrospectives et prospectives. Les maladies héréditaires prédisposant à un cancer et les tumeurs dont le risque est transmis héréditairement ne sont à l'origine que de peu de cancers.

En revanche, 90 % des cancers sont liés à des facteurs extérieurs ou environnementaux. Les cancers consécutifs à la pollution ou à une exposition professionnelle sont estimés à 10 %. Le mode de vie, le comportement individuel sont en cause dans plus de 80 % des cancers.

• Prévention primaire individuelle

Elle repose sur la modification des modes de vie et du comportement, facteurs de risque les plus fréquents.

> **Le tabac** est responsable de 30 % de la totalité des décès par cancer. Plus de 90 % des cancers broncho-pulmonaires, première cause de mortalité par cancer dans le monde, et des voies aérodigestives (cancers oro-pharyngo-laryngés et œsophagiens) lui sont directement imputables.

> **L'alcoolisme,** non directement carcinogène, mais très souvent associé au tabagisme, a un rôle de cofacteur multiplicatif de risque pour les cancers des voies aérodigestives supérieures : 9/10 de ceux-ci s'observent chez des individus consommateurs d'alcool et de tabac.

> **L'alimentation,** lorsqu'elle est riche en graisses saturées et en protéines, et pauvre en fibres, multiplie le risque des cancers digestifs (estomac, côlon et rectum), mais aussi celui des cancers hormonodépendants (sein, endomètre, prostate). Une consommation excessive d'aliments fumés majore le risque de cancer de l'estomac.

> **Les autres facteurs de risque,** comme les expositions prolongées au soleil ou les infections à papillomavirus (maladies virales sexuellement transmissibles), favorisent respectivement l'apparition de cancers cutanés, notamment des mélanomes malins, et de cancers anogénitaux.

Les virus des hépatites B et C exposent au risque du cancer du foie. L'infection par le virus d'immunodéficience humaine (V.I.H.) favorise l'apparition de cancers, en particulier certaines formes de sarcomes cutanés, cancer du col utérin et cancers du système lymphatique.

• Prévention primaire collective

Elle repose sur la mise en place de mesures réglementaires administratives visant à réduire la pollution atmosphérique, la fréquence des cancers professionnels par une meilleure protection des travailleurs exposés à l'amiante, aux radiations ionisantes, aux colorants aromatiques, aux poussières des bois exotiques, etc. Ces facteurs de risque professionnels sont en cause dans 2 à 5 % des cancers. L'utilisation de l'amiante par exemple est interdite en France depuis janvier 1997.

Des campagnes d'information, d'éducation auprès des jeunes sont menées, rappelant les principales règles d'hygiène : ne pas fumer; modérer la consommation de boissons alcoolisées; éviter les expositions prolongées au soleil; respecter les consignes de sécurité dans la production et la manipulation de produits à risque; consommer des aliments frais et riches en fibres; éviter les aliments riches en matières grasses.

Dépistage précoce

• Différents types de dépistage

> **Le dépistage individuel** est demandé par le médecin généraliste ou spécialiste ou, plus rarement, est sollicité par le sujet lui-même en fonction de ses facteurs de risque propres : cancers familiaux rares où une prédisposition au cancer est génétiquement transmise de façon dominante (polypose colique familiale) ; prédisposition génétique par perte d'activité d'un gène suppresseur de cancer (tel l'oncogène Rb1 pour le rétinoblastome) ; anomalies cytogénétiques ou constitutionnelles prédisposant à des cancers particuliers (syndrome de Fanconi, naevomatose basocellulaire).

> **Le dépistage de masse** s'adresse à une population définie de plusieurs milliers d'individus (population exposée à des facteurs de risque particuliers). Ce dépistage nécessite un programme préétabli, un budget et des moyens de réalisation relevant de la Santé publique.

• Moyens de dépistage

Ils sont cliniques (autoexamen ou examen médical), radiologiques (mammographie), endoscopiques (coloscopie), anatomo-pathologiques (frottis cervicovaginal), biologiques (dosage du PSA pour le cancer de la prostate).

> **Le cancer du col utérin** est dépisté grâce au frottis cervicovaginal, examen simple, indolore, réalisé par tout médecin à partir des premiers rapports sexuels. Après 2 examens situés à 1 an d'intervalle, un examen tous les 3 ans suffit, en l'absence d'anomalies, jusqu'à l'âge de 65 ans.

> **Le cancer du sein** est dépisté par une mammographie effectuée tous les 2 ans à partir de l'âge de 50 ans, et plus précocement en cas de risque familial. On estime à 30 % la réduction de la mortalité due au cancer du sein grâce à la pratique de ce dépistage après 50 ans (généralisé en France).

> **Le cancer colorectal** est dépisté par la recherche de sang dans les selles (Hemoccult[reg]). Celle-ci est complétée en cas de positivité par un examen endoscopique pour affirmer ou non la présence d'un cancer ou de lésions précancéreuses (polypes).

> **Le cancer bronchopulmonaire** n'a pas bénéficié, en raison de sa rapidité évolutive, d'un dépistage radiologique systématique. Les clichés thoraciques restent utiles chez les sujets à risque (fumeurs), mais la prévention primaire, l'arrêt du tabagisme, est fondamentale.

La lutte contre le tabagisme et l'alcoolisme reste prioritaire. Elle justifie la prise de mesures à visée collective, mais la prévention primaire dans ce domaine dépend en dernier lieu d'une décision individuelle.

• Prévention secondaire

Elle repose sur trois types de mesures :

> **le traitement des états précancéreux**, reconnus par dépistage systématique lors de la surveillance de sujets à haut risque ou à l'occasion de toute consultation (traitement des lésions tissulaires et histologiques bénignes : dystrophies, dysplasies, métaplasies, tumeurs bénignes) ;

> **la prescription de médicaments** capables de corriger des états dysplasiques ou métaplasiques des muqueuses (vitamine A et acides rétinoïques dans l'usage actuel), associée à l'arrêt de l'exposition aux carcinogènes ;

> **l'ablation chirurgicale des lésions précancéreuses** (colectomie préventive dans la polypose colique familiale, ablation de lésions cutanées à haut risque néoplasique, de lésions dysplasiques du col utérin).

Cancer de la bouche et de la langue

Ces cancers peuvent toucher les lèvres, la langue, le plancher de la bouche, la paroi interne des gencives et, plus rarement, le palais, sous la forme d'un carcinome.

Cancer de la bouche

Il est assez fréquent : il représente environ 8 % des cancers. Les hommes sont plus souvent atteints que les femmes, surtout à partir de 50 ans.

Les facteurs favorisants sont le tabac (65 % des malades sont des fumeurs), l'alcool, une mauvaise hygiène buccale et des appareils dentaires inadaptés provoquant des frottements avec la muqueuse. Toute anomalie, lésion ou bourgeonnement ne disparaissant pas au bout d'une dizaine de jours appelle une consultation médicale.

• Symptômes et signes

À son début, la maladie est très peu marquée : sensations de brûlure fugace, petits saignements. La tumeur se développe sous la forme d'une ulcération de la muqueuse ou d'un bourgeonnement accompagné de saignements. Lorsqu'elle est située sur la langue, elle peut rendre la déglutition ou la phonation difficiles. Enfin, à un stade avancé du cancer, la douleur devient importante.

• Diagnostic et traitement

Le diagnostic de cancer de la bouche repose sur la biopsie. Plus le diagnostic est précoce, meilleures sont les chances de guérison. Le traitement des cancers de la bouche est fonction de l'étendue du cancer.

Quatre thérapies sont possibles, selon l'évolution et la taille de la tumeur cancéreuse : la chirurgie, la radiothérapie, parfois la curiethérapie et la chimiothérapie, employées seules ou associées. La chirurgie est souvent mutilante, entraînant une gêne fonctionnelle et un préjudice esthétique. Une intervention chirurgicale ultérieure peut pallier ces inconvénients. La radiation est utilisée également pour soulager la douleur chez les personnes atteintes d'un cancer avancé.

Cancer de la langue

Le tabagisme et l'alcoolisme sont des facteurs prédisposants du cancer de la langue, qui se rencontre surtout chez l'homme de 45 à 65 ans. Plus rarement, une affection dermatologique (lichen, maladie de Bowen) est à son origine.

• Symptômes et signes

Souvent négligés par le malade pendant une longue période, les signes comprennent une gêne à la déglutition, des douleurs, des saignements, une haleine fétide, un gonflement des ganglions lymphatiques sous la mandibule ou en haut du cou, une ulcération (perte de substance) à bords irréguliers qui peut saigner.

• Diagnostic, traitement et évolution

La palpation de la langue peut permettre de localiser la tumeur. Le diagnostic du cancer est confirmé par une biopsie (prélèvement pour étudier les tissus) de la langue.

Selon la situation anatomique de la tumeur, sa taille et l'extension au réseau lymphatique, trois types de traitement sont possibles soit seuls, soit associés : la chirurgie (ablation de la tumeur ou de la langue, ablation des ganglions lymphatiques), la radiothérapie et la chimiothérapie. Si la langue est enlevée, le malade éprouve des difficultés pour manger et pour parler.

Une surveillance est nécessaire sur des dizaines d'années pour dépister d'éventuelles récidives. S'abstenir de fumer et de boire de l'alcool permet de réduire fortement les risques de cancer de la langue. Une lésion même minime de la langue qui ne guérit pas d'elle-même en 15 jours nécessite toujours une consultation médicale auprès d'un oto-rhino-laryngologiste.

Des armes novatrices pour contrer les tumeurs

La recherche en cancérologie développe de nouveaux outils pour tenter de venir à bout du cancer. Comment y parvenir ? En personnalisant les traitements et en évitant au maximum de léser les tissus sains.

Étouffer la tumeur

L'une des voies de recherche les plus prometteuses est la thérapie anti-angiogénique, qui a pour objectif de priver la tumeur d'oxygène et de nutriments en empêchant son irrigation sanguine. Pour y parvenir, les médecins disposent de molécules qui bloquent la formation de néovaisseaux induite par la tumeur pour assurer sa survie. Deux familles de molécules sont à l'étude : des anticorps bloquant le VEGF *(vascular endothelial growth factor)*, le facteur de croissance des vaisseaux sanguins, et des molécules qui neutralisent la cascade de réactions induites par les facteurs de croissance à l'intérieur même des cellules. Ces dernières sont spécifiquement indiquées contre le cancer du rein, dépourvu de traitement spécifique, tandis que les anticorps anti-VEGF sont testés dans les cancers du poumon, du côlon, du sein et de l'estomac. Cette liste pourrait augmenter dans les prochaines années. Cependant, cette stratégie ne vise que les tumeurs dites « solides » : les cancers du sang, par exemple, ne sont pas concernés. Aussi encourageante soit-elle, elle ne remplace donc pas les autres traitements, qu'elle vient plutôt consolider.

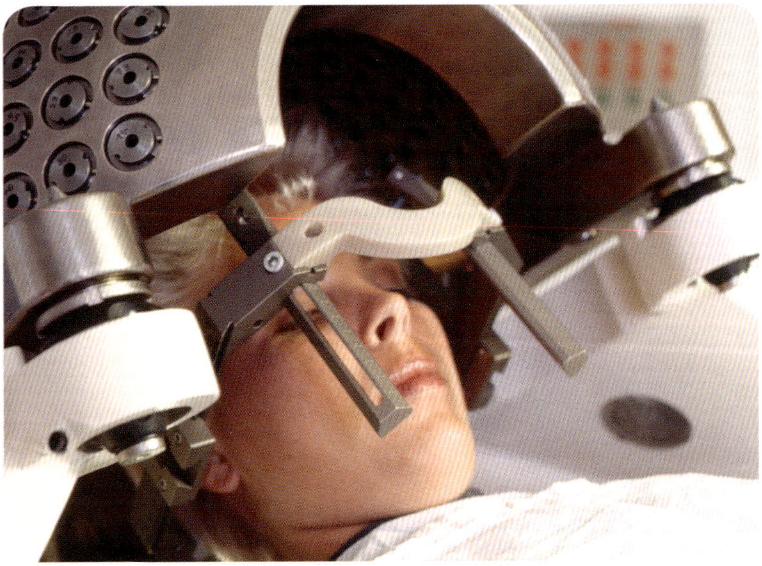

▲ Grâce à ces techniques récentes, la lésion cancéreuse est localisée très précisément dans le cerveau par l'emploi d'un cadre stéréotaxique fixé à la tête du patient et de plusieurs techniques d'imagerie médicale. Ensuite, les 201 sources de cobalt 60 délivrent un rayonnement gamma vers un point unique : la tumeur est irradiée sans endommager les tissus voisins.

Une plongée dans les gènes

Autre grand axe de recherche en cancérologie, l'étude de la génétique des tumeurs connaît un essor considérable depuis le séquençage complet du génome humain en 2003. Il s'agit de déterminer le profil génétique d'une tumeur grâce à une puce à A.D.N., un outil récent permettant à la fois d'identifier les gènes et de quantifier leur niveau d'expression. La signature génomique fournit des indications précieuses pour trouver l'origine du cancer en cas de métastases et déterminer au mieux le traitement auquel la tumeur répondra. Par ailleurs, la puce à A.D.N. se révèle être à la fois un outil diagnostique et pronostique. En effet, le dilemme auquel sont confrontés les médecins réside dans l'appréciation du risque de récidive et, donc, l'opportunité de poursuivre des traitements lourds de chimiothérapie. Ils pourront, grâce au profil génétique, bénéficier de critères plus fiables que ceux utilisés actuellement. De fait, pour le cancer du sein par exemple, après ablation de la tumeur mammaire et radiothérapie, plus de la moitié des femmes sont traitées par chimiothérapie pour prévenir d'éventuelles métastases. Or, pour la majorité d'entre elles, la chimiothérapie dite « adjuvante » est superflue.

Améliorer la qualité de vie

Si les cancers sont de mieux en mieux diagnostiqués et soignés, la qualité de vie des patients, elle aussi, s'améliore.

Tout d'abord, certaines molécules de chimiothérapie, classiquement administrées par voie intraveineuse, sont maintenant disponibles sous forme de capsule ou de comprimé, ce qui autorise le traitement à domicile. La prescription est toujours le fait d'un spécialiste en cancérologie, mais elle est désormais délivrée en ville.

D'autres améliorations existent depuis quelques années du côté des effets secondaires de la chimiothérapie. Un médicament contre les nausées, dont le principe actif est l'aprépitant, est sur le marché depuis 2003. Son mode d'action est prolongé, réduisant les vomissements aigus, mais aussi les vomissements retardés.

Les pics de douleur quotidiens, qui concernent deux tiers des patients, sont, eux, mieux contrôlés. Grâce à des sucettes de citrate de fentanyl depuis 2002 pour les patients qui ont du mal à avaler, ou, depuis 2004, à un patch antidouleur à faible dosage qui permet de soulager des femmes âgées très maigres, pour qui les dosages existants étaient jusque-là trop élevés.

Des radiations plus ciblées

La radiothérapie du XXIe siècle, qui traite aujourd'hui 70 % des personnes atteintes d'un cancer, reposera surtout sur l'imagerie en trois ou quatre dimensions. Elle sera en effet guidée par l'image qui informera au cours du traitement de la modification du poids du patient, mais aussi sur les déplacements induits par les mouvements respiratoires ou par les changements de volume de la vessie, responsables du déplacement perpétuel de la zone à irradier. Autant de paramètres qui, une fois pris en compte, permettront de procéder à des irradiations plus puissantes, donc à un nombre de séances moins élevé, tout en préservant au mieux les tissus environnant la tumeur. Quant aux appareils, ils délivreront des faisceaux plus efficaces. Le Cyberknife, par exemple, délivre des rayons X avec une précision de 0,2 millimètre grâce à un bras robotisé, muni d'un accélérateur linéaire miniaturisé. Par ailleurs, la radiothérapie externe fera de plus en plus appel à l'hadronthérapie, une technique qui utilise non plus les classiques rayons X, mais des faisceaux de particules lourdes chargées (protons ou ions carbone) produites par un cyclotron. Peu dispersées dans les tissus sains qu'elles traversent, 3 fois plus efficaces que les rayons X, ces particules déposent la presque totalité de leur énergie à une profondeur donnée, puis s'arrêtent net. Un avantage que n'offrent pas les rayons X.

Et la piste du vaccin ?

Trouver un vaccin contre le cancer reste, malgré les déceptions de ces 20 dernières années, un objectif ultime. L'idée, difficile à mettre en œuvre, est de stimuler le système immunitaire contre les cellules cancéreuses. Car si, au début de la maladie, la cellule cancéreuse est reconnue comme étrangère puis éliminée par le système immunitaire, elle ne l'est plus rapidement et commence une prolifération sans fin. Pour le moment, seul un vaccin contre le cancer du col de l'utérus, responsable de plus de 1 000 décès en France pour l'année 2005, est commercialisé. Ce vaccin n'est pas curatif mais préventif, puisqu'il empêche l'infection au virus du papillome humain (HPV), à l'origine des lésions cancéreuses.

Entre espoirs et déceptions

Après un premier essai réussi en 1990 et des avancées majeures en génétique, la thérapie génique était promise à un essor irrésistible. De nombreuses entreprises se sont ainsi créées, investissant des sommes importantes dans ce nouvel eldorado de la recherche. Mais les difficultés techniques se sont révélées bien supérieures à ce qui avait été anticipé, et de nombreuses équipes ont dû renoncer.

Série noire

En 1999, la mort d'un patient atteint d'une maladie hépatique rare juste après l'injection d'un vecteur de thérapie génique porte un coup brutal à cette méthode. En 2000, deux essais contre des formes génétiques d'immunodéficience (les fameux bébés-bulles) ont été présentés à la fois comme un nouvel échec retentissant de la thérapie génique et comme une avancée majeure. En effet, si les essais ont été interrompus dans plusieurs pays car plusieurs patients ont développé une leucémie, il s'agit bien là du premier succès reconnu de la thérapie génique, avec 17 patients atteints d'immunodéficience dont le système immunitaire est aujourd'hui restauré. Ressenti comme le point final d'une décennie d'enthousiasme délirant mais essentiellement marquée par les échecs, cet événement a conduit la communauté scientifique ainsi que les autorités sanitaires qui accordent le droit de procéder à des essais thérapeutiques à progresser avec une plus grande prudence. Depuis, plusieurs équipes ont annoncé des résultats véritablement prometteurs, sur l'animal ou sur l'homme, qui permettent de raviver l'espoir pour de nombreuses maladies.

Le cancer, toujours un sujet de prédilection

La thérapie génique peut s'appliquer à toutes les affections pour lesquelles une mutation a été identifiée. Ainsi, les cancers sont souvent influencés par ces modifications génétiques que les scientifiques connaissent de mieux en mieux. La cancérologie est donc l'un des domaines de prédilection pour les nouveaux chercheurs en thérapie génique, notamment dans le secteur privé, à la fois échaudé par les difficultés techniques rencontrées et attiré par la taille du marché des anticancéreux. Le premier médicament de thérapie génique officiellement autorisé, et déjà prescrit à plus de 5 000 patients, est d'ailleurs un traitement pour le cancer du cou et de la tête. Lancé en 2004,

Quelques chiffres

La France réalise 2,6 % des essais thérapeutiques de thérapie génique actuellement en cours dans le monde et se place au cinquième rang avec ses 39 essais. Les États-Unis sont en première position avec 63,2 % des essais cliniques, ce qui représente 930 essais. La très grande majorité (65,2 %) des essais portent sur des cancers. Parmi tous ces essais, seuls 3,2 % sont en phase III, l'étape qui permet de juger de l'efficacité thérapeutique réelle d'un traitement sur l'être humain. Pour la majorité (60,3 %), les essais sont de nature très préliminaire et rien ne dit qu'ils mèneront effectivement à des traitements.

Certains travaux, réussis sur la souris, doivent en effet faire leurs preuves chez l'humain, un passage qui n'est pas toujours évident. Par exemple, les chercheurs américains qui ont annoncé en 2008 avoir réussi à régénérer des cellules auditives chez la souris espèrent pouvoir utiliser cette approche pour restaurer l'ouïe de patients humains, mais se montrent très prudents sur cette possibilité.

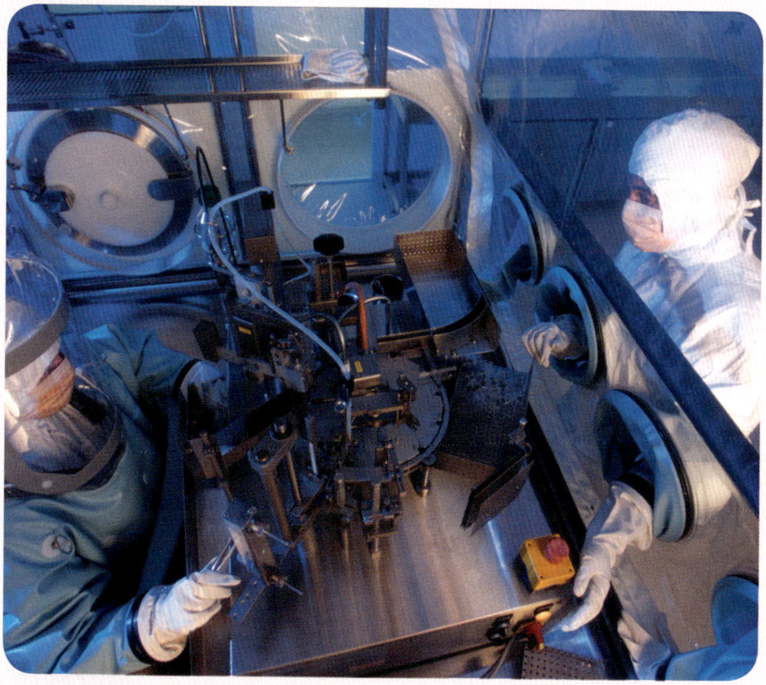

▲ **Pour transporter des gènes thérapeutiques vers des cellules malades, on produit, avec toutes les précautions requises, des virus modifiés qui seront utilisés comme vecteurs.**

il n'a été autorisé à la vente qu'en Chine, où il a été mis au point, les conditions d'essais y étant moins strictes qu'ailleurs.

Face aux obstacles et aux incertitudes, la prudence s'impose

Les scientifiques doivent faire face à de nombreux obstacles. Les difficultés principales reposent sur l'efficacité du vecteur, qui doit délivrer le gène correcteur avec précision et en toute sécurité pour le malade. Les premiers essais ont montré une certaine incertitude vis-à-vis du point d'insertion du gène correcteur, notamment lorsque des rétrovirus étaient utilisés comme vecteurs. Il n'est pas toujours possible de prévoir si le gène inséré va modifier le fonctionnement normal de la cellule. Ainsi, les cas de leucémie observés dans les essais sur les bébés-bulles se sont produits lorsque le gène a perturbé les processus de multiplication des cellules, qui se sont mises à proliférer de manière incontrôlée. Aujourd'hui, les chercheurs étudient différentes approches pour améliorer la précision de l'insertion, en ajoutant notamment des guides capables de cibler des zones spécifiques du génome. Autre difficulté : la pérennité de l'intervention. La plus ancienne thérapie génique efficace a été utilisée dans un cas d'immunodéficience sévère combinée en 1990, sur une fillette de 4 ans. L'intervention a été suffisamment efficace pour qu'elle puisse aller à l'école, mais les globules injectés perdent leur efficacité et la procédure doit être renouvelée régulièrement. À chaque nouvelle annonce de réussite, en général spectaculaire, il est légitime de se demander si l'amélioration sera durable dans le temps. Ainsi, en 2007, des chercheurs français ont annoncé le succès d'une thérapie génique sur des enfants atteints de leucodystrophie sans se prononcer sur l'efficacité à long terme du traitement.

L'espoir demeure

La thérapie génique n'est pas une solution universelle pour tous les patients atteints d'une même maladie et les essais réussis comportent souvent une part d'échec. Très récemment, deux équipes ont encore annoncé des résultats encourageants de thérapie génique contre une forme de cécité rare, mais elles ont également fait état d'un effet secondaire sérieux : si quatre des six patients traités ont vu leur vision s'améliorer notablement, un petit trou s'est formé sur la rétine d'un autre patient. Les thérapies géniques offrent donc la promesse d'avoir accès à un arsenal d'armes contre de nombreuses maladies. Le risque qui leur est associé est cependant toujours bien réel et elles représentent surtout un outil de choix pour des maladies graves pour lesquelles aucun traitement n'existe à l'heure actuelle, comme des maladies orphelines, peu explorées par l'industrie pharmaceutique classique, ou les cancers, de plus en plus fréquents dans nos sociétés mais encore mal guéris.

Cancer bronchopulmonaire

Les cancers bronchopulmonaires sont des cancers bronchiques, les seuls cancers véritablement développés à partir du tissu pulmonaire étant le cancer bronchiolo-alvéolaire et les cancers secondaires. L'expression « cancer du poumon » est donc souvent un abus de langage.

Cancer bronchopulmonaire primitif

C'est le deuxième cancer le plus fréquent chez l'homme, le quatrième chez la femme. Il a connu une augmentation spectaculaire d'incidence depuis 30 ans chez les fumeurs, aussi bien chez les hommes que chez les femmes.

Le tabagisme est la cause principale des cancers bronchopulmonaires primitifs. Même une exposition passive à la fumée de tabac a des effets cancérigènes : chez un non-fumeur vivant parmi de gros fumeurs, le risque de survenue d'un cancer bronchopulmonaire primitif est supérieur de 35 % à celui encouru par un non-fumeur non exposé. L'environnement (non pas la pollution atmosphérique mais une exposition, professionnelle ou non, à des radiations ionisantes ou à certaines matières comme l'amiante, le chrome, le nickel, les hydrocarbures) constitue un autre facteur de risque.

On distingue deux grandes catégories de cancers bronchopulmonaires primitifs, en fonction de la taille de leurs cellules.

> **Les cancers dits « non à petites cellules »** constituent 90 % des cancers bronchopulmonaires. Ils regroupent les tumeurs épidermoïdes (35 %), les adénocarcinomes (40 %) et les cancers indifférenciés à grandes cellules (15 %). Ils se manifestent par des signes respiratoires (toux persistante, essoufflement, douleurs thoraciques, expectoration sanguinolente, sifflements respiratoires, pneumopathie traînante ou récidivante, abcès du poumon, pleurésie purulente) ou par des métastases. Ces signes s'associent tardivement à une altération de l'état général du sujet.

> **Les cancers à petites cellules** constituent 10 % des cancers bronchopulmonaires. Ces cancers à haut potentiel métastasique et à envahissement médiastinal précoce sont particulièrement graves. Leurs manifestations sont semblables à celles des cancers « non à petites cellules ». Du fait du volume des tumeurs et de leur prolifération, ils entraînent parfois des dilatations des veines superficielles du thorax et un œdème de la base du cou en cas de compression de la veine cave supérieure, ainsi qu'un syndrome paranéoplasique (notamment le syndrome de Schwartz-Bartter, dû à la sécrétion anormale d'hormone antidiurétique par la tumeur maligne).

• Diagnostic

La découverte d'un cancer bronchopulmonaire primitif a généralement lieu lors d'un examen radiologique prescrit à cause de l'un des symptômes précédemment décrits.

> **Diagnostic positif :** la bronchofibroscopie est l'élément majeur du diagnostic positif. Elle est souvent normale dans les formes périphériques. Dans ce cas, un lavage broncho alvéolaire permet une analyse cytologique.

Parfois le diagnostic est établi par ponction et/ou biopsie pleurale en cas d'épanchement, par ponction sous contrôle scanographique d'un nodule pulmonaire.

> **Diagnostic d'extension :** il est indispensable car les indications thérapeutiques en dépendent.

Le scanner thoracique permet de mieux préciser la topographie de la tumeur, ses rapports avec la paroi ou le médiastin, d'apprécier l'existence et la taille des ganglions médiastinaux. L'échographie abdominale est un examen sensible pour la détection des métastases hépatiques. Le scanner surrénalien et cérébral permet de détecter des métastases.

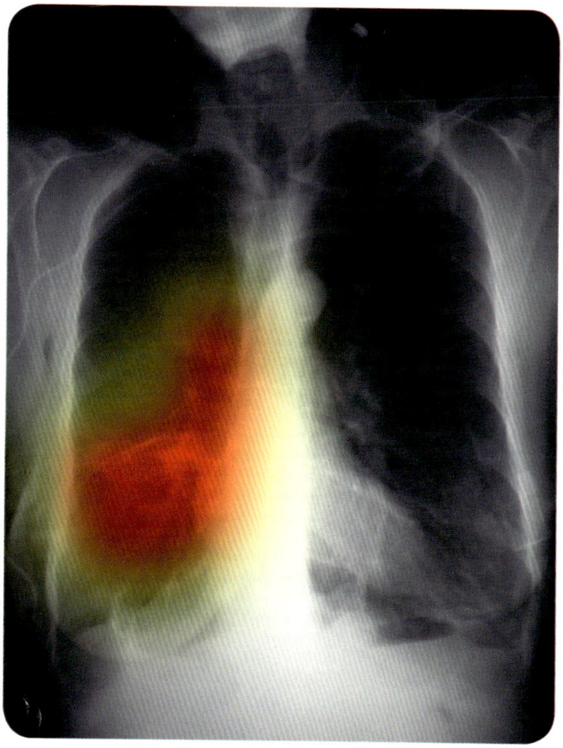

▲ **La radiographie pulmonaire de face met en évidence une lésion suspecte de la base droite du poumon.**

La scintigraphie osseuse est un examen sensible mais non spécifique des métastases osseuses. Le PET scan a une indication élective dans le bilan préopératoire des cancers bronchiques non à petites cellules et dans leur suivi.

• Évolution

Après une évolution locorégionale, les cancers bronchopulmonaires primitifs peuvent entraîner des métastases extrathoraciques, dont les plus fréquentes sont osseuses, hépatiques et cérébrales.

• Traitement

> Le traitement des cancers « non à petites cellules » dépend de leur extension dans le thorax, voire en dehors (métastases), et de l'état de la fonction respiratoire du sujet. Au terme de ce bilan, seuls 30 % des malades sont opérables. Parmi ceux-ci, 25 % peuvent bénéficier d'une éradication complète du cancer, l'ablation pouvant porter sur un lobe entier (lobectomie) ou encore un poumon entier (pneumonectomie).

La radiothérapie ne contient l'extension de la tumeur que dans un très petit nombre de cas. Les chimiothérapies, quant à elles, donnent des résultats médiocres sur la tumeur même, mais elles améliorent la durée et la qualité de vie des patients.

> Le traitement des cancers à petites cellules repose sur la chimiothérapie d'association (faisant appel à plusieurs médicaments). Il est souhaitable d'y associer une radiothérapie du thorax dans les formes localisées, et, parfois, de l'encéphale, à titre préventif.

• Prévention

Elle comprend principalement la lutte contre le tabagisme et des mesures concernant la protection professionnelle.

Cancers bronchopulmonaires secondaires

Du fait de la riche vascularisation du poumon, ils sont très fréquents. Ils sont dus à des métastases, beaucoup plus souvent pulmonaires que bronchiques, provenant, par voie sanguine ou lymphatique, d'un cancer primitif dont le siège est variable, situé le plus souvent dans le sein, le tube digestif, le rein ou les bronches.

Leurs symptômes sont les mêmes que ceux des cancers bronchopulmonaires primitifs. À la radiographie, ils peuvent revêtir des aspects très divers : opacité pulmonaire unique, opacités pulmonaires multiples (aspect en « lâcher de ballons »), opacités réticulonodulaires diffuses, correspondant le plus souvent à une lymphangite carcinomateuse (responsable de troubles de la diffusion des gaz), etc.

Leur traitement, avant tout médical (chimiothérapie, hormonothérapie), dépend surtout de la nature du cancer primitif ; exceptionnellement, il peut être chirurgical. Leur pronostic est en général sévère.

Cancer du côlon

Ce cancer atteint le côlon, le plus souvent sous forme d'adénocarcinome (développé à partir des glandes du côlon). Le cancer colorectal (cancer du rectum et du côlon) représente 15 % de toutes les tumeurs malignes.

Il est en passe d'atteindre le premier rang dans les pays occidentaux, pour les deux sexes. Sa proportion par rapport à l'ensemble des cas de cancer se majore de 10 % tous les 5 ans, alors que le pronostic (50 % de survie après 5 ans) n'a pas évolué depuis 20 ans. Cette évolution souligne l'importance d'un diagnostic précoce et du dépistage.

Bon nombre de cancers coliques surviennent chez des sujets n'ayant aucun facteur génétique connu. Chez les parents du premier degré d'un malade atteint de cancer (frères, sœurs, parents, enfants), la fréquence des polyadénomes et cancers est plus élevée que la moyenne, ce qui justifie un dépistage par coloscopie et une ablation des polyadénomes. Dans les cas de polyposes (très nombreux polypes), une étude génétique est nécessaire, car on connaît les gènes de la plupart des polyposes. Le dépistage se fait par l'étude des gènes et par la coloscopie.

• Causes

Le risque de cancer du côlon est plus élevé chez les personnes génétiquement prédisposées aux polypes intestinaux, chez celles qui ont des antécédents personnels et/ou familiaux de polype ou de cancer coliques, et chez celles qui souffrent d'une colite inflammatoire ancienne. D'autres facteurs de risque interviennent, en particulier les régimes alimentaires pauvres en fibres et trop riches en viandes et en graisses animales. Un cancer colique peut apparaître directement, mais la plupart du temps il est précédé par une tumeur bénigne, un polyadénome, dont l'ablation prévient le développement du cancer.

• Symptômes et signes

Le cancer du côlon se présente sous la forme d'une tumeur ulcérée et/ou bourgeonnante, pouvant entraîner un rétrécissement de la cavité du côlon. Il se traduit par des signes digestifs : modifications récentes du transit, douleurs abdominales persistantes, saignement digestif, et par des signes extradigestifs : anémie, fièvre, altération de l'état général. Il peut également se révéler par une occlusion intestinale ou à l'occasion de la mise en évidence de métastases, en particulier au niveau du foie.

• Traitement

Il consiste en une colectomie partielle (ablation de la portion atteinte du côlon puis rétablissement de la continuité), associée à l'ablation des vaisseaux et des ganglions de voisinage et complétée dans certains cas par un traitement médicamenteux chimiothérapique. Ce complément permet de diminuer de façon significative le nombre des récidives de la maladie cancéreuse. Pour les cancers du rectum, une radiothérapie préopératoire est souvent nécessaire. Dans les cancers du bas rectum, l'ablation de la partie malade peut nécessiter une colostomie, création d'un anus artificiel définitif.

• Prévention

> **S'il n'y a aucun antécédent personnel ou familial** de cancer ou de polyadénome colique, la prévention repose sur la recherche de saignement occulte (caché) à l'aide de 3 analyses de selles. Des campagnes de prévention, très efficaces, sont développées par les autorités.

> **S'il existe des antécédents de cancer ou de polyadénomes,** la prévention repose sur des coloscopies de dépistage. L'âge de survenue du cancer chez les parents du sujet détermine l'âge de la première coloscopie. La fréquence des coloscopies est le plus souvent d'une tous les 5 ans.

Cancer de l'estomac

Ce cancer atteint les différents tissus de l'estomac, le plus souvent sous forme d'un adénocarcinome. Par définition, l'adénocarcinome gastrique est un cancer épithélial, dont le centre est à plus de 2 cm en dessous de la jonction œso-gastrique.

• Fréquence et causes

Le cancer de l'estomac vient au quatrième rang des cancers dans le monde. Sa distribution géographique est inégale : il est surtout présent dans les pays pauvres et sa fréquence diminue dans les pays favorisés.

Deux causes principales sont invoquées pour expliquer son origine. La première est l'infestation chronique par le microbe *Helicobacter pylori* (Hp). Il n'y a pratiquement pas d'adénocarcinome gastrique sans présence de ce microbe dont l'éradication systématique fera peut-être diminuer fortement la fréquence de ce cancer. La deuxième cause est constituée par la salaison de la viande et du poisson. En effet, les nitrates contenus dans le sel se transforment en dérivés organiques cancérigènes. La substitution du froid à la salaison réduit le risque de cancer de l'estomac.

L'adénocarcinome de la partie haute de l'estomac (cancer du cardia) n'est pas lié à ces causes. D'autres tumeurs malignes peuvent atteindre l'estomac : sarcomes, lymphomes, tumeurs rares.

• Symptômes et signes

Ils sont variés et non spécifiques : signes évoquant un trouble de la digestion, douleurs rappelant celles d'un ulcère (brûlures digestives, douleurs abdominales, éructation, ballonnement, nausées), complications (hémorragie, rétrécissement et, exceptionnellement, perforation gastrique), phlébites à répétition, fièvre prolongée, amaigrissement important et sans cause, anémie ferriprive.

Le cancer de l'estomac peut également être découvert de façon fortuite à l'occasion d'une endoscopie.

En cas de cancer évolué, une masse tumorale peut être palpable au niveau de l'épigastre. Il convient alors de rechercher des signes cliniques de l'extension de la tumeur (ganglions, hypertrophie du foie et métastases dans cet organe, métastases ovariennes [tumeur de Krukenberg], ascite néoplasique).

• Diagnostic

Il repose essentiellement sur l'endoscopie gastrique avec prélèvement de tissu par biopsie. On peut associer à celle-ci une radiographie de l'estomac, qui permet de reconnaître quel type de lésion (forme bourgeonnante, ulcérée ou infiltrante) est en cause, ainsi que plusieurs examens complémentaires destinés à établir le bilan de l'extension tumorale : scanner abdominal, échoendoscopie, échographie hépatique, radiographie du thorax.

• Traitement et pronostic

Le traitement est avant tout chirurgical et consiste en une gastrectomie (ablation partielle ou totale de l'estomac). En effet, l'estomac n'est pas un organe indispensable à la survie, même si son ablation gêne la digestion normale et entraîne une carence en vitamine B12, qui doit être compensée par un complément vitaminique. L'extirpation totale de la tumeur n'est possible que chez la moitié des malades opérés. Une chimiothérapie ou une radiothérapie peuvent être associées à la chirurgie ou pratiquées en cas de cancer inopérable.

Le pronostic du cancer de l'estomac dépend du type de la tumeur, de sa localisation et de son extension. Il demeure réservé dans de nombreux cas.

Cancer du foie

Le cancer primitif du foie est une tumeur maligne ; il peut survenir spontanément, mais plus souvent au terme de l'évolution d'une maladie chronique, qu'il s'agisse d'une hépatite virale B ou C devenue chronique, ou d'une cirrhose alcoolique. Les cancers secondaires du foie sont beaucoup plus nombreux.

Cancer primitif du foie

C'est une tumeur maligne développée aux dépens soit des cellules hépatiques (carcinome hépatocellulaire), soit des cellules des canaux biliaires (cholangiocarcinome) ou des vaisseaux (angiosarcome).

Le cancer primitif du foie était rare en Europe et en Amérique, mais sa fréquence augmente rapidement (5 000 cas par an en France) en raison de l'épidémie d'hépatite C ; il est encore plus fréquent en Afrique et en Asie.

> **L'hépatocarcinome, ou carcinome hépatocellulaire (C.H.C.),** est la plus répandue des tumeurs hépatiques ; il survient dans 20 % des cas sur un foie sain, plus fréquemment sur un foie atteint d'une maladie hépatique préexistante (cirrhose, hépatite chronique). À la différence de l'Europe, où la cirrhose alcoolique reste la principale cause de ce type de tumeur, dans les pays d'Afrique et d'Asie, le C.H.C. est souvent lié aux virus des hépatites B et C, parfois à la pollution des aliments, notamment par l'aflatoxine (champignon des tourteaux d'arachide).

> **Le cholangiocarcinome,** beaucoup plus rare, est surtout commun en Asie du Sud-Est, où l'on incrimine le rôle de certaines parasitoses.

> **L'angiosarcome,** la plus rare des tumeurs primitives du foie, est quelquefois lié à des intoxications chroniques (chlorure de vinyle, arsenic).

• Symptômes et signes

Le carcinome hépatocellulaire est le plus souvent asymptomatique à ses débuts. Il doit être suspecté chez tout patient ayant une maladie du foie chronique avec une décompensation sans cause évidente. Il se traduit par un gros foie repérable à la palpation et par un état fébrile pseudo-infectieux. Il provoque une douleur modérée, localisée dans la partie supérieure de l'abdomen, qui constitue souvent le premier symptôme de la maladie. Il peut également se traduire par l'aggravation d'une cirrhose déjà connue. Il est d'ailleurs de plus en plus souvent découvert en surveillant systématiquement une cirrhose ou une hépatite chronique.

HÉPATITES ET CANCER DU FOIE

La survenue du cancer primitif du foie est, dans de nombreux cas, favorisée par une maladie déjà existante de cet organe. Les hépatites chroniques B, C et plus rarement D sont les principales affections pouvant entraîner le développement de ce cancer. Que ce soit dans les pays économiquement défavorisés ou dans les pays développés, environ 5 à 10 % des porteurs chroniques des virus de l'hépatite B ou C développeront, parfois après un délai de plusieurs dizaines d'années, un cancer du foie.

• Diagnostic

Le diagnostic repose sur l'échographie, le scanner, l'I.R.M. La biopsie hépatique guidée comporte un risque de dissémination de la tumeur. La mise en évidence d'alpha-fœto-protéine dans le sang affirme le diagnostic : cette protéine, absente du sérum des adultes sains ou atteints d'autres maladies hépatiques, est présente chez deux sur trois des malades atteints d'un C.H.C.

• Évolution

Le risque de métastases, essentiellement pulmonaires et osseuses, est important.

• Traitement

Il comporte l'ablation chirurgicale de la tumeur quand cela est possible, par hépatectomie partielle. Exceptionnellement, une transplantation hépatique peut être envisagée.

Dans les formes ne relevant pas de la chirurgie, le traitement fait appel à la chimiothérapie générale ou locale (injection du produit directement dans la tumeur par un cathéter introduit dans l'artère hépatique) ou à la destruction de la tumeur par la chaleur (radiofréquence).

• Prévention et pronostic

La prévention des tumeurs primitives du foie repose sur la lutte contre l'alcoolisme, la vaccination précoce contre le virus de l'hépatite B, le traitement des hépatites chroniques B et C et l'éviction des donneurs de sang contaminés.

Le diagnostic précoce des carcinomes hépatocellulaires survenant sur une maladie cirrhotique doit permettre l'amélioration du pronostic, qui demeure actuellement sévère.

Cancer secondaire du foie

C'est le plus fréquent des cancers du foie dans les pays tempérés ; il peut se déclarer lors de tout autre cancer ; cependant, il est plus fréquent dans les cancers de l'appareil digestif (côlon, estomac, pancréas, voies biliaires) et dans les cancers gynécologiques (utérus, seins).

Un cancer secondaire du foie est dit « synchrone » lorsqu'il est découvert en même temps que le cancer primitif, « métachrone » s'il est diagnostiqué après le traitement du cancer primitif.

• Symptômes et signes

Le cancer secondaire du foie peut se traduire par une altération de l'état général ou par un ictère. L'examen clinique peut révéler à la palpation un gros foie nodulaire (« foie marronné »), douloureux ou non. Il peut également ne donner aucun symptôme.

• Diagnostic

Le diagnostic repose sur l'échographie, le scanner et, éventuellement, la biopsie.

• Traitement et pronostic

Le traitement est si possible chirurgical (ablation de la tumeur). Dans les formes diffuses, on utilise la chimiothérapie générale ou locale (injection du produit dans un cathéter introduit dans l'artère hépatique).

Le pronostic des cancers secondaires du foie demeure réservé.

LE CANCER DE LA VÉSICULE BILIAIRE

La vésicule biliaire est un petit sac situé sous le foie, dont le rôle est de servir de réservoir à la bile entre les repas. Le cancer de la vésicule biliaire, qui atteint surtout les personnes âgées, se traduit par une jaunisse, des nausées et des vomissements, un amaigrissement et des douleurs ressenties en haut et à droite de l'abdomen.

Le traitement repose sur l'ablation de la vésicule biliaire.

Le pronostic est excellent lorsque la tumeur est petite et diagnostiquée tôt, beaucoup plus réservé dans le cas contraire.

Cancer du larynx

Le cancer du larynx touche environ 4 000 personnes par an en France. Il survient plutôt entre 50 et 75 ans. Il se développe typiquement chez les gros fumeurs, d'autant plus si une consommation excessive d'alcool est associée.

• Causes et fréquence

Le cancer du larynx est le cancer des fumeurs. Il résulte d'une intoxication prolongée par le tabac, facteur cancérigène direct. Les personnes qui sont atteintes d'un cancer du larynx ont fumé en moyenne dans leur vie 380 kilogrammes de tabac. Si le sujet boit aussi de l'alcool, le risque est considérablement augmenté. Par ailleurs, les hommes sont beaucoup plus touchés que les femmes.

• Symptômes et diagnostic

Le signe le plus précoce est une altération de la voix : la voix est cassée ou enrouée. Puis apparaissent une gêne respiratoire et un gonflement d'un ou de plusieurs ganglions lymphatiques du cou.

Le cancer est parfois découvert lors d'une consultation pour une laryngite chronique.

Le diagnostic est suspecté par la laryngoscopie indirecte (examen du larynx à l'aide d'un miroir) puis confirmé par les biopsies effectuées sous laryngoscopie directe.

• Traitement

Il se module en fonction du siège de la tumeur, de sa taille et de l'atteinte éventuelle des ganglions. Trois traitements sont employés soit séparément, soit en association : la chirurgie, la radiothérapie et la chimiothérapie dans les cas les plus avancés.

L'acte chirurgical est la laryngectomie (ablation du larynx), partielle ou totale. Pratiquée sous anesthésie générale, elle nécessite une large incision du cou. Lors d'une laryngectomie totale, la trachée est, après ablation du larynx, abouchée à un orifice ouvert dans la peau à la base du cou (trachéotomie); la respiration se fait définitivement par cet orifice. La laryngectomie totale entraîne des perturbations de la respiration, de la phonation (voir encadré) et parfois de l'alimentation. La surveillance doit être poursuivie pendant des dizaines d'années après le traitement.

La laryngectomie partielle est pratiquée lorsque la localisation de la tumeur le permet ou que la lésion est limitée, elle consiste à retirer une partie du larynx. Elle nécessite aussi une rééducation, mais le malade peut respirer de nouveau par les voies naturelles et parler, parfois avec une voix altérée.

• Pronostic

Il est généralement bon quand le cancer du larynx est dépisté à temps. Aussi toute altération persistante de la voix doit-elle conduire à une consultation médicale et à un examen spécialisé par un oto-rhino-laryngologiste.

LA RÉÉDUCATION DE LA VOIX APRÈS UNE LARYNGECTOMIE TOTALE

Le larynx est l'organe de la parole : une personne qui a subi l'ablation du larynx ne peut donc plus parler. On la soumet alors à une rééducation : elle apprend à faire des éructations qu'elle s'habitue progressivement à moduler. Toutefois, il s'agit d'une voix œsophagienne, qui n'aura jamais la sonorité de sa voix antérieure.

Pour aider le patient, on peut poser, lors de la laryngectomie ou ultérieurement, des canules parlantes : ce sont des prothèses internes qui permettent de contrôler l'air provenant des poumons, donc d'émettre une voix de sonorité plus normale.

Cancer de l'œsophage

Ce cancer se développe dans la muqueuse œsophagienne sous la forme d'un carcinome épidermoïde (dans la partie supérieure) ou d'un adénocarcinome (dans la partie inférieure).

• Causes

Le cancer de l'œsophage, fréquent, est dû essentiellement à l'intoxication par l'alcool et le tabac. Il peut alors s'associer à un cancer de la gorge (pharynx, larynx) et à un cancer bronchopulmonaire. Plus rarement, il apparaît sur une lésion préexistante : œsophagite peptique (inflammation de l'œsophage due au reflux acide de l'estomac), entraînant un endobrachy-œsophage (anomalie de situation du point de jonction entre œsophage et estomac), ou encore en complication d'une achalasie.

• Symptômes et signes

Le cancer de l'œsophage est longtemps sans symptôme et les premières manifestations surviennent souvent à un stade avancé de la maladie. Le premier signe est une dysphagie (difficulté à déglutir), d'abord intermittente, puis permanente et douloureuse. Le déclin de l'état général est rapide.

• Diagnostic et traitement

Le diagnostic se fait par la fibroscopie, qui permet de voir la tumeur et de pratiquer une biopsie de la muqueuse pour examen au microscope. Un bilan de l'extension locale et générale de la tumeur et la recherche d'autres fragilités chez le malade (cirrhose, bronchite chronique, etc.) permettent d'établir le traitement le mieux adapté.

La chirurgie constitue le traitement le plus efficace : ablation de la tumeur et des portions de l'œsophage supérieure et inférieure (œsophagectomie). La continuité du tube digestif est le plus souvent rétablie en faisant remonter l'estomac dans le thorax. La radiothérapie permet un soulagement de la dysphagie et peut améliorer l'efficacité de la chirurgie en diminuant le volume de la tumeur. La chimiothérapie est efficace, soit avant, soit après la chirurgie.

Les traitements palliatifs sont indiqués dans les cancers étendus : la pose d'un tube ou un traitement au laser permettent de rétablir le passage des aliments.

• Pronostic et prévention

Le cancer de l'œsophage demeure l'un des plus redoutables. La mortalité élevée semble être liée à un diagnostic trop tardif.

La prévention passe par la lutte contre le tabagisme et l'alcoolisme, et la surveillance endoscopique des patients atteints de maladies prédisposant au cancer (achalasie, œsophagite). En effet, des endoscopies régulières permettent de détecter de petites lésions précancéreuses ou cancéreuses, contre lesquelles le traitement est alors efficace.

VIVRE APRÈS UNE ŒSOPHAGECTOMIE

L'ablation partielle ou totale de l'œsophage, ou œsophagectomie, est une intervention importante, surtout lorsque la tumeur est étendue ou qu'elle est pratiquée chez une personne âgée ou souffrant d'insuffisance respiratoire.

Après l'intervention, le malade a souvent tendance à maigrir. Il doit modifier son régime alimentaire (repas peu copieux mais riches en calories) et son mode d'alimentation (fractionnement des repas).

En outre, il lui est indispensable de se soumettre à un contrôle médical régulier.

Cancer des os et chondrosarcome

Le cancer des os se présente sous deux formes : les cancers primitifs des os localisés dans l'os, assez rares, et les cancers secondaires des os, ou métastases osseuses, bien plus fréquents. Le chondrosarcome fait partie des cancers des os, mais il a la particularité de se développer à partir des cellules du cartilage.

CANCER DES OS

Cancers primitifs des os

Les cancers primitifs des os sont des cancers siégeant dans l'os ou à sa périphérie immédiate et se développant à partir de tissu osseux, cartilagineux ou fibreux. Ils sont assez rares. Les principaux sont le chondrosarcome, l'ostéosarcome, et le sarcome d'Ewing (ces deux cancers touchant rarement l'adulte).

Cancers secondaires des os

Les cancers secondaires des os sont des localisations à distance, dans l'os, du cancer d'un autre organe : prostate, rein, sein, thyroïde, etc. Ils se traduisent par des douleurs et des fractures spontanées atteignant le plus souvent des os longs.

La radiographie, la scintigraphie osseuse et la ponction-biopsie permettent d'établir le diagnostic.

Le traitement des cancers secondaires des os repose sur :

> **la radiothérapie** ;
> **la chimiothérapie** ;
> **l'hormonothérapie** (lorsque le cancer primitif est un cancer de la prostate ou du sein) ;
> **la chirurgie** (ostéosynthèse) ;
> **l'injection de « ciment »** pour prévenir ou traiter les fractures ;
> **la laminectomie** (ablation chirurgicale d'une partie d'une lame vertébrale) en cas d'atteinte des vertèbres peut être pratiquée pour empêcher la moelle épinière et les racines nerveuses d'être comprimées par la tumeur.

Des médicaments bloquant la destruction osseuse, les biphosphonates, sont utilisés pour la prévention et le traitement des métastases osseuses. Le pronostic d'un cancer ayant métastasé dans les os reste cependant très réservé.

CHONDROSARCOME

Tumeur maligne primitive de l'os, d'origine cartilagineuse.

Un chondrosarcome atteint surtout les os volumineux comme le fémur, le tibia ou l'humérus, mais il peut aussi siéger sur le bassin ou de nombreux autres os. C'est l'une des formes les plus fréquentes de cancer osseux. Il touche surtout l'adulte après la troisième décennie.

Le chondrosarcome se développe à l'intérieur ou à l'extérieur de l'os soit spontanément, soit en venant compliquer l'évolution d'une tumeur bénigne préexistante (chondrome, ostéochondrome).

Il se manifeste par des douleurs très vives et, lorsqu'il atteint un os superficiel, par une tuméfaction. Il peut également, quand il est très volumineux, comprimer les organes du voisinage, voire provoquer des fractures.

• Diagnostic, traitement et évolution

La radiographie montre un foyer de destruction du tissu osseux, mais le diagnostic ne peut être affirmé qu'après biopsie et examen microscopique.

Le traitement repose sur une ablation chirurgicale large de la tumeur.

L'évolution du chondrosarcome est dominée par deux risques : récidive locale si l'ablation n'a pas été complète et apparition de métastases, pulmonaires en particulier.

Cancer de l'ovaire

Le cancer de l'ovaire est de mauvais pronostic, car découvert souvent tardivement du fait de la difficulté à l'examiner cliniquement. Le traitement est chirurgical, associé à la chimiothérapie qui réduit le risque de récidive.

• Fréquence

Le cancer de l'ovaire est peu fréquent ; il atteint 8 femmes sur 100 000. Il se situe en 4e position des cancers gynécologiques, derrière le cancer du sein, le cancer du col de l'utérus et le cancer de l'endomètre (muqueuse qui tapisse la face interne de l'utérus), mais il est la première cause de décès par cancer gynécologique. Il atteint les femmes à tout âge, mais surtout après la ménopause.

La gravité de cette maladie est due à un diagnostic tardif, qui rend le traitement difficile. En effet, 75 % des cancers de l'ovaire sont découverts à un stade avancé (stade III : cancer étendu au-delà du pelvis, ou stade IV : cancer avec métastases à distance).

• Symptômes et diagnostic

Les symptômes sont banals : douleurs abdominales et pelviennes, anémie, amaigrissement, fatigue, manque d'appétit.

Le cancer de l'ovaire est diagnostiqué par le toucher vaginal, complété par l'échographie, le scanner et la biopsie de la tumeur.

• Traitement

Il existe des cancers « borderline » qui aboutiraient chez la femme jeune à conserver l'ovaire et à n'enlever que le kyste. Une surveillance régulière s'impose.

Le traitement du cancer avéré est chirurgical et consiste à enlever les deux ovaires et les deux trompes (annexectomie bilatérale) ainsi que l'utérus (hystérectomie), selon l'extension de ce cancer. Ce traitement est souvent associé à une chimiothérapie et, plus rarement, à une radiothérapie. Une surveillance régulière de la femme est nécessaire après le traitement : en effet, la majorité des cancers de l'ovaire sécrètent des substances appelées « marqueurs tumoraux » qui, présentes dans le sang, témoignent de métastases pelviennes ou disséminées au péritoine.

• Pronostic et prévention

Le diagnostic tardif du cancer de l'ovaire explique son mauvais pronostic. Aussi une surveillance gynécologique régulière (tous les ans) est-elle nécessaire pour permettre un dépistage et un traitement plus précoces. Tout kyste ovarien doit être correctement exploré.

LES FACTEURS DE RISQUE

Plusieurs facteurs de risque sont associés à une fréquence accrue de ce cancer :
> l'âge, le risque augmentant sensiblement après 40 ans et jusqu'à 70 ans, puis diminuant au-delà de cet âge ;
> le faible nombre d'enfants et une ménopause précoce ;
> une prédisposition génétique, retrouvée dans moins de 5 % des cas : il a été montré qu'une mutation sur des gènes également impliqués dans la prédisposition au cancer du sein (gènes BRCA 1 et 2) confère un risque de développer un cancer de l'ovaire beaucoup plus important que dans la population générale. Cela peut expliquer l'association assez fréquente dans une même famille de cas de cancers du sein et de cas de cancers de l'ovaire.

Cancer du pancréas

Ce cancer se développe aux dépens du pancréas exocrine (du tissu glandulaire sécrétant les enzymes digestives), le plus souvent sous la forme d'un adénocarcinome (cancer du tissu glandulaire), beaucoup plus rarement aux dépens du pancréas endocrine (du tissu glandulaire sécrétant l'insuline), sous la forme d'un insulinome.

• Causes

Le cancer du pancréas touche essentiellement l'homme après la cinquantaine et semble favorisé par le tabagisme ou le diabète. Il n'existe cependant pas de facteurs de risque établis permettant une politique de prévention.

Cependant, la surveillance et le traitement de formations bénignes (adénome mucineux, tumeurs intracanalaires), qui peuvent dégénérer en cancer, constituent une prévention.

• Symptômes et signes

Un adénocarcinome du pancréas ne se révèle le plus souvent que tardivement par des douleurs épigastriques, parfois avec irradiations dorsales qui peuvent faire penser à une atteinte du rachis. L'altération de l'état général est rapide avec amaigrissement, manque d'appétit, fatigue et parfois vomissements

Dans les tumeurs de la tête du pancréas, on observe l'installation d'un ictère, à début insidieux, progressif, assez souvent indolore et sans fièvre, provoqué par la compression de la voie biliaire principale par la tumeur. Le cancer du pancréas peut également être révélé par des métastases hépatiques, par le déséquilibre inexpliqué d'un diabète ancien correctement traité, etc.

• Diagnostic et traitement

Le diagnostic repose sur divers examens : échographie, scanner abdominal, échoendoscopie ; éventuellement, une artériographie est réalisée à titre préopératoire. Les examens biologiques peuvent être normaux au stade précoce. On observe parfois une élévation du taux sanguin d'amylase (enzyme pancréatique) et une cholestase (arrêt de l'écoulement de la bile dans les voies biliaires). La recherche dans le sang d'un marqueur tumoral spécifique du pancréas, le CA 19-9 (protéine sécrétée par la tumeur), peut aider au diagnostic.

Le traitement est chirurgical (ablation totale ou partielle du pancréas). Lorsque l'ablation est impossible, le cancer étant déjà trop évolué, une chimiothérapie peut être tentée, complétée par l'administration d'antalgiques et d'apports nutritionnels. Une chirurgie palliative (dérivation des voies biliaires ou digestives) peut être nécessaire.

• Pronostic

Le cancer du pancréas a un pronostic très réservé. Sa gravité s'explique par son évolution insidieuse, empêchant un diagnostic précoce, et par la rapidité de l'extension régionale et métastatique de la tumeur.

Cancer de la peau

Ces cancers se développent aux dépens d'une structure constitutive de la peau. Ils sont actuellement en augmentation. Leur fréquence varie selon le type concerné, les plus fréquents étant les carcinomes basocellulaires.

• Causes

Les cancers de la peau sont en grande partie dus à l'exposition solaire, dont le rôle n'est cependant pas exclusif ; d'autres facteurs sont incriminés, notamment l'arsenic par empoisonnement ou inhalation et les dérivés de la houille et du pétrole, comme le goudron (cancer du scrotum des ramoneurs). Enfin, certaines maladies génétiques telles que le xeroderma pigmentosum provoquent des troubles de réparation de l'A.D.N. entraînant des cancers cutanés à répétition.

• Différents types de cancer de la peau

On les classe selon la structure anatomique à partir de laquelle ils se développent.

> **Les cancers de l'épiderme** sont les carcinomes (cancers de l'épithélium). On distingue les carcinomes basocellulaires, les plus fréquents des cancers de la peau, à évolution uniquement locale, qui prolifèrent à partir de la couche basale (la plus profonde) de l'épiderme, et les carcinomes spinocellulaires, qui s'étendent à partir des cellules de la couche muqueuse de Malpighi et peuvent envahir les ganglions.

> **Les cancers du système pigmentaire de la peau** sont les mélanomes, les plus graves des cancers de la peau. Ils surviennent d'emblée dans plus de deux tiers des cas ou se développent à partir de naevi (tumeurs bénignes du système pigmentaire).

> **Les cancers des structures conjonctives** sont les sarcomes cutanés : fibrosarcomes (développés à partir des fibroblastes) et angiosarcomes (développés à partir des vaisseaux sanguins).

> **Les cancers des annexes** (glandes sébacées, sudorales ou follicules pileux) sont beaucoup plus rares.

• Traitement

Toute lésion cutanée saillante persistante qui saigne faiblement et réapparaît, ou dont l'aspect se modifie (tache pigmentée comportant différentes couleurs, à contour mal délimité), surtout si elle se trouve sur une partie découverte du corps, doit faire l'objet d'une consultation.

Un cancer de la peau doit être retiré chirurgicalement ; en cas de contre-indication chirurgicale au plan général ou en raison de l'extension locale, la radiothérapie permet souvent un bon contrôle tumoral. Une chimiothérapie est associée dans certains cas (carcinome spinocellulaire ayant entraîné la formation de métastases, mélanome métastatique).

• Prévention

La prévention consiste à éviter l'exposition au soleil et à protéger la peau par des laits et des crèmes de type écran total, et ce dès le plus jeune âge.

• Pronostic

Le pronostic d'un mélanome dépend de la précocité du diagnostic : il est meilleur pour les mélanomes superficiels. L'épaisseur de la tumeur, exprimée en millimètres et appelée « indice de Breslow », est le meilleur guide pour évaluer l'évolution de la lésion. Elle est calculée par l'anatomopathologiste qui examine la tumeur au microscope. Au-dessous de 0,76 millimètre d'épaisseur, le pronostic est favorable dans environ 95 % des cas. Entre 0,76 et 1,5 millimètre, les chances de guérison sont moyennes. Au-dessus de 2 millimètres, le pronostic n'est pas très favorable. Par ailleurs, le pronostic lest excellent pour les carcinomes basocellulaires, et également très bon pour les carcinomes spinocellulaires.

MÉLANOME MALIN

Tumeur maligne provenant des mélanocytes (cellules responsables de la pigmentation de la peau). On dit aussi « mélanasarcome », mélanome » ou « naevosarcome ».

Le mélanome malin a une classification et une dénomination discutées : certains emploient le terme de « mélanome » exclusivement pour désigner une tumeur maligne, tandis que d'autres font la distinction entre mélanome malin et mélanome bénin (ou naevus). Le mélanome malin apparaît le plus souvent sur la peau et les muqueuses, accessoirement dans l'œil.

Mélanome malin de la peau et des muqueuses

Sa fréquence double tous les 10 ans dans les pays développés, en étroite relation avec l'extension des expositions solaires et malgré les campagnes de prévention.

Deux facteurs favorisent son apparition.

– **Un facteur génétique :** le mélanome est plus fréquent chez les sujets à peau claire et aux yeux bleus; sa survenue diminue au fur et à mesure que la pigmentation augmente. Ainsi les sujets noirs ne développent-ils que très peu de mélanomes, localisés sur les régions palmo-plantaires.

– **Un facteur environnemental :** la fréquence des mélanomes est liée à l'importance des expositions solaires pendant les 15 premières années de la vie, et surtout à celle des coups de soleil brutaux. Les localisations muqueuses (surtout sur la vulve) sont exceptionnelles.

> **Le mélanome d'apparition spontanée** a en général un aspect pigmenté (brun foncé, noir). Il représente 80 % des cas de mélanomes. Il faut le suspecter devant une tumeur noire qui répond aux 4 critères : A, B, C, et D. A désigne l'asymétrie de la lésion; B le caractère irrégulier et déchiqueté de ses bords; C l'existence de couleurs multiples (brun foncé, brun clair, voire taches blanches de régression); D le diamètre de la lésion, suspect s'il est supérieur à 6 millimètres et surtout s'il augmente rapidement. Le plus fréquent est le mélanome d'extension superficielle, petite tache brun foncé, chamois ou polychrome (coexistence de zones rougeâtres, bleuâtres, grisâtres, blanchâtres), légèrement saillante, à surface mamelonnée et un peu rugueuse, aux contours déchiquetés.

D'autres formes de mélanome malin existent : mélanome nodulaire (formant une petite boule) et mélanome unguéal (tache noire sous un ongle).

> **Le mélanome par transformation d'un grain de beauté** est nettement moins fréquent que le mélanome d'apparition spontanée (20 % des cas). Les grains de beauté (naevi mélanocytaires) congénitaux, surtout s'ils font plus de 2 centimètres de diamètre et s'ils sont nombreux, risquent de se transformer en mélanomes malins. Les autres facteurs de risque sont les suivants : antécédents familiaux de mélanomes malins, sujets à la peau claire souvent exposés au soleil, grains de beauté nombreux ou localisés sur une zone de frottement (ceinture, soutien-gorge, paume des mains, plante des pieds). Un grain de beauté qui grossit, change d'aspect (aspect en dôme) ou de couleur (couleur très foncée, mélange de plusieurs couleurs), saigne, s'ulcère ou entraîne des démangeaisons doit être retiré préventivement. Contrairement à une croyance répandue, cette ablation n'est jamais une cause de cancérisation.

L'évolution d'un mélanome malin reste sévère, étant donné sa forte propension à la récidive et aux métastases (hépatiques, osseuses, pulmonaires, cérébrales).

• Traitement

L'ablation chirurgicale d'un mélanome malin est indispensable. La chimiothérapie anticancéreuse est utilisée en cas de récidive ou de métastases. L'immunothérapie (interféron, interleukine) est en cours d'évaluation.

• Prévention

La prévention repose sur l'information sur les dangers du rayonnement solaire, l'utilisation d'une crème solaire écran total et le dépistage précoce chez les sujets prédisposés.

Cancer de la prostate

Ce cancer atteint la prostate essentiellement sous la forme d'un adénocarcinome. Il est extrêmement fréquent, touchant jusqu'à 1 homme sur 2 à partir de 80 ans.

• Symptômes et signes

Très souvent, ce cancer n'entraîne aucun symptôme. Dans d'autres cas, il se traduit par la présence de sang dans les urines et par une augmentation anormale du nombre de mictions, qui deviennent pénibles, le patient devant forcer pour évacuer sa vessie. Enfin, un cancer de la prostate peut, en cas de métastases, entraîner une fatigue, une anémie, une perte de poids, etc.

• Diagnostic

Le diagnostic repose sur la palpation de la prostate par toucher rectal, sur l'échographie par voie endorectale, qui permet d'examiner la structure du tissu prostatique, très souvent modifiée par le cancer, et sur la biopsie prostatique, pratiquée afin d'analyser au microscope plusieurs fragments de tissu suspect.

Une fois le diagnostic confirmé, il est nécessaire de déterminer le stade évolutif du cancer, celui-ci pouvant être localisé à la glande prostatique, ce qui permet d'entreprendre un traitement curatif, ou s'être déjà diffusé hors de la glande (les métastases les plus fréquentes atteignent les os et les ganglions lymphatiques), ce qui ne justifie alors qu'un traitement palliatif.

Ce bilan repose sur différents examens :

> **la radiographie thoracique** (recherche de métastases dans le poumon) ;

> **la scintigraphie osseuse** (recherche de métastases osseuses) ;

> **le dosage sanguin du PSA** (antigène prostatique spécifique) : si les résultats sont très élevés, ils permettent de suspecter la présence de métastases ;

> **la biopsie des ganglions lymphatiques pelviens** voisins de la prostate : elle est réalisée soit par chirurgie conventionnelle (en même temps que l'ablation de la prostate, si celle-ci est justifiée), soit par voie cœlioscopique.

• Évolution

Tous ces examens ne s'imposent pas pour tout patient présentant un cancer de la prostate. Ils ne sont proposés qu'aux patients suffisamment jeunes, qui ont une espérance de vie d'au moins 10 ans et sont en bon état général. En effet, le cancer de la prostate est une tumeur maligne d'évolution souvent très lente, qui n'est pas la cause principale de décès chez les patients âgés porteurs de cette affection.

• Traitement

Le choix de chaque méthode thérapeutique dépend de l'âge et de l'état général du patient ainsi que du degré d'évolution du cancer (localisé ou métastasique). Lorsque le cancer est localisé dans la prostate, l'ablation totale de la prostate, des vésicules séminales et des ampoules déférentielles, la radiothérapie externe prostatique ou, éventuellement, la curiethérapie permettent d'obtenir dans un grand nombre de cas une guérison. Ces traitements ne sont généralement proposés qu'à des patients de moins de 70 ans.

Lorsque le cancer a entraîné des métastases ou s'il s'agit d'un patient très âgé dont l'état général est mauvais, il n'est pas nécessaire de proposer un traitement curatif agressif : l'hormonothérapie permet d'obtenir une rémission qui dure souvent plusieurs années.

> **Les méthodes chirurgicales** consistent soit à pratiquer une ablation endoscopique partielle de la prostate, lorsque la tumeur obstrue l'urètre prostatique, ce qui permet d'atténuer les symptômes de la maladie, soit à enlever par chirurgie conventionnelle

la totalité de la prostate, des vésicules séminales et des ampoules déférentielles (prostatectomie radicale). Dans ce dernier cas, il s'agit d'une intervention majeure, réservée aux sujets jeunes présentant une tumeur localisée et qui vise à éliminer toute la tumeur et ses prolongements. Elle donne d'excellents résultats : environ 85 % de guérison à 10 ans. Cependant, elle entraîne une incontinence dans 1 % des cas et une impuissance dans plus de 1 cas sur 2.

> **La radiothérapie externe** de la prostate et des ganglions pelviens vise à guérir le cancer en détruisant toute la tumeur et ses prolongements. Elle peut entraîner une incontinence urinaire, une impuissance (40 % des cas) et/ou une irritation de la vessie ou du rectum. Elle est aussi utilisée, à titre palliatif, pour traiter certaines métastases osseuses douloureuses.

> **L'hormonothérapie** est réservée aux cancers de la prostate s'accompagnant de métastases. Il s'agit d'un traitement palliatif consistant à supprimer la sécrétion des hormones androgènes par les testicules, qui stimulent la croissance du cancer. Elle repose sur deux méthodes :
– la pulpectomie (ablation chirurgicale du tissu fonctionnel des testicules), en supprimant toute sécrétion hormonale testiculaire, permet d'éviter au patient de suivre un traitement médicamenteux à vie mais entraîne une stérilité et une impuissance ;
– le traitement médicamenteux vise aussi à supprimer la sécrétion androgénique testiculaire ; actuellement, les œstrogènes, qui augmentent les risques de maladies cardio-vasculaires (infarctus), sont abandonnés au profit des analogues de la gonadolibérine (LH-RH) qui provoquent une castration médicale et des antiandrogènes qui agissent directement sur les cellules tumorales.

> **Une chimiothérapie** est réalisée en cas d'échappement au traitement hormonal. Pris de façon continue et définitive, ils sont aussi efficaces que la pulpectomie mais entraînent comme cette dernière une stérilité et une impuissance.

> **La curiethérapie** consiste à implanter chirurgicalement des aiguilles radioactives dans la prostate du malade pour détruire la totalité de la tumeur et ses prolongements. Cependant, elle est réservée aux centres de radiothérapie maîtrisant cette technique.

> **Les ultrasons focalisés de haute intensité (H.I.F.U.)** utilisent un faisceau d'ultrasons convergeant de haute intensité généré par un transducteur de grande puissance pour produire de la chaleur et nécroser par voie transrectale le tissu prostatique. Cette option est actuellement retenue pour les récidives locales après radiothérapie. Son utilisation de première intention pour des cancers limités chez les sujets fragiles, qui ne peuvent bénéficier d'une chirurgie ou d'une radiothérapie, est en cours d'évaluation.

APRÈS L'ABLATION DE LA PROSTATE

Les principales complications pouvant survenir à la suite de la prostatectomie sont :
> une impuissance sexuelle dans 50 à 70 % des cas, qui tient au fait que souvent, au cours de cette intervention, les nerfs érecteurs, situés contre la prostate sont lésés ; il est parfois possible de conserver ces nerfs, ce qui permet de diminuer le risque d'impuissance ;
> une incontinence urinaire dans 1 à 15 % des cas, d'importance variable, très souvent atténuée grâce à des séances de rééducation périnéale ; lorsqu'elle est très invalidante, l'incontinence peut nécessiter la pose d'un sphincter artificiel.

Cancer du rein

Le cancer du rein se développe à partir du tissu rénal. Ce cancer survient chez l'adulte, le plus souvent après 50 ans.

Il se révèle par la présence de sang dans les urines, parfois par une douleur du rein atteint par la tumeur. Plus rarement, il se traduit par une fatigue avec perte de poids, une fièvre et/ou un excès de globules rouges.

• Diagnostic

Actuellement, le cancer du rein est le plus souvent découvert fortuitement lors d'un examen échographique systématique de l'abdomen prescrit pour une autre raison. L'examen de l'abdomen et de la fosse lombaire permet de déceler un gros rein tumoral. Outre l'échographie rénale, les examens radiologiques permettant de confirmer le diagnostic sont l'urographie intraveineuse et le scanner rénal.

On n'a recours aux autres méthodes d'imagerie, telles que l'artériographie ou l'imagerie par résonance magnétique rénale, que lorsque le diagnostic est particulièrement difficile.

• Les différents types

Trois types de cancers peuvent se développer au niveau du rein : l'adénocarcinome rénal, le néphroblastome et le cancer urothélial.

> **L'adénocarcinome rénal** représente environ 75 % des cancers du rein, c'est donc la forme la plus fréquente. Il atteint plus souvent les hommes que les femmes et apparaît généralement après 40 ans.

> **Le néphroblastome.** Également appelé « tumeur de Wilms », il touche plutôt les petits garçons et représente 20 % des tumeurs malignes de l'enfant.

> **Le cancer urothélial.** Appelé aussi « cancer à cellules transitionnelles », il se dévelope à partir de revêtement des voies excrétrices du rein (bassinet, calices, uretères). Il est fréquent chez les fumeurs.

• Évolution et traitement

Le cancer du rein évolue parfois très lentement, même en cas de métastases. Celles-ci sont en général osseuses, pulmonaires ou hépatiques.

En l'absence de métastases, le meilleur traitement du cancer du rein est la néphrectomie élargie (ablation du rein, de sa loge et des ganglions lymphatiques adjacents). Les métastases peuvent nécessiter un traitement spécifique : ablation chirurgicale si la métastase est unique ; immunothérapie, associée ou non à une chimiothérapie dans le cas contraire. En cas de métastases, un traitement par un anti-tyrosine kinase (sunitimib) peut aussi être proposé.

• Pronostic et surveillance

Le pronostic du cancer du rein, lorsque celui-ci est traité avant l'apparition de métastases, est habituellement favorable. Une surveillance régulière des malades, 2 ou 3 fois par an, est nécessaire.

VIVRE AVEC UN SEUL REIN

Le corps humain comprend deux reins chargés de l'épuration quotidienne des déchets produits par le fonctionnement de l'organisme. Ces déchets sont éliminés dans les urines. De nombreuses maladies peuvent entraîner la destruction de l'un des deux reins, sans pour autant compromettre la fonction d'épuration. Il suffit que le rein restant soit sain. Il n'y a donc aucun risque particulier à vivre avec un seul rein sain, ni de précaution diététique ou de restriction de l'activité physique à respecter. La durée de vie des personnes n'ayant qu'un seul rein n'est pas plus courte que celle des autres.

Cancer du sein

Ce cancer touche la glande mammaire de la femme, principalement sous la forme d'un adénocarcinome (cancer du tissu glandulaire), parfois sous celle d'un sarcome (cancer du tissu conjonctif).

Le cancer du sein atteint 1 femme sur 11, la tranche d'âge la plus touchée étant celle de 50 à 60 ans ; seules 5 % des patientes ont moins de 35 ans lors du diagnostic.

C'est le plus fréquent des cancers de la femme et le nombre de cas augmente régulièrement.

• Symptômes et signes

Un cancer du sein peut se manifester par une grosseur (nodule), un écoulement de liquide clair ou sanglant par le mamelon, une déformation du galbe du sein ou du mamelon (rétraction), plus rarement par une douleur.

Il ne présente parfois aucun signe et est, à l'heure actuelle, souvent mis en évidence par une mammographie (examen radiologique du sein) réalisée à titre systématique dans le cadre du suivi médical individuel ou lors d'une campagne de dépistage.

• Diagnostic

Un cancer du sein est découvert soit à l'occasion d'un examen systématique par le gynécologue, soit par la patiente elle-même au cours d'un autoexamen du sein. Le diagnostic est confirmé par une mammographie et éventuellement une échographie mammaire, et par une ponction du kyste ou du nodule (biopsie), dont le liquide ou les cellules sont examinés au microscope afin de rechercher des cellules tumorales.

Le diagnostic de cancer du sein doit toujours être confirmé par un examen histologique d'un prélèvement tissulaire (biopsie). Ces biopsies sont réalisées par voie percutanée, avec des aiguilles spéciales. Elles sont guidées sous échographie ou par un procédé d'imagerie couplant un mammographe et un système de guidage informatisé appelé « mammotome ».

• Évolution

Comme la plupart des cancers, le cancer du sein évolue d'abord localement, avec extension aux organes de voisinage et aux ganglions lymphatiques axillaires, puis se propage par voie sanguine (métastases), surtout aux os, au cerveau, au foie et aux poumons. Ces métastases peuvent apparaître tardivement, jusqu'à 10 ans après la découverte du cancer initial.

• Traitement

Quatre traitements peuvent être entrepris, parfois isolément, parfois en association.

FACTEURS FAVORISANTS

Le risque de survenue de cette maladie est plus important lorsqu'il y a des cas de cancers du sein dans la famille : mère, sœur ou tante. On a identifié des gènes de susceptibilité (BRCA1 et BRCA2) présents dans 5 % des cas. Chez les porteuses de ces gènes, le risque est de 85 %. Il existe aussi des facteurs hormonaux, caractérisés par une puberté précoce (avant 10 ans), une ménopause tardive (après 55 ans), une première grossesse après 30 ans.

Les femmes ayant eu un kyste ou une tumeur bénigne du sein, traités ou non, doivent être régulièrement surveillées en raison d'un risque plus élevé. Ni le rôle cancérogène des pilules œstroprogestatives ni le rôle protecteur de l'allaitement n'ont été prouvés. En revanche, le traitement hormonal substitutif associant œstrogènes et progestatifs après la ménopause comporte une augmentation du risque s'il est prolongé.

> La chirurgie est en général le premier traitement envisagé. Elle consiste le plus souvent, aujourd'hui, en l'ablation de la tumeur (tumorectomie), associée à l'examen histologique immédiat (dit « extemporané ») de celle-ci, la femme étant toujours sous anesthésie générale : si l'examen histologique confirme la nature maligne de la tumeur, l'ablation des ganglions de l'aisselle (curage ganglionnaire axillaire) est réalisée, l'accord pour cette éventuelle extension de l'acte chirurgical devant avoir été préalablement obtenu.

Pour les tumeurs volumineuses ou multiples, la mastectomie (ablation du sein) est encore pratiquée.

Pour les tumeurs de petite taille, la technique du ganglion sentinelle peut être proposée de façon à minorer les séquelles fonctionnelles au niveau du bras, tout en sachant qu'un curage axillaire complémentaire s'impose en cas d'atteinte du ganglion sentinelle.

> La radiothérapie, pratiquée après une tumorectomie, consiste à irradier le sein et le pourtour de la zone retirée pour éviter les récidives locales. Le traitement comprend généralement 4 ou 5 séances par semaine pendant 5 ou 6 semaines.

> La chimiothérapie peut être utilisée en complément de l'ablation chirurgicale du cancer primitif. Elle est utilisée en première intention en cas de cancer du sein avec signes inflammatoires. Les métastases sont aussi traitées par la chimiothérapie. Le traitement comporte l'association de plusieurs médicaments (polychimiothérapie) en hôpital de jour, sur un mode ambulatoire. Compte tenu de la causticité des produits administrés, il nécessite la pose préalable d'une chambre implantable pour éviter une extravasation (diffusion du produit en dehors d'un vaisseau), source de nécrose cutanée.

> L'hormonothérapie, très souvent associée aux autres traitements, consiste à prendre, pendant 5 ans, par voie orale des antiœstrogènes lorsque le cancer est hormonodépendant, c'est-à-dire que la tumeur contient des récepteurs hormonaux (éléments situés à la surface de certaines cellules et destinés à recevoir les messages hormonaux).

De nouvelles molécules arrivent sur le marché et sont proposées dans le cadre de protocoles cliniques pluridisciplinaires.

Enfin, une aide psychologique et un suivi médical doivent être proposés compte tenu des répercussions psychologiques possibles de cette situation.

• Pronostic et dépistage

Lorsque le cancer du sein est traité tôt, son pronostic est bon. Ce pronostic est fonction de l'âge de la patiente, de l'atteinte ganglionnaire, de la taille tumorale et de son profil immuno-histochimique (récepteurs hormonaux, surexpression d'HER2). La surveillance régulière d'une femme ayant eu un cancer du sein et la reprise du traitement au moindre signe de récidive améliorent encore ce pronostic. Par ailleurs, une femme ayant subi le traitement d'un cancer du sein peut envisager d'avoir un enfant : une période de 2 ans après la fin du traitement doit être respectée afin de surveiller l'évolution de la maladie. L'allaitement maternel est néanmoins déconseillé.

L'amélioration du pronostic du cancer du sein passe par le dépistage précoce : examen gynécologique régulier (tous les ans), mammographie systématique (tous les 2 ans à partir de 50 ans), autoexamen des seins par la femme et consultation médicale à la moindre anomalie constatée.

• Formes histologiques particulières

Outre les cancers infiltrants, il existe des formes superficielles, dites « intracanalaires » ou « in situ », dépourvues de risque métastatique. Elles se traduisent le plus souvent par des microcalcifications découvertes sur une mammographie systématique. Leur traitement est purement local et leur pronostic est très bon.

Cancer du testicule

Le cancer du testicule se développe le plus souvent aux dépens des cellules germinales. Il atteint les hommes jeunes, de 15 à 45 ans. Une cryptorchidie (localisation anormale du testicule) en multiplie le risque de survenue par 48.

• Différents types de cancer du testicule

> Le séminome. Cette tumeur se traduit par une masse indolore, palapable, contenue dans la bourse, provoquant une déformation du testicule. Elle affecte le plus souvent l'homme d'une trentaine d'années.

> Le dysembrome (carcinome embryonnaire et tératome). Ces tumeurs se développent en fabriquant, à partir des cellules embryonnaires restées présentes dans l'organisme, différents types de tissus qui se mélangent de façon désordonnée et colonisent un organe.

> Le choriocarcinome. Cette tumeur se manifeste par la formation d'un nodule palapble et indolore du testicule. Elle est très souvent asociée à une augmentation du volume des seins, due à un déséquilibre hormonal.

• Symptômes et diagnostic

Le cancer du testicule se traduit par une augmentation de volume indolore de la bourse.

Le diagnostic repose sur l'échographie du testicule, puis sur le dosage de certains marqueurs sanguins comme l'alpha-fœto-protéine et la fraction bêta de l'hormone chorionique gonadotrophique. Une radiographie pulmonaire et un scanner de l'abdomen et du petit bassin permettent de dépister d'éventuelles métastases, en particulier ganglionnaires.

• Traitement

Il repose sur l'orchidectomie (ablation chirurgicale du testicule) et sur un traitement radiothérapique ou chimiothérapique complémentaire, qui dépend du stade d'évolution et de la nature histologique de la tumeur. Les séminomes sont en général traités par irradiation des aires ganglionnaires abdominales et thoraciques. Les autres tumeurs germinales sont simplement surveillées lorsqu'elles ne présentent aucune métastase ou sont traitées par chimiothérapie si des métastases sont décelées. Ces traitements n'ont aucune incidence sur la qualité de l'érection mais peuvent être responsables d'une stérilité.

• Pronostic

Le cancer du testicule est en général de bon pronostic (entre 80 et 95% de guérison), mais il dépend du stade d'évolution de la maladie : la grosseur de la tumeur, un envahissement ganglionnaire, des métastases pulmonaires, l'atteinte d'autres organes ; il dépend aussi de son type histologique.

Le choriocarcinome est une tumeur à évolution particulièrement maligne. Ce cancer peut métastaser, c'est-à-dire que les cellules cancéreuses peuvent migrer vers les ganglions et vers d'autres organes en particulier les poumons et les os.

LA CONGÉLATION DU SPERME

Dans le cas du cancer du testicule, ce sont les traitements complémentaires éventuels, radiothérapie ou chimiothérapie, qui peuvent altérer le sperme. Ces derniers sont, en effet, très agressifs pour les cellules qui fabriquent les spermatozoïdes (cellules germinales) du testicule sain restant. En règle générale, l'altération est temporaire, mais elle peut être définitive, entraînant une stérilité. Pour cette raison, on propose aux patients qui le désirent de conserver leur sperme avant le début du traitement.

Cancer de la thyroïde

Ce cancer atteint la glande thyroïde sous la forme d'un adénocarcinome (cancer du tissu glandulaire) ou, plus rarement, d'un carcinome (cancer de l'épithélium).

• Différents types de cancer de la thyroïde

> **Les adénocarcinomes différenciés** sont dits « de type papillaire » ou « vésiculaire » d'après leur aspect au microscope. La structure glandulaire est préservée, ainsi que le fonctionnement endocrine (sécrétion de thyroglobuline). Ils sont favorisés par une exposition aux rayonnements ionisants.

> **Les cancers anaplasiques indifférenciés** surviennent plutôt chez les sujets âgés. La structure glandulaire n'est alors pas préservée.

> **Les cancers médullaires de la thyroïde** se développent aux dépens des cellules C de la thyroïde. Ils sont beaucoup plus rares.

• Symptômes et signes

Les signes révélateurs peuvent être :

> **un nodule thyroïdien** perceptible à la palpation, mais qui ne se manifeste par aucun autre symptôme ;

> **une augmentation de volume des ganglions du cou** ou d'un goitre préexistant ;

> **des signes compressifs** (troubles de la voix ou de la déglutition) ;

> exceptionnellement, **des métastases pulmonaires ou osseuses** révèlent un cancer de la thyroïde.

• Diagnostic et évolution

L'échographie permet de mettre en évidence un nodule, et d'en estimer la taille, la nature (liquide, solide ou mixte) ; une atteinte ganglionnaire peut également être décelée à cette étape. Mais l'examen clé est la cytoponction du nodule, qui permet de préciser son caractère malin, bénin ou suspect.

L'examen anatomopathologique de la tumeur après son ablation permet de confirmer le diagnostic.

• Traitement

> **Le traitement des adénocarcinomes différenciés** associe le plus souvent la chirurgie (ablation totale de la thyroïde et des ganglions du cou éventuellement atteints) et, quelques semaines plus tard, l'administration d'une dose d'iode radioactif pour détruire les reliquats thyroïdiens. Pour compenser l'absence de sécrétion des hormones thyroïdiennes, un traitement substitutif par la thyroxine est administré à vie. La surveillance de ce traitement est clinique et biologique (dosage sanguin de la thyroglobuline, notamment).

> **Le traitement des cancers anaplasiques indifférenciés** repose sur la chirurgie et la radiothérapie.

• Pronostic

Le pronostic des cancers différenciés est très bon, et ce d'autant plus que le sujet est jeune et la tumeur bien différenciée. En revanche, le pronostic du cancer anaplasique indifférencié chez le sujet âgé est généralement plus réservé.

Cancer de l'utérus

Les cancers de l'utérus regroupent schématiquement deux types de cancers : les cancers du col de l'utérus (directement en rapport avec l'activité sexuelle) et les cancers du corps de l'utérus (en relation avec l'hormone œstrogène).

Cancer du col de l'utérus

C'est le plus fréquent des cancers de l'appareil génital féminin. Il occupe le deuxième rang des cancers féminins, après le cancer du sein : on observe chaque année 23 nouveaux cas de cancers du col de l'utérus pour 100 000 femmes.

Ce cancer apparaît plus souvent avant la ménopause et chez la femme qui a eu plus d'un enfant. Il s'agit d'un carcinome épidermoïde (cancer de l'épithélium), dans la partie externe du col, ou d'un adénocarcinome (cancer du tissu glandulaire) dans sa partie interne.

• Causes

Parmi les facteurs de risque se trouvent les infections génitales, surtout à papilloma virus, qui sont des maladies sexuellement transmissibles ; la multiplicité des partenaires sexuels ; la précocité de la vie sexuelle ; le fait d'avoir eu plus d'un enfant ; le tabagisme.

• Symptômes et signes

Des lésions précancéreuses caractéristiques (dysplasies) précèdent l'apparition du cancer. Une dysplasie du col ou un cancer à son début ne se manifestent souvent par aucun signe, mais tout saignement ou perte teintée de sang (après des rapports sexuels, entre les règles, après la ménopause) sont des signes d'alarme.

• Diagnostic et évolution

Les dysplasies sont décelables lors d'un examen gynécologique (aspect du col, test au lugol et à l'acide acétique), mais le diagnostic du cancer du col se fonde sur l'examen au microscope de cellules prélevées sur la zone suspecte par frottis cervicovaginal. Un frottis dont le résultat est anormal justifie un examen visuel local (colposcopie) au cours duquel est pratiquée une biopsie.

Non traité, le cancer s'étend, d'abord localement (au vagin, à la vessie, au corps de l'utérus, au rectum). Des métastases dans le foie sont possibles.

• Traitement et prévention

Le traitement fait appel à la chirurgie et à la radiothérapie, auxquelles est associée ou non la chimiothérapie. Dans les formes de cancer très localisées, la conisation (amputation du col) suffit parfois. Dans les formes plus évoluées, l'intervention chirurgicale, plus large, comprend l'ablation de l'utérus, de ses annexes et de la partie supérieure du vagin (colpohystérectomie élargie) ; elle est complétée par un curage des ganglions voisins, les ganglions iliaques. L'intervention est souvent précédée par un traitement radiothérapique consistant à mettre au contact du col utérin une source radioactive (curiethérapie). Lorsque le cancer s'est disséminé dans le petit bassin, une radiothérapie externe est effectuée sur l'ensemble des organes du petit bassin.

En matière de prévention, une vaccination contre le papillomavirus peut être proposée aux adolescentes.

• Dépistage et pronostic

Le dépistage du cancer du col utérin passe par un frottis cervico-vaginal. Deux frottis pratiqués à un an d'intervalle sont recommandés au début de la vie sexuelle, puis environ un frottis tous les 3 ans jusqu'à l'âge de 65 ans, cette fréquence pouvant être augmentée chez les femmes à risque. Ce dépistage est d'autant plus important que, s'il est traité à son tout début, ce type de cancer guérit dans la quasi-totalité des cas. Le frottis anormal est complété par une colposcopie éventuellement suivi d'une biopsie focalisée.

• Prévention

Une vaccination préventive anti-papillomavirus est actuellement disponible. Elle s'adresse aux jeunes filles de moins de 15 ans ou jusqu'à 23 ans si le premier rapport date de moins d'un an.

Cancer du corps de l'utérus

Également appelé « cancer de l'endomètre », c'est le plus souvent un carcinome (cancer de l'endothélium), plus rarement un sarcome (cancer du tissu conjonctif) ou un adénocarcinome (cancer du tissu glandulaire). Il touche de 10 à 40 femmes pour 100 000 et survient après 40 ans – dans 75 % des cas après la ménopause. Plus fréquent chez les femmes qui n'ont pas eu d'enfant, il peut aussi survenir chez des femmes qui n'ont jamais eu de rapports sexuels.

Les facteurs de risque sont l'obésité, l'hypertension artérielle, le diabète sucré, une ménopause tardive. Une hyperplasie (épaississement) de l'endomètre précède parfois le cancer.

• Symptômes et signes

La tumeur se manifeste par des saignements : chez la femme non ménopausée, il s'agit de règles abondantes (ménorragies) ou surtout de saignements entre les règles (métrorragies). Une femme ménopausée est alertée par la réapparition de pertes sanglantes.

• Diagnostic et évolution

Le diagnostic repose sur l'hystérographie (radiographie après injection d'un produit de contraste) et/ou sur l'hystéroscopie (examen direct de la cavité utérine à l'aide d'un tube muni d'une optique), qui permet de réaliser une biopsie ou un curetage utérin.

L'évolution du cancer du corps utérin est lente, s'étendant sur plusieurs années. Les métastases peuvent atteindre le foie, le cerveau, les os.

• Traitement

Le traitement, chirurgical, consiste en l'ablation de l'utérus et des ovaires (hystérectomie totale et annexectomie bilatérale), complétée parfois par un curage des ganglions iliaques voisins. Il est parfois associé, avant ou après l'opération, à une curiethérapie (mise en place temporaire dans la cavité utérine d'une source radioactive) ou encore à une radiothérapie externe.

• Dépistage et pronostic

Le dépistage du cancer du corps de l'utérus repose sur l'examen gynécologique périodique et sur la consultation médicale au moindre saignement vaginal survenant après la ménopause.

Le pronostic de ce cancer est lié à la précocité du diagnostic.

LE PAPILLOMAVIRUS

Virus à A.D.N., de la famille des papovavirus, responsable de diverses lésions des muqueuses.

L'infection par un papillomavirus, très fréquente, peut notamment provoquer l'apparition de verrues cutanées et muqueuses, et, sur la vulve, le pénis et le col de l'utérus, de condylomes acuminés, ou crêtes-de-coq. Ceux-ci sont transmissibles par voie sexuelle. Certains types de papillomavirus humain sont impliqués dans la survenue du cancer du col utérin et de l'anus.

Chez les sujets immunodéprimés (sida, maladie de Hodgkin), le papillomavirus provoque des lésions tenaces, récidivantes et étendues.

Un vaccin est recommandé chez les jeunes filles dans l'objectif de prévenir le cancer du col de l'utérus. Il doit être proposé avant que la jeune fille ait eu des relations sexuelles.

- Les accidents vasculaires cérébraux

Accident ischémique transitoire

Infarctus cérébral

- Les encéphalopathies

Encéphalopathie spongiforme subaiguë transmissible

Kuru

Maladie de Creutzfeld-Jakob

- La maladie d'Alzheimer

Démence

- La maladie de Parkinson
- Les méningites
- Les paralysies

Hémiplégie

Paralysie faciale

Paraplégie

Tétraplégie

- La sclérose en plaques
- Les tumeurs du cerveau

Gliobastome

Méningiome

Neurinome

Œdème cérébral

Le cerveau et le système nerveux

Les accidents vasculaires cérébraux

Ce sont des accidents neurologiques localisés, causés par une lésion vasculaire cérébrale. Les accidents vasculaires cérébraux sont parfois liés à des facteurs de risque cardiovasculaires (tabagisme, obésité, hypercholestérolémie, diabète, HTA), mais ils peuvent être secondaires à certaines maladies (fibrillation auriculaire, troubles de la coagulation sanguine).

• Fréquence

Tout en restant la troisième cause de mortalité dans les pays développés, les accidents vasculaires cérébraux (A.V.C.) ont nettement diminué au cours des 15 à 20 dernières années, grâce au progrès du dépistage des facteurs de risque vasculaire et à leur prise en charge thérapeutique. Le risque augmente rapidement avec l'âge : 75 % des personnes atteintes ont plus de 65 ans. Leur incidence annuelle est de 1 ou 2 cas pour 1 000 habitants, soit environ 150 000 nouveaux cas par an en France et 15 millions dans le monde. L'A.V.C. est donc un problème de santé publique national et mondial.

• Différents types d'accident vasculaire cérébral

> **Les accidents vasculaires cérébraux ischémiques, également appelés « infarctus cérébraux » ou encore « ramollissements cérébraux »,** représentent 80 % des accidents vasculaires cérébraux. Ils sont le plus souvent consécutifs à un thrombus (caillot qui se forme dans une artère), un embole (corps étranger, le plus souvent un caillot, qui, entraîné par la circulation, va obstruer l'artère en aval), ou un rétrécissement de l'artère favorisé par l'athérosclérose (épaississement du revêtement interne de la paroi artérielle). Cette dernière est la cause principale des accidents vasculaires cérébraux ischémiques (de 50 à 60 % des cas).

> **Les accidents vasculaires cérébraux hémorragiques** (20 % des accidents vasculaires cérébraux) sont dus à un épanchement de sang dans le tissu cérébral. Leur cause est généralement l'hypertension artérielle ou, beaucoup plus rarement, des malformations vasculaires (angiome, anévrysme), des troubles de la coagulation ou des complications d'un traitement anticoagulant.

• Symptômes

Les personnes atteintes subissent un déficit neurologique brutal survenant en quelques secondes, quelques minutes ou quelques heures. Les symptômes observés (hémiplégie, troubles de la sensibilité, du champ visuel, paralysie d'un ou de plusieurs nerfs crâniens, aphasie [trouble du langage], etc.) peuvent être isolés ou diversement associés selon le siège et l'étendue de l'accident vasculaire cérébral.

• Diagnostic et traitement

Un scanner cérébral est indispensable pour confirmer le diagnostic et préciser la nature ischémique ou hémorragique de l'accident. L'I.R.M. est utile pour explorer le tissu cérébral lésé, mais aussi celui qui risque de l'être dans les heures qui suivent, et conditionne donc, en partie, l'indication d'une thrombolyse. D'autres examens – analyse de sang, échographie cardiaque, exploration des artères irriguant le cerveau par écho-Doppler ou artériographie – permettent d'en déterminer la cause. Une ponction lombaire peut être nécessaire pour déceler une hémorragie méningée associée.

Le traitement de l'accident vasculaire cérébral, d'efficacité limitée, a surtout pour but d'assurer les fonctions vitales du malade et d'éviter l'extension des lésions cérébrales. Peu de progrès ont été réalisés dans le traitement des thromboses artérielles responsables d'accidents vasculaires cérébraux.

Néanmoins, si le patient est amené très tôt dans un service de neurologie vasculaire spécialisé, et que son état le permette, un produit lui est injecté, par voie veineuse ou artérielle, afin de détruire le caillot occlusif. Cette méthode, appelée « thrombolyse », permet de sauver une partie du tissu cérébral en souffrance, et ainsi d'améliorer les chances de survie du patient, de diminuer les risques de séquelles et, le cas échéant, d'en atténuer la gravité. Elle présente néanmoins le risque de provoquer une hémorragie chez la personne traitée, et reste réservée à certains centres hautement spécialisés dans la prise en charge des maladies vasculaires.

Dans certains cas, une intervention de chirurgie vasculaire est nécessaire afin de pratiquer l'ablation d'une malformation vasculaire et de réduire ainsi les risques d'un nouvel accident vasculaire cérébral. Les malades hospitalisés ayant perdu totalement ou partiellement conscience doivent avoir les voies respiratoires dégagées et doivent être nourris, soit par perfusion intraveineuse, soit par sonde nasogastrique.

Après la phase aiguë intervient la phase de récupération. Celle-ci, progressive et plus ou moins complète, est facilitée par la mise en œuvre d'une rééducation destinée à traiter les déficits moteurs ou sensitifs et à faire régresser les troubles de la parole. De nombreux malades qui ont été frappés de paralysie arrivent à remarcher à l'aide d'une rééducation appropriée. Les déficits intellectuels sont, en revanche, souvent irréversibles. Une réaction dépressive peut apparaître à moyen ou à long terme.

L'HÉMORRAGIE MÉNINGÉE

L'hémorragie méningée, épanchement de sang dans les méninges, est souvent associée à une hémorragie cérébrale, mais elle peut aussi survenir isolément. Elle est due à la rupture spontanée d'un anévrysme.

L'hémorragie méningée, lorsqu'elle est isolée, survient dans 30 % des cas après un effort (même peu important), une toux, un rapport sexuel ou une exposition prolongée au soleil. Le signe principal est l'apparition de maux de tête intenses, qui s'étendent rapidement à tout le crâne. Ceux-ci s'accroissent avec le bruit, la lumière, les mouvements et sont souvent associés à des vomissements. Le malade a des contractures musculaires, qui se traduisent par une raideur de la nuque et des douleurs dans les jambes. Le diagnostic repose sur le scanner et sur la ponction lombaire, qui révèle que le liquide céphalo-rachidien contient du sang.

Le traitement consiste en une intervention chirurgicale, lorsque cela est possible.

• Prévention

La prévention des récidives est fondée sur la correction des facteurs de risque : traitement d'une hypertension artérielle, d'une hypercholestérolémie, d'un diabète, mais aussi suppression du tabac.

Lorsque l'accident vasculaire cérébral a été provoqué par une embolie, le malade peut recevoir un traitement antiagrégant plaquettaire (aspirine) ou anticoagulant. Celui-ci est alors souvent prescrit à vie.

ACCIDENT ISCHÉMIQUE TRANSITOIRE

Accident neurologique localisé de durée inférieure à 24 heures, d'origine ischémique, c'est-à-dire provoqué par une interruption ou une diminution de la circulation sanguine dans une artère irriguant le cerveau ou la rétine.

• Causes

Un accident ischémique transitoire (A.I.T.) est le plus souvent consécutif à un thrombus (caillot formé dans une artère), un embole (corps étranger, le plus souvent un caillot, qui, entraîné par la circulation, va obstruer une ou plusieurs artères en aval) ou un rétrécissement artériel favorisé par l'athérosclérose (épaississement du revêtement interne de la paroi artérielle).

Passager, un accident ischémique transitoire ne dure le plus souvent que quelques minutes ; il dis-

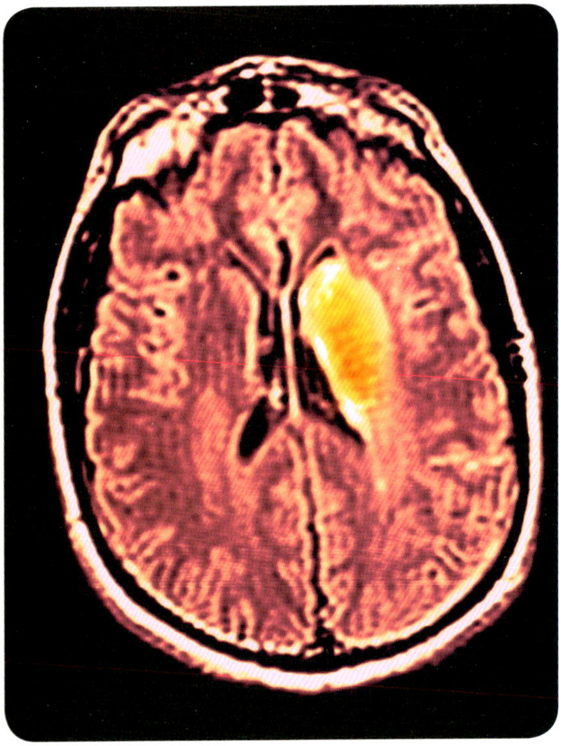

▲ **Le scanner montre, en jaune, la région du cerveau privée de circulation sanguine.**

paraît totalement en moins de 24 heures. C'est un type d'accident vasculaire cérébral qui fait craindre la survenue d'un accident vasculaire cérébral constitué, durant alors plus de 24 heures.

• Symptômes

Les symptômes de l'accident ischémique transitoire sont soudains et très variables : perte de la vue d'un œil, paralysie ou engourdissement d'une moitié du corps, aphasie (trouble du langage), etc.

• Diagnostic

Le diagnostic est essentiellement établi par l'examen clinique du patient. Le scanner cérébral permet d'éliminer tout soupçon de tumeur cérébrale ou d'hématome sous-dural (épanchement de sang sous la dure-mère). L'accident ischémique transitoire peut annoncer un accident vasculaire cérébral. Il faut donc entreprendre un bilan des causes suspectées, en particulier rechercher une athérosclérose par écho-Doppler des vaisseaux encéphaliques ou par artériographie.

On peut également pratiquer un examen cardio-vasculaire afin de rechercher une éventuelle maladie du cœur génératrice d'embolies (trouble du rythme, atteinte de la valvule mitrale, thrombus dans une cavité cardiaque).

• Traitement

Le traitement a pour but de prévenir un accident vasculaire cérébral qui peut survenir dans les 5 ans suivant un accident ischémique transitoire chez un quart à un tiers des sujets : traitement et surveillance d'une hypertension artérielle, d'un diabète, d'une hypercholestérolémie et suppression du tabac.

• Prévention

L'administration de médicaments anticoagulants ou d'antiagrégants plaquettaires (aspirine, etc.) s'est montrée efficace. Enfin, lorsqu'une sténose carotidienne est en cause, un traitement chirurgical est possible.

INFARCTUS CÉRÉBRAL

Nécrose d'une partie plus ou moins importante de l'encéphale, liée à l'obstruction d'une des artères qui l'irriguent.

L'infarctus cérébral, appelé aussi « ramollissement cérébral », est la forme la plus grave de l'ischémie cérébrale (diminution des apports sanguins artériels au cerveau).

La cause le plus fréquemment constatée en est une thrombose (obstruction par un caillot, ou thrombus), favorisée par la présence, à l'intérieur de l'artère, d'une plaque d'athérome (dépôt de cholestérol). Une deuxième cause est l'embolie, migration d'un fragment de thrombus ou d'une plaque d'athérome situés en amont, sur une artère (carotide ou aorte thoracique) ou dans le cœur.

• Symptômes et signes

Ils dépendent du territoire cérébral de la nécrose, donc de l'artère concernée. L'obstruction d'une branche de la carotide interne provoque une hémiplégie, parfois une aphasie (trouble du langage).

L'obstruction d'une branche du tronc basilaire (artère née de la réunion des deux artères vertébrales, à destinée cérébrale postérieure) provoque soit des troubles visuels complexes (perte d'une partie du champ visuel, trouble de la reconnaissance visuelle), soit un syndrome alterne (hémiplégie d'un côté, paralysie du visage de l'autre côté) ou un syndrome cérébelleux et vestibulaire (troubles de la coordination des mouvements, vertiges).

• Diagnostic

Le diagnostic reposait jusqu'à présent sur un examen au scanner aux rayons X. L'I.R.M., réalisée en urgence, est actuellement l'examen de choix, car il permet de mieux évaluer l'importance de l'infarctus et surtout de visualiser le tissu cérébral intact qui peut être traité préventivement.

D'autres examens (échographie du cœur, Doppler des carotides) visent à rechercher la cause de l'infarctus.

• Traitement

Le traitement, à la phase aiguë, est surtout celui des symptômes : il vise à maintenir les fonctions vitales, à éviter l'extension des lésions et les complications liées à l'alitement. Lorsque l'infarctus est décelé très tôt (dans un délai estimé généralement à 3 heures), le patient peut bénéficier d'une thrombolyse (injection d'un produit capable de recanaliser l'artère occluse).

À long terme, les médicaments anticoagulants ou antiagrégants évitent les récidives. L'évolution se fait habituellement vers une récupération progressive du ou des déficits neurologiques (motricité, langage) ; elle est aidée par la mise en œuvre d'une rééducation adaptée.

Les encéphalopathies

Ce sont des maladies entraînant une atteinte diffuse et globale de l'encéphale. Elles peuvent être secondaires à une affection générale, mais la cause peut être toxique, dégénérative ou métabolique.

Les causes des encéphalopathies sont des intoxications, des troubles métaboliques (carence en vitamine B1, insuffisance en oxygène) ou d'autres maladies générales (hypertension artérielle, insuffisance hépatique, alcoolisme chronique).

Les signes neurologiques sont un ralentissement des idées, une agitation, une confusion mentale et, plus rarement, des convulsions. Les examens complémentaires et le traitement varient selon la maladie concernée.

LE PRION

Particule infectieuse à l'origine de dégénérescences du système nerveux central ou d'encéphalopathies subaiguës spongiformes transmissibles (E.S.S.T.), maladies d'évolution lente, mortelles et touchant aussi bien l'homme que l'animal.

Un prion est une protéine normale accumulée sous une forme anormale dans les plaques amyloïdes infiltrant les tissus nerveux et caractéristiques des encéphalopathies spongiformes.

Les encéphalopathies animales dues à un prion sont, entre autres, la tremblante du mouton (scrapie) et l'encéphalopathie spongiforme bovine (E.S.B.). Chez l'humain, le prion responsable de la nouvelle variante de la maladie de Creutzfeldt-Jakob est vraisemblablement l'agent de l'E.S.B., transmis à l'homme par voie alimentaire.

La forme classique de la maladie de Creutzfeldt-Jakob touche environ 1 personne par million d'habitants, soit 60 cas par an en France. Son évolution est, dans tous les cas, mortelle. On distingue des formes sporadiques, qui atteignent les adultes de plus de 60 ans, et des formes iatrogènes, dues à l'utilisation de produits contaminés. C'est le cas des formes survenues chez l'enfant en France à la suite de traitements par l'hormone de croissance contaminée (76 cas).

ENCÉPHALOPATHIE SPONGIFORME SUBAIGUË TRANSMISSIBLE

Maladie dégénérative du système nerveux central, transmissible entre individus, due à un agent infectieux particulier, le prion (voir encadré ci-contre).

Les encéphalopathies spongiformes subaiguës transmissibles (E.S.S.T.), couramment appelées « encéphalopathies spongiformes », regroupent des maladies diverses. Toutes sont dues à un prion, forme anormale d'une protéine naturelle, dont la réplication dans l'organisme ne résulte pas de l'expression d'un gène (voie normale de la synthèse des protéines).

Les encéphalopathies spongiformes atteignent les bovins (E.S.B., dite « maladie de la vache folle »), les moutons (scrapie, dite « tremblante du mouton »), les visons. Chez l'homme, elles comprennent notamment la maladie de Creutzfeldt-Jakob et le Kuru. Certains cas de transmission de la maladie de Creutzfeldt-Jakob ont été occasionnés par la greffe de tissus infectés (cornée, dure-mère), ou l'administration de substances médicamenteuses (hormone de croissance) extraites d'individus contaminés.

Une forme particulière de la maladie (voir encadré ci-contre), est apparue en 1994 en Angleterre, et faisait suite à une épidémie d'E.S.B. propagée dans le cheptel bovin par l'alimentation (farines animales contaminées). La transmission de la nouvelle variante de la maladie de Creutzfeldt-Jakob., qui s'est depuis étendue aux pays voisins, dont la France, se fait probablement par voie alimentaire.

Les encéphalopathies spongiformes se caractérisent par une démence grave, d'évolution subaiguë (s'étendant sur quelques mois). La confirmation du diagnostic n'est le plus souvent possible qu'après la mort et repose sur l'examen au microscope du cerveau, dont les lésions ont l'aspect d'une éponge – d'où le nom de l'affection – et ne présentent pas de signe d'inflammation. Il n'existe pas encore de traitement validé pour ces maladies.

KURU

Maladie du système nerveux, de la famille des encéphalopathies spongiformes subaiguës, due à un prion.

Cette infection du cerveau, progressive et mortelle, affectait certaines populations de Nouvelle-Guinée qui pratiquaient autrefois le cannibalisme.

MALADIE DE CREUTZFELDT-JAKOB

Maladie cérébrale transmissible, très rare, évoluant vers une démence puis, en 6 à 18 mois, vers la mort.

La maladie de Creutzfeldt-Jakob (M.C.J.) est une encéphalopathie spongiforme (désignée ainsi d'après l'aspect « en éponge » du tissu cérébral). Elle est due à un agent infectieux de type particulier, le prion.

Il existe trois formes classiques de la maladie :
> **la forme sporadique**, rare, qui touche l'adulte de plus de 50 ans ;
> **la forme familiale**, transmise génétiquement ;
> **la forme iatrogène** qui était notamment liée à des implants de tissus infectés, ou à des injections d'hormone de croissance d'origine humaine, aujourd'hui remplacée par l'hormone de croissance synthétique. Cette forme s'est notamment déclarée, autour de 1980, chez des sujets jeunes ayant reçu plusieurs années auparavant un traitement par l'hormone de croissance humaine.

Une nouvelle forme clinique de la maladie a été identifiée en 1994, dite « nouvelle variante de la maladie de Creutzfeldt-Jakob » (n.v.M.C.J.). Elle se distingue des formes classiques en ce qu'elle touche des sujets plus jeunes, se déclare après une incubation plus courte, et présente une évolution un peu plus longue (12 à 24 mois), marquée, à son commencement, par des troubles du comportement. Le prion responsable est, en outre, différent : la n.v.M.C.J. résulte vraisemblablement de la transmission à l'homme de l'agent de l'encéphalopathie spongiforme bovine (E.S.B.), probablement par la voie alimentaire. Elle est particulièrement présente au Royaume-Uni, lieu de son apparition en 1994, et où 153 cas se sont depuis déclarés, sur les 171 recensés dans le monde entre 1994 et 2005. En France, 14 cas ont été recensés.

• Symptômes et signes

La maladie se manifeste par une démence rapidement progressive, associée à divers troubles neurologiques : mouvements anormaux, cécité, paralysies, déficits sensitifs, hypertonie. Elle évolue souvent rapidement, et est mortelle en 6 à 18 mois.

• Diagnostic

L'électroencéphalogramme et surtout l'imagerie par résonance magnétique (I.R.M.) apportent des éléments diagnostiques essentiels, mais seul l'examen du tissu cérébral (biopsie, autopsie) permet de confirmer le diagnostic.

Dans la nouvelle variante, la protéine prion pathogène peut être détectée dans certains organes périphériques (amygdales). Il n'y a pas actuellement de traitement curatif validé.

• Prévention

Les mesures de prévention sont essentiellement d'ordre alimentaire. Le prion étant détecté, chez les animaux atteints, dans la cervelle, la moelle épinière et l'œil, mais aussi dans les amygdales et les intestins, tous ces organes et leurs dérivés ont été retirés du commerce ; cette restriction concerne les produits d'origine bovine, et, en France, également ceux d'origine ovine.

La prévention d'un risque de contamination entre individus implique (le prion étant, chez l'homme, présent dans les mêmes organes que chez l'animal) des mesures particulières de décontamination et de désinfection pour les matériels médicaux en contact avec ces organes, et l'utilisation de matériel à usage unique lorsque cela est possible.

La maladie d'Alzheimer

La maladie d'Alzheimer est une affection neurologique chronique, d'évolution progressive, caractérisée par une altération cérébrale irréversible aboutissant à un état démentiel.

La maladie d'Alzheimer se traduit par une dégénérescence nerveuse d'évolution inéluctable, causée par une diminution du nombre de neurones avec atrophie cérébrale et présence de « plaques séniles ».

• Fréquence

La maladie d'Alzheimer est la plus courante des démences. Sa fréquence globale, après 65 ans, varie entre 1 et 5,8 %. Elle augmente avec l'âge, atteignant 10 % après 85 ans. Les études épidémiologiques (étude PAQUID notamment) ont montré que la consommation modérée de boissons alcoolisées diminuait la fréquence de la maladie d'Alzheimer.

Cette maladie est en voie de devenir un fléau sanitaire et socio-économique dans les pays industrialisés, où l'espérance de vie ne cesse d'augmenter. Le nombre de cas a en effet été multiplié par 3 en 10 ans. En France, il y aurait actuellement 860000 personnes atteintes et 220000 nouveaux cas par an. Les projections pour l'avenir sont alarmantes : 1 200000 cas en 2020 et 2 100000 en 2040.

HISTORIQUE

En 1906, le neuropathologiste allemand Alois Alzheimer décrivit des altérations anatomiques observées sur le cerveau d'une patiente de 51 ans atteinte de démence, d'hallucinations et de troubles de l'orientation. Depuis, on définit la maladie d'Alzheimer comme une démence présénile (pouvant apparaître avant 65 ans). La communauté scientifique réunit aujourd'hui sous l'appellation « démence de type Alzheimer » la maladie d'Alzheimer stricto sensu et les démences séniles.

• Causes

Elles demeurent inconnues. De nombreuses théories ont été formulées, mais aucune d'entre elles n'est pleinement satisfaisante ou complètement vérifiée.

> **L'hypothèse neurochimique** repose sur une diminution des taux d'une enzyme, la choline-acétyl-transférase, dans différentes zones du cerveau (cortex et hippocampe). Ce déficit entraînerait une diminution de l'acétylcholine, un neurotransmetteur (substance chimique assurant la transmission de l'influx nerveux), mais il n'explique pas la dégénérescence nerveuse.

> **L'hypothèse génétique** repose sur des études épidémiologiques révélant l'existence d'antécédents familiaux de la maladie chez 15 % des sujets atteints. Dans ces familles, on constate également une augmentation de la probabilité de naissance d'un enfant trisomique 21, sans que l'on ait déterminé les raisons de cette association.

> **L'hypothèse virale** est soulevée par analogie avec la maladie de Creutzfeldt-Jakob, une maladie cérébrale rare atteignant les personnes âgées. Toutefois, s'il existe un agent infectieux responsable de la maladie d'Alzheimer, il aurait besoin d'un certain contexte génétique, immunitaire ou toxique pour s'exprimer.

> **L'hypothèse immunologique** repose sur la diminution globale du nombre de lymphocytes circulants et la présence accrue d'autoanticorps. Néanmoins, ces perturbations sont fréquentes avec l'âge en dehors de toute démence.

> **L'hypothèse vasculaire et métabolique** est étayée par une réduction du débit sanguin cérébral, de l'oxygénation du sang et de sa capacité à capter le glucose.

Cependant, ces déficits peuvent être la conséquence et non la cause de la détérioration cérébrale.

> **L'hypothèse toxique** repose sur l'augmentation des taux d'aluminium dans le cerveau. Mais des concentrations 5 fois supérieures chez les dialysés ne produisent pas de dégénérescence nerveuse.

> **L'hypothèse des radicaux libres** repose sur le fait que le vieillissement est dû, en partie, aux effets destructeurs de ceux-ci. Elle fait actuellement l'objet de nombreuses recherches.

• Symptômes et signes

Le début de la maladie est généralement discret, marqué par des symptômes banals. Leur expression varie beaucoup d'une personne à une autre. Leur importance s'aggrave généralement avec le temps.

> **Les troubles de la mémoire** constituent le premier symptôme de la maladie. Ils peuvent être isolés et durer plusieurs mois ou plusieurs années. Les malades n'arrivent plus à retrouver le nom d'une personne ou d'un lieu pourtant bien connus. On peut aussi constater des troubles de l'orientation dans le temps et dans l'espace. C'est plus tardivement que les troubles de mémoire touchent les faits anciens (incapacité du malade à évoquer les faits marquants de sa vie), les connaissances acquises lors de la scolarité ou de la vie professionnelle et le bagage culturel.

> **Les troubles du comportement** sont, eux aussi, relativement précoces mais peuvent n'être remarqués que tardivement. Une indifférence, une réduction de l'activité sont souvent constatées ; elles représentent une réaction du malade à ses troubles de mémoire, mais témoignent parfois aussi d'un syndrome dépressif. Des troubles du caractère (irritabilité, idées de persécution) peuvent également apparaître.

> **Les troubles du langage** (aphasie) passent parfois inaperçus au début : le malade cherche ses mots, utilisant fréquemment périphrases et mots passe-partout. Plus tardivement, l'aphasie ne fait plus de doute : discours peu informatif ou incohérent, inversion ou substitution de syllabes ou de mots. Des troubles sévères de la compréhension du langage s'installent.

> **Les troubles du comportement moteur** se manifestent par une difficulté à effectuer des gestes pourtant très quotidiens (s'habiller, tenir une fourchette) alors qu'il n'y a pas de paralysie.

> **Des troubles de la reconnaissance des visages** ne permettent plus au patient de reconnaître ses proches, voire de se reconnaître lui-même dans une glace.

Parfois, la maladie débute par un état confusionnel spontané ou déclenché par une prise de médicaments (anticholinergiques en particulier), une maladie ou un choc affectif (disparition d'un proche, déménagement, départ à la retraite, etc.).

Les troubles psycho-comportementaux, troubles de l'humeur, hallucinations, fausses reconnaissances, perturbation du cycle veille-sommeil, rendent le patient difficile à maintenir en dehors d'une structure institutionnelle adaptée.

• Diagnostic

C'est souvent à un stade avancé de la maladie d'Alzheimer que les patients consultent pour la première fois leur médecin et que leur entourage commence réellement à s'inquiéter. À l'examen, le médecin détecte d'importants troubles de la mémoire avec, notamment, l'oubli quasi immédiat d'une consigne ou de l'idée que le patient voulait exprimer s'il interrompt sa phrase. Des tests psychologiques font apparaître une diminution des capacités intellectuelles.

Pour optimiser la prise en charge, il est important de faire le diagnostic le plus précocement possible, c'est-à-dire au stade de « déclin cognitif lié à l'âge » ou *mild cognitive impairment* (MCI des Anglo-Saxons). Il s'agit alors, à l'aide d'examens complémentaires (tests psychométriques, techniques d'imagerie, biologie) d'identifier les patients susceptibles d'évoluer vers une maladie d'Alzheimer.

En l'absence de marqueur biologique ou radiologique de la maladie d'Alzheimer (des marqueurs du liquide cérébrospinal et peut-être sériques pourront dans un avenir proche faire poser un diagnostic précoce), le diagnostic repose sur un faisceau d'arguments.

Il faut avant tout s'assurer que le patient n'est pas atteint d'une affection donnant des symptômes proches de ceux de la maladie d'Alzheimer : hypothyroïdie, syphilis, anémie de Biermer, déficit en vitamine B12 ou en folates, tumeur cérébrale, hématome sous-dural ou lésions vasculaires cérébrales, hydrocéphalie à pression normale.

Le scanner et l'imagerie par résonance magnétique (I.R.M.) montrent une atrophie cérébrale. Si celle-ci n'est pas spécifique de la maladie d'Alzheimer (elle s'observe chez nombre de sujets normaux), son aggravation entre deux scanners successifs et sa prédominance dans la zone pariéto-occipitale ont une certaine valeur diagnostique. Il en est de même pour l'atrophie précoce de l'hippocampe.

Les caméras à émission monophotonique (SPECT) ou à positons (PET) peuvent aider à établir le diagnostic ou à suivre l'effet de certains médicaments. Mais seule l'étude au microscope d'un fragment de cortex cérébral prélevé chirurgicalement peut apporter une certitude. De telles biopsies ne sont pratiquées que très exceptionnellement. L'I.R.M. fonctionnelle aide à mieux localiser les zones cérébrales atteintes, et à en suivre l'évolution, notamment en réponse aux traitements.

Le diagnostic précoce conduit à traiter rapidement le malade afin de ralentir l'évolution déficitaire de la maladie.

• Évolution

L'évolution de la maladie d'Alzheimer est très progressive. Dans la phase la plus avancée, le malade a perdu toute autonomie et doit être assisté dans tous les actes de la vie quotidienne tels que marcher, se lever, manger ou faire sa toilette. Une incontinence totale est souvent inévitable.

• Traitement et prévention

Il faut toujours envisager des soins palliatifs diminuant l'intensité des symptômes. Certains antidépresseurs peuvent être prescrits pour améliorer l'humeur du malade et diminuer son anxiété, mais il faut surtout éviter d'utiliser les antidépresseurs tricycliques en raison de leurs propriétés anticholinergiques. D'une manière générale, il faut proscrire tout médicament anticholinergique. En fait, l'essentiel du traitement repose sur la prise en charge du malade par ses proches dans un premier temps, si c'est possible, ou par une aide à domicile. L'accueil de jour temporaire (A.D.J.) permet à l'entourage de trouver un répit. Dans tous les cas, l'autonomie du patient et son maintien à domicile doivent être préservés le plus longtemps possible. L'entourage doit bénéficier d'une information et d'un soutien. Le rôle des associations est important. L'hospitalisation ne doit être envisagée qu'à la phase ultime de la maladie et doit être préparée avec l'entourage.

Différents médicaments qui pallient la carence en acétylcholine peuvent permettre une amélioration des symptômes et ralentir l'évolution de la maladie. Le tacrine a d'abord été utilisé, mais ses effets secondaires sur le foie lui font préférer le donépézil ou la rivastigmine, mieux tolérés. La galantamine et la mémantine viennent compléter les moyens thérapeutiques actuels.

Aucun moyen n'empêche de façon incontestable l'apparition ou le développement d'une maladie d'Alzheimer. De nombreux travaux scientifiques ont néanmoins démontré qu'une hygiène alimentaire saine

LES RECHERCHES GÉNÉTIQUES

Même si la maladie d'Alzheimer relève de causes variées, certaines formes familiales à début précoce (avant 65 ans) semblent avoir pour origine un facteur héréditaire transmis sur le mode autosomique (chromosomes non sexuels) dominant : il suffit que le gène soit transmis par l'un des deux parents pour que la maladie se développe chez l'enfant. Des études génétiques ont en effet établi que les gènes qui codent la protéine bêta-amyloïde, dont la présence – sous forme de dépôts anormalement abondants dans les plaques dégénératives cérébrales – est caractéristique de la maladie, se situent sur les chromosomes 19 et 21. En outre, les travaux réalisés par une équipe de chercheurs français et portant sur l'élaboration de la carte du génome humain (ensemble des gènes portés par les chromosomes de l'espèce) ont permis de localiser, en 1992, un 3e gène sur le chromosome 14. Le gène codant l'apolipoprotéine (ApoE), molécule impliquée dans la formation de dépôts amyloïdes dans le cerveau, serait associé à une augmentation du risque de maladie d'Alzheimer.

et un mode de vie actif et stimulant étaient associés à un moindre risque de survenue de cette maladie.

DÉMENCE

Affaiblissement progressif de l'ensemble des fonctions intellectuelles, dû à une probable lésion des cellules nerveuses cérébrales.

• Différents types de démence

Les démences se divisent en deux catégories : les démences symptomatiques, qui sont la conséquence d'une autre maladie bien déterminée, et les démences dégénératives, de cause inconnue ou peu précise.

> **Les démences symptomatiques** sont le plus souvent vasculaires, liées à la répétition d'accidents vasculaires cérébraux. Dans les autres cas, la démence provient d'une autre maladie neurologique (chorée de Huntington, hématomes cérébraux, hydrocéphalie à pression normale) ou d'une maladie hormonale (insuffisance thyroïdienne), d'une intoxication (alcool, oxyde de carbone), d'une infection (syphilis, sida, maladie de Creutzfeldt-Jakob).

> **Les démences dégénératives** ont une classification en évolution. On a longtemps distingué les démences dites « préséniles », comme la maladie d'Alzheimer, avec atrophie cérébrale à prédominance postérieure, la maladie de Pick, où l'atrophie prédomine dans les régions frontales, et les démences dites « séniles », sans atteinte neurologique spécifique marquée. Celles-ci, qui surviennent après 60-70 ans, le plus souvent chez la femme, sont liées à des lésions dégénératives du cortex cérébral. De nombreux auteurs font des démences séniles une forme tardive de la maladie d'Alzheimer ; d'autres pensent à un mécanisme vasculaire comme l'artériosclérose.

Il existe aussi des situations mixtes associant, par exemple, maladie d'Alzheimer et démence vasculaire.

La tendance actuelle est de distinguer plusieurs types de démences primitives sans importance de l'âge : maladie d'Alzheimer, démences fronto-temporales, dégénérescence cortico-basale, démence à corps de Lewy, atrophies lobaires.

• Symptômes et signes

On observe des troubles cognitifs, tels qu'une diminution de la mémoire, surtout des souvenirs récents, et de l'attention, aboutissant à une incapacité d'emmagasiner de nouveaux souvenirs, mais aussi une baisse du jugement et du raisonnement. Le sujet se perd dans des endroits qu'il connaissait bien, n'arrive plus à se repérer dans le temps. Assez rapidement, des troubles de l'affectivité, du langage et du comportement apparaissent : indifférence, altération du langage, conduite violente ou impudique. Le malade est parfois longtemps conscient de ses troubles. Certains signes sont spécifiques d'une maladie (paralysie en cas de tumeur cérébrale).

Dans les démences séniles, on note la prédominance des idées délirantes de préjudice et de persécution.

• Diagnostic

Le diagnostic consiste d'abord à identifier le début d'une démence alors que des signes modérés n'ont pas encore alerté l'entourage du patient. Il nécessite un avis spécialisé, neurologique ou psychiatrique, fondé sur l'interrogatoire du malade et de son entourage. La deuxième phase du diagnostic repose sur la recherche d'une cause éventuellement curable, par des analyses biologiques et par la neuro-imagerie. Parfois, cette enquête est négative et le diagnostic de la variété de démence, impossible ; seule la présence de l'ensemble des signes permettra alors d'établir le diagnostic.

Toutefois, l'étude du débit sanguin cérébral et celle du métabolisme cérébral par certaines méthodes telles que la tomographie par émission de positons (T.E.P.) mettent en évidence des anomalies locales précédant parfois les signes cliniques de la démence.

• Évolution

L'évolution la plus caractéristique d'une démence est la suivante : début discret à partir de l'âge mûr (en dehors de certaines formes familiales rares de la maladie d'Alzheimer qui peuvent commencer à 40 ou même 30 ans), lenteur de l'aggravation (10 ans ou plus), évolution inexorable. Mais, selon le type de démence, l'installation peut être plus ou moins lente, l'évolution plus ou moins rapide et les symptômes neurologiques ou psychiatriques plus ou moins marqués. Maintenu chez lui grâce au soutien de sa famille et au réseau de soin local, le patient finit par perdre toute autonomie et rejoindre une structure institutionnelle. Cette perte d'autonomie peut être très rapide voire brutale, devant nécessiter la vigilance de ou des aidants quant à l'opportunité de la mise en institution.

• Traitement

Certaines démences symptomatiques sont guéries ou améliorées par le traitement de leur cause : administration d'hormones thyroïdiennes ; arrêt d'une intoxication ; prise d'antibiotiques contre la syphilis ; évacuation d'un hématome sous-dural chronique ; dérivation d'une hydrocéphalie.

Dans les démences dégénératives, il n'y a pas de traitement spécifique. Les médicaments disponibles actuellement, les anticholinestérasiques (rivastigmine, donépézil, mémantine, etc.) semblent retarder quelque peu l'aggravation des troubles, mais ne changent pas le cours de la maladie.

• Perspectives

Le nombre de sujets atteints de démence augmente avec le vieillissement des populations. Il s'agit donc, dans les pays développés, d'un problème important de santé publique. C'est pourquoi la recherche médicale concernant les origines de ces maladies se poursuit sans relâche.

Des traitements médicamenteux sont aujourd'hui disponibles, dont l'efficacité est néanmoins limitée ; ils permettent de retarder le placement du patient en institution. La recherche s'oriente vers des traitements précoces qui pourraient retarder l'évolution de la démence.

Biopsie

Prélèvement d'un fragment de tissu ou d'organe à des fins d'examen microscopique.

• Indications

Une biopsie est indiquée quand on souhaite une étude anatomopathologique (structure globale du fragment vu au microscope) et parfois biochimique (recherche de diverses substances), immunologique (mise en évidence d'antigènes), génétique ou bactériologique. Elle permet ainsi le diagnostic d'une anomalie locale, par exemple une tumeur, ou de symptômes généralisés, comme lors d'une maladie systémique. Parfois, on cherche à s'assurer qu'une lésion connue (ulcère de l'estomac ou autre) ne contient pas de cellules cancéreuses. Plusieurs biopsies successives peuvent être pratiquées pour vérifier que l'évolution de la maladie est favorable sous traitement.

La biopsie est inscrite dans une démarche diagnostique précise ; elle intervient souvent après des examens plus faciles à réaliser (dosages sanguins, radiographies). Son intérêt est multiple : elle réussit là où les autres techniques sont inopérantes ; elle apporte une certitude diagnostique au lieu d'une probabilité ; elle indique, entre plusieurs variétés connues d'une même maladie, celle qui est en cause ; elle précise l'extension des lésions, leur degré de pénétration dans les tissus. Ces différents points ont d'importantes répercussions pronostiques et thérapeutiques : par exemple, un cancer sera traité plus radicalement si l'on sait qu'il appartient à une certaine variété, ou qu'il a franchi certaines limites tissulaires.

• Technique

> **La biopsie transcutanée, ou ponction-biopsie,** se fait avec une aiguille adaptée ou un trocart (instrument en forme de poinçon,

monté sur un manche et contenu dans une canule), le médecin se guidant, si besoin, par échographie ou scanner. Dans certaines variantes, comme pour la muqueuse de l'utérus, on réalise une aspiration avec une seringue. Dans d'autres cas (forage), on détache une « carotte » de l'organe, par exemple pour le sein. Par biopsie transcutanée, il est ainsi possible de prélever des fragments de sein, de foie, de rein, de plèvre et de poumon, de membrane synoviale (dans le genou), d'os (dans la crête iliaque, limite supérieure du bassin), de nerf et de muscle, mais aussi de conjonctive ou de paupière, etc. Par ailleurs, certains organes sont accessibles par l'intermédiaire d'un organe creux : c'est ainsi que la biopsie de la prostate est faite à travers la paroi du rectum, celle de la muqueuse utérine en passant une canule par le col de l'utérus.

> **La biopsie par endoscopie** utilise un endoscope, appareil d'observation muni d'un système optique grossissant. On peut y glisser une pince à biopsie ou de petits instruments opératoires en vue de traiter une lésion. En passant par les voies naturelles, on a accès à presque tout le tube digestif (fibroscopie gastroduodénale, coloscopie), à l'utérus (hystéroscopie), aux bronches et aux poumons (fibroscopie bronchique), à la vessie (cystoscopie). Par ailleurs, en introduisant l'endoscope à travers une petite incision cutanée, on peut pratiquer la biopsie des organes abdominaux (péritoine, ovaires, ganglions lymphatiques) au cours d'une cœlioscopie, ou celle de la plèvre au cours d'une pleuroscopie.

> **La biopsie chirurgicale** nécessite une véritable opération. On la pratique quand la lésion est trop profonde (les autres méthodes étant inefficaces) ou en même temps qu'un geste à visée thérapeutique. La biopsie est dite« extemporanée » si l'examen au microscope est effectué immédiatement, le chirurgien attendant le résultat pour déterminer l'importance de l'opération.

La biopsie-exérèse enlève la totalité d'une lésion (tumeur, polype) dans une intention thérapeutique et pour réaliser un examen microscopique plus complet. En neurochirurgie, une biopsie cérébrale est parfois pratiquée à travers un volet crânien ou un trou de trépan pour préciser la nature d'une lésion focalisée et parfois celle d'un syndrome démentiel inexpliqué. En obstétrique, la biopsie des villosités choriales du placenta, pour le diagnostic des anomalies fœtales, se fait à travers le col de l'utérus ou la paroi abdominale de la mère.

• Déroulement et effets secondaires

Le déroulement de l'examen est très variable selon la localisation de la biopsie et la technique utilisée. L'anesthésie peut être locale (biopsie transcutanée du sein, de la peau) ou générale (biopsie chirurgicale d'un organe profond).

Le délai d'obtention des résultats peut aller de quelques minutes (examen extemporané) à une dizaine de jours. Comme pour tout examen médical, l'indication d'une biopsie doit être soigneusement pesée, de sorte que les avantages l'emportent sur les inconvénients, qui sont exceptionnels : une biopsie, surtout transcutanée, peut léser un organe, provoquer une hémorragie par traumatisme d'un vaisseau sanguin, introduire des microbes dans l'organisme.

Cependant, les risques sont considérablement diminués par l'expérience de l'opérateur, le guidage radiographique des instruments, le respect d'une asepsie rigoureuse. Avant la pratique d'une biopsie, le patient doit être averti de l'objectif de l'acte ainsi que de ses risques. Une trace de cette information doit figurer dans le dossier médical.

La maladie de Parkinson

La maladie de Parkinson, décrite dès le début du XIXe siècle, est l'une des maladies neurologiques les plus fréquentes puisqu'elle touche environ 1 % de la population âgée de plus de 50 ans.

Maladie neurologique chronique caractérisée par un tremblement, une raideur et une lenteur des mouvements.

• Causes

La maladie de Parkinson est classée comme étant une maladie « dégénérative », mais sa cause initiale reste inconnue. On invoque une certaine prédisposition héréditaire qui ne jouerait cependant qu'un rôle mineur et, depuis peu, des facteurs liés à l'environnement rural (influence de toxiques tels que les pesticides, par exemple).

• Mécanisme

En revanche, le mécanisme de la maladie est connu depuis plusieurs décennies : il s'agit d'une dégénérescence atteignant les cellules nerveuses d'un noyau gris central (substance grise située à l'intérieur de l'encéphale), le locus niger ; celle-ci entraîne une insuffisance de sécrétion de dopamine, un neurotransmetteur qui agit sur le striatum, ou corps strié (autre noyau gris central qui intervient dans la régulation motrice).

Par ailleurs, en étudiant les cellules nerveuses de sujets atteints après leur mort, on a remarqué la présence de corps de Lewy, petites masses localisées à l'intérieur des cellules lésées, de signification incertaine. Les corps de Lewy sont principalement composés de deux protéines : l'alpha-synucléine et la parkine. Des mutations du gène codant l'alpha-synucléine déterminent une forme familiale de la maladie, appelée « Park 1 »; celles touchant le gène de la parkine déterminent la forme « Park 2 ». Ces formes familiales sont exceptionnelles.

D'autres gènes ont par ailleurs été identifiés. Ils sont impliqués dans les formes dites « Parkinson

LA DOPAMINE

Neurotransmetteur du groupe des catécholamines, précurseur de la noradrénaline, jouant dans le cerveau un rôle fondamental pour le contrôle de la motricité et utilisé en thérapeutique pour son action stimulante sur le système cardio-vasculaire.

La dopamine est synthétisée par certains neurones localisés dans des centres nerveux précis (hypothalamus, locus niger, corps striés) intervenant dans la commande de la motricité. Ces centres sont reliés par différentes voies, dont la voie nigrostriée qui relie le locus niger et le striatum.

La diminution de dopamine dans l'encéphale, due à la dégénérescence des neurones la fabriquant, est responsable des symptômes qui caractérisent la maladie de Parkinson.

D'autres troubles, comme le syndrome parkinsonien provoqué par les neuroleptiques, sont également imputables au dysfonctionnement des mécanismes dopaminergiques.

La dopamine est utilisée à des fins thérapeutiques pour des propriétés qu'elle a peu à l'état naturel. En effet, utilisée comme médicament, elle se diffuse dans l'ensemble de l'organisme, et non dans le seul système nerveux. Elle possède une action dite « inotrope positive » (augmentation de la force de contraction du cœur), et c'est alors un médicament d'urgence en cas d'état de choc cardiogénique, infectieux, hypovolémique ou traumatique. Son administration, par voie intraveineuse, est réservée à des médecins spécialistes, réanimateurs et cardiologues. La dopamine peut provoquer des nausées, des vomissements, des crises d'angor par ralentissement de la circulation dans les artères coronaires, des troubles du rythme cardiaque.

plus », où la maladie s'inscrit dans un syndrome l'associant à une démence, une hypotension orthostatique et une perte de poids.

• Symptômes et signes

La maladie commence vers 55 ans environ, parfois immédiatement après un stress (intervention chirurgicale, choc affectif), plus souvent sans raison et d'une manière très progressive et insidieuse. Le premier signe en est souvent une micrographie (écriture en pattes de mouche, avec des lettres très petites).

Lorsque la maladie est installée, elle se traduit par un syndrome extrapyramidal, le syndrome parkinsonien, qui associe trois types de signes :

> **un tremblement** quand le malade est au repos ;
> **une akinésie** (raréfaction et lenteur des mouvements) ;
> **une hypertonie plastique** (augmentation du tonus musculaire). L'un ou l'autre de ces signes peuvent dominer, selon les sujets. On constate également une exagération des réflexes et une dysarthrie (trouble de l'élocution), donnant à la voix un ton monocorde. Le visage est figé, inexpressif (amimie), contrastant avec un regard qui reste présent et vif.

• Diagnostic

Il est exclusivement établi d'après les signes cliniques, car seule une biopsie cérébrale *post mortem* du locus niger permet de découvrir des corps de Lewy et de confirmer le diagnostic.

La caméra à positons permet de visualiser le déficit en dopamine, mais elle n'est utilisée qu'à titre expérimental.

• Traitement

Le traitement est surtout médicamenteux et repose principalement sur l'administration de lévodopa (ou L-dopa), substance transformée en dopamine une fois absorbée. Connue depuis une trentaine d'années, celle-ci est surtout efficace dans les formes où prédominent la lenteur des mouvements et la raideur musculaire. Ce médicament est administré à doses croissantes, jusqu'à ce que soit atteinte la dose minimale nécessaire à la suppression des symptômes ; la prescription est fractionnée jusqu'en 8 prises quotidiennes, afin de répartir l'action du médicament tout au long de la journée. Un phénomène appelé *on-off* apparaît souvent après quelques années (chez 4 patients sur 5 après 10 ans) : réapparition brutale des troubles avec passage, à certains moments, d'un blocage moteur complet à un déblocage avec mouvements anormaux (compulsion de marche rapide, secousses musculaires).

Les autres médicaments antiparkinsoniens sont :

> **les agonistes dopaminergiques** (agissant comme la dopamine), tels la bromocriptine et le piribédil ;
> **des stimulateurs du système dopaminergique,** tels la sélégiline et l'entacapone, qui inhibent des enzymes de dégradation de la dopamine physiologique ;
> **les anticholinergiques.**

Des traitements non médicamenteux interviennent également.

> **La kinésithérapie,** fondamentale contre l'akinésie et la rigidité, consiste en une rééducation globale de la marche et de l'équilibre, et en une mobilisation de chaque groupe musculaire.
> **Le traitement chirurgical** est indiqué pour les formes de la maladie dans lesquelles les tremblements sont particulièrement invalidants. La chirurgie stéréotaxique (des lésions sélectives sont réalisées dans le striatum) tend à être remplacée par la pose d'électrodes de stimulation. Ces électrodes, implantées dans les noyaux sous-thalamiques, sont reliées à un boîtier externe, permettant au patient de moduler lui-même la stimulation. L'efficacité de ce procédé sur les tremblements est immédiate et souvent excellent ;
> **La greffe,** dans le striatum, de cellules provenant de glandes surrénales fœtales prélevées sur un fœtus avorté est encore du domaine expérimental.

• Pronostic

Le traitement a transformé le pronostic. Il permet en général au malade de maintenir ses activités et lui assure une durée de vie normale.

Cependant, chez certains patients, son efficacité diminue après plusieurs années et les troubles moteurs s'accentuent, en même temps qu'apparaît une altération progressive de leurs facultés intellectuelles.

La stimulation cérébrale, avenir de la neurochirurgie

Fini les lobotomies et autres opérations mutilantes, la neurochirurgie connaît un deuxième souffle grâce à la stimulation cérébrale. Après avoir démontré son intérêt face à la maladie de Parkinson, cette révolution thérapeutique a été appliquée à d'autres troubles du mouvement, du comportement, et même à certains troubles affectifs.

Même si des opérations classiques visant à retirer une zone cérébrale pathologique sont toujours utilisées, leur irréversibilité inquiète. Mais, depuis quelques années, une technique étonnante propose une alternative : la stimulation cérébrale.

Maladie de Parkinson : vivre mieux électriquement ?

La maladie de Parkinson touche 6,5 millions de personnes dans le monde et environ 150 000 en France. Cette maladie neurologique affecte les mouvements volontaires. À l'origine de ce trouble, on note l'atteinte d'une petite structure cérébrale abritant des neurones dits « dopaminergiques ». Ces derniers fabriquent et utilisent de la dopamine, un neurotransmetteur indispensable au contrôle des mouvements du corps, en particulier les mouvements automatiques (clignement des yeux, marche, etc.).

À l'origine de ces découvertes : les travaux d'Arvid Carlsson (prix Nobel 2000). Ils ont permis la mise en évidence, en 1963, de la lévodopa, un précurseur de la dopamine devenu le traitement de référence de la maladie de Parkinson. Très efficace durant les premières années, il contrôle généralement bien les symptômes, mais, à terme, il serait à l'origine de complications telles que des mouvements incontrôlés et involontaires (dyskinésies).

Face à ces troubles, des chercheurs français ont, en 1995, défrayé la chronique grâce à un nouveau concept thérapeutique. Une première mondiale qui trouve son origine dans différents travaux expérimentaux. D'une part, on savait que la lésion d'une zone spécifique du cerveau (noyau subthalamique) de singes parkinsoniens améliorait leurs symptômes. D'autre part, des chercheurs de Bordeaux avaient montré chez l'animal que la pose, dans le cerveau, d'une électrode alimentée en courant électrique supprimait ces mêmes symptômes.

L'équipe des professeurs Benabid et Pollak de Grenoble a repris ces résultats en ayant l'idée géniale d'utiliser un pacemaker pour transformer l'effet transitoire de la stimulation électrique en effet permanent, à la manière d'un pacemaker cardiaque. Réalisée en 1993, la stimulation cérébrale profonde du noyau subthalamique chez l'homme est rapportée 2 ans plus tard dans la prestigieuse revue *Lancet*.

Cette méthode révolutionnaire a permis de soulager à ce jour des milliers de patients dans le monde. À la suite de cette intervention, la moitié des malades peut considérablement alléger son traitement médicamenteux et le quart peut s'en passer totalement. Outre des résultats spectaculaires, cette technique a le grand avantage d'être réversible et adaptable.

Un mécanisme mystérieux

Généralement, le raisonnement scientifique fournit des théories auxquelles les chercheurs trouvent des applications. Mais, pour la stimulation cérébrale, c'est le cas inverse. La méthode a été découverte quasi fortuitement, son application a démontré son efficacité, mais le mécanisme reste en grande partie méconnu. Contrairement au concept « stimulation/excitation » jusqu'alors en vigueur, la stimulation à haute fréquence semble inhiber les neurones de la structure où sont implantées les électrodes, produisant les mêmes effets thérapeutiques que la destruction de la cible. De nombreux scientifiques travaillent à éclaircir ce mystère, ce qui pourrait déboucher sur de nouvelles perspectives de traitement.

Parkinson : le traitement en détail

En octobre 2001, le professeur Benabid saisit le Comité consultatif national d'éthique sur les implications éthiques liées à ces nouvelles applications de la stimulation cérébrale.

En juin 2002, le Comité retient comme indication essentielle les T.O.C., mais émet des réserves concernant les autres applications, faute d'études complémentaires. Les sages recommandent un encadrement très strict de ces pratiques et rappellent la nécessité de l'acceptation du traitement par le malade. Une condition parfois difficile pour certains troubles psychiatriques.

Vers un élargissement des indications ?

Les progrès de l'imagerie ont permis de mieux identifier les zones cérébrales en cause et ainsi d'envisager de nouvelles applications.

Dystonies. Au-delà de ces effets spectaculaires face à la maladie de Parkinson, cette technique a ensuite été appliquée au traitement des dystonies généralisées grâce aux travaux du professeur Coubes de Montpellier.

Huntington. En 2003, la même équipe l'expérimente chez un malade atteint de la maladie de Huntington, une affection neurologique rare touchant les capacités cognitives et motrices, avec notamment la survenue de gestes incohérents et anormaux (gestes choréiques). Quatre ans après l'intervention, les résultats obtenus chez ce patient, et chez deux autres malades opérés par la suite, montrent une réduction des troubles du mouvement. Le bénéfice sur les troubles cognitifs reste cependant à déterminer.

Épilepsies. Dans les cas d'épilepsies résistant aux traitements médicamenteux et chirurgicaux (par ablation de la zone épileptogène du cerveau), un traitement récent est possible : la stimulation du nerf vague. Un boîtier est implanté sous la clavicule gauche et une électrode est posée au niveau du nerf vague. Par cet intermédiaire, des impulsions électriques vont agir sur les régions cérébrales à l'origine des crises, réduisant leur fréquence dans près de la moitié des cas. Des dizaines de milliers de malades en ont profité dans le monde.
Plus récemment, la stimulation cérébrale profonde (analogue à celle utilisée pour la maladie de Parkinson, mais ciblée sur une autre zone) a donné de bons résultats, qui restent à confirmer sur un plus grand nombre de malades.

Dépressions. Parmi les bénéficiaires de la stimulation du nerf vague, des patients épileptiques, et dépressifs avant l'opération, ont vu leur humeur s'améliorer. Cette technique empêcherait ainsi les rechutes dépressives et aurait un effet bénéfique sur les dépressions résistantes. Autorisée en 2005 aux États-Unis, cette utilisation reste controversée.

T.O.C. Une équipe du groupe hospitalier de la Pitié-Salpêtrière a fortuitement découvert que deux parkinsoniens atteints de troubles obsessionnels compulsifs (T.O.C.) n'ont plus souffert de ces problèmes psychiatriques un an et demi après la mise en place d'une stimulation cérébrale profonde. Cette nouvelle indication est actuellement évaluée.

Et autres. Si l'on ajoute les algies vasculaires de la face, les obésités d'origine endocrinienne ou les psychoses schizophréniques, le nombre d'applications potentielles est élevé. Certains chercheurs parlent même d'une action préventive. Selon eux, ce dispositif pourrait empêcher les lésions du système nerveux, et donc les troubles neurologiques. Autant dire que cette découverte est promise à un bel avenir.

Les méningites

Une méningite est une inflammation des enveloppes du cerveau de la moelle épinière, les méninges, et du liquide cérébrospinal qu'elles contiennent entre leurs feuillets. Certaines méningites, dites « infectieuses », doivent être traitées rapidement pour éviter une propagation de l'affection au cerveau.

De nombreuses affections peuvent s'accompagner d'une réaction inflammatoire des méninges, comme les maladies cancéreuses ou les maladies systémiques (lupus érythémateux, sarcoïdose, etc.). Cependant, les méningites les plus fréquentes sont infectieuses et classées en deux groupes selon que le liquide cérébrospinal est purulent ou clair.

Méningites purulentes

Elles sont dues à l'infection par une bactérie, méningocoque, pneumocoque ou *Haemophilus influenzae*.

> **La méningite à méningocoque,** ou méningite cérébrospinale, se déclare souvent par épidémies dans les collectivités d'enfants ou d'adultes jeunes. Il existe des porteurs sains du germe (hébergeant le germe dans la muqueuse du pharynx mais ne développant pas la maladie), susceptibles de le disséminer par voie aérienne.

> **La méningite à pneumocoque** succède souvent à une infection des cavités internes de l'oreille ou des sinus de la face, parfois à une infection respiratoire ; son évolution est souvent très grave.

> **La méningite à *Haemophilus influenzae*** est prévenue par la vaccination.

• Symptômes et évolution

La maladie se déclare rapidement par une fièvre et un syndrome méningé : association de maux de tête, de vomissements, de douleur et de raideur de la colonne vertébrale et de photophobie (sensation pénible à la lumière). La survenue d'un purpura pétéchial (hémorragies cutanées punctiformes) est caractéristique du méningocoque. En l'absence de traitement, l'infection risque de s'étendre au cerveau (méningoencéphalite) et de provoquer un coma, des troubles du comportement, des paralysies, des convulsions. Le germe peut en outre passer dans le sang, entraînant une septicémie, et se diffuser aux viscères. La dissémination du méningocoque peut se traduire par un purpura fulminans, ou méningococcie fulminante, septicémie foudroyante évoluant en quelques heures.

• Diagnostic, traitement et prévention

Une méningite purulente constitue toujours une urgence médicale ; le diagnostic est établi par ponction lombaire. Le traitement repose sur l'antibiothérapie par voie intraveineuse et dure habituellement 10 jours pour les méningites à méningocoque, au moins 2 semaines pour les méningites à pneumocoque ou à *Haemophilus influenzae*.

Dans le seul cas du méningocoque, du fait du mode de contagion et de la possibilité de porteurs sains, une antibiothérapie préventive s'impose chez les sujets ayant été en contact étroit avec un malade. En cas de méningite à méningocoque de type C, la vaccination des enfants et des adultes jeunes ayant été en contact avec le malade est justifiée dans un délai maximal de 48 heures. La vaccination contre *Haemophilus* et contre le pneumocoque est recommandée chez tous les nourrissons.

Méningites à liquide clair

Elles sont exceptionnellement causées par un champignon microscopique, plus souvent par une bactérie (bacille de Koch, *Listeria monocytogenes*, rickettsie) ou par un virus (méningite virale). Certaines maladies virales, comme les oreillons, la chorioméningite lymphocytaire (ou maladie d'Armstrong) ou la méningite multirécurrente de Mollaret, comportent communément une atteinte méningée.

Une méningite à liquide clair se traduit, comme une méningite purulente, par un syndrome méningé. Une méningite tuberculeuse, due au bacille de Koch, présente une évolution subaiguë et peut se compliquer d'une atteinte du tronc cérébral (atteinte des nerfs oculomoteurs avec troubles de la vision, de la déglutition et coma). L'aspect clinique des méningites à *Listeria* est souvent similaire. L'apparition de signes de souffrance cérébrale (coma, troubles du comportement, paralysies, convulsions) traduit une méningoencéphalite et est généralement le fait d'une méningite due au virus de l'herpès.

• Diagnostic, traitement et prévention

Le diagnostic repose sur la ponction lombaire. Le traitement est fonction de la cause infectieuse : antiviral (aciclovir) pour les méningoencéphalites herpétiques, efficace à condition d'être administré tôt et pendant 10 à 15 jours ; antibiotique pour la listériose ; antituberculeux pour la tuberculose ; antifongique pour les rares cas de méningite dus à des champignons et observés chez les malades immunodéprimés.

Les mesures de prévention ne concernent que la tuberculose et la listériose en cas d'épidémie.

Ponction lombaire

Acte consistant à introduire une aiguille creuse dans la partie inférieure de la colonne vertébrale, puis à prélever et/ou à évacuer du liquide cérébrospinal et/ou à injecter un médicament ou un produit de contraste.

• Déroulement

Le médecin doit s'assurer qu'il n'existe pas de contre-indication à la ponction lombaire (P.L.) et, notamment, que le malade n'est pas atteint d'une hypertension intracrânienne, dépistable par un examen du fond d'œil.
En l'absence de contre-indication, la ponction lombaire ne présente pas de danger.
Dans la plupart des cas, une ponction lombaire n'est pas particulièrement douloureuse.
Elle est effectuée le plus souvent sans anesthésie dans le cadre d'une hospitalisation pour un syndrome méningé ou une affection dégénérative du système nerveux central, par exemple. Le patient devra rester allongé 24 heures après l'intervention pour éviter l'apparition de maux de tête.

• Indications

> **À visée diagnostique.** Elle est le préalable d'une analyse du liquide cérébrospinal ou d'une myélographie. Le prélèvement d'un échantillon de liquide cérébrospinal (liquide dans lequel baignent les organes du système nerveux central) à des fins d'analyse permet le diagnostic de nombreuses affections neurologiques comme une méningite ou une hémorragie méningée. L'injection d'un liquide de contraste opaque aux rayons X permet de réaliser une myélographie (examen radiographique des tissus du canal rachidien) en donnant une image de la moelle épinière.

> **À visée évacuatrice.** Elle permet d'éliminer un excès de liquide cérébrospinal, notamment en cas d'hydrocéphalie et, plus particulièrement, en cas d'hydrocéphalie dite « à pression normale » ou « d'hypertension intracrânienne bénigne ».

> **À visée thérapeutique.** Elle consiste à injecter des médicaments antibiotiques dans le cas d'une méningite, des médicaments anticancéreux dans le cas d'une leucémie. La ponction lombaire sert également à l'injection d'un anesthésique local ; ce procédé (anesthésie péridurale) a l'avantage de permettre une anesthésie étendue sans perte de conscience.

Les paralysies

Une paralysie est une perte de la motricité secondaire à la diminution ou à la perte de la contractilité d'un ou de plusieurs muscles. Elle est due à des lésions de voies nerveuses ou de muscles. Les paralysies d'origine nerveuse sont centrales ou périphériques.

Une paralysie peut concerner un petit groupe de muscles, un membre (monoplégie), la partie inférieure du corps (paraplégie) ou toute sa moitié droite ou gauche (hémiplégie). Lorsque la force musculaire est seulement diminuée, on parle de parésie.

On distingue les paralysies centrales, où la lésion siège dans l'encéphale ou la moelle épinière, et les paralysies périphériques, où elle siège sur un nerf, entre ses racines et sa terminaison.

• Causes

Elles sont diverses :

> **virales** : virus neurotrope (*Corynebacterium diphteriae*, responsable de la diphtérie, ou virus de la poliomyélite, par exemple) ;

> **traumatisme, tumeur bénigne ou maligne, accident vasculaire cérébral** (hémorragie, interruption de la circulation) ;

> **maladies diverses**, comme la sclérose en plaques. L'anomalie responsable de la paralysie siège en un point quelconque des voies de la motricité, entre le cortex cérébral et les muscles.

• Traitement

Le traitement de la cause, lorsqu'il est possible (ablation chirurgicale d'une tumeur, par exemple), fait dans certains cas régresser ou disparaître la paralysie.

Dans d'autres cas, une régression spontanée est possible, voire fréquente, comme au cours de certains accidents vasculaires cérébraux.

Dans les formes plus sévères, le traitement repose principalement sur la rééducation, qui permet au malade d'apprendre à utiliser au mieux les muscles restés actifs. Un appareillage adapté peut être proposé (appareil releveur du pied à la marche, par exemple).

HÉMIPLÉGIE

Paralysie affectant la moitié (gauche ou droite) du corps.

Une hémiplégie peut concerner une ou plusieurs parties du corps en même temps : il existe des hémiplégies d'un bras, d'une jambe, parfois de la face, mais toujours sur un seul côté du corps. Il peut y avoir des hémiplégies de toute une moitié du corps.

L'hémiplégie peut être soit spasmodique (les muscles atteints sont raides), soit flasque (les muscles sont mous et affaiblis).

• Causes

Une hémiplégie a pour cause une lésion de la voie pyramidale, faisceau de fibres nerveuses qui vont du cortex cérébral jusqu'à différents niveaux de la moelle épinière et commandent la contraction des muscles.

La lésion siège du côté opposé aux membres atteints : une hémiplégie gauche correspond à une lésion cérébrale droite et inversement. Cette lésion est elle-même consécutive à un accident vasculaire cérébral, ischémique (diminution ou arrêt de la circulation) ou hémorragique, à une tumeur ou à un traumatisme ou encore à une infection du système nerveux (abcès du cerveau).

Les hémiplégies liées à des accidents vasculaires cérébraux débutent brutalement avant de régresser plus ou moins complètement ; celles qui correspondent à des tumeurs commencent progressivement, puis s'étendent et s'aggravent de plus en plus.

PRINCIPAUX NERFS ET PLEXUS NERVEUX

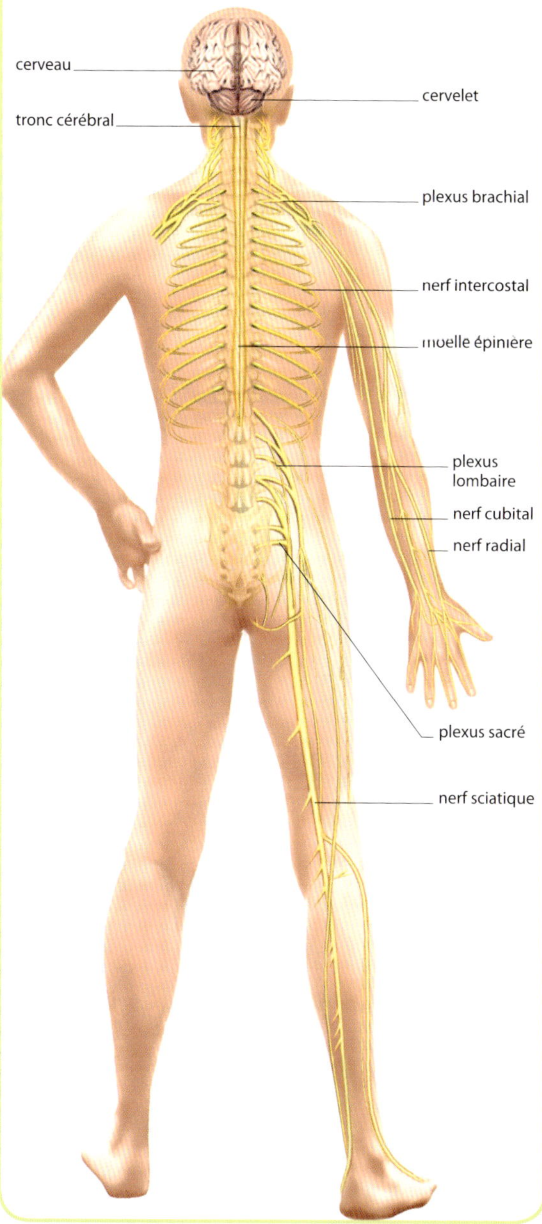

▲ Le système nerveux comprend deux parties : le système nerveux central et le système nerveux périphérique. Le premier est constitué par l'encéphale et la moelle épinière, tandis que le second inclut l'ensemble des nerfs reliant le système central au reste du corps.

• Symptômes et signes

Le malade bouge difficilement le bras et/ou la jambe du côté atteint et présente le signe de Babinski : le frottement du bord externe du pied provoque une extension lente du gros orteil.

• Diagnostic

Pour déterminer le siège des lésions, on regarde si l'hémiplégie atteint la face, le bras, et/ou la jambe et avec quelle intensité relative (caractère proportionnel ou non proportionnel de l'hémiplégie). Ainsi, une lésion du cortex cérébral provoque une hémiplégie non proportionnelle (qui prédomine sur la face et le bras ou bien sur la cuisse) accompagnée d'une aphasie (perturbation du langage), d'une hémianopsie (cécité partielle), d'une astéréognosie (le sujet ne reconnaît pas les objets avec la main, les yeux fermés) ou d'une perte de connaissance.

Une lésion du tronc cérébral, à la base de l'encéphale, provoque un syndrome alterne : la paralysie des membres affecte un côté du corps (par exemple le droit) alors que la paralysie des nerfs crâniens attachés à l'encéphale affecte l'autre côté (par exemple le côté gauche du visage). Cela s'explique par le fait que les fibres du faisceau pyramidal s'entrecroisent dans le tronc cérébral pour gagner le côté opposé.

• Traitement

C'est essentiellement le traitement de la cause, qui peut faire régresser l'hémiplégie ou l'empêcher de s'aggraver. Il s'y ajoute celui des symptômes (ventilation assistée en cas de coma). Ultérieurement, la rééducation améliore souvent les séquelles motrices et l'orthophonie, celles du langage.

PARALYSIE FACIALE

La paralysie faciale est d'un déficit moteur complet ou partiel des muscles peauciers d'une moitié de la face. La paralysie faciale est une atteinte du nerf de la motricité des muscles de la face, le nerf facial (7e paire crânienne).

• Différents types de paralysie faciale

On distingue les paralysies faciales centrales et les paralysies faciales périphériques.

> **La paralysie faciale centrale** s'observe au cours de lésions vasculaires cérébrales et est souvent associée à une hémiplégie. Elle est liée à l'interruption des fibres reliant le cortex moteur et le noyau du nerf facial. Elle affecte la moitié de la face opposée à celle où siège la lésion nerveuse et prédomine dans la partie inférieure du visage : les paupières et le front sont épargnés par la paralysie.

Cette paralysie se caractérise par une dissociation automatico-volontaire : elle est particulièrement visible lors de la motricité volontaire, mais les mouvements automatiques et réflexes sont conservés.

Le traitement est celui de l'accident vasculaire cérébral (administration, notamment en cas d'embolie, d'anticoagulants).

> **La paralysie faciale périphérique, ou paralysie de Bell,** peut avoir de nombreuses causes :
– infectieuses (zona du ganglion géniculé situé sur le trajet du nerf facial, otite moyenne aiguë, polyradiculonévrite) ;
– traumatique (fracture du rocher) ;
– tumorale (tumeur de l'angle pontocérébelleux) ;
– vasculaire (ramollissement protubérentiel de la partie moyenne du tronc cérébral).

Elle est consécutive à une altération du noyau d'origine du nerf facial, des racines du nerf ou du tronc nerveux lui-même et affecte la moitié du visage où siègent les lésions nerveuses. Les signes en sont une asymétrie du visage lorsqu'il est au repos, les traits étant déviés du côté sain. Du côté atteint, la face est atone, la commissure des lèvres abaissée, le sillon nasogénien moins profond, les lèvres plus largement ouvertes et les rides frontales abaissées. Il peut exister une diminution des sécrétions salivaires et lacrymales du côté atteint. La variété la plus fréquente de paralysie faciale périphérique est dite « a frigore » ; cette forme, le plus généralement bénigne et récidivant très rarement, apparaît brutalement, souvent favorisée par une exposition à l'air froid (vitre de voiture ouverte) et est souvent précédée de douleurs mastoïdiennes (derrière le pavillon de l'oreille).

LES SIGNES ASSOCIÉS

La paralysie faciale peut être associée à :
> une hyperacousie pénible (perception exagérée des sons) ;
> une diminution de la sécrétion de la salive et des larmes ;
> une diminution de la sensibilité du conduit auditif externe ;
> la perte du goût sur la partie antérieure de la moitié de la langue du côté paralysé (goût qui peut être testé en utilisant un coton trempé dans des solutions sucrée, salée ou acide).

• Traitement

Le traitement comprend la rééducation par la kinésithérapie. Si la paralysie est partielle, l'état du patient s'améliore complètement et aucune séquelle ne persiste. Si la paralysie est totale, un traitement par les corticostéroïdes doit être administré en urgence ; cependant, dans la moitié des cas, des séquelles relativement gênantes (hémispasme facial, syndrome des larmes de crocodile [émission incontrôlée de larmes]) peuvent persister.

PARAPLÉGIE

Paralysie des deux membres inférieurs. Une paraplégie est due à une lésion des cellules motrices du système nerveux, de localisation soit centrale (lésion en profondeur de la moelle épinière), soit périphérique (lésion dans la zone d'émergence des fibres nerveuses de la moelle ou des nerfs). Elle s'associe dans un certain nombre de cas à des troubles sphinctériens (incontinence ou rétention urinaire, par exemple).

> **Les paraplégies centrales** peuvent apparaître brutalement (traumatismes, accidents vasculaires) ou progressivement (syndrome de compression de la moelle, sclérose en plaques). On observe alors un syndrome pyramidal, caractérisé par une paralysie spasmodique, c'est-à-dire associée à une hypertonie (raideur musculaire) et à une exagération des

réflexes, et par un signe de Babinski (extension du gros orteil lors du frottement du bord externe de la plante du pied), témoignant de la nature centrale de la paraplégie.

> **Les paraplégies périphériques** comprennent les atteintes d'une zone de la moelle épinière, appelée « corne antérieure », qui peuvent être aiguës (poliomyélite) ou chroniques (maladie de Charcot), et les atteintes aiguës des racines des nerfs (polyradiculonévrite comme le syndrome de Guillain-Barré).

• Diagnostic et traitement

Le diagnostic repose sur l'examen tomodensitométrique, l'imagerie par résonance magnétique (I.R.M.), l'examen du liquide cérébrospinal et les explorations électrophysiologiques (potentiels évoqués somesthésiques [des voies de la sensibilité], électromyographie).

Le traitement, médical ou chirurgical, dépend de l'affection responsable.

TÉTRAPLÉGIE

Paralysie touchant simultanément les quatre membre. Est aussi appelée « quadriplégie ».

Une tétraplégie est une perte complète des mouvements des membres ; si la paralysie n'est que partielle (parésie), on parle de « tétraparésie » ou de « quadriparésie ». Les causes et le traitement d'une tétraparésie s'apparentent à ceux d'une tétraplégie.

• Différents types de tétraplégie

La tétraplégie prend une forme différente selon la localisation des lésions nerveuses, qui sont soit centrales, situées dans la profondeur de la moelle épinière, soit périphériques, siégeant dans les nerfs ou juste avant la sortie des nerfs de la moelle.

> **Les tétraplégies centrales** font suite à une compression ou à une section de la moelle épinière cervicale par une arthrose vertébrale ou un traumatisme (accident de la circulation avec « coup du lapin »). L'examen clinique révèle un syndrome pyramidal (associant la paralysie à une raideur des muscles, qualifiée de spastique).

> **Les tétraplégies périphériques** sont constatées habituellement dans les polyradiculonévrites comme la maladie de Guillain-Barré (inflammation des racines des nerfs). La paralysie est alors qualifiée de « flasque », du fait d'un relâchement des muscles et d'une abolition des réflexes.

• Traitement

Le traitement est celui de la cause quand il est envisageable et que les lésions nerveuses ne sont pas irréversibles.

Par ailleurs, il existe certaines possibilités de traitement symptomatique ou palliatif, comme la rééducation, pour diminuer les conséquences du handicap. La prise en charge est complexe et spécialisée, les résultats variant selon la maladie causale.

La sclérose en plaques

Dans la sclérose en plaques, les fibres prolongeant les cellules du système nerveux perdent la substance qui les entoure, ce qui les empêche de conduire l'influx nerveux. Cette maladie entraîne souvent une invalidité progressive.

• Définition

Maladie inflammatoire du système nerveux central se traduisant par la perte, à certains endroits (plaques), de myéline (gaine des fibres nerveuses) qui est remplacée par un tissu cicatriciel (sclérose).

La sclérose en plaques atteint principalement les adultes jeunes avec une prédominance féminine (60 % des cas). On dénombre de 3 à 5 nouveaux cas par an pour 100 000 habitants en Europe et aux États-Unis.

• Symptômes et signes

Les plaques empêchent les fibres nerveuses atteintes de conduire normalement l'influx nerveux, ce qui entraîne des troubles d'intensité et de localisation très variables, en fonction de la zone où elles apparaissent. La maladie se manifeste sous forme de poussées de courte durée, suivies d'une régression des signes dans environ 85 % des cas (forme rémittente). Dans 15 % des cas, la maladie est d'emblée progressive et s'aggrave sans discontinuité.

Les premières manifestations de la sclérose en plaques peuvent concerner les fonctions sensitives (fourmillements, impressions anormales au tact), motrices (paralysie transitoire d'un membre), la vision (vision floue, baisse brutale de l'acuité visuelle d'un œil), l'équilibre ou encore le contrôle des urines (incontinence). Certaines formes rares débutent par des troubles cognitifs (mémoire, attention, etc.).

CAUSES

Elles ne sont pas connues avec certitude, mais l'intervention conjointe de plusieurs facteurs est probable, dont des facteurs génétiques. On pense qu'il s'agit d'une maladie auto-immune : le système immunitaire de l'organisme attaquerait la myéline comme si celle-ci était un corps étranger. La maladie est plus fréquente dans les régions tempérées du globe ; en dehors de ces dernières, elle est aussi plus répandue chez les gens ayant passé leur enfance dans ces mêmes régions, ce qui peut laisser supposer des origines liées à l'environnement ; toutefois, la nature du facteur environnemental est controversée et il n'existe actuellement aucune preuve d'une origine virale.

• Diagnostic

Il repose principalement sur l'observation des signes. L'apparition brutale de troubles témoignant d'une atteinte multifocale (plusieurs foyers) et leur régression rapide en quelques jours ou en quelques semaines, chez un adulte jeune, sont très caractéristiques de la maladie. Des critères internationaux de diagnostic, appelés « critères de Mac Donald », révisés en 2005, accordent la communauté neurologique sur le diagnostic.

L'imagerie par résonance magnétique (I.R.M.) est actuellement le procédé permettant le mieux de visualiser les endroits démyélinisés (plaques), à bords plus ou moins réguliers.

L'examen du liquide cérébrospinal, recueilli par ponction lombaire, peut montrer la présence de lymphocytes, ou globules blancs, une légère augmentation du taux de protéines et une élévation des gammaglobulines (anticorps).

Les potentiels évoqués (enregistrement de l'activité électrique du cerveau) permettent de rechercher des atteintes encore latentes, établissant le caractère multifocal des plaques et donc des lésions neurologiques.

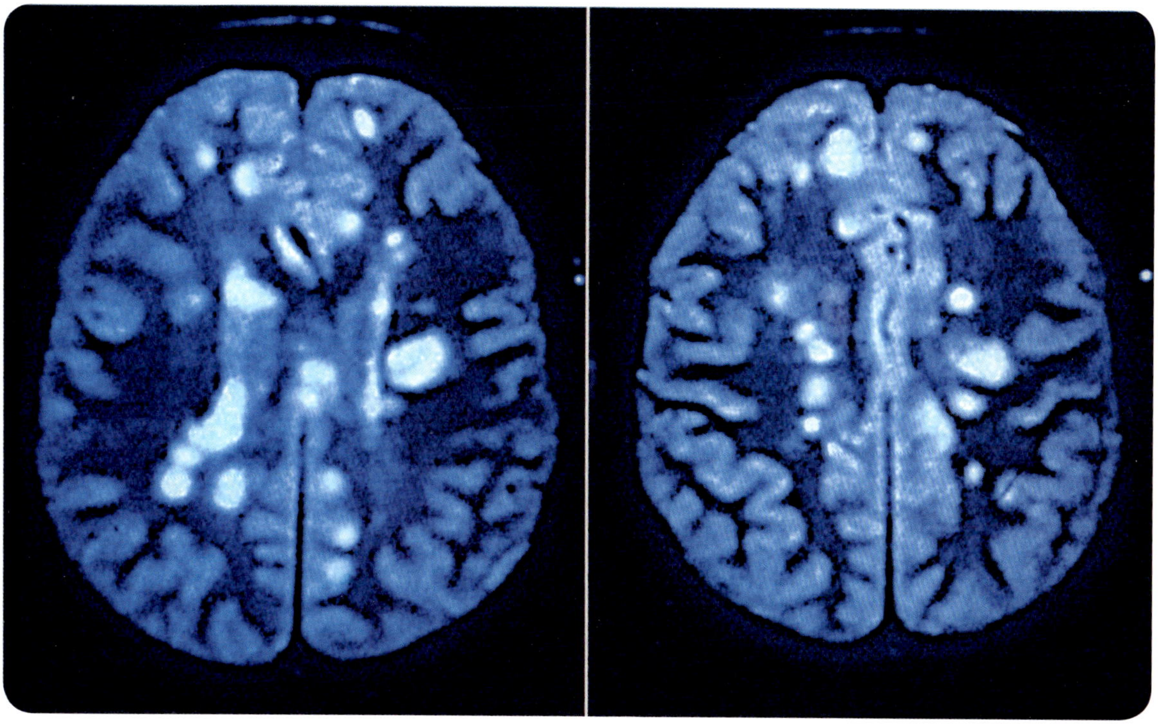

▲ La coupe horizontale de l'I.R.M. cérébrale met en évidence des plaques blanches, dites « en hypersignal », évocatrices de la sclérose en plaques.

• Traitement

Le traitement des poussées se fonde sur la corticothérapie à fortes doses, administrée de préférence par perfusion pendant quelques jours en milieu hospitalier.

Afin de ralentir la maladie, diminuer le nombre de poussées et freiner la progression du handicap (évalué par l'EDSS *[Expanded Disability Status Scale]*), on utilise actuellement des traitements de fond (interféron bêta, copolymère 1) et, pour certaines formes agressives, la mitoxantrone, *un* puissant immunosuppresseur, ou le natalizumab, un anticorps monoclonal. Ces traitements n'ont été validés que dans les formes rémittentes.

• Pronostic

Il est très variable. La forme la plus courante se caractérise par une succession de poussées entrecoupées de rémissions d'une durée très variable avec, lors des premières manifestations de la maladie, une régression totale des signes, puis leur persistance croissante, ce qui aboutit à une invalidité progressive.

Il existe également des formes immédiatement invalidantes (poussées initiales non suivies de rémission), des cas où l'évolution est progressive et continue, mais également des formes bénignes (10 à 15 % des cas), qui se traduisent par un petit nombre de poussées et une rémission très longue ou définitive.

Comprendre et traiter la migraine

La migraine touche environ un adulte sur dix. Mais, parce qu'elle n'est révélée par aucun test biologique ou examen, on l'a souvent considérée comme une affection « psychologique ». Aujourd'hui, si les mécanismes demeurent en partie méconnus, elle est de mieux en mieux soulagée.

Reconnaître la migraine

La migraine a pour première caractéristique de survenir par crises. Mais cet unique critère ne suffit pas à la définir. Pour poser son diagnostic, le médecin ne peut se fier qu'à un interrogatoire patient et minutieux.

Diagnostiquer une migraine. Une personne souffrant de maux de tête à répétition peut déterminer si elle est ou non atteinte de migraine en répondant à quelques questions qui se réfèrent à la classification établie par la Société internationale des céphalées.
Les maux de tête surviennent-ils par crises, qui durent de 4 à 72 heures, et entre lesquelles le malade ne souffre pas ? Si la réponse est non, le patient devra chercher ailleurs que dans la migraine la cause de ses maux de tête.
Pendant les crises, le mal de tête siège-t-il exclusivement d'un côté ou y prédomine-t-il ? La douleur bat-elle au rythme du cœur ? Est-elle sévère au point d'entraver les activités quotidiennes ? Est-elle aggravée par l'effort physique ?
Pendant les crises, le malade est-il nauséeux ? Vomit-il ? Le bruit et la lumière sont-ils pénibles ?
Un patient est atteint de migraine commune (sans aura) s'il a répondu par l'affirmative à au moins deux des quatre questions de la deuxième série et au moins à une des trois questions de la troisième série.

Une origine encore obscure. Si l'on peut observer pendant les crises migraineuses des modifications des vaisseaux sanguins, des neurones (cellules nerveuses cérébrales) et des modifications biochimiques, leur mécanisme d'action, leur enchaînement et la raison de leur déclenchement restent obscurs, même si les facteurs familiaux paraissent incontestables. De plus, aucun test biologique, aucune technique d'imagerie médicale du cerveau, aussi perfectionnée soit-elle, ne permet d'établir qu'un sujet est ou n'est pas migraineux.

Qu'est-ce que la migraine ?

Le langage courant utilise souvent, à tort, le terme de « migraine » pour désigner des maux de tête, et avant tout le plus banal d'entre eux, la céphalée de tension. Bien des « fausses migraines » – comme l'algie vasculaire de la face, qui se manifeste par de très vives douleurs centrées sur l'œil, ou la névralgie du trijumeau, qui consiste en de brèves décharges électriques d'un côté du visage – demeurent ainsi non soignées, alors qu'un traitement spécifique serait possible.

La migraine sans aura ou « commune ». C'est la plus fréquente des migraines ; elle se caractérise avant tout par un violent mal de tête, souvent précédé de symptômes annonciateurs ou prodromes (troubles de l'appétit ou de l'humeur). La douleur est souvent limitée à un seul côté de la tête, mais elle peut aussi être diffuse ou ressentie seulement au front, à la nuque ou aux tempes. Bientôt, elle se renforce à chaque pulsation cardiaque, s'accompagne, chez certains patients, d'une saillie anormale de l'artère le long de la tempe, et le moindre mouvement l'augmente. La lumière, le bruit, les odeurs deviennent insupportables au malade, l'obligeant à rechercher obscurité et silence. Presque toujours, cette forme de migraine perturbe aussi le système digestif, entraînant nausées, vomissements, douleurs abdominales ou diarrhée. Le plus souvent, la crise migraineuse dure 1 ou 2 jours, et s'achève à l'issue d'un sommeil réparateur.
La migraine avec aura ou « accompagnée ». Cette variété se distingue par la présence d'une aura

migraineuse : troubles neurologiques précédant le mal de tête et s'installant selon une « marche migraineuse ». Les plus fréquentes des auras sont des troubles visuels : la vision devient floue, le malade perçoit des formes brillantes ou colorées, une tache noire entourée d'un bord brillant en dents de scie qui grandit de minute en minute, ou constate une amputation de son champ visuel. Les troubles peuvent être des sensations d'engourdissement, de fourmillement, qui affectent en général un seul côté du corps et qui commencent souvent à la main pour gagner le bras puis le visage. Plus rares sont les troubles du langage ou les troubles moteurs (faiblesse d'une main ou de la moitié du corps, voire une paralysie passagère). L'aura dure en moyenne de 20 à 30 minutes, puis disparaît pour laisser place (ou non) au mal de tête, en général moins long que dans la migraine commune.

Les autres formes de migraine. Plus rares et moins typiques, elles peuvent nécessiter la prescription d'examens complémentaires, pour que le diagnostic soit posé. Il s'agit, par exemple, de crises de migraine précédées d'auras atypiques, d'une migraine associant la paralysie d'un côté du corps, ou encore d'une migraine ophtalmologique.

La migraine au quotidien

Dans 9 cas sur 10, les crises de migraine apparaissent avant l'âge de 40 ans. Elles se raréfient entre 50 et 60 ans, et peuvent disparaître avec le grand âge. Mais, au fil du temps, le type des crises, leur sévérité, leur durée, leur fréquence et les facteurs déclenchants peuvent varier chez un même patient.

Ce qui déclenche la crise. Les facteurs psychologiques, les aliments, les modifications du mode de vie, les facteurs climatiques ou sensoriels (bruits, odeurs, etc.) sont souvent invoqués, ainsi que les facteurs hormonaux : chez les femmes, par exemple, les crises apparaissent dans la moitié des cas à la puberté ; chez 2 femmes sur 3, elles sont plus fréquentes et plus sévères au moment des règles.

Traiter la migraine

Une fois la crise commencée, les traitements doivent être pris le plus tôt possible pour une meilleure efficacité. Les analgésiques, les anti-inflammatoires et d'autres médicaments plus spécifiques atténuent le mal de tête en 2 heures dans 50 à 60 % des cas, et le suppriment dans 20 à 30 %. Les triptans, dont le sumatriptan (le premier à avoir été utilisé), parviennent à soulager jusqu'à 80 % des patients. Ces antimigraineux de crise ne doivent pas être pris trop souvent, car ils peuvent être responsables d'une véritable toxicomanie.
Même si aucun des produits actuels n'est efficace à 100 %, une dizaine de médicaments sont bénéfiques dans près des deux tiers des cas : ainsi, un migraineux peut espérer, en suivant son traitement de fond durant plusieurs mois, voir baisser la fréquence des crises. On utilise principalement les dérivés de l'ergot de seigle, les antisérotonines, les bêtabloquants, les inhibiteurs des canaux calciques et les antidépresseurs. Les médecines douces, telles que l'acupuncture, la relaxation, peuvent également donner de bons résultats.

Quand le mal de tête est un signal d'alarme

Certains maux de tête, heureusement peu fréquents, ne doivent pas être confondus avec une migraine ; constituant un signal d'alarme, ils imposent une consultation médicale d'urgence. Un mal de tête soudain, « comme quelque chose qui éclate dans la tête », traduit dans certains cas une hémorragie des méninges. Un mal de tête qui s'aggrave de jour en jour peut faire craindre une méningite, un abcès ou une tumeur au cerveau. Enfin, un mal de tête récent et inhabituel chez une personne de plus de 60 ans peut révéler une maladie inflammatoire des artères, appelée « maladie de Horton », qui peut entraîner une cécité si un traitement rapide n'est pas mis en route.

Microchirurgie

Chirurgie réalisée à l'aide d'un microscope binoculaire permettant de grossir jusqu'à 40 fois la vision du champ opératoire.

• Indications

La microchirurgie permet d'effectuer des interventions impossibles en chirurgie classique, à l'échelle du dixième de millimètre et au-dessous. Elle possède un très vaste champ d'application.

> **En chirurgie nerveuse** par exemple, elle permet la réparation d'un nerf par suture ou greffe et des opérations délicates de neurolyse (libération de nerfs comprimés par un tissu sclérosé, comme dans le syndrome du canal carpien). Elle est aussi utilisée pour traiter les malformations vasculaires intracrâniennes, les sciatiques et certaines malformations vasculaires de la moelle épinière.

> **En gynécologie,** elle est utilisée dans le traitement de la stérilité (chirurgie des trompes et des ovaires).

> **En ophtalmologie,** elle a connu un développement très important avec les opérations de la cataracte (remplacement du cristallin par des implants) et de la rétine.

> **En oto-rhino-laryngologie,** la microchirurgie est essentiellement utilisée dans l'oreille moyenne pour y reconstituer une chaîne d'osselets ou pour enlever des tumeurs en préservant les nerfs.

> **En traumatologie,** elle permet la réimplantation de membres ou de doigts sectionnés.

• Techniques

Elles sont variables et dépendent du type d'opération, mais reposent toujours sur l'utilisation de microscopes, souvent binoculaires, et d'un matériel spécial (instruments extrêmement fins, fils très fins pour les sutures). Lors de l'intervention, le chirurgien ne regarde pas directement ses mains, mais examine le champ opératoire à travers un système optique grossissant, voire par l'intermédiaire d'un écran.

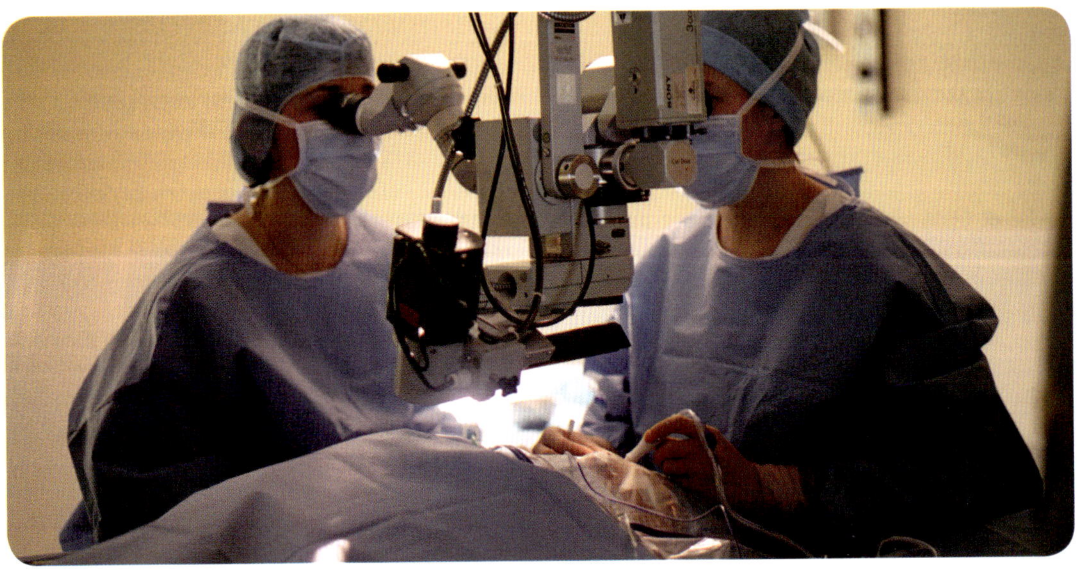

▲ Le chirurgien travaille avec un microscope binoculaire, ce qui lui permet d'opérer des structures anatomiques extrêmement fines.

le conduit auditif interne et provoque des signes discrets : baisse d'audition très progressive et d'un seul côté (souvent le patient ne s'en rend compte qu'au téléphone), bourdonnements d'oreille, vertiges.

Dans un deuxième temps, la tumeur grossit dans la cavité crânienne, dans une région appelée « angle pontocérébelleux » (entre la protubérance annulaire, ou pont, et le cervelet).

Le sujet se plaint de fourmillements, de douleurs dans la région du nerf trijumeau (sur la face) et d'une paralysie dans la région du nerf facial (muscles du visage).

• Diagnostic et traitement

Le diagnostic se fait souvent grâce à l'imagerie par résonance magnétique (I.R.M.) et aux potentiels évoqués auditifs (enregistrement de la réponse nerveuse aux stimulations sonores). Le traitement consiste à enlever chirurgicalement la tumeur. L'intervention est beaucoup plus délicate quand celle-ci est à un stade avancé.

Neurinome des nerfs rachidiens

Tumeur bénigne d'un nerf rattaché à la moelle épinière, observée à partir de 40 ans.

La tumeur peut se développer aux dépens d'une racine sensitive ou motrice et est fréquemment localisée dans le dos.

• Symptômes et signes

Pendant plusieurs années, les douleurs se limitent à la racine du nerf et surviennent surtout en position allongée. Elles ressemblent beaucoup à celles d'une sciatique. Plus tard, la tumeur, ayant grossi, provoque une compression de la moelle épinière.

• Diagnostic et traitement

Le diagnostic est établi grâce à la myélographie ou à l'imagerie par résonance magnétique (I.R.M.).

Le traitement consiste à pratiquer l'ablation chirurgicale de la tumeur. Lorsque celle-ci est effectuée à un stade précoce, le pronostic est excellent.

ŒDÈME CÉRÉBRAL

Majoration du volume du cerveau, consécutive à une augmentation de la teneur en eau de ses tissus.

L'œdème cérébral accompagne différentes maladies de l'encéphale : tumeur, traumatisme, infection, inflammation, accident vasculaire cérébral.

Deux mécanismes sont possibles : soit la fuite du plasma en dehors des capillaires sanguins (œdème vasogénique par troubles circulatoires), soit, plus rarement, une accumulation de liquide à l'intérieur des cellules nerveuses elles-mêmes (œdème neurogénique par lésion des parois cellulaires, le plus souvent d'origine ischémique).

Le crâne étant rigide, l'œdème cérébral entraîne une hypertension intracrânienne se traduisant par des signes tels que des paralysies, des vomissements, des maux de tête, un coma, et il peut être mortel.

Le traitement nécessite une hospitalisation en urgence et associe des antiœdémateux cérébraux (macromolécules, corticostéroïdes) au traitement de la cause. Les antiœdémateux ne sont efficaces qu'en cas d'œdème vasogénique.

- L'artériosclérose

Artérite

- Les maladies vasculaires

Anévrysme artériel

Anévrysme artérioveineux

Angiome

Dissection aortique

Thrombose

- Les maladies veineuses des membres inférieurs

Phlébite

Ulcère de la jambe

Varice

- Les œdèmes

Œdème angioneurotique héréditaire

VOIR AUSSI

Accidents vasculaires cérébraux p. 102

Insuffisance coronarienne p. 168

Maladie de Horton p. 413

Maladie de Raynaud p. 416

La circulation sanguine

L'artériosclérose

Au cours de cette maladie, des dépôts s'installent progressivement sur les parois des artères, rétrécissant leur calibre et empêchant le sang de circuler normalement. Ce processus peut aboutir à de graves atteintes des organes vitaux.

Maladie dégénérative de l'artère affectant les fibres musculaires lisses et les fibres élastiques qui la constituent.

• Différents types d'artériosclérose

On réunit généralement sous le terme d'artériosclérose deux maladies distinctes.

> **L'artériosclérose proprement dite** est caractérisée par un épaississement diffus de la paroi des artères de petit calibre dû à des dépôts d'apparence vitreuse, constitués essentiellement de protéines plasmatiques, sans dépôt lipidique. L'artériolosclérose touche les artérioles.

> **L'athérosclérose,** qui est souvent associée à l'artériosclérose, est caractérisée par des dépôts lipidiques sur la paroi artérielle et s'accompagne parfois d'une médiacalcose (calcification de la paroi).

FORMATION D'UNE PLAQUE D'ATHÉROME

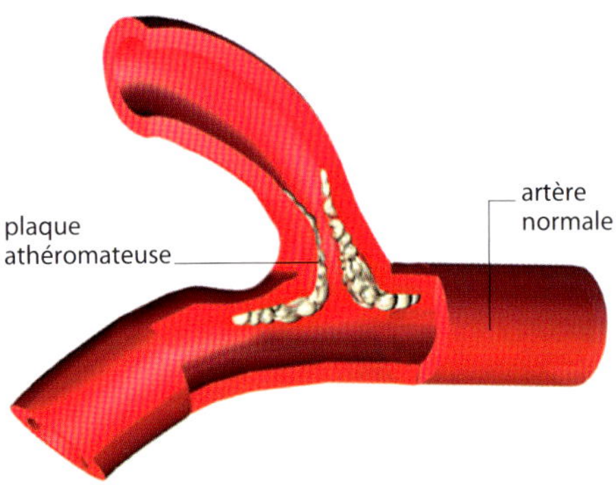

▲ Une bifurcation artérielle, en créant des turbulences dans l'écoulement sanguin, favorise le dépôt de plaques d'athérome à cet endroit.

• Causes

L'artériosclérose, qui s'accompagne d'un vieillissement précoce des éléments vasculaires, est favorisée par un certain nombre de facteurs de risque cardio-vasculaire dont les principaux sont le tabagisme, l'hypertension artérielle, le diabète, l'obésité, l'existence d'un taux élevé de cholestérol dans le sang, des antécédents familiaux d'artériosclérose et la sédentarité. L'incidence de la maladie croît avec l'âge, le processus pathologique étant habituellement lent mais progressif. L'homme est proportionnellement plus touché que la femme.

• Symptômes et évolution

L'artériosclérose ne se manifeste que lorsque le rétrécissement de l'artère gêne la circulation sanguine. Les symptômes sont alors sensiblement les mêmes que ceux de l'athérosclérose : crises d'angor, vertiges, douleurs.

Les lésions peuvent évoluer en infarctus du myocarde, en artérite des membres inférieurs, en accident vasculaire cérébral ou en insuffisance rénale.

• Diagnostic

L'artériosclérose peut être détectée cliniquement par la palpation des artères sur leur trajet superficiel ou, pour les artères de l'œil, sur leur aspect à l'examen du fond d'œil. Certains examens permettent d'estimer la localisation et l'extension de la maladie : échographie vasculaire, ou artériographie lorsque l'on envisage un traitement chirurgical ou une angioplastie (dilatation d'un rétrécissement artériel à l'aide d'une sonde à ballonnet montée sur un cathéter guide). Ces examens sont parfois l'occasion de mettre en évidence les calcifications d'une médiacalcose.

• Traitement

Il est avant tout préventif et porte sur une amélioration de l'hygiène de vie (activité physique modérée, suppression du tabac, régime alimentaire pauvre en graisses saturées). Le traitement médicamenteux se limite aux antiagrégants plaquettaires et aux statines, médicaments faisant baisser le taux sanguin de cholestérol, et, dans une moindre mesure, le taux sanguin de triglycérides.

• L'hygiène de vie

Il est vivement conseillé aux personnes ayant un risque héréditaire d'artériosclérose d'adopter certaines règles d'hygiène de vie afin de limiter le risque d'infarctus du myocarde.

Ces règles comportent : l'arrêt total du tabac, la pratique régulière d'une activité physique comme la marche, un régime alimentaire sans sucre, pauvre en graisses et en calories en cas de diabète, de taux de cholestérol trop élevé ou d'obésité ; si ce régime est insuffisant, des médicaments sont prescrits pour corriger le diabète, l'hypertension et l'excès de cholestérol.

ARTÉRITE

Lésion inflammatoire d'une artère.

Par extension, ce terme regroupe toutes les lésions artérielles, quel qu'en soit le mécanisme.

La lésion peut concerner les différentes tuniques de la paroi artérielle : intima (endartérite), média (mésartérite), ou adventice (périartérite), ou même les trois à la fois (panartérite).

Une artérite peut s'étendre de manière diffuse ou se limiter à un territoire vasculaire localisé (artères des membres inférieurs, artères coronaires ou artères carotides). Elle est parfois limitée à un seul vaisseau (artère temporale dans la maladie de Horton, artère rétinienne dans l'artérite du même nom) ou à des portions d'un vaisseau (périartérite noueuse).

LOCALISATIONS DE L'ARTÉRIOSCLÉROSE

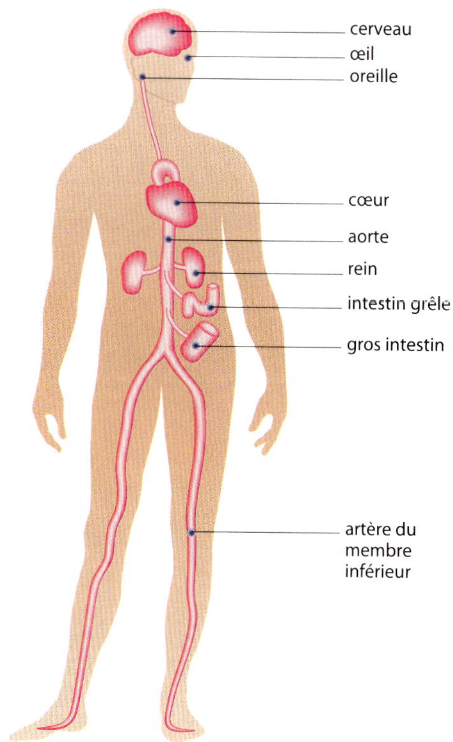

▲ L'artériosclérose est caractérisée par un épaississement diffus de la paroi des artères. Elle peut toucher une ou plusieurs artères (carotides, coronaires, artères des membres inférieurs, artères rénales, branches de l'artère ophtalmique).

L'artérite des membres inférieurs d'origine athéromateuse est fréquente et touche surtout les fumeurs. Elle se manifeste par une douleur au mollet survenant à la marche (claudication intermittente). À l'examen clinique, on ne palpe plus le pouls au pied. L'artérite est diagnostiquée par le Doppler artériel.

Le traitement comporte, outre l'arrêt du tabac qui est impératif, la prise de vasodilatateurs. Il faut parfois procéder à une désobstruction de l'artère atteinte par angioplastie ou faire un pontage.

Un véritable fléau social

L'alcoolisme est la 3e cause de mortalité dans les pays industrialisés. Sa prévention passe par une information plus efficace et par une meilleure prise de conscience des dangers qu'entraîne la consommation d'alcool.

Les méfaits de l'alcool

Absorbé par le tube digestif, l'alcool passe dans le sang, d'où il diffuse dans tout l'organisme. L'ingestion d'alcool modifie le fonctionnement du système nerveux et entraîne une ivresse. À long terme, la consommation régulière d'alcool provoque différentes maladies, regroupées sous le terme d'« alcoolopathies », qui concernent surtout le foie et le cerveau, mais aussi le pharynx et le larynx (le risque de cancer dans ces deux zones étant accru par une forte consommation d'alcool, surtout associée à celle du tabac). Elle induit, souvent insidieusement, une dépendance : un buveur peut devenir alcoolique sans jamais être ivre, en consommant régulièrement une quantité d'alcool dangereuse pour lui.

La dépendance physique. Un consommateur d'alcool devient alcoolique, ou alcoolodépendant, lorsqu'il a perdu la liberté de s'abstenir de boire et qu'il ne peut cesser de consommer de l'alcool sans souffrir de symptômes caractéristiques (malaise généralisé accompagné de tremblements et de sueurs), appelés « syndrome de sevrage ». Ce syndrome disparaît dès que le sujet boit de l'alcool ou s'aggrave et s'accompagne d'hallucinations pouvant aller jusqu'au délire aigu, associé à une déshydratation : c'est la crise de delirium tremens. Les mécanismes de cette dépendance physique seraient liés à des perturbations de la membrane des cellules nerveuses et à des modifications des neurotransmetteurs.

Les différences hommes/femmes. Les femmes sont beaucoup plus sensibles que les hommes aux effets toxiques de l'alcool. Plusieurs raisons a cela. Les femmes sont en général plus petites que les hommes : pour des doses ingérées analogues, la teneur sanguine en alcool est donc plus élevée. L'alcool se diffuse plus difficilement dans les tissus gras que dans les tissus maigres (foie, cœur, etc.). Or, le corps féminin a plus de tissus gras ; l'espace de diffusion de l'alcool est donc plus faible et la concentration en alcool plus forte dans les tissus maigres. Enfin, l'alcool ingéré produit davantage de substances toxiques chez les femmes.

Les maux de l'alcoolique

Une alcoolisation importante et régulière entraîne des lésions des différents organes, une augmentation du taux sanguin de graisses et une baisse du taux de glucose, ainsi

Quelques idées reçues

L'alcool est source de chaleur. En effet, l'alcool produit de la chaleur, mais également une vasodilatation superficielle qui favorise aussitôt… la perte de cette chaleur.

L'alcool donne des forces. C'est faux. En effet, même si un travail musculaire intense accroît l'oxydation de l'alcool, il y a en même temps production accrue d'acide lactique, lequel limite les possibilités de travail.

L'alcool favorise la sexualité. Non. Tout au plus entraîne-t-il une certaine désinhibition ; mais, à partir d'une dose d'ailleurs assez peu élevée, la satisfaction féminine et les « performances » masculines sont diminuées.

L'alcool permet de lutter contre l'anxiété. En effet, l'alcool a des effets anxiolytiques, mais il entraîne une dépendance et il est toxique pour l'organisme. Mieux vaut traiter l'anxiété par des médicaments appropriés.

que des carences nutritionnelles. Ingérer rapidement, une forte quantité d'alcool peut aussi menacer directement la vie en provoquant une insuffisance hépatique aiguë, un coma hypoglycémique ou une acidose métabolique, responsable d'une insuffisance rénale aiguë.
L'alcool provoque dans le foie une accumulation de corps gras, puis une inflammation et enfin des lésions irréversibles des cellules hépatiques : c'est la cirrhose, elle-même source d'œdème des membres inférieurs, d'hémorragie digestive, d'ascite et, finalement, de coma hépatique. La consommation d'alcool peut aussi entraîner une pancréatite, responsable d'une inflammation de l'œsophage ou de la muqueuse de l'estomac.
D'autres affections sont spécifiquement liées à la carence en vitamine B1 : polynévrite des membres inférieurs, névrite rétrobulbaire, avec baisse progressive et bilatérale de l'acuité visuelle, et encéphalopathie de Gayet-Wernicke, qui entraîne une amnésie associée à des fabulations, à de fausses reconnaissances et à une désorientation temporelle. Non traitée, cette encéphalopathie devient irréversible : c'est le syndrome de Korsakoff.

Alcoolisme et grossesse. Lorsqu'une femme enceinte boit de l'alcool, surtout pendant les premiers mois de sa grossesse, elle compromet gravement la santé de son futur enfant. L'ingestion régulière d'alcool, même en quantité modérée, suffit parfois pour que le bébé souffre d'un syndrome dit « d'alcoolisme fœtal » ou « embryofœtopathie » alcoolique : trop faible poids à la naissance, malformations, déficience intellectuelle, comportement instable. L'Organisation mondiale de la santé (O.M.S.) déconseille toute consommation d'alcool, même minime, au cours de la grossesse.

Alcoolisme et hérédité

Une prédisposition génétique intervient dans la tendance à l'alcoolisme, comme l'ont montré des recherches sur des vrais jumeaux ou des enfants adoptés. Ce qui ne signifie en aucun cas qu'un enfant d'alcoolique deviendra inéluctablement alcoolique à son tour, mais plutôt que, s'il se trouve confronté à la tentation, il aura plus qu'un autre des difficultés à ne pas franchir le pas de la dépendance à l'alcool.

À l'inverse, certains sujets supportent naturellement très mal l'alcool, ce qui expliquerait leur plus faible propension à devenir alcooliques. En effet, ils présentent un déficit en A.L.D.H. (acétaldéhyde déshydrogénase), une enzyme normalement chargée d'éliminer l'acétaldéhyde, produit de dégradation toxique de l'alcool.

Guérir l'alcoolisme

La guérison d'un alcoolique passe par une prise de conscience de son état. Or, celle-ci est souvent malaisée, d'autant que le malade a tendance à s'illusionner sur cet état ou à le dissimuler. Chez un adolescent coutumier des fêtes « arrosées », les proches peuvent être alertés par une baisse des résultats scolaires, un désintérêt pour l'école, mais aussi une mauvaise mine, la disparition de la pureté du blanc de l'œil, ainsi que la fréquence inhabituelle des petits accidents, un léger tremblement et une irritabilité anormale le matin, ces derniers phénomènes disparaissant après la consommation du premier verre.

Le rôle de l'entourage et de la société. Sans forcément moraliser, informer un buveur des dangers de l'alcool peut le conduire à consulter un médecin et à diminuer sa consommation, alors que, une fois la dépendance installée, le seul remède sera l'abstinence définitive. C'est dire le rôle de l'État, tant d'un point de vue législatif (réglementation de la consommation d'alcool sur les lieux de travail, de la publicité, protection des mineurs) qu'informatif (spots publicitaires).

Une désintoxication est possible. Le suivi des alcooliques a considérablement progressé depuis ces dernières années. Le sevrage, en particulier, est devenu plus supportable grâce à l'administration de médicaments anxiolytiques et sédatifs comme les benzodiazépines. L'hospitalisation est réservée aux alcooliques qui ne parviennent pas à se priver d'alcool à domicile. Elle dure environ 3 semaines, et l'administration d'un tranquillisant évite ou atténue les symptômes du sevrage. Passé ce cap, on peut continuer à prescrire sur une longue période de la vitamine B1 et un médicament d'aide au maintien de l'abstinence. Une psychothérapie, visant à accompagner le malade, à le déculpabiliser tout en le responsabilisant, est particulièrement utile lors du sevrage.

Les maladies vasculaires

Les maladies vasculaires peuvent être favorisées par des facteurs de risque vasculaires (hypertension artérielle, hypercholestérolémie, diabète, consommation excessive de tabac, sédentarité). Elles peuvent être secondaires à une anomalie congénitale de la paroi artérielle ou post-traumatiques.

ANÉVRYSME ARTÉRIEL

Dilatation d'un segment de vaisseau artériel.

Un anévrysme artériel est généralement dû à une atteinte de la paroi vasculaire par l'athérome (dépôt lipidique responsable de l'athérosclérose). Il survient plus rarement dans le cadre d'une maladie inflammatoire (maladie de Horton), d'une maladie d'origine infectieuse ou en raison d'une anomalie congénitale de la paroi artérielle (maladie de Marfan).

On distingue les anévrysmes sacciformes (constituant une poche) des anévrysmes fusiformes (simple dilatation).

Un anévrysme artériel n'entraîne pas de symptômes particuliers, sauf en cas de complications. Celles-ci peuvent être multiples : fissuration responsable d'une douleur locale, compression des organes situés à proximité, embolies causées par un caillot tapissant la paroi de l'anévrysme ou rupture de l'anévrysme entraînant une hémorragie souvent mortelle.

Le risque de rupture est fonction de sa taille, qui augmente à une vitesse variable.

• Différents types d'anévrysme artériel

> **L'anévrysme artériel intracrânien,** dilatation à l'intérieur du crâne d'un segment d'artère, touche environ 2 % de la population. Les anévrysmes artériels intracrâniens peuvent être congénitaux ou acquis (anévrysmes intracérébraux de très petite taille, en rapport avec l'hypertension artérielle chronique). Leur complication principale est la rupture d'anévrysme, qui entraîne, selon l'endroit où elle survient, une hémorragie méningée ou un hématome cérébral. On distingue :

– l'anévrysme sacciforme intracrânien, le plus fréquent, causé par une anomalie congénitale de la paroi artérielle, dont la malformation s'accroît ensuite lentement, formant un sac. La rupture du sac anévrysmal se produit souvent chez le sujet jeune, mais peut survenir également à un âge avancé, favorisée dans ce cas par le vieillissement de la paroi, par l'athérosclérose ou l'hypertension artérielle. La proximité de structures nerveuses, d'une importance capitale, le rend très dangereux à cause de la compression et du risque de rupture ;

– l'anévrysme fusiforme intracrânien d'origine athérosclereuse, dont la gravité dépend de la compression qu'il exerce sur les structures environnantes et qui peut entraîner des lésions ;

– l'anévrysme intracrânien infectieux, provoqué par des lésions de la paroi artérielle à caractère infectieux, dues par exemple à une méningite ;

– l'anévrysme intracrânien traumatique, développé à partir d'une lésion traumatique fragilisant la paroi artérielle.

> **L'anévrysme artériel des membres,** dilatation dans un membre d'un segment d'artère, peut siéger à la racine des membres (artère sous-clavière, fémorale commune) ou, au contraire, sur les petites artères distales. Il est cause de lourdeurs, d'engourdissements, de crampes des membres.

> **L'anévrysme artériel disséquant** est une poche formée dans l'épaisseur même de la paroi artérielle à la suite d'un clivage de cette paroi. Il siège le plus souvent sur l'aorte descendante. L'anévrysme disséquant s'observe surtout dans les maladies dégénératives des artères comme la médiacalcose (variété de sclérose artérielle).

• Diagnostic

Un anévrysme artériel, lorsqu'il est superficiel, se caractérise par une tuméfaction battante, expansive et indolore. Sinon, le diagnostic repose sur l'échographie, l'artériographie cérébrale, le scanner ou l'imagerie par résonance magnétique (I.R.M.).

• Traitement et prévention

Lors de formes compliquées d'anévrysme artériel et à partir d'un certain diamètre, compte tenu du risque inéluctable de rupture ou de thrombose (formation d'un caillot), l'intervention chirurgicale est souhaitable chaque fois qu'elle se révèle possible.

La prévention suppose une surveillance accrue des facteurs de risque de l'athérosclérose (hypertension artérielle, diabète, hypercholestérolémie) et celle, par échographie à intervalles réguliers, de l'évolution du diamètre d'un anévrysme aortique.

ANÉVRYSME ARTÉRIOVEINEUX

Un anévrysme artérioveineux est la communication anormale entre une artère et une veine. Cette communication forme une cavité, à la différence des « fistules artério-veineuses » qui sont de simples communications non dilatées. Il est le plus souvent d'origine traumatique, produit par rupture ou par perforation, mais il arrive qu'il soit congénital.

Il convient de distinguer le cas très particulier d'une fistule artérioveineuse volontairement créée au niveau du membre supérieur pour permettre des séances d'hémodialyse, dans l'insuffisance rénale chronique.

• Symptômes et diagnostic

Les troubles sont variables : dilatation des veines, œdème, douleurs. Tous ces symptômes sont unilatéraux et siègent sur un membre ou au cou. La palpation permet de percevoir un frémissement particulier, le thrill, continu, se propageant tout le long des vaisseaux mais devenant maximal au niveau de la fistule. Sans intervention thérapeutique, celle-ci entraîne inéluctablement une insuffisance cardiaque.

• Traitement

Le traitement d'un anévrysme artérioveineux est chirurgical. L'artériographie guidera le choix de l'intervention suivant les caractères anatomiques de la fistule. L'embolisation (occlusion thérapeutique d'un vaisseau) est parfois réalisable au cours d'un acte de radiologie interventionnelle, ce qui évite le recours à la chirurgie.

Lorsqu'il existe une poche kystique intercalaire, l'intervention est plus complexe, et on s'orientera vers l'excision de la poche avec une reconstitution de la voie artérielle par greffe.

ANGIOME

Malformation touchant le système vasculaire : artères, capillaires, veines et vaisseaux lymphatiques.

L'angiome est une lésion congénitale, bénigne, des vaisseaux sanguins (hémangiome) ou lymphatiques (lymphangiome), qui se traduit par une dilatation des structures vasculaires. Il peut exister dès la naissance ou apparaître au cours de l'enfance ou de la vie adulte. Dans certains cas, il peut également régresser et disparaître.

La localisation est soit superficielle (peau, muqueuses), soit profonde (viscères, par exemple cerveau, foie, poumon, ou os); les angiomes profonds risquent de provoquer des hémorragies.

Angiomes cutanés

On distingue, parmi les angiomes cutanés, les angiomes immatures, les angiomes matures, ou plans, les angiomes stellaires et les angiomes capillaroveineux.

> **Les angiomes immatures** sont des malformations du système vasculaire très fréquentes chez les nourrissons, qui se développent à partir du derme superficiel. Ils se présentent sous deux aspects différents : les angiomes tubéreux, ou angiomes fraise, forment des saillies plus ou moins volumineuses, bien délimitées et de couleur rouge; les angiomes sous-cutanés paraissent moins superficiels et leur saillie peut être recouverte d'une peau normale ou bleutée. Dans la majorité des cas, les angiomes immatures régressent

spontanément, et l'abstention de tout traitement est la conduite la plus raisonnable. Une simple surveillance dermatologique régulière est suffisante, sauf si l'angiome est localisé dans une zone fonctionnellement importante (paupières pour la vision, larynx pour la respiration, lèvres pour la dentition). Dans une telle situation, une corticothérapie ou une ablation chirurgicale peuvent être envisagées.

> **Les angiomes matures, ou angiomes plans,** sont des malformations très fréquentes du système vasculaire, qui se développent à partir des capillaires du derme superficiel. Ce sont les classiques « envies », ou « taches de vin », qui, malgré leur aspect parfois impressionnant, n'entraînent aucun trouble fonctionnel. L'angiome plan va s'étendre au cours de la vie du patient, prendre une couleur plus foncée et se recouvrir de nodules saillants. Il est traité par les lasers vasculaires. Toutefois, les résultats ne sont pas toujours parfaits, et il faut souvent répéter l'opération.

> **Les angiomes stellaires, ou télangiectasiques,** sont des malformations du système vasculaire qui se présentent comme de petites taches rouges en forme d'étoile, légèrement surélevées. Ils siègent surtout sur le visage et les extrémités et sont favorisés par la grossesse. On les rencontre également dans le cadre des cirrhoses alcooliques. Lorsqu'ils ne disparaissent pas spontanément, ces angiomes se traitent par électrocoagulation sous anesthésie locale.

> **Les angiomes capillaroveineux** sont des malformations rares du système vasculaire qui se présentent comme des saillies bleutées situées sur les trajets veineux, qui augmentent de volume pendant un effort. Ils peuvent être traités par injection de produits sclérosants ou par ablation chirurgicale mais imposent la pratique d'examens complémentaires avant intervention.

Angiomes digestifs

Parmi les angiomes digestifs les plus courants figurent les angiomes hépatiques et ceux du tube digestif.

> **Les angiomes hépatiques** sont des malformations développées à partir des structures vasculaires du foie. Ils sont de cause inconnue. Sauf exception, ils sont asymptomatiques et sont révélés par hasard, à l'occasion d'une échographie. S'ils dépassent 3 centimètres de diamètre, ils se différencient difficilement de certaines tumeurs hépatiques. Un scanner ou une imagerie par résonance magnétique (I.R.M.) est alors nécessaire pour établir le diagnostic. Un traitement s'impose rarement, sauf si l'angiome est très volumineux. Dans ce cas, une intervention chirurgicale peut être envisagée.

> **Les angiomes du tube digestif, ou angio-dysplasies,** sont des malformations développées à partir des structures vasculaires du tube digestif. Ces petits pelotons vasculaires ne provoquent aucun trouble fonctionnel réel mais peuvent entraîner des hémorragies brutales ou continues. Leur diagnostic est réalisé grâce à un examen endoscopique ou à une artériographie. Le traitement ne s'impose qu'en cas d'hémorragie. La destruction de l'angiome peut alors se faire pendant l'endoscopie ou l'artériographie.

Angiomes osseux

Les angiomes osseux touchent le plus souvent les vertèbres (angiome vertébral). En général, celui-ci n'entraîne aucun symptôme et est diagnostiqué lors d'une radiographie du rachis, par l'aspect grillagé d'une vertèbre. Aucun traitement n'est alors nécessaire. Lorsqu'il est responsable de douleur, ce qui est rare, ou de signes neurologiques, ce qui est exceptionnel, l'angiome vertébral est traité, selon les cas, par vertébroplastie (injection de ciment dans la vertèbre), chirurgie ou radiothérapie.

Angiomes artérioveineux

Ces malformations congénitales du système vasculaire concernent essentiellement les jonctions artérioveineuses du cerveau. L'artère et la veine sont anormalement reliées entre elles par un réseau de vaisseaux embryonnaires.

• Symptômes et signes

Découverts souvent chez le sujet jeune, les angiomes artérioveineux peuvent être révélés par des maux de tête, des crises d'épilepsie, parfois un déficit neurologique progressif.

• Diagnostic et évolution

Le diagnostic repose sur l'angio-I.R.M., examen moins invasif que l'artériographie, qui permet de situer précisément la malformation et d'apprécier sa taille.

La complication majeure est la rupture d'anévrysme, entraînant des hémorragies cérébrales et cérébroméningées.

• Traitement

Le seul traitement radical, lorsqu'il est possible, est l'ablation chirurgicale de la malformation. Un traitement par embolisation (obstruction des vaisseaux de liaison par une substance obturante déposée par sonde intravasculaire guidée radiologiquement), seul ou en complément de la chirurgie, peut également être proposé.

DISSECTION AORTIQUE

Rupture longitudinale de la média (tunique moyenne de la paroi artérielle) de l'aorte. On parle aussi d'« anévrysme disséquant ».

Une dissection aortique survient souvent au tout début de l'aorte, après rupture de sa paroi interne au-dessus des valves sigmoïdes aortiques. L'arrivée du sang sous pression dans la paroi artérielle par cette déchirure contribue ensuite à étendre le clivage le long du vaisseau. Le sang retourne parfois dans l'aorte par un deuxième orifice de rupture situé plus loin. La dissection aortique aboutit à l'existence de 2 canaux : le vrai chenal, où le sang circule dans les conditions normales, et le faux, créé par la dissection de la paroi artérielle.

• Causes

Il existe en général un terrain artériel particulier : sujets souffrant d'athérosclérose ou présentant des anomalies de constitution des fibres élastiques (maladie de Marfan), quand une hypertension artérielle sévère est installée depuis longtemps ou après un traumatisme thoracique important.

AORTE

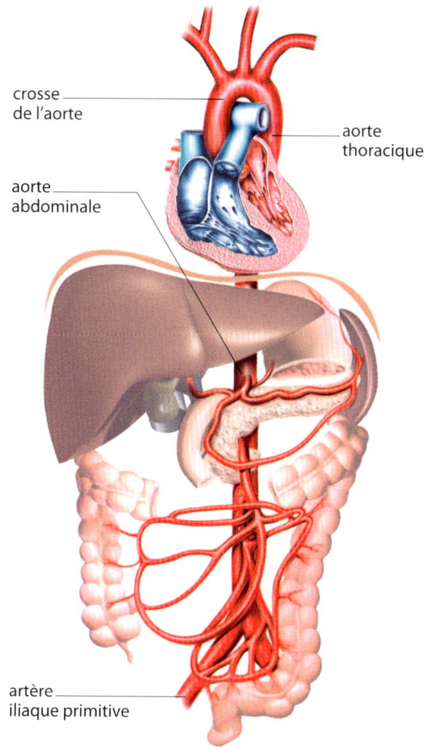

• Symptômes et signes

Le malade se plaint de douleurs thoraciques d'apparition brutale, intenses, voire insupportables, dont le siège se déplace avec l'extension de la dissection.

• Diagnostic et évolution

Le diagnostic doit être fait rapidement, grâce à certains examens complémentaires comme l'échographie cardiaque, surtout par voie transœsophagienne, le scanner ou l'imagerie par résonance magnétique.

Le risque principal est la rupture de l'artère disséquée dans le péricarde ou dans d'autres parties du thorax, avec hémorragie interne parfois foudroyante. L'hospitalisation en urgence est nécessaire.

• Traitement

Il consiste à remplacer chirurgicalement la partie de l'aorte atteinte de dissection par une prothèse. Une réimplantantation, au besoin, des branches nées de la partie à remplacer sur la prothèse ou la mise en place d'une prothèse aortique sont parfois nécessaires. Une autre technique repose sur l'emploi de colles spéciales, dites « biologiques », pour ressouder les constituants de la paroi artérielle.

Enfin, dans certaines localisations, la chirurgie n'est pas indispensable, le traitement de l'hypertension artérielle pouvant suffire à éviter l'extension de la dissection.

THROMBOSE

Phénomène pathologique consistant en la formation d'un thrombus (caillot sanguin, formé de fibrine, de globules blancs et de plaquettes) dans une artère ou une veine.

• Différents types de thrombose

> **La thrombose d'une artère coronaire** peut provoquer une occlusion et, par suite, la survenue d'un infarctus du myocarde, causant une douleur vive, constrictive et prolongée dans la poitrine et l'épaule gauche.

> **La thrombose d'une artère de la jambe** entraîne une ischémie aiguë, c'est-à-dire la suppression de l'irrigation de toute une partie du membre, qui aboutit parfois à une gangrène pouvant nécessiter l'amputation. On constate une absence de pouls, une douleur vive, un refroidissement et une pâleur. Les thromboses artérielles du bras sont rares.

> **La thrombose d'une veine (phlébite),** qui survient le plus souvent au niveau du membre inférieur, peut entraîner une embolie pulmonaire en cas de migration du caillot vers le cœur puis vers le poumon. On constate une douleur du mollet, un œdème et une augmentation de la chaleur du membre.

> **Les thromboses de l'appareil digestif** peuvent atteindre différents organes, par exemple l'intestin grêle (entraînant une ischémie intestinale) ou le côlon (entraînant une colite ischémique), mais aussi la veine porte (la thrombose étant alors d'origine tumorale ou infectieuse) ou une veine de l'anus, en cas de thrombose hémorroïdaire. Des douleurs abdominales aiguës, un syndrome pseudo-occlusif, des hémorragies digestives sont les symptômes de ces thromboses. Elles sont graves, mais rares (à l'exception des thromboses hémorroïdaires), et nécessitent une hospitalisation d'urgence.

> **La thrombose d'une artère à destinée cérébrale** (artère carotide primitive ou interne, artère vertébrale ou tronc basilaire) peut être responsable d'un accident vasculaire cérébral ischémique et se manifeste par un déficit sensitif ou moteur correspondant au territoire cérébral atteint. La thrombose d'une veine intracérébrale peut se révéler par des maux de tête et des crises d'épilepsie et avoir pour conséquence des accidents vasculaires cérébraux ischémiques d'origine veineuse.

• Causes

Une thrombose peut être favorisée par une plaque d'athérome (dépôt graisseux), en particulier si celle-ci se rompt (« rupture de plaque »), ou par un ralentissement circulatoire ou encore par une altération de l'hémostase provoquant un état d'hypercoagulation (déficit en antithrombine, en protéines C et S ou en facteur V de Leiden). La grossesse, les suites d'une intervention chirurgicale, la prise de contraceptifs oraux ainsi que le tabagisme sont des facteurs favorisant la survenue d'une thrombose en complication d'une artériosclérose sévère.

• Traitement

Divers médicaments sont utilisés dans le traitement préventif ou curatif de la thrombose : les antiagrégants plaquettaires, tels que l'acide acétylsalicylique et le clopidogrel, les anticoagulants comme l'héparine et les antagonistes de la vitamine K, les thrombolytiques. Une thrombectomie (ablation du thrombus) est pratiquée en cas d'urgence.

Les maladies veineuses des membres inférieurs

En France, plus de 18 millions d'adultes se plaignent de troubles de la circulation veineuse des jambes. Les maladies veineuses sont très souvent réservées aux femmes et limitées aux phénomènes de « jambes lourdes » ou aux varices. Ces maladies sont pourtant multiples. De la simple gêne dans la vie quotidienne à de réelles conséquences physiques, parfois graves, les maladies veineuses augmentent en fréquence et touchent des individus de plus en plus jeunes.

PHLÉBITE

Constitution d'un caillot à l'intérieur d'une veine, parfois associé à une inflammation de la paroi veineuse. On parle aussi de «thrombophlébite».

Une phlébite a pour conséquences un arrêt du flux sanguin dans la veine obstruée et une hyperpression vasculaire en amont du caillot. Elle peut être superficielle ou profonde : la phlébite profonde (située dans une veine profonde) des membres inférieurs est la plus fréquente.

• Causes

Un caillot risque de se former quand une personne reste trop longtemps allongée ou immobile : par exemple après une intervention chirurgicale, surtout si elle concerne le petit bassin ou les membres, ou après un accouchement. Il peut survenir aussi à la suite de l'immobilisation d'un membre par un plâtre ou à cause de la compression plus ou moins longue d'une veine, par exemple chez une femme en fin de grossesse ou après un vol prolongé en avion sans quitter son siège. Un traumatisme, un cathétérisme cardiaque par voie veineuse peuvent aussi entraîner une stase veineuse ou une irritation de la paroi de la veine.

Des anomalies génétiques ou acquises de l'hémostase (ensemble des phénomènes physiologiques aboutissant à l'arrêt d'un saignement), de la coagulation ou de la fibrinolyse (désagrégation de la fibrine entraînant la dissolution des caillots sanguins) sont parfois aussi à l'origine d'une phlébite. Les anomalies génétiques sont nombreuses. La plus fréquemment en cause est la résistance à la protéine C activée ; il peut s'agir aussi de déficit en protéine S ou C, d'hyperhomocystéinémie, d'une mutation du gène de la prothrombine.

Pilule et traitement substitutif de la ménopause sont également des facteurs favorisants. De même, certaines affections telles qu'un cancer, une maladie du sang, une maladie du cœur, surtout lorsqu'elle est compliquée d'une insuffisance cardiaque, peuvent entraîner une phlébite.

• Symptômes et diagnostic

En cas de phlébite profonde d'un membre inférieur, le sujet souffre de douleurs spontanées ou provoquées par la palpation dans un mollet et perçoit une sensation locale de chaleur. La jambe atteinte enfle. Ces signes unilatéraux s'associent éventuellement à de la fièvre et à une augmentation du rythme cardiaque. Plus rarement, le caillot peut concerner les veines sous-cutanées. Si celles-ci deviennent dures et sont enflammées sur un de leurs segments, il s'agit d'une phlébite superficielle.

Dans les deux cas, le diagnostic est confirmé par un écho-Doppler veineux ou une phlébographie. On recherche aussi dans le sang des D-dimères, marqueurs de la fibrinolyse témoignant qu'un caillot se forme.

• Évolution

Le caillot peut s'étendre de proche en proche, entravant la circulation sanguine. Une circulation de suppléance se développe alors progressivement à partir des veines secondaires et draine efficacement le sang arrivant en amont du rétrécissement. La veine bouchée par un caillot peut dans certains cas se désobstruer spontanément.

Une fois constitué, le caillot peut aussi se fragmenter et migrer brusquement vers la veine cave ou les cavités cardiaques droites et se bloquer dans une branche de l'artère pulmonaire, ce qui provoque une embolie pulmonaire. Cette complication se produit lors d'une phlébite profonde négligée ou identifiée avec retard.

Enfin, on constate parfois la survenue d'œdèmes, de troubles trophiques (relatifs à la nutrition des tissus), de varices, voire d'un ulcère de jambe, ensemble de symptômes désignés sous le terme de «maladie post-phlébitique».

• Traitement

Les phlébites profondes sont des urgences médicales. Des anticoagulants sont prescrits : héparine, puis antivitamines K. Une fois la phlébite guérie, le membre atteint est comprimé par une bande élastique dite « de contention », de manière à éviter la survenue de varices.

Une phlébite superficielle relève d'un traitement anti-inflammatoire et ne revêt pas le même caractère d'urgence.

• Prévention

La prévention des phlébites est essentielle et repose sur des mesures simples : contractions musculaires volontaires et répétées sous plâtre, alitement de durée limitée (par exemple, après un accouchement) et utilisation d'un traitement anticoagulant préventif dans toutes les circonstances à risques.

ULCÈRE DE LA JAMBE

Plaie persistante de la jambe, d'origine circulatoire.

• Causes

Un ulcère de la jambe est dû le plus souvent à une insuffisance veineuse (accumulation du sang dans les veines) des membres inférieurs consécutive à une phlébite plus ou moins ancienne ou à des varices (on parle alors d'« ulcère variqueux »), plus rarement à une obstruction des artères des membres inférieurs par des plaques d'athérome ou à une atteinte des capillaires de la peau. Les plaies provenant d'autres causes (infection locale, cancer) sont nommées ulcérations.

Tous les facteurs favorisant les lésions vasculaires prédisposent aux ulcères : grossesse, profession obligeant à des stations debout prolongées, pour les ulcères veineux ; tabagisme, alcoolisme, diabète, hypercholestérolémie (taux excessif de cholestérol dans le sang), hypertension artérielle, pour les ulcères artériels. Souvent, un ulcère apparaît à la suite d'un traumatisme local : coup, blessure, grattage, etc.

• Symptômes et signes

L'ulcère forme une plaie de surface variable, où les couches superficielles de la peau sont détruites. Par ordre décroissant de fréquence, on distingue les ulcères veineux, les ulcères artériels, les ulcères mixtes et les ulcères artériolocapillaires.

> **Les ulcères veineux** sont arrondis et localisés sur les malléoles (saillies osseuses de chaque côté des chevilles) et le long des veines superficielles ; ils sont peu douloureux. La peau avoisinante est souvent altérée par une dermite ocre (taches brunes), voire une dermoépidermite infectieuse (croûtes et suintement).

> **Les ulcères artériels** sont plus petits que les ulcères veineux, localisés plus haut, sur les faces latérales des jambes, et très douloureux ; les bords de la plaie sont noirs, la peau avoisinante est sèche, fine, pâle et froide.

> **Les ulcères mixtes,** à la fois veineux et artériels, associent ces deux types de symptômes.

> **Les ulcères artériolocapillaires** sont petits mais ont tendance à s'étendre ; ils sont localisés aux malléoles et douloureux ; la peau avoisinante, parcourue de télangiectasies (petits vaisseaux dilatés), est parfois sèche, fine et pâle ou dans d'autres cas, au contraire, purpurique (couverte de taches rouges hémorragiques).

• Traitement

Il vise à soigner à la fois la cause et les symptômes de l'ulcère. Le traitement local des lésions a été considérablement simplifié par la mise au point de nouveau pansements hydrocolloïdes, capables de mener à bien les différents stades successifs de la cicatrisation d'un ulcère, qui auparavant demandaient chacun des soins spécifiques. Ces pansements, dont il existe diverses sortes, assurent ainsi dans un premier temps la détersion de la lésion (extraction des corps étrangers, des débris de tissus et des diverses sécrétions), puis la granulation, ou bourgeonnement (prolifération cellulaire venant combler la lésion et aboutissant à la constitution d'un tissu rouge rosé, bien irrigué), et enfin l'épidermisation (réapparition d'un tissu épidermique, venant recouvrir le tissu de granulation).

Le traitement est pratiqué en ambulatoire, les pansements étant renouvelés tous les 2 ou 3 jours, soit à domicile, par une infirmière, soit en consultation spécialisée. La plaie est nettoyée au sérum physiologique, puis séchée. Un pansement hydrocolloïde, dit « pansement primaire », est alors appliqué (le type de pansement est déterminé par le praticien selon l'état de la lésion). Il est ensuite recouvert par un autre pansement, dit « secondaire », composé de compresses stériles et maintenu par une bande autocollante.

Quoique très efficace, ce traitement échoue parfois à mener à bien la cicatrisation de l'ulcère, qui nécessite alors des soins plus spécialisés (décortication chirurgicale ou greffes de peau).

Parallèlement à ces soins locaux, il faut s'attacher à soigner la cause de l'ulcère. Un ulcère veineux sera traité par le repos, jambes surélevées, et par le port de bandes élastiques ou de bas de contention, ceux-ci ne devant pas être trop serrés pour ne pas bloquer la circulation artérielle. Le traitement d'un ulcère artériel fait appel au repos, jambes inclinées vers le bas, à la suppression du tabac et de l'alcool, au traitement d'un éventuel diabète et à celui de l'artérite. Les ulcères mixtes et artériolocapillaires, souvent chroniques, sont extrêmement difficiles à soigner, en raison du caractère très diffus des lésions.

• Prévention

Il est très important d'assurer une bonne prévention des ulcères de la jambe, c'est à dire de soigner toute varice ou maladie veineuse avant la formation d'un ulcère, de lutter contre la sédentarité et le surpoids. La prévention de la récidive ulcéreuse passe par une hygiène cutanée rigoureuse, la limitation des traumatismes, le drainage postural nocturne, le port permanent et définitif d'une contention veineuse diurne et le maintien d'une activité physique (marche).

VARICE

Dilatation pathologique permanente d'une veine de la cuisse et surtout de la jambe, accompagnée d'une altération de sa paroi.

Les varices des membres inférieurs sont le plus souvent essentielles, ou idiopathiques, c'est-à-dire qu'elles constituent des phénomènes isolés et ne sont la conséquence d'aucune maladie. Fréquentes, elles touchent une femme sur 2 et un homme sur 10. L'hérédité, des facteurs hormonaux, une surcharge

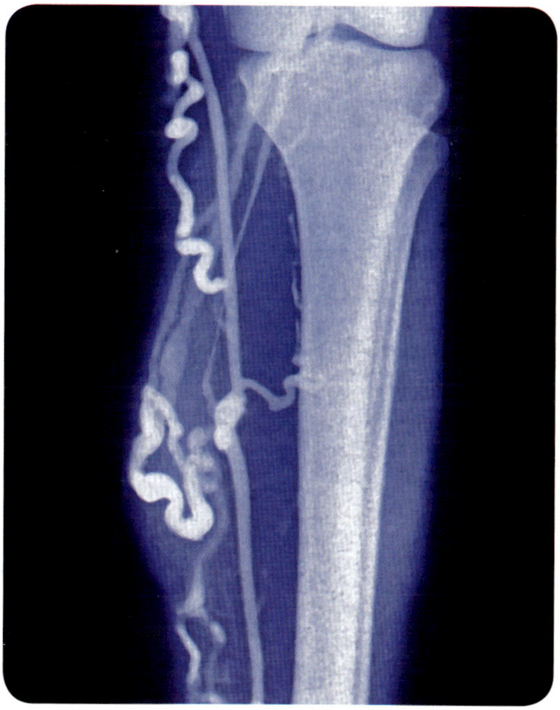

▲ **Les veines des jambes, visibles sur les radiographies grâce à l'injection intraveineuse d'un produit de contraste, sont irrégulières et dilatées.**

pondérale, un mode de vie sédentaire, la station debout prolongée et/ou la chaleur peuvent favoriser l'apparition de varices. Celles-ci sont liées à un défaut d'étanchéité des valvules veineuses, qui empêchent normalement le sang de refluer dans la moitié inférieure du corps ; il s'ensuit une dilatation des veines, prédominant aux jambes en raison de la pesanteur.

• Symptômes et signes

Les symptômes sont dus davantage à l'accumulation du sang dans les jambes qu'aux varices elles-mêmes : crampes, lourdeurs, fourmillements, rarement douleurs véritables. Ensuite se forme un cordon bleu, mou, sinueux, visible à travers la peau, qui s'aplatit en position allongée et prend du relief en position debout.

• Complications

Les varices sont à l'origine de trois sortes de complications.

> **La phlébite superficielle,** inflammation aiguë autour d'une varice du membre inférieur, se traduit par une douleur et une modification de la peau (rougeur, aspect cartonné) le long d'un segment variqueux. Bien que la phlébite superficielle puisse sembler anodine, on devrait la considérer comme un signal d'alarme. En effet, elle peut conduire à une phlébite profonde.

> **La rupture de varice** entraîne une hémorragie abondante et soudaine. Le saignement d'une varice peut s'écouler à l'extérieur ou donner naissance à un hématome sous-cutané douloureux.

> **Les troubles cutanés** se produisent à long terme. Ce sont principalement une dermite ocre (coloration brune de la peau) et des ulcères variqueux (plaies persistantes fréquemment surinfectées).

• Traitement

Il ne vise pas seulement à soulager d'éventuels symptômes ou à agir sur le plan esthétique, mais aussi à empêcher l'aggravation des varices et à prévenir leurs complications. Le traitement des varices essentielles du membre inférieur fait appel à plusieurs méthodes, parfois combinées : lutte contre l'accumulation du sang (port de bas de contention ou de bandes, surélévation des pieds pendant le sommeil, suppression de l'exposition des jambes à la chaleur), prescription de médicaments veinotoniques, sclérose de la varice (par injection d'une substance atrophiante), traitement chirurgical par stripping (ablation d'une veine par deux petites incisions pratiquées à la cheville et à la cuisse) ou traitement par une technique qui repose sur la ligature des veines déficientes (cure hémodynamique de l'insuffisance veineuse en ambulatoire).

Des cures thermales peuvent être bénéfiques, en particulier pour le traitement des troubles cutanés à long terme et des ulcères variqueux.

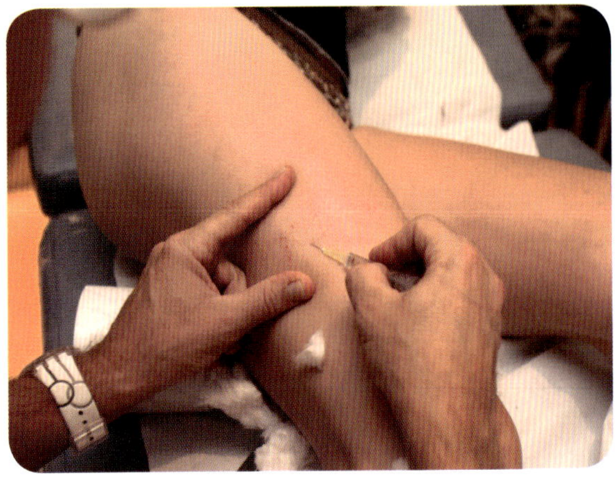

▲ La sclérose des varices consiste à injecter dans la varice une substance sclérosante, provoquant une rétraction de la veine.

• Prévention

Quelques règles d'hygiène permettent de prévenir ou de retarder l'apparition de varices : compenser la sédentarité par des exercices physiques (marche, natation), éviter les stations debout prolongées et toutes les formes de chaleur (bains de soleil, sauna), dormir les jambes surélevées, porter des bas de contention et ne pas comprimer les jambes (par des chaussettes, bas ou bottes trop serrés en haut et risquant de faire garrot).

Les œdèmes

L'œdème est la conséquence d'un passage d'eau et de sel du secteur vasculaire vers le tissu interstitiel. L'infiltration peut être localisée ou généralisée. Lorsque l'œdème est important, il peut intéresser d'autres régions (les lombes, la paroi abdominale, etc.) mais également les séreuses (plèvre, péritoine, etc.) réalisant un tableau d'anasarque (œdème généralisé du tissu cellulaire sous-cutané).

Rétention pathologique de liquide dans les tissus de l'organisme, en particulier dans le tissu interstitiel.

Le corps humain contient environ 60 % d'eau. La pression sanguine pousse le sérum à travers la paroi des vaisseaux capillaires dans les espaces voisins, appelés « espaces extracellulaires » (pression hémodynamique). Ce phénomène permet la diffusion du liquide dans les tissus. Les protéines du sang, de leur côté, attirent le sérum des tissus vers l'intérieur des capillaires (pression oncotique). Ce mécanisme d'équilibre maintient la constance des quantités de sérum présentes dans le sang et dans les tissus. Les reins participent à cet équilibre : ils permettent l'élimination dans les urines de l'excès de sel contenu dans le sang. L'équilibre de la répartition de l'eau dans l'organisme peut être perturbé, cette perturbation se manifestant alors par un œdème.

• Causes

Différents facteurs sont à distinguer.

> **Des facteurs mécaniques** peuvent entraver l'équilibre hydrique de l'organisme et provoquer des œdèmes. Les obstructions veineuses ou lymphatiques, par exemple, gênent la circulation des liquides dans l'organisme. Ces obstructions peuvent être dues à une phlébite (inflammation d'une veine), à une lymphangite (inflammation d'un vaisseau lymphatique) ou à un lymphome (tumeur ganglionnaire qui comprime les vaisseaux).

L'insuffisance cardiaque provoque une augmentation de pression dans les veines et dans les capillaires.

> **Des facteurs physicochimiques** peuvent également donner lieu à un œdème. Il en est ainsi des affections des reins, comme le syndrome néphrotique (caractérisé par une diminution du taux de protéines dans le sang) ou l'insuffisance rénale. Les carences en protéines ou le manque de vitamine B1 (responsable du béribéri), fréquents chez les alcooliques, provoquent également des œdèmes.

> **Certains médicaments** (corticostéroïdes, contraceptifs oraux riches en œstrogènes), en augmentant la rétention de sel par les reins, produisent le même effet. Les médicaments vasodilatateurs (utilisés notamment pour le traitement de l'hypertension artérielle) provoquent parfois des œdèmes des chevilles, dont l'inconvénient majeur est avant tout d'ordre esthétique.

• Symptômes et signes

L'œdème se manifeste d'abord par une augmentation de poids. Lorsqu'il s'aggrave, on constate un gonflement qui atteint le plus souvent les membres inférieurs. Cette forme d'œdème s'accompagne généralement d'un sentiment de fatigue et se manifeste le plus souvent le soir. Elle peut se limiter aux chevilles ou toucher la totalité des membres.

Parmi les œdèmes des membres inférieurs, on distingue l'œdème bilatéral (des deux membres) et l'œdème unilatéral (d'un seul membre), dû souvent à une insuffisance veineuse chez les malades qui ont des varices ou à une phlébite d'une veine profonde : veines du mollet, veine fémorale de la cuisse, veine iliaque du petit bassin. En cas d'œdème lié à une phlébite, une douleur profonde et une sensation de chaleur dans la zone touchée se manifestent aussi.

L'œdème peut aussi affecter d'autres parties du corps (ventre, poitrine, visage, etc.).

Diurétique

Médicament augmentant l'excrétion urinaire de l'organisme, utilisé dans le traitement de l'hypertension artérielle et des œdèmes.

• Formes principales

Il existe trois types de diurétiques, qui agissent chacun sur un segment du néphron (unité fonctionnelle du rein) : les diurétiques thiazidiques (bendrofluméthiazide, chlortalidone, clopamide, hydrochlorothiazide, xipamide), les diurétiques de l'anse (bumétanide, furosémide) et les diurétiques d'épargne potassique (amiloride, triamtérène, antialdostérones tels que le canrénoate de potassium et la spironolactone). Le mécanisme d'action général des diurétiques consiste à favoriser l'élimination des ions du plasma sanguin (surtout le sodium et le chlore), provoquant un phénomène d'osmose qui entraîne dans l'urine l'eau du plasma sanguin.

• Indications et contre-indications

Les principales indications des diurétiques sont l'hypertension artérielle et les œdèmes dus à une insuffisance cardiaque, à une maladie rénale ou à une cirrhose hépatique. L'emploi des médicaments diurétiques dans les régimes amaigrissants n'a pas d'efficacité réelle : ils provoquent parfois une perte d'eau pouvant être néfaste, mais aucune perte de graisse. Les contre-indications et interactions médicamenteuses sont très nombreuses et varient selon les produits. Ainsi, les diurétiques, sauf ceux de l'anse, sont contre-indiqués en cas d'insuffisance rénale et incompatibles avec les anti-inflammatoires.

• Mode d'administration

L'administration est habituellement orale. Les diurétiques de l'anse existent aussi sous forme injectable pour les cas d'urgence.

• Effets indésirables

Outre l'aggravation d'une insuffisance rénale, les diurétiques peuvent avoir pour effet indésirable des anomalies des taux des ions sanguins (baisse de sodium, augmentation ou diminution du potassium), un diabète, des réactions allergiques. Les diurétiques de l'anse entraînent parfois une surdité, réversible en cas d'arrêt rapide du traitement.

Le tissu cellulaire sous-cutané gonflé par un œdème « prend le godet » lorsqu'on appuie sur la peau avec un doigt (c'est-à-dire que la pression exercée par le doigt laisse momentanément une marque creuse sur la peau). La rétention liquidienne peut gagner la cavité péritonéale, réalisant une ascite, ou la cavité pleurale, formant un épanchement pleural. À ce stade, on parle d'anasarque (le terme a remplacé celui d'hydropisie).

• Traitement

Les œdèmes ne peuvent souvent être traités qu'en stimulant l'évacuation du liquide dans les urines par les reins. La prise de diurétiques et un régime alimentaire hyposodé s'imposent pour parvenir à ce résultat.

Le traitement diffère cependant selon le type d'œdème et selon la cause de l'œdème. Un œdème unilatéral d'un membre inférieur, dû à une phlébite, se réduit grâce à un traitement anticoagulant. S'il est causé par une insuffisance veineuse, il peut être soulagé par le port d'un bas à varice. Un œdème bilatéral des membres inférieurs, imputable à une insuffisance cardiaque, se traite par l'administration de médicaments diurétiques.

ŒDÈME ANGIONEUROTIQUE HÉRÉDITAIRE

Affection héréditaire qui touche le système d'activation du complément (système enzymatique qui participe à la destruction des antigènes) et se traduit par des crises d'œdème (rétention pathologique de liquide) des tissus sous-cutanés, des muqueuses et de certains viscères.

L'œdème angioneurotique héréditaire se transmet sur le mode autosomique (par les chromosomes non sexuels) dominant : il suffit que le gène responsable soit transmis par l'un des deux parents pour que l'enfant développe la maladie.

Les crises se déclenchent à l'occasion d'infections rhinopharyngées, de chocs nerveux ou affectifs ou, chez la fille, au moment de l'apparition des règles.

• Symptômes et signes

Les crises touchent le visage et les membres. L'œdème qui apparaît se présente comme un gonflement mou augmentant en quelques heures, puis disparaissant spontanément en 24 ou 48 heures. Ses répercussions sont variables mais, s'il est très marqué (s'il empêche d'ouvrir les yeux, par exemple), il peut constituer une gêne importante. Lorsque l'œdème atteint la muqueuse du larynx ou des bronches, il peut provoquer une détresse respiratoire et une asphyxie. L'appareil urinaire et l'appareil digestif peuvent également être touchés. Dans ce dernier cas, le patient souffre de dysphagie (difficulté à déglutir) et de douleurs abdominales.

• Diagnostic

Des œdèmes à répétition chez un enfant ou un adolescent doivent suggérer le diagnostic d'œdème angioneurotique héréditaire.

La baisse, voire l'effondrement, du taux de certaines protéines du sérum sanguin qui composent le complément permettent d'établir le diagnostic. L'examen demandé par le médecin pour procéder au diagnostic est un dosage du complément, de ses fractions et de ses inhibiteurs.

La maladie est prévisible dans certaines familles et peut faire l'objet d'un conseil génétique.

• Traitement

L'administration de produits antifibrinolytiques (qui servent à éviter l'obturation des vaisseaux) et la prescription d'hormones androgènes (y compris chez les hommes) constituent les fondements du traitement. Celui-ci, efficace, est prescrit tantôt de façon permanente, tantôt au moment des crises.

- Les cardiopathies
- Les endocardites
- L'hypertension artérielle
- L'hypotension artérielle
- L'infarctus du myocarde

Anévrysme cardiaque

- L'insuffisance cardiaque

Œdème pulmonaire

- L'insuffisance coronarienne
- Les maladies des valvules

Valvulopathie

- Les myocardiopathies
- Les péricardites
- Les troubles de la conduction cardiaque

Bloc auriculoventriculaire

Bloc de branche

Syncope

Syndrome d'Adams-Stockes

- Les troubles du rythme cardiaque

Arythmie cardiaque

Bradycardie

Extrasystole

Tachycardie

Le cœur

Les cardiopathies

Les cardiopathies désignent toute maladie du cœur, quelle qu'en soit l'origine. Elles se divisent en deux grands groupes : les cardiopathies congénitales et les cardiopathies acquises.

Cardiopathies congénitales

Il s'agit de malformations du cœur présentes à la naissance et résultant d'un défaut de développement survenu pendant la vie embryonnaire. Leur fréquence est d'environ 700 sur 100 000 naissances.

• Différents types de cardiopathie congénitale

> **Les cardiopathies avec cyanose,** autrefois appelées « maladies bleues », sont les cardiopathies les plus graves et les plus complexes des cardiopathies congénitales. Elles sont dues, en général, à une variété de shunt (court-circuit) faisant passer directement, sans passage par les poumons, le sang pauvre en oxygène (veines caves) vers la grande circulation artérielle (aorte), normalement riche en oxygène. Ainsi, la transposition artérielle est une cardiopathie où les positions de l'aorte et de l'artère pulmonaire sont inversées. Il existe de nombreuses autres cardiopathies avec cyanose, comprenant en général une association complexe de plusieurs malformations : tétralogie de Fallot, trilogie de Fallot.

> **Les cardiopathies sans cyanose** sont essentiellement dues à des rétrécissements de vaisseaux ou à des communications intracardiaques anormales. La coarctation aortique est un rétrécissement sur une certaine longueur de l'aorte thoracique (l'artère qui distribue le sang oxygéné à tout l'organisme), qui entraîne une diminution de la circulation sanguine dans la partie inférieure du corps. Un rétrécissement peut également siéger sur l'artère pulmonaire (qui amène le sang non oxygéné du cœur vers les poumons). La persistance du canal artériel est due à l'absence de fermeture, anormale après la naissance, d'un petit canal présent chez le fœtus, ce qui se traduit par un shunt faisant passer directement le sang de l'aorte à l'artère pulmonaire. Enfin, un orifice peut être anormalement présent dans la paroi interne du cœur, ce qui crée une communication interventriculaire (entre les deux ventricules) ou interauriculaire (entre les deux oreillettes), cette dernière anomalie étant l'une des causes le plus fréquemment observées de cardiopathie congénitale.

• Symptômes et signes

Les cardiopathies congénitales peuvent se manifester par la perception d'un souffle à l'auscultation du cœur. Ce souffle donne des renseignements importants sur le type de cardiopathie en cause, selon l'endroit exact et le moment où il est perçu, pendant la systole (contraction) ou la diastole (relâchement). Cependant, la majorité des souffles sont bénins, traduisant un simple retard de l'adaptation à la vie en dehors de l'utérus.

Les cardiopathies avec cyanose se traduisent par une coloration bleutée de la peau, des muqueuses et des ongles, due au manque d'oxygène dans le sang. Par ailleurs, une malformation gênant la circulation sanguine normale peut entraîner une anomalie de fonctionnement du cœur, puis sa défaillance : accélération des contractions, augmentation de volume du cœur et du foie par accumulation du sang.

Parfois, on observe des malaises ou un accident vasculaire cérébral. Il existe aussi des signes particuliers à certaines variantes de malformation.

• Diagnostic et évolution

Grâce à la pratique systématique de l'échographie chez les femmes enceintes, le diagnostic d'une cardiopathie congénitale est parfois fait avant la naissance. Dans les autres cas, les signes décrits ci-dessus invitent à réaliser différents examens complémentaires : radiographie du thorax ; électrocardiographie ; échographie cardiaque avec Doppler ; beaucoup plus rarement, cathétérisme (mesure des pressions et des taux d'oxygène dans le cœur, grâce à une sonde introduite par une artère ou une veine). L'évolution est extrêmement variable. Certaines cardiopathies congénitales sont relativement bénignes, comme la persistance du canal artériel. D'autres, en particulier les cardiopathies avec cyanose comme la tétralogie de Fallot, mettent rapidement en jeu la vie de l'enfant et sont prises en charge en urgence dès la naissance.

• Traitement et pronostic

Le traitement médical est celui des conséquences de la cardiopathie (malaises par insuffisance d'apport d'oxygène, accidents vasculaires cérébraux, artériolites pulmonaires obstructives), par exemple par administration d'oxygène ; il se révèle parfois suffisant. Le traitement chirurgical, entrepris à une date variable selon la gravité de la maladie, est souvent possible dans la plupart des cas. Le pronostic est généralement favorable après traitement.

Cardiopathies acquises

Il s'agit de diverses anomalies cardiaques apparaissant au cours de la vie. Il en existe plusieurs, chacune ayant son mode d'expression, d'évolution et de traitement.

> **Les cardiopathies hypertensives** sont provoquées par l'hypertension artérielle prolongée et insuffisamment contrôlée.

> **Les cardiopathies ischémiques** correspondent à une ischémie (insuffisance d'oxygénation du muscle cardiaque) par rétrécissement des artères coronaires irriguant le cœur ; les formes les plus caractéristiques en sont l'angor (angine de poitrine) et surtout l'infarctus du myocarde.

> **Les cardiopathies valvulaires** sont dues à un rétrécissement ou à une insuffisance (fermeture incomplète) d'une des valvules cardiaques (valvule mitrale, tricuspide, aortique, pulmonaire).

> **Le cœur pulmonaire chronique** est l'ensemble des troubles cardiaques consécutifs à une affection pulmonaire chronique.

COMMUNICATIONS INTERAURICULAIRE ET INTERVENTRICULAIRE

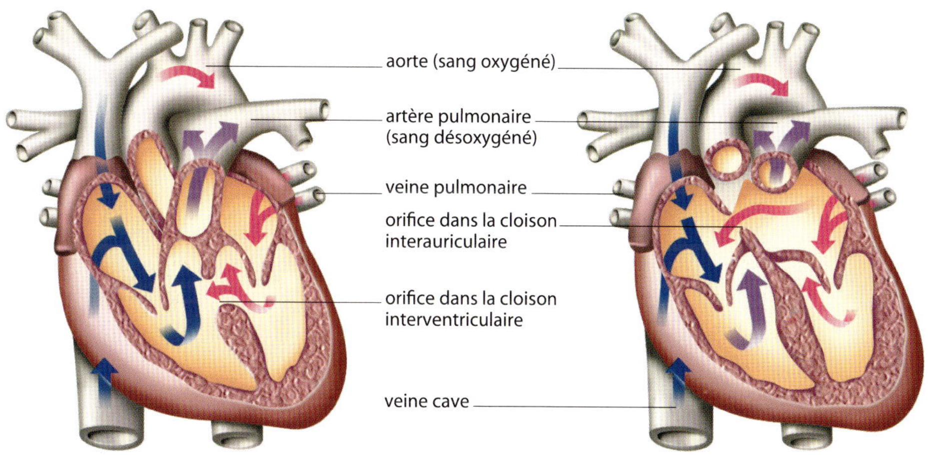

▲ Ces deux malformations cardiaques congénitales sont caractérisées par la présence d'un petit orifice anormal dans la cloison interne du cœur, à la hauteur des oreillettes ou des ventricules. Le sang oxygéné contenu dans les cavités gauches (à droite, sur les dessins) passe alors en partie dans les cavités droites à chaque contraction, au lieu d'être éjecté par l'aorte vers les différents organes du corps. Ce « shunt gauche-droite » a un faible débit, et les conséquences en sont modérées.

Chirurgie cardio-vasculaire

Chirurgie destinée à traiter les maladies du cœur et des vaisseaux. Les progrès réalisés dans les dernières décennies ont grandement facilité les interventions de chirurgie cardio-vasculaire, bien qu'il s'agisse encore d'opérations longues et relativement lourdes.

> **La chirurgie coronaire** traite les lésions des artères coronaires lorsqu'elles sont trop sévères pour un traitement par médicaments seuls ou inaccessibles à une revascularisation par angioplastie. L'intervention, réalisée pour la première fois en 1967, consiste en un pontage de ces artères. Il s'agit de court-circuiter un rétrécissement artériel en utilisant un vaisseau non atteint, par exemple une veine des membres inférieurs ou une artère située derrière le sternum : une extrémité du morceau de vaisseau à greffer est branchée en amont du rétrécissement, une autre en aval. Le sang peut circuler ainsi de nouveau sans difficulté.

> **La chirurgie des cardiopathies congénitales** a pour but de refermer des communications anormalement persistantes ou anormalement développées entre les cavités cardiaques, ou bien de restaurer le branchement normal de certains vaisseaux. Certaines interventions ont lieu dès la naissance.

> **La chirurgie péricardique** est utile lorsque le cœur est comprimé soit par une quantité importante de liquide, soit par un péricarde rigide. Elle permet d'évacuer ce liquide ou de retirer une partie du péricarde.

> **La chirurgie valvulaire** consiste à remplacer une valvule cardiaque abîmée par une valvule artificielle ou à la réparer lorsque c'est possible (valvuloplastie mitrale). Deux types de valvule artificielle existent :
– des prothèses biologiques fabriquées à partir de tissus animaux ou humains et reproduisant l'anatomie naturelle d'une valvule ;
– des prothèses mécaniques, à disque, à bille ou à ailettes, qui sont plus durables mais qui nécessitent un traitement anticoagulant à vie pour éviter la formation de caillots à leur contact.

> **La transplantation, ou greffe cardiaque,** est effectuée en cas d'atteinte cardiaque trop sévère pour qu'il y ait une amélioration possible par chirurgie cardiaque classique ou traitement médicamenteux. Elle consiste à remplacer l'organe déficient par un cœur sain.

• Technique

Souvent, une incision de la peau et une suture verticale du sternum sur toute sa longueur sont nécessaires pour accéder au cœur. Afin de faciliter le geste chirurgical, il est nécessaire de stopper les contractions cardiaques par des solutions de cardioplégie, le plus souvent à basse température. Pendant l'opération, la circulation sanguine dans le reste du corps est assurée par un système permettant au sang veineux d'être enrichi en oxygène lors de son passage au travers d'un oxygénateur extérieur, puis le sang est réinjecté dans les artères au moyen d'une pompe (circulation extracorporelle).
Après l'intervention, le cœur est réchauffé, les battements cardiaques reprennent et la circulation interne peut de nouveau être assurée. Certaines interventions de pontage coronaire peuvent être réalisées à cœur battant.

> **Les myocardiopathies,** d'origine le plus souvent inconnue, atteignent directement le muscle du cœur. Il en existe trois formes principales : myocardiopathies, hypertrophique, dilatée ou restrictive.

> **Les maladies du péricarde** (qui affectent la membrane fibreuse entourant le cœur) sont également rattachées aux cardiopathies proprement dites.

Examen Doppler

Examen des vaisseaux et de mesure des flux sanguins utilisant les ultrasons, souvent couplé à l'échographie.

L'examen Doppler est un examen simple, ambulatoire, sans risque, largement utilisé en première intention dans les pathologies cardio-vasculaires et neurologiques.

• Technique

Il s'agit d'une technique échographique qui utilise un appareillage dédié, dont une sonde émettrice et réceptrice d'ultrasons appliquée à la surface de la peau dans une zone d'intérêt vasculaire. La technique utilise l'effet Doppler, le décalage des fréquences des ondes émises et reçues après avoir été réfléchies par les globules rouges, proportionnellement à la vitesse de circulation sanguine. L'appareil émet un son d'autant plus aigu que la vitesse est plus rapide et, surtout, il fournit un graphique sur écran de télévision ou sur papier. Le couplage avec l'échographie permet de visualiser la forme de la structure anatomique examinée (artère, cœur), vue en coupe, en même temps que le flux sanguin qui la traverse. L'utilisation de divers types de sonde et de fréquences variées permet d'étudier des structures vasculaires plus ou moins profondes.

Il existe différents types d'appareil : Doppler continu (émission permanente d'un faisceau d'ultrasons), Doppler pulsé (brèves impulsions ultrasonores), Doppler couleurs (Doppler pulsé muni d'un système de codage couleurs, le sens et la vitesse du flux sanguin étant représentés par une couleur).

• Indications

L'examen Doppler vasculaire est sensible à la circulation sanguine dans les artères ou les veines, et permet de la mesurer. Il permet de décrire des aspects anormaux de thrombose ou d'occlusion (arrêt de la circulation), de sténose (rétrécissement du vaisseau), d'inversion du sens de circulation physiologique, etc. Il est particulièrement appliqué au diagnostic des sténoses des artères carotides internes ou des artères vertébrales du cou (en pathologie vasculaire cérébrale), au diagnostic des artériopathies et des phlébites des membres inférieurs, etc. L'examen Doppler cardiaque rend possible l'étude de la circulation sanguine dans le cœur et les gros vaisseaux. Il permet de décrire et de quantifier des aspects anormaux : anomalies de la contractilité cardiaque, réduction du débit cardiaque, rétrécissements ou fuites des valves, caillots intracavitaires, etc.

• Déroulement

Cet examen ne nécessite ni préparation, ni anesthésie, ni hospitalisation ; il est indolore. La région examinée est dévêtue et le médecin pose sur la peau une sonde en forme de crayon, puis la déplace, parallèlement au trajet de l'artère étudiée par exemple. Aucune surveillance n'est nécessaire après l'examen, qui n'a aucun effet secondaire.

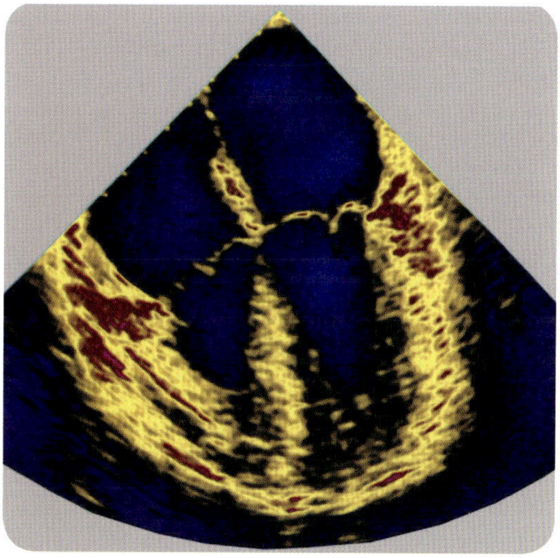

▲ Le Doppler cardiaque visualise le volume des cavités, l'état des valves, l'épaisseur et la cinétique des parois cardiaques.

Les endocardites

Les endocardites sont des inflammations de la tunique interne du cœur, l'endocarde, et des valvules cardiaques. Elles doivent être traitées en urgence. Une endocardite peut être d'origine infectieuse ou rhumatismale.

Endocardite infectieuse

Cette inflammation de l'endocarde et des valvules cardiaques est due à une infection :
– par des bactéries (streptocoques, staphylocoques, germes à Gram négatif) ;
– ou des champignons (*Candida albicans*), appartenant parfois à la flore habituelle des muqueuses de l'organisme.
Le passage des germes dans la circulation sanguine, soit spontané (à partir d'un foyer infectieux), soit provoqué par des manœuvres instrumentales, est suivi d'une fixation de ces germes sur les valvules cardiaques appelée « greffe bactérienne ».

L'ENDOCARDE

C'est la tunique qui tapisse l'intérieur des cavités du cœur. L'endocarde donne naissance aux quatre valvules, elles-mêmes composées de deux ou trois feuillets valvulaires. L'endocarde peut être le siège d'une inflammation liée à une infection par des bactéries ou par des champignons microscopiques (endocardite infectieuse) ou, plus rarement, d'origine rhumatismale (rhumatisme articulaire aigu).

Dans les deux tiers des cas, l'endocardite survient chez des sujets souffrant d'une atteinte des valvules cardiaques (rétrécissement ou insuffisance aortique, insuffisance mitrale), d'une cardiopathie congénitale ou porteurs d'une prothèse valvulaire ; dans nombre de cas, elle est consécutive à un geste à risque infectieux (soins dentaires, intervention chirurgicale). Chez les sujets de plus de 50 ans, le foyer infectieux est souvent digestif, l'endocardite pouvant alors révéler une tumeur, notamment du côlon.

L'endocardite atteint fréquemment les valvules aortique et mitrale du cœur gauche, plus rarement les valvules tricuspide et pulmonaire du cœur droit. En cas d'atteinte droite, c'est une infection veineuse répétée qui en est la cause ; elle s'observe chez les toxicomanes utilisant des drogues injectables par voie intraveineuse.

Sa fréquence reste stable en France, occasionnant environ 2 000 cas par an. Elle reste une maladie grave avec un taux de mortalité de 20 à 30 %.

• Symptômes et signes

Lorsque la greffe bactérienne survient sur les valvules naturelles, l'endocardite peut prendre deux formes cliniques, selon qu'elle atteint un patient souffrant ou non d'une atteinte préalable des valvules cardiaques.

> **La forme aiguë,** survenant sur des valvules saines, se manifeste par une fièvre brutale, élevée, accompagnée de frissons, d'un état septicémique et souvent de signes d'insuffisance cardiaque gauche (œdème pulmonaire aigu) par lésions de l'orifice aortique (insuffisance aortique aiguë). L'endocardite tricuspide provoque de multiples abcès du poumon par embolie.

> **La forme subaiguë, ou maladie d'Osler,** est une infection qui survient chez des patients souffrant d'une atteinte des valvules cardiaques d'origine rhumatismale, congénitale, athéroscléreuse ou dégénérative. Les signes, progressifs, associent une fièvre tenace et modérée autour de 38 °C, une fatigue intense, des sueurs, un amaigrissement, des douleurs articulaires et musculaires diffuses, la modification d'un souffle à l'auscultation cardiaque. La palpation révèle une splénomégalie (augmentation de volume de la rate). Il existe aussi des signes cutanés : faux panaris d'Osler (sur la pulpe des doigts ou des orteils),

purpura. Les complications vasculaires, cérébrales et rénales peuvent être révélatrices de la maladie.

Lorsque l'endocardite se développe sur une prothèse valvulaire, les deux formes, aiguë ou subaiguë, peuvent s'observer.

• Diagnostic

Il repose sur l'isolement et la culture du germe par les hémocultures (mise en culture de prélèvements de sang). Les germes le plus fréquemment retrouvés sont les streptocoques et les staphylocoques. L'échocardiographie révèle la présence sur les valves d'une ou de plusieurs végétations (excroissances irrégulières témoignant de l'infection des valves) et permet d'apprécier l'importance et le retentissement de l'atteinte cardiaque.

• Évolution

Une endocardite est une maladie grave en raison du risque de complications cardiaques et extracardiaques.

• Traitement

Le traitement médical requiert une association d'antibiotiques bactéricides, actifs sur le germe isolé par hémoculture et prescrits par voie intraveineuse, pendant 4 à 6 semaines pour éviter les récidives.

Le traitement chirurgical (remplacement de la valvule atteinte par une prothèse ou sa réparation) est indiqué s'il y a constitution rapide ou aggravation d'une insuffisance cardiaque, si le traitement antibiotique échoue à contrôler l'infection, ou s'il existe une fuite valvulaire importante, le traitement médicamenteux étant insuffisant dans ce cas. Il est fondamental de rechercher et de traiter le foyer primitif, afin d'éviter les récidives.

• Prévention

La prévention de l'endocardite infectieuse repose sur une antibiothérapie pratiquée lorsqu'un sujet atteint de cardiopathie est soumis à un geste dit « à risque » : extraction et dévitalisation dentaires, détartrage, amygdalectomie, adénoïdectomie (ablation chirurgicale des végétations), chirurgie et endoscopie bronchiques, urologiques, gynécologiques, digestives. Il s'agit d'une antibioprophylaxie dont les indications sont bien définies.

Endocardite rhumatismale

Cette inflammation de l'endocarde et des valvules cardiaques est la complication d'une maladie spécifique : le rhumatisme articulaire aigu. Encore fréquent dans certains pays peu médicalisés, celui-ci a pratiquement disparu dans les pays industrialisés grâce au traitement antibiotique de toutes les angines ; les endocardites rhumatismales y sont ainsi devenues rares. Une angine streptococcique est à l'origine de la maladie ; en revanche, l'atteinte valvulaire n'est pas infectieuse, mais due à un conflit immunitaire tissulaire à partir de l'infection streptococcique pharyngée. Toutes les valvules du cœur peuvent être atteintes, surtout les valvules mitrale et aortique, provoquant un rétrécissement ou une insuffisance valvulaires.

Le traitement est celui de la valvulopathie, médicamenteux d'abord puis, si celle-ci s'aggrave, chirurgical par mise en place d'une prothèse valvulaire.

Endocardite du lupus érythémateux disséminé

Dans quelques cas de lupus érythémateux disséminé, il existe une endocardite, dite « de Libmann-Sachs », comportant quelques végétations (hypertrophies tissulaires) et dont le diagnostic repose sur l'échocardiographie. Il n'y a pas de traitement spécifique.

L'hypertension artérielle

L'hypertension artérielle est une augmentation anormale, permanente ou paroxystique de la tension artérielle au repos. Cette affection fréquente peut, si elle n'est pas corrigée, favoriser la survenue de différentes maladies, comme l'accident vasculaire cérébral.

La pression sanguine s'élève normalement en réponse à l'activité physique. L'hypertension artérielle (HTA.) apparaît lorsque, au repos, les chiffres dépassent 14 centimètres de mercure pour la pression maximale, ou systolique, et 9 centimètres pour la pression minimale, ou diastolique. Il n'existe pas d'hypertension lorsque le chiffre de la pression minimale est inférieur à 9. Par ailleurs, ces seuils peuvent être dépassés chez une personne âgée, car la pression sanguine augmente avec l'âge. À l'inverse, chez un enfant, ces chiffres sont inférieurs. Le stress induit par l'effet « blouse blanche » peut provoquer une accélération du rythme cardiaque ou une hausse de la tension artérielle.

À l'occasion de leur première grossesse, surtout s'il s'agit de jumeaux, certaines jeunes femmes présentent une hypertension, généralement transitoire, appelée « hypertension artérielle gravidique ». Elle est toujours précédée d'une rétention d'eau et de sel entraînant une forte prise de poids et fait partie des symptômes de la toxémie gravidique ; cette hypertension disparaît après l'accouchement et les grossesses ultérieures ne sont pas troublées. Mais ce sont surtout la consommation d'alcool, le tabagisme et l'obésité qui accroissent le risque d'hypertension artérielle. Celui-ci, en outre, s'observe parfois chez les femmes sous contraception orale.

• Causes

Chez la plupart des sujets hypertendus, on ne retrouve aucune cause évidente ; l'hypertension est alors qualifiée d'essentielle. Elle pourrait être due à une vasoconstriction (réduction du calibre des vaisseaux) fonctionnelle, source d'ischémie rénale (insuffisance d'apport sanguin au rein). Celle-ci aurait pour conséquence la libération en excès dans le sang d'une substance appelée « rénine », responsable de la conversion de l'angiotensinogène (substance plasmatique d'origine hépatique) en angiotensine, qui serait génératrice d'hypertension.

Chez certains sujets, l'excès de sel dans l'alimentation joue un rôle important : une augmentation de la contraction des artérioles entraînant une résistance à l'écoulement du sang est alors observée.

L'hypertension artérielle pourrait aussi être liée à des facteurs génétiques. Chez 10 % des patients cependant, l'hypertension a une cause ; elle est alors qualifiée de secondaire. Elle peut être due, dans ces cas, à une maladie des reins, à une maladie des glandes surrénales ou à une sténose (rétrécissement) de l'une ou des deux artères rénales.

• Symptômes et signes

Ce sont les symptômes cérébraux qui sont le plus fréquemment révélateurs : maux de tête, surtout pendant la deuxième moitié de la nuit ou au réveil, déséquilibre debout ou à la marche, pertes de mémoire, fatigue, troubles oculaires (éblouissements, perte transitoire de la vue, etc.).

Les symptômes cardiaques (gêne respiratoire, angine de poitrine) ou rénaux, tels qu'une polyurie (sécrétion d'urine en quantité abondante) ou une pollakiurie (fréquence exagérée des mictions), sont plus rarement révélateurs.

Mais, bien souvent, l'hypertension artérielle ne provoque aucun signe ; elle est en général découverte à l'occasion d'un examen de routine. La découverte d'une hypertension artérielle impose la recherche de son retentissement cardiaque, rénal, cérébral et oculaire. Car, parmi les complications de l'hypertension artérielle non traitée, on trouve l'accident vasculaire cérébral, l'hémorragie méningée, l'insuffisance cardiaque, des lésions rénales et une rétinopathie. Une poussée hypertensive sévère peut entraîner une confusion mentale et des convulsions.

• Traitement

Le traitement doit s'attaquer à la cause toutes les fois que cela est possible. C'est ainsi que certaines hypertensions dont l'origine est bien définie sont curables : par chirurgie (tumeurs de la glande surrénale, affection d'un ou des reins) ou par angioplastie lors d'une procédure interventionnelle (sténose des artères rénales).

Parmi les hypertensions médicalement curables, il faut retenir l'hypertension des néphrites aiguës et l'hypertension des femmes enceintes. Dans tous les cas, une stricte hygiène de vie s'impose : il faut supprimer le surmenage et les efforts importants, s'efforcer de lutter contre le stress, suivre le cas échéant un régime pour perdre du poids, arrêter le tabac et l'alcool. Ces prescriptions doivent être d'autant plus strictes que l'hypertension est plus sévère et le patient plus jeune. Dans les hypertensions sévères et en cas d'accidents évolutifs (hémorragie méningée, hémiplégie), le repos est nécessaire. Un régime sans sel ou peu salé est généralement indiqué.

On peut actuellement contrôler toutes les formes d'hypertension, mais les traitements ne sont efficaces qu'aussi longtemps qu'ils sont poursuivis : dès qu'on les arrête, l'hypertension reprend.

> **Les bêtabloquants** ont, en plus de leur action hypotensive, la propriété de ralentir les battements du cœur. Ils sont contre-indiqués en cas de bradycardie (fréquence cardiaque inférieure à 50 battements par minute) et d'asthme.

> **Les diurétiques** éliminent le sodium et l'eau, mais leur action sur le potassium (kaliémie) doit être contrôlée.

> **Les inhibiteurs calciques** ont une action vasodilatatrice sur les artères.

> **Les inhibiteurs de l'enzyme de conversion** empêchent la formation d'angiotensine et freinent la sécrétion d'aldostérone. Ils peuvent être associés aux diurétiques.

> **Les antiangiotensines** bloquent l'action de l'angiotensine sur ses récepteurs artériels. Les antihypertenseurs centraux, telle la clonidine, agissent sur le tronc cérébral (siège du centre régulateur de la tension artérielle) et favorisent le sommeil.

> **Les vasodilatateurs périphériques** augmentent le calibre des vaisseaux et accroissent les débits cardiaque et rénal. Tous ces médicaments sont prescrits soit isolément, si l'hypertension est modérée, soit diversement associés.

Il importe que le traitement soit poursuivi régulièrement, car un arrêt intempestif expose à une brusque hausse de la tension artérielle (phénomène de rebond) et, éventuellement, à des accidents cardiaques, cérébraux, rénaux, etc.

• Prévention

Pour prévenir l'hypertension artérielle, il est recommandé d'avoir, outre une bonne hygiène de vie et un régime alimentaire convenable (réduction de la consommation de graisses, de tabac, d'alcool et de sel), une ou plusieurs activités physiques ou sportives régulières (compétitions exclues) comme la marche, le vélo, la natation, la gymnastique, la course à pied, sous surveillance du chiffre tensionnel. Et, en cas d'hypertension artérielle modérée, traitée ou non, les sports d'endurance (pratiqués sans dépasser ses propres limites) peuvent aider à la normalisation de la tension artérielle.

L'AUTO-MESURE

Mesurez votre tension le matin, avant le petit déjeuner (avant de prendre vos médicaments), et le soir, avant le coucher. Lisez le mode d'emploi de votre tensiomètre. Installez l'appareil sur une table, puis asseyez-vous confortablement. Reposez-vous 5 minutes environ. Dégagez votre bras de tout vêtement. Si votre tensiomètre s'adapte au bras, enfilez le brassard gonflable (au bras gauche si vous êtes droitier). Ajustez-le en serrant légèrement le brassard avec le rabat. Le tuyau est dirigé vers votre main. Posez l'avant-bras sur la table, paume de la main vers le haut, sans serrer le poing. Si votre tensiomètre s'adapte au poignet, posez votre coude sur la table et mettez le poignet à la hauteur du cœur. Une fois bien installé, actionnez la mesure. Pendant le gonflage et le dégonflage, ne bougez pas et restez détendu.
Répétez la manœuvre 3 fois de suite à 1 minute d'intervalle pour obtenir 3 mesures consécutives. Faites les mesures 3 jours de suite au minimum.

Un suivi permanent à domicile

L'automesure a le vent en poupe dans le corps médical : elle est recommandée par les experts pour une meilleure stabilisation des affections chroniques et la prévention de leurs complications. Les appareils d'autosurveillance de la tension artérielle ou de la fréquence cardiaque peuvent aussi s'utiliser à titre préventif.

Les lecteurs de glycémie : un pas de plus dans l'équilibre du diabète

Ces petits appareils électroniques mesurent la glycémie, taux de glucose (ou sucre) sanguin, à l'aide d'une goutte de sang prélevée au niveau du doigt.

L'autosurveillance glycémique est indispensable dans le diabète insulinodépendant, traité par injections d'insuline. Pratiquée au quotidien (au moins avant les 3 repas), elle permet aux personnes diabétiques d'adapter leur traitement au jour le jour, en fonction des indications médicales. L'objectif est la prévention des hypoglycémies (à l'origine d'une sensation de faiblesse, voire d'un malaise) et des hyperglycémies (causes des diverses complications du diabète).

Les lecteurs de glycémie, tarifés à 60,98 €, sont remboursés par la Sécurité sociale (un tous les 4 ans) en cas de diabète sous insuline et/ou de rétinopathie (altération de la rétine due au diabète). Les accessoires complémentaires, stylo autopiqueur, lancettes (aiguilles pour piquer le doigt), bandelettes (pour recueillir la goutte de sang), sont également pris en charge.

Les lecteurs affichent la glycémie en milligrammes par décilitre : il faut diviser par 100 pour obtenir une valeur en gramme par litre, unité habituelle. Les lecteurs de glycémie disposent d'une mémoire qui stocke les mesures. Pour les plus récents, les données peuvent être transférées sur un ordinateur et analysées par un logiciel. Basique ou sophistiqué, le lecteur de glycémie se choisit grâce aux conseils d'un médecin, d'un pharmacien ou d'un infirmier.

Les appareils d'automesure tensionnelle : mieux traiter une maladie silencieuse

Ces appareils sont constitués d'un boîtier électronique qui indique les 2 chiffres de la tension et le pouls, et d'un brassard à fixer autour du bras ou du poignet. L'automesure tensionnelle est recommandée pour confirmer le diagnostic d'hypertension artérielle, en particulier chez les personnes émotives subissant l'« effet blouse blanche ». En cas d'hypertension avérée, elle permet au médecin de s'assurer que les médicaments prescrits sont efficaces et, au besoin d'adapter le traitement. L'hypertension artérielle se définit par une pression systolique supérieure à 140 millimètres de mercure et/ou une pression diastolique supérieure à 90. Dans le cadre de l'autosurveillance, les chiffres retenus sont plus stricts : 135 et 85. Selon le Comité français de lutte contre l'hypertension artérielle, il est souhaitable d'effectuer 3 mesures consécutives avec 1 minute d'intervalle (on fait une moyenne), le matin à jeun et le soir entre le dîner et le coucher, pendant 3 jours de suite. Il faut être assis et s'être reposé quelques minutes (voir encadré p. 159).

Les autotensiomètres ne sont pas remboursés par la Sécurité sociale. Les appareils dont le brassard se fixe autour du bras, recommandés par les experts, valent entre 65 et 100 € selon leur niveau de sophistication. Les appareils à poignet, qui conviennent néanmoins aux personnes dont le bras est très fort ou musclé, sont un peu moins chers. Il est important d'acheter un appareil homologué figurant sur la liste de l'A.F.S.S.A.P.S., Agence française de sécurité sanitaire des produits de santé, disponible sur Internet ou connue des médecins, pharmaciens et infirmiers.

Les débitmètres de pointe : prévenir la crise d'asthme

Ces outils évaluent la capacité respiratoire. Les débitmètres de pointe mécaniques, constitués d'un embout à usage unique pour souffler et d'une règle graduée, mesurent le D.E.P., débit expiratoire de pointe : volume maximal d'air rejeté lors d'une expiration forcée, exprimé en litre par minute. Les débitmètres électroniques affichent en plus le V.E.M.S., volume expiratoire maximal en 1 seconde : volume d'air rejeté pendant la première seconde d'une expiration forcée. Les chiffres de référence du D.E.P. et du V.E.M.S. sont variables selon le sexe, l'âge et la taille. Des mesures inférieures témoignent de difficultés à expirer l'air en lien avec une maladie obstructive des bronches. L'usage d'un débitmètre de pointe est recommandé aux personnes asthmatiques, en particulier à celles qui souffrent d'un asthme sévère altérant leur qualité de vie. Utilisé dans les périodes à risque (saison des pollens, infection, stress), il permet de détecter précocement une altération de la capacité respiratoire et d'adapter le traitement avant que ne survienne une crise. Le débitmètre de pointe est remboursé par la Sécurité sociale en cas d'asthme au tarif de 22,87 € (un tous les 3 ans). Les débitmètres mécaniques, modèles enfant ou adulte, ne sont guère vendus plus chers et, selon l'association Asthme et allergies, ils suffisent pour une bonne autosurveillance. Les débitmètres électroniques atteignent 70 €. Plus sophistiqués, ils disposent d'une mémoire et peuvent souvent se connecter avec un ordinateur.

Sport : les cardio-fréquencemètres

Les cardio-fréquencemètres se composent d'une ceinture émettrice munie de capteurs, à fixer sous la poitrine, et d'une montre réceptrice qui affiche la fréquence cardiaque, en battements par minute. Largement utilisés dans le milieu sportif pour optimiser les entraînements, ils sont recommandés par les cardiologues aux personnes sédentaires qui débutent une activité physique et, a fortiori aux personnes souffrant de troubles cardiaques auxquelles on prescrit de l'activité physique en rééducation. Car, si bouger est essentiel pour la santé, bouger mal peut être préjudiciable au cœur. Un test d'effort, systématiquement pratiqué en cas de pathologie cardiaque, vivement conseillé aux hommes de plus de 40 ans et aux femmes de plus de 50 ans qui se mettent au sport, permet de déterminer la fréquence cardiaque maximale.

Après une longue période de sédentarité, il faut commencer par s'entraîner en endurance et ne pas dépasser une fréquence cardiaque égale à 60-65 % de la fréquence maximale. Les cardio-fréquencemètres sont programmables et sont équipés d'une alerte sonore qui avertit dès que la fréquence mesurée est en dessous ou au-dessus de l'objectif (ou zone cible). Il en existe toute une gamme : des plus basiques, qui indiquent aussi la durée de l'exercice, entre 70 et 100 €, aux hauts de gamme, pour les sportifs en quête de performance, cumulant toutes sortes d'autres fonctions, pouvant valoir plus de 600 €.

Les appareils d'automesure de l'INR : moins d'incidents sous anticoagulants

Ces appareils, largement utilisés dans certains pays comme l'Allemagne et le Canada, commencent tout juste à être commercialisés en France. Ils s'utilisent comme les lecteurs de glycémie. Ils servent à mesurer l'INR, *International Normalized Ratio* (rapport normalisé international), l'aptitude du sang à coaguler plus ou moins rapidement. Ils intéressent les personnes traitées par un anticoagulant. Leur INR ne doit être ni trop bas, pour éviter la formation d'un caillot de sang, ni trop élevé, pour ne pas avoir d'hémorragie.

Depuis juillet 2008, les appareils d'automesure de l'INR sont remboursés intégralement (1 136 €) par la Sécurité sociale aux enfants de moins de 18 ans sous anticoagulant au long cours. Cette prise en charge est conditionnée par une formation en service hospitalier, des enfants et de leurs parents. L'INR étant encore plus fluctuant chez les enfants que chez les adultes, l'automesure facilite l'ajustement rapide du traitement par un médecin référent. Concernant les adultes, le remboursement pourrait être envisagé : une étude est en cours pour confirmer qu'une autosurveillance hebdomadaire, en complément d'un dosage mensuel en laboratoire, améliore l'équilibre de l'INR et réduit le nombre d'incidents liés au traitement anticoagulant.

L'hypotension artérielle

L'hypotension artérielle est une diminution de la tension artérielle. Mais ce terme est en général réservé aux cas où la tension artérielle chute au point d'entraîner des étourdissements ou des évanouissements.

L'hypotension artérielle est caractérisée par l'abaissement de la pression systolique au-dessous de 10 centimètres de mercure. Certaines personnes ayant un système cardio-vasculaire normal ont cependant une tension artérielle inférieure à la moyenne (celle-ci étant relative à chaque âge de la vie).

• Causes

Une hypotension artérielle s'observe chez de grands malades très amaigris, atteints de dénutrition, alités ou déconditionnés à l'effort.

Une hypotension aiguë (survenant brutalement) peut être due à une hémorragie interne avec perte de sang importante entraînant une baisse du volume sanguin circulant, à une déshydratation importante, à une intoxication aiguë (alcool, par exemple) ou à un état de choc. Un infarctus du myocarde, une maladie infectieuse, une allergie majeure (piqûre d'insecte, morsure de serpent, voire médicament) peuvent en être responsables. L'insuffisance surrénalienne aiguë en est une cause rare. Beaucoup de médicaments peuvent favoriser l'hypotension. Enfin, lors de réactions vagales, une hypotension est fréquemment observée.

Hypotension orthostatique

C'est un syndrome clinique caractérisé par une impression de vertige et un obscurcissement de la vision, parfois suivis de syncope, et accompagné d'une chute de tension d'au moins 20 millimètres de mercure, survenant au passage de la position couchée à la position debout.

L'affection est attribuée à un trouble de la régulation de la pression artérielle, fonctionnel ou organique. L'hypotension orthostatique est souvent un effet secondaire d'un traitement par des antidépresseurs ou des antihypertenseurs (utilisés dans le traitement de l'hypertension artérielle). Elle peut survenir aussi chez les diabétiques qui souffrent de lésions du système nerveux autonome perturbant les réflexes qui contrôlent la pression sanguine. Enfin, il peut s'agir d'une affection autonome d'origine inconnue, la maladie de Shy-Drager, survenant habituellement après la cinquantaine, plus souvent chez l'homme.

• Traitement

Si l'hypotension est consécutive à la prise de médicaments, il suffit souvent d'en modifier le dosage pour la corriger.

Si la cause est une maladie, un diabète sucré par exemple, le traitement dépend de celle-ci. En cas de forme sévère, la midodrine peut être utilisée. Sa prescription est restreinte du fait de ses effets secondaires (hypertension). En cas d'hypotension orthostatique au lever, il est conseillé de rester assis de 5 à 10 secondes avant de prendre la position debout.

L'infarctus du myocarde

L'infarctus du myocarde, appelé plus communément « crise cardiaque », touche surtout les hommes autour de la soixantaine. S'il est décelé et soigné à temps, il évolue favorablement dans la très grande majorité des cas.

Nécrose d'une partie plus ou moins importante du myocarde (muscle cardiaque), consécutive à une obstruction brutale d'une artère coronaire.

Lors d'un infarctus du myocarde, l'irrigation d'une partie du cœur ne se fait plus ; privées de sang et d'oxygène, les cellules du myocarde meurent, libérant leurs enzymes qui détruisent le tissu environnant.

L'infarctus du myocarde est une affection fréquente (120 000 cas par an en France, 1 500 000 aux États-Unis). Les hommes sont atteints au moins deux fois plus souvent que les femmes, souvent avant 60 ans.

• Causes

L'obstruction de l'artère coronaire est presque toujours due à la formation d'un thrombus (caillot) sur une plaque d'athérome, constituée de dépôts de cholestérol, contre la paroi artérielle interne, cette plaque se trouvant préalablement altérée (rompue ou fissurée), parfois après une phase d'angor instable.

Cette affection survient le plus souvent chez des patients présentant des facteurs de risque tels que tabagisme, hypertension artérielle, taux de cholestérol supérieur à 2,40 grammes, diabète, sédentarité, surmenage professionnel.

• Symptômes et signes

Dans environ la moitié des cas, l'infarctus se produit après une période plus ou moins longue pendant laquelle le sujet souffre d'angine de poitrine (angor), crises douloureuses survenant soit à la marche, en particulier au froid et au vent, soit au repos, de préférence la nuit. Ces douleurs (sensations de serrement, de brûlures, parfois de broiement) sont ressenties derrière le sternum et peuvent irradier dans le bras gauche, vers la mâchoire, parfois dans le dos ; elles disparaissent en 2 ou 3 minutes.

Dans la moitié des cas, l'infarctus est inaugural, c'est-à-dire qu'il n'est précédé d'aucune manifestation douloureuse permettant de prévoir sa survenue. L'infarctus se manifeste par une violente douleur de même type que celle de l'angor, mais habituellement plus intense et plus longue (de plus de 30 minutes à plusieurs heures). Elle irradie souvent plus largement dans les deux bras, dans la mâchoire et dans le dos. Dans certains cas, la douleur s'associe à une hausse de la tension artérielle, suivie de sa baisse persistante.

Dans les 24 à 36 heures apparaît une fièvre de moyenne intensité qui diminue progressivement.

Certains infarctus, dits « méconnus » ou « ambulatoires », ne se manifestent par aucun signe clinique ; ils ne sont détectés qu'accidentellement, à l'occasion d'un électrocardiogramme.

• Diagnostic

Il est possible dès les premières heures grâce à plusieurs examens : d'une part le dosage, dans le sang, des enzymes cardiaques, qui met en évidence une augmentation de la créatine-kinase, enzyme libérée par les cellules du myocarde lorsqu'elles sont détruites ; d'autre part l'électrocardiogramme, qui montre des signes de souffrance aiguë du myocarde lors de l'arrêt du flux sanguin dans l'une des artères coronaires.

Enfin, la mise en évidence par dosage d'une élévation de la troponine permet de confirmer le diagnostic.

Si un doute persiste, une coronarographie (radiographie des artères coronaires) doit être réalisée en urgence, permettant de confirmer le diagnostic en montrant l'occlusion de l'artère. Celle ci peut-être désobstruée dans le même temps par l'intermédiaire d'un ballonnet gonflé au niveau du rétrécissement.

• Traitement

Il a considérablement progressé au cours des quinze dernières années. Dès que l'on suspecte un infarctus, le patient doit être hospitalisé en urgence, mis sous surveillance électrocardiographique permanente et soumis à un traitement thrombolytique (injection d'une substance visant à détruire le caillot, comme la streptokinase), ou, mieux, à une angiographie. D'autres médicaments (bêtabloquants, aspirine, héparine, parfois trinitrine) sont associés par la suite afin de diminuer les besoins en oxygène du muscle cardiaque et de prévenir une récidive par formation d'un nouveau caillot. Le traitement d'un infarctus repose sur la précocité de la prise en charge, l'artère devant être désobstruée le plus rapidement possible (dans les 6 premières heures).

Une radiographie des artères coronaires (coronarographie) permet de décider d'une désobstruction de l'artère obstruée. Celle-ci est réalisée par angioplastie transcutanée : une sonde à ballonnet est introduite à travers la peau puis poussée dans la circulation artérielle jusqu'à la coronaire, qui est dilatée par gonflement du ballonnet. Le plus souvent, un petit ressort (stent) est implanté à l'endroit dilaté. Il permet d'obtenir un meilleur résultat immédiat et à long terme. La coronarographie présente en outre l'avantage de permettre un bilan des lésions ; si elle a révélé des lésions multiples (plusieurs artères rétrécies), un pontage aortocoronarien peut être proposé ; il consiste en la greffe d'un fragment de veine ou d'artère entre l'aorte et l'artère coronaire, en aval de l'obstruction. La restauration des zones lésées du myocarde, par autogreffe de cellules prélevées sur un muscle squelettique, est une technique en voie de développement.

Une hospitalisation pour infarctus s'étend, selon la gravité de l'accident, sur une période de 5 à 10 jours environ. Elle peut être suivie d'un séjour en maison de repos. La reprise des activités est le plus souvent possible de 2 semaines (pour un petit infarctus) à 1 mois après un infarctus compliqué.

• Évolution et prévention

Elle dépend très largement de l'étendue de l'infarctus ; une mort subite peut survenir surtout pendant les premières heures qui suivent la crise, ce qui justifie une hospitalisation aussi rapide que possible. Des complications apparaissent parfois pendant les premiers jours : insuffisance cardiaque, troubles du rythme cardiaque, rupture d'un des deux piliers de la valvule mitrale ou, beaucoup plus rarement, perforation de la paroi cardiaque nécrosée. Cependant, l'évolution de l'infarctus du myocarde est le plus souvent favorable, le taux de mortalité ne dépassant pas 10 % en cas d'hospitalisation précoce.

La prévention de l'infarctus du myocarde repose essentiellement sur la suppression des facteurs de risque : arrêt du tabac, traitement de l'hypertension artérielle, du diabète ou de l'hypercholestérolémie. Elle suppose également le traitement immédiat d'un éventuel angor par administration de médicaments bêtabloquants, de dérivés nitrés, d'aspirine, éventuellement d'un anticalcique ; un angor dit « instable », c'est-à-dire se manifestant par des douleurs fréquentes et persistantes, constitue une sérieuse menace d'infarctus et appelle une coronarographie, qui permettra de dresser le bilan nécessaire.

ANÉVRYSME CARDIAQUE

Dilatation de la cavité cardiaque survenant dans les premières semaines après un infarctus du myocarde.

• Symptômes et diagnostic

Un anévrysme cardiaque peut entraîner des troubles du rythme cardiaque (tachycardie ventriculaire), une insuffisance cardiaque ou la formation locale de caillots avec risque d'embolie.

Le diagnostic s'établit par échographie cardiaque (échocardiographie), angiocardiographie ou imagerie par résonance magnétique nucléaire cardiaque.

• Traitement

Il comporte l'administration de médicaments anticoagulants, antiarythmiques (un défibrillateur implantable peut être indiqué si une arythmie ventriculaire est survenue), diurétiques ou vasodilatateurs.

L'intervention chirurgicale, délicate et plutôt rare, consiste en l'ablation de la poche anévrysmale.

L'insuffisance cardiaque

L'insuffisance cardiaque correspond à un état dans lequel une anomalie de la fonction cardiaque est responsable de l'incapacité du muscle cardiaque (myocarde) à assurer un débit cardiaque suffisant pour couvrir les besoins énergétiques de l'organisme.

• Causes

L'insuffisance cardiaque est la complication d'une maladie cardiaque. Elle peut toucher le cœur gauche, le cœur droit ou les deux.

> **L'insuffisance cardiaque (ou ventriculaire) gauche** peut être consécutive à une hypertension artérielle, à une atteinte valvulaire (rétrécissement ou insuffisance aortique ou mitrale), à une maladie cardiaque congénitale telle que la coarctation aortique (étroitesse de l'isthme de l'aorte), à une cardiopathie ischémique (diminution ou arrêt de la circulation sanguine dans une ou plusieurs artères du cœur), à une myocardiopathie (maladie du muscle cardiaque). Souvent, dans un premier temps, le cœur s'adapte par une dilatation des cavités gauches (essentiellement le ventricule) et/ou un épaississement de leurs parois musculaires ou par une accélération du rythme cardiaque. Mais une fois ces mécanismes compensateurs dépassés, l'insuffisance cardiaque s'installe.

Un trouble du rythme, une anémie profonde, une hyperthyroïdie peuvent aussi favoriser l'apparition d'une insuffisance cardiaque.

LE RÉGIME SANS SEL

Un régime alimentaire appauvri en sel, c'est-à-dire moins de 6 grammes par jour, est impératif en cas d'insuffisance cardiaque. La réduction en sel permet de faire diminuer la pression artérielle sans aucun effet secondaire et sans nuire à la santé. Mais attention, il ne suffit pas de ne pas mettre de sel dans les aliments, il faut aussi éviter les aliments qui en contiennent : fruits de mer, fromage, charcuterie, pizzas, biscuits apéritifs par exemple.

L'insuffisance cardiaque gauche entraîne une stase du sang dans les poumons (œdème pulmonaire), responsable d'une gêne respiratoire parfois intense à l'effort puis au repos.

> **L'insuffisance cardiaque (ou ventriculaire) droite** est le plus souvent consécutive à une hypertension artérielle pulmonaire, elle-même causée par une affection pulmonaire (bronchite chronique avec emphysème, embolie pulmonaire). Elle peut également être due à une cardiopathie congénitale (communication interventriculaire ou interauriculaire, rétrécissement pulmonaire).

Une insuffisance ventriculaire gauche peut se compliquer d'une insuffisance ventriculaire droite et ainsi créer une insuffisance cardiaque globale.

• Symptômes et signes

L'insuffisance cardiaque gauche provoque une gêne respiratoire (dyspnée). Au début, cette gêne s'observe seulement pendant ou après l'exercice physique (dyspnée d'effort) ; on mesure l'intensité de cette dyspnée par le nombre d'étages que le patient peut monter sans s'arrêter. Puis la dyspnée s'intensifie et finit par persister même au repos. Le malade dort assis dans son lit pour mieux respirer (dyspnée de décubitus) ; on mesure l'intensité de cette dyspnée par le nombre d'oreillers que le patient utilise. Il peut être réveillé la nuit par une crise d'œdème aigu pulmonaire (inondation brutale des alvéoles et du tissu interstitiel des poumons par du plasma sanguin) avec gêne respiratoire aiguë, respiration bruyante, sueurs et expectoration mousseuse. Cette crise nécessite un traitement d'urgence.

L'insuffisance cardiaque droite crée une hyperpression dans le système veineux, responsable d'une dilatation des veines jugulaires au cou, d'une augmentation de volume du foie (foie cardiaque), d'œdèmes des chevilles et des jambes, parfois d'une gêne abdominale et de troubles digestifs.

• Traitement

Le traitement est celui des symptômes et, si possible, celui de la cause. Il comprend le repos au lit en position assise et le strict respect d'un régime alimentaire pauvre en sel. Le malade reçoit des diurétiques, destinés à soulager l'organisme de son excès de rétention d'eau et de sel et qui diminuent le volume de sang circulant. Dans certains cas, des vasodilatateurs (facilitant le travail du cœur) sont administrés : ils entraînent une nette amélioration en quelques heures.

Une fois l'insuffisance cardiaque contrôlée, il faut s'attaquer à sa cause. Une maladie valvulaire peut être corrigée chirurgicalement, une cardiopathie ischémique traitée par pontage aortocoronaire ou par angioplastie.

De nombreuses autres causes sont également accessibles au traitement : l'hypertension artérielle et les arythmies sont soignées par des médicaments, tandis que les communications interauriculaires et interventriculaires sont fermées par une intervention chirurgicale à cœur ouvert. Lorsque les médicaments et le traitement de la cause ne sont pas suffisants, la mise en place d'un pacemaker avec plusieurs sondes (multisite) peut diminuer les symptômes en améliorant la synchronisation de la contraction des ventricules. En dernier recours, en cas d'échec de toutes les thérapeutiques, une greffe cardiaque doit parfois être effectuée.

Toutefois, lorsque l'insuffisance cardiaque est due à une affection du myocarde évoluant depuis longtemps (myocardiopathie) ou à une maladie pulmonaire chronique, le pronostic est, en général, moins favorable.

• Prévention

La prévention, essentielle, consiste à surveiller toute maladie du cœur avant l'apparition de l'insuffisance cardiaque et à mettre en œuvre un traitement aux premiers stades de celle-ci. L'éducation du patient est fondamentale. Une prise en charge rigoureuse associée à une éducation du patient sur sa maladie, sur l'importance du traitement médicamenteux quotidien et sur les règles hygiéno-diététiques, est un élément majeur. Le maintien des activités courantes et une marche régulière sont conseillés chez le patient équilibré.

La pesée régulière permet au patient de consulter rapidement en cas de prise de poids, et ce d'autant qu'elle est rapide, en 2 ou 3 jours.

ŒDÈME PULMONAIRE

Envahissement des alvéoles pulmonaires par du plasma sanguin ayant traversé la paroi des capillaires (petits vaisseaux).

L'œdème pulmonaire est la principale manifestation clinique de l'insuffisance cardiaque gauche.

• Causes

Normalement, le système circulatoire permet l'échange d'eau et de nutriments entre le sang et les tissus à travers la paroi des vaisseaux, grâce à un équilibre subtil entre les forces de la pression hydrostatique (tendant à faire sortir les liquides hors du vaisseau) et celles de la pression oncotique (liée aux protéines, tendant à retenir les liquides à l'intérieur du vaisseau), s'effectuant en sens opposé. L'insuffisance cardiaque gauche provoque des anomalies de la circulation sanguine (débit, pression, vitesse, etc.), et le cœur défaillant ne peut assurer un débit suffisant pour couvrir, au repos ou à l'effort, les besoins de l'organisme. Le sang s'accumule alors dans la circulation pulmonaire, où il entraîne une augmentation de la pression dans les vaisseaux pulmonaires et une fuite du plasma vers les alvéoles pulmonaires. Ces dernières sont ainsi peu à peu inondées et l'oxygénation normale du sang par les poumons ne peut plus s'effectuer.

Un œdème pulmonaire est le plus souvent d'origine hémodynamique, lié à une augmentation des pressions dans la circulation pulmonaire. Celle-ci peut être due à un mauvais fonctionnement du cœur, à une poussée d'hypertension artérielle systémique, ou encore à une hypervolémie (augmentation du volume sanguin). Beaucoup plus rarement, l'œdème pulmonaire peut être dû à une altération de la perméabilité des capillaires pulmonaires par

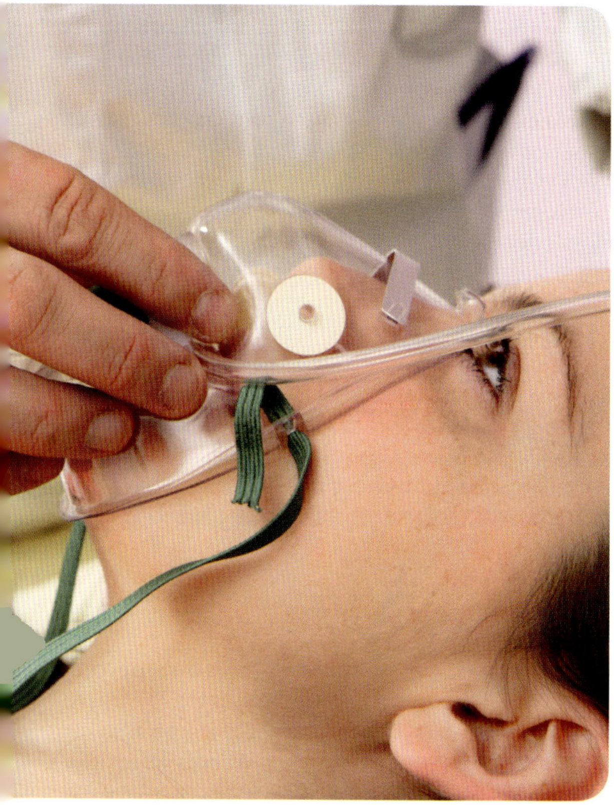

▲ **La ventilation au masque est réalisée lors d'une détresse respiratoire. Son but est de pallier la mauvaise ventilation alvéolaire du patient.**

des agents infectieux (virus de la grippe, certaines bactéries) ou toxiques.

• Symptômes et signes

Dans l'œdème pulmonaire aigu, un essoufflement intense apparaît brutalement chez le malade, l'obligeant à se tenir assis ou debout (orthopnée), ainsi qu'une toux, accompagnée parfois de crachats mousseux rosés caractéristiques. L'apparition plus ou moins rapide des signes (œdème subaigu) dépend du mode évolutif de l'insuffisance ventriculaire gauche.

• Diagnostic

L'auscultation du cœur indique une tachycardie (accélération du rythme cardiaque), celle des poumons des râles secs, dits « crépitants », prédominant aux bases. D'autres signes d'insuffisance cardiaque périphérique (augmentation de la taille du foie, turgescence des veines jugulaires) sont plus rares, l'œdème pulmonaire se manifestant surtout lorsque l'insuffisance ventriculaire gauche ne s'est pas encore compliquée d'une insuffisance ventriculaire droite.

La radiographie du thorax montre un gros cœur et une surcharge vasculaire au niveau des poumons, qui se traduit par une augmentation du diamètre des artères pulmonaires et par l'existence d'opacités caractéristiques.

L'analyse des gaz du sang artériel indique une diminution simultanée de la teneur en oxygène et en gaz carbonique. L'électrocardiographie confirme la tachycardie ; elle peut orienter vers l'origine de la maladie et mettre en évidence un facteur déclenchant, comme un trouble du rythme. Enfin, l'échocardiographie prouve l'existence d'une atteinte cardiaque et en précise le type. Associée au Doppler cardiaque, elle permet de préciser les pressions régnant dans la circulation pulmonaire.

• Traitement

Les diurétiques par voie intraveineuse et/ou les vasodilatateurs, en particulier veineux, traitent les symptômes et entraînent une diminution rapide de la pression dans la circulation pulmonaire. Ils ont remplacé la « saignée » historique. L'amélioration de l'oxygénation se fait par inhalation d'oxygène à l'aide d'une sonde ou d'un masque et la correction de la chute du débit cardiaque se traite par des médicaments cardiotoniques.

Le traitement de fond est celui de la maladie en cause et doit être entrepris chaque fois que cela est possible (normalisation d'une hypertension artérielle, par exemple).

L'insuffisance coronarienne

L'insuffisance coronarienne est l'incapacité des artères coronaires à fournir l'apport en sang oxygéné correspondant aux besoins du cœur. On parle aussi de « cardiopathie ischémique » ou de « maladie coronarienne ».

• Différents types d'insuffisance coronarienne

Ce manque d'adaptation entre les besoins et les apports en sang oxygéné peut résulter de deux mécanismes différents. Une insuffisance coronarienne primaire (de cause inconnue) se traduit par une baisse du débit sanguin dans les artères coronaires. Une insuffisance coronarienne secondaire (dont la cause est connue) correspond à une augmentation des besoins en oxygène, au cours d'un effort physique par exemple, et à une impossibilité pour le cœur d'apporter ce supplément d'oxygène.

FRÉQUENCE

Dans les pays industrialisés, l'insuffisance coronarienne est extrêmement répandue. En France, elle représente la première cause de décès. Un grand nombre d'entre eux surviennent brutalement chez des hommes et des femmes d'âge moyen, par ailleurs en bonne santé, mais la plupart concernent des sujets de plus de 65 ans.

Au cours de ces 20 dernières années, le nombre de décès et d'invalidités dus à l'insuffisance coronarienne a décru. Un meilleur contrôle de l'hypertension artérielle, qui est l'une des principales causes de l'insuffisance coronarienne, d'une part, les progrès des techniques d'angioplastie et de pontage aortocoronarien des coronaires malades, d'autre part, pourraient en être la raison. En outre, le traitement de l'infarctus du myocarde à la phase aiguë est devenu plus efficace depuis l'amélioration des structures mobiles et hospitalières d'urgence, et l'utilisation précoce des thrombolytiques.

• Causes

L'origine la plus courante d'une insuffisance coronarienne est le développement d'une athérosclérose. Dans ce cas, les artères coronaires sont progressivement obstruées par des plaques d'un dépôt graisseux riche en cholestérol, l'athérome. Un thrombus (caillot sanguin), formé au contact de la surface rugueuse de ces plaques, peut ensuite aggraver le rétrécissement coronarien jusqu'à l'occlusion coronarienne.

Les causes de l'athérome sont nombreuses et liées entre elles. Les principaux facteurs de risque de l'athérosclérose sont les prédispositions génétiques, des maladies comme le diabète sucré, l'hypertension artérielle ou un mode de vie caractérisé par le tabagisme, le manque d'exercice physique, l'excès de poids, enfin une alimentation riche en produits laitiers et en graisses animales, qui provoque une élévation excessive du taux de cholestérol dans le sang. Une augmentation du taux sanguin d'homocystéine (acide aminé), ainsi que du taux de fibrinogène, est également un facteur de risque.

L'influence de la personnalité, du comportement et du stress est encore controversée. Certains médecins pensent que les infarctus du myocarde sont plus fréquents chez les sujets ayant une personnalité de « type A » (toujours pressés, ils surveillent l'heure, supportent mal les retards et interrompent les autres au milieu de leurs phrases), actifs et entreprenants. On sait, en outre, que les infarctus surviennent plus souvent chez les sujets déprimés après la mort d'un proche ou après la perte d'un travail, par exemple.

D'autres mécanismes réduisent l'apport d'oxygène au cœur : une atteinte des petits vaisseaux (microangiopathie) coronaires comme dans le diabète, un épaississement des parois cardiaques, une baisse de l'oxygène contenu dans le sang ou une incapacité du muscle cardiaque à extraire cet oxygène par exemple.

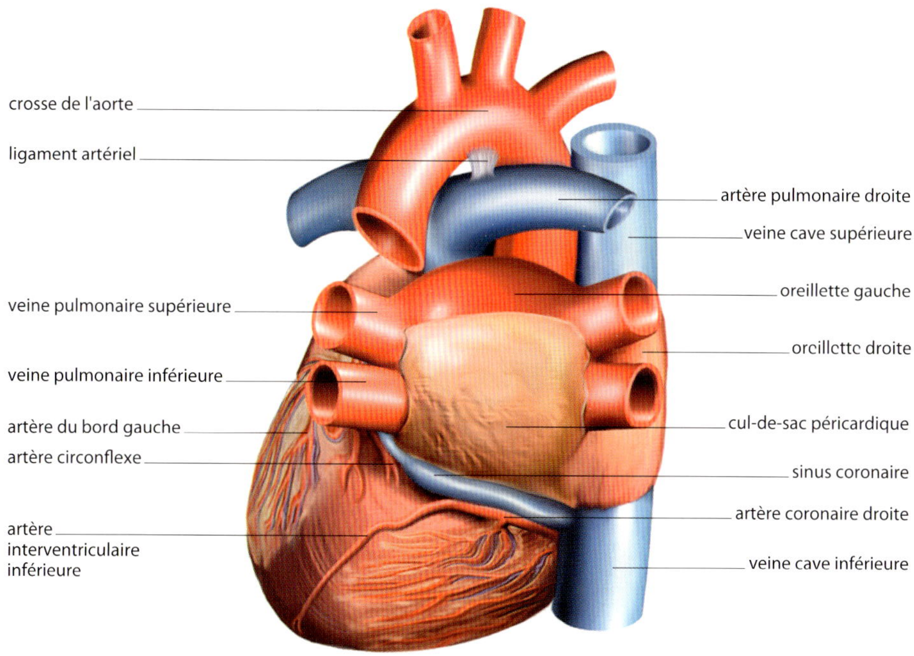

▲ Les artères coronaires, au nombre de deux (artère coronaire droite et artère coronaire gauche), sont responsables de l'oxygénation cardiaque.

• Symptômes et signes

L'athérome des coronaires reste longtemps sans aucun symptôme. Il peut se révéler soit par une angine de poitrine, soit par un infarctus du myocarde.

L'angine de poitrine (ou angor) est caractérisée par une gêne ou une douleur thoraciques, classiquement déclenchées par l'effort et soulagées par le repos. C'est une douleur sourde, au milieu de la poitrine, ou une sensation de pression pouvant remonter dans le cou ou descendre le long du bras (le gauche plus souvent que le droit). Dans certains cas, la douleur reste localisée au cou ou au bras. La douleur causée par l'angor est typique, survient souvent après le même niveau d'effort physique (après avoir grimpé un étage, par exemple) et disparaît en 1 ou 2 minutes à l'arrêt de celui-ci.

L'angine de poitrine apparaît quand le myocarde doit fournir un travail plus intense et qu'il ne reçoit pas assez de sang pour l'effort exigé. Si, par exemple, la vascularisation d'une région du myocarde est complètement interrompue par un caillot, un infarctus se produit (thrombose coronarienne ou encore « crise cardiaque »), entraînant la mort (nécrose) de cette partie de myocarde. Le symptôme principal de l'infarctus est une douleur intense qui ressemble à celle de la douleur de l'angine de poitrine mais n'est pas soulagée par le repos ni obligatoirement déclenchée à l'effort. Le malade peut avoir froid, transpirer, se sentir faible et nauséeux, parfois perdre connaissance.

L'angine de poitrine et l'insuffisance coronarienne peuvent entraîner des troubles de conduction cardiaque ou des troubles du rythme tels qu'une arythmie (irrégularité des battements cardiaques), dont les degrés divers vont des extrasystoles (contractions prématurées) à la tachycardie (accélération du cœur) et à la fibrillation ventriculaire (trémulation inefficace du myocarde). Cette dernière entraîne rapidement une perte de conscience et la mort si elle n'est pas corrigée dans les minutes qui suivent par une défibrillation électrique (interruption de contractions anormales, non coordonnées et continues du cœur à l'aide d'un choc électrique appliqué sur le thorax).

En France, 50 000 cas de mort subite surviennent chaque année, dont 10 % sur la voie publique, d'où la décision d'une implantation de défibrillateurs automatiques externes, ne nécessitant pas de formation particulière des utilisateurs, sur les lieux publics.

• Différents types d'angor

> **L'angor stable chronique** se caractérise par des douleurs peu fréquentes lors d'un niveau d'activité assez important, qui cèdent vite à la prise d'un médicament.

> **L'angor instable** regroupe l'angor d'apparition récente *(de novo)*, l'angor d'effort chronique déstabilisé (survenant plus souvent qu'à l'accoutumée, pour des efforts moindres, et cédant plus difficilement à la prise d'un médicament) et l'angor survenant au repos (angor de repos). L'angor instable indique un risque élevé de survenue à court terme d'un infarctus du myocarde.

> **L'angor spastique, ou angor de Prinzmetal,** ne survient qu'au repos, généralement au petit matin.

• Diagnostic et examens

Une insuffisance coronarienne peut se traduire par des symptômes typiques. Le diagnostic ne fait alors aucun doute. Des examens complémentaires le confirment : électrocardiographie, lorsqu'on suspecte un infarctus du myocarde, mesure dans le sang du taux des créatines-kinases et de la troponine (enzymes libérées à partir de la zone de nécrose du myocarde), par exemple. Un malade qui présente des crises intermittentes d'angine de poitrine doit être surveillé par des examens électrocardiographiques pratiqués au repos et à l'effort (épreuve d'effort sur bicyclette ou tapis roulant sous surveillance médicale).

Si l'angine de poitrine est fréquente, invalidante, si ses caractères se modifient ou si elle est d'apparition récente, l'état du patient peut être évalué par l'imagerie cardiaque : l'angiographie coronaire, ou coronarographie (radiographie avec injection d'une substance opaque aux rayons X dans les coronaires), fournit des données précises et détaillées sur le siège des sténoses (rétrécissements ou occlusions) coronaires et les éventuelles lésions myocardiques associées. Ces données permettent de décider du meilleur traitement, médical ou chirurgical.

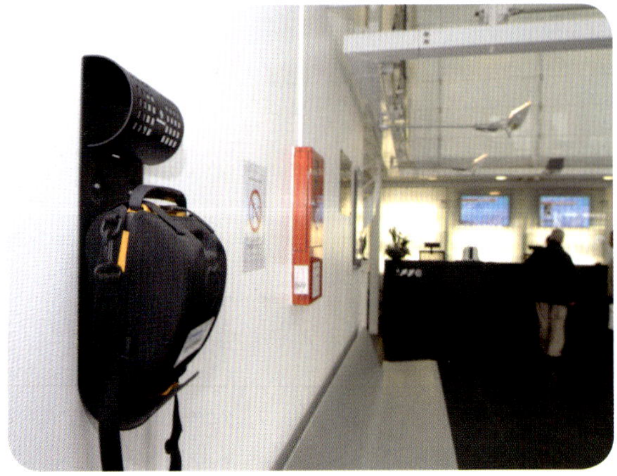

▲ Un défibrillateur automatique analyse l'activité du cœur d'une personne en arrêt cardio-respiratoire et délivre un choc électrique.

• Traitement et prévention

L'angine de poitrine bénéficie de toute une gamme de médicaments qui améliorent la circulation coronaire et/ou qui réduisent le travail du cœur pendant l'activité physique. Parmi ces médicaments, on trouve la nitroglycérine et d'autres dérivés nitrés, les bêtabloquants, les vasodilatateurs et les inhibiteurs calciques.

En cas de défaillance cardiaque, des vasodilatateurs (I.E.C., inhibiteur de l'enzyme de conversion de l'angiotensine) peuvent optimiser les performances cardiaques. En cas d'échec du traitement médical ou de lésions très sévères des artères coronaires, la vascularisation myocardique peut être améliorée par un pontage aortocoronarien ou par une angioplastie transluminale percutanée (dilatation par ballonnet de la coronaire rétrécie).

Un infarctus du myocarde est une urgence qui doit être traitée en milieu hospitalier. Des thrombolytiques peuvent être administrés pour tenter de dissoudre les caillots ou, préférablement, l'artère responsable de l'infarctus peut être dilatée par angioplastie.

L'insuffisance coronarienne est une maladie de l'âge mûr et de la vieillesse, mais ses bases se préparent pendant l'adolescence et chez l'adulte jeune. On peut en réduire les risques en modifiant le style de vie : ne pas fumer, faire de l'exercice physique, conserver un poids et une tension artérielle normaux, suivre un régime alimentaire sain permettent de moins s'exposer au risque de maladie coronaire.

Coronarographie

Examen radiologique des artères coronaires irriguant le cœur.

La coronarographie fournit un bilan précis de l'état des artères coronaires en cas d'angor (angine de poitrine) ou d'infarctus du myocarde.

• Technique

Cet examen nécessite une hospitalisation brève. Après anesthésie locale au pli de l'aine, un cathéter est introduit dans l'artère fémorale. La voie radiale est une alternative assez fréquemment utilisée. Par le cathéter, une sonde est introduite dans l'aorte jusqu'à l'origine des artères coronaires droite et gauche. L'injection d'un produit de contraste iodé permet d'opacifier les artères coronaires, en démontrant leurs aspects anatomiques et leurs anomalies de calibre. Pour chaque artère coronaire, les images sont acquises sous différentes incidences. En cas d'artère bouchée ou très rétrécie, si le patient a donné son consentement, une angioplastie (dilatation du rétrécissement) avec mise en place d'un matériel (stent) peut être effectuée au cours de l'examen. À la fin de celui-ci, le cathéter et la sonde sont retirés et un pansement compressif est placé au point de ponction.

La coronarographie peut être complétée par une angiocardiographie, qui permet d'apprécier la contractilité du ventricule gauche.

• Effets secondaires

Les coronarographies comportent les risques de la ponction artérielle (essentiellement d'hématome au point de ponction) et ceux des produits de contraste iodés.

• Alternatives

En milieu spécialisé, le scanner RX ou l'I.R.M. peuvent être utilisés pour produire des images des artères coronaires. Ces techniques moins invasives ne permettent pas de geste thérapeutique (angioplastie).

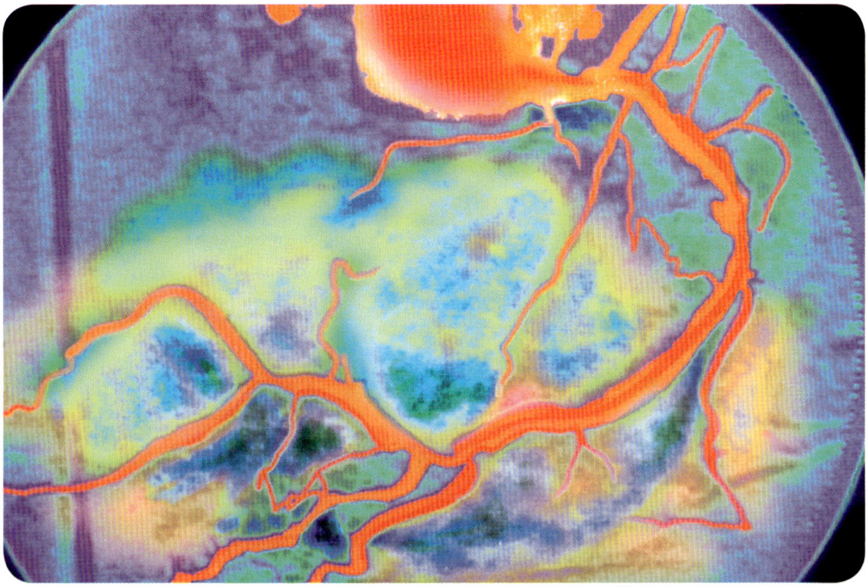

▲ La coronarographie visualise les artères coronaires afin de dépister des sténoses et de les traiter, si cela est possible techniquement.

Les maladies des valvules

Le cœur comporte quatre valvules cardiaques chargées de canaliser le flot sanguin. Les affections de ces valvules peuvent provoquer des troubles cardiaques ou respiratoires, voire une insuffisance cardiaque.

VALVULOPATHIE

Atteinte d'une valvule du cœur.

On distingue les valvules auriculoventriculaires (mitrale et tricuspide) et les valvules artérielles (aortique et pulmonaire).

• Causes

Les valvulopathies ont des causes variées : congénitales (malformations), inflammatoires (rhumatisme articulaire aigu), infectieuses (endocardite [infection des valves du cœur]), dégénératives, liées à l'âge, ischémiques par insuffisance coronarienne (angor, infarctus).

La cause est retrouvée d'après l'aspect de la valvule : forme anormale, présence de calcifications, épaississement, amincissement, destruction par endroits. Il existe, enfin, une atteinte de la valvule mitrale due à la rupture de ses cordages : n'étant plus reliée au ventricule gauche, elle se retourne dans l'oreillette gauche au moment de la systole.

• Différents types de valvulopathie

Les lésions d'une valvule entraînent soit son rétrécissement, soit son insuffisance.

> **Le rétrécissement valvulaire** provoque une gêne lors du passage du sang, la valvule n'étant pas suffisamment ouverte à la diastole (remplissage des cavités cardiaques) pour les valvules mitrale et tricuspide, et à la systole (contraction cardiaque) pour les valvules aortique et pulmonaire.

> **L'insuffisance valvulaire,** également appelée « fuite » ou « incontinence », est liée à une absence d'étanchéité de la valvule à la diastole pour les valvules aortique et pulmonaire, à la systole pour les valvules mitrale et tricuspide.

• Symptômes et évolution

Les valvulopathies mineures peuvent passer inaperçues. Toutefois, même à ce stade, elles se compliquent volontiers d'endocardite, par propagation sanguine à partir d'un foyer infectieux. Dans d'autres cas, on observe des troubles du rythme (palpitations), des malaises, un angor (angine de poitrine), des signes d'insuffisance cardiaque (gêne respiratoire). Les symptômes peuvent n'apparaître qu'à l'effort avant de devenir permanents.

Toute anomalie valvulaire importante retentit sur l'oreillette ou le ventricule, en amont de la valvule atteinte : dilatation de l'oreillette, dilatation du ventricule ou épaississement de sa paroi. De plus, le travail du cœur s'en trouve augmenté, ce qui explique l'évolution possible vers une insuffisance cardiaque.

• Diagnostic

Une valvulopathie est suspectée à l'auscultation par la perception d'un souffle (bruit anormal prolongé). Des examens complémentaires sont nécessaires : électrocardiographie, radiographie du thorax, échographie du cœur, voire cathétérisme cardiaque (introduction dans un vaisseau périphérique d'une sonde poussée jusqu'au cœur).

• Traitement

Les valvulopathies mineures relèvent d'une surveillance médicale permettant en particulier la prévention de l'endocardite, notamment par la prise d'antibiotiques avant et pendant les soins dentaires

Valvuloplastie

Réparation anatomique et restauration fonctionnelle d'une valvule cardiaque anormale.

• Différents types de valvuloplastie

La valvuloplastie, l'un des traitements des valvulopathies, peut être réalisée soit par cathétérisme, soit par chirurgie.

> **La valvuloplastie « médicale » par cathétérisme cardiaque** est indiquée en cas de rétrécissement valvulaire et concerne principalement la valvule mitrale, parfois la valvule pulmonaire. Une sonde fine et longue est introduite dans un vaisseau superficiel, sous anesthésie locale, à travers la peau, puis poussée jusqu'au cœur sous contrôle vidéo. Un ballonnet situé à l'extrémité de la sonde est placé dans l'orifice de la valvule et gonflé à forte pression pendant quelques secondes. Cette manœuvre peut être répétée plusieurs fois au cours d'une même intervention et renouvelée dans les mois qui suivent en cas de resténose (récidive du rétrécissement).

> **La valvuloplastie chirurgicale** est une opération de chirurgie qui se déroule sous anesthésie générale et sous circulation extracorporelle (pendant l'intervention, la circulation ne passe pas par le cœur, mais par un appareil extérieur qui assure l'oxygénation du sang). Une telle reconstitution valvulaire est indiquée dans le traitement de l'insuffisance d'une valvule (fuite du sang à contre-courant), la valvule mitrale principalement. Le geste effectué dépend de chaque cas : il peut s'agir de l'ablation d'un fragment de tissu valvulaire excédentaire, d'un raccourcissement de cordages, de la pose d'un anneau qui remodèle l'orifice, etc. L'intervention nécessite une hospitalisation relativement longue et souvent une rééducation à l'effort.

ou toute intervention chirurgicale sur foyer infectieux afin d'éviter l'introduction d'un germe dans la circulation sanguine. Parmi les valvulopathies sévères, certaines (rétrécissement mitral à valves souples, rétrécissement pulmonaire) peuvent bénéficier d'une valvuloplastie « médicale », par dilatation de l'orifice à l'aide d'une sonde à ballonnet. Les autres peuvent relever de deux types de traitement chirurgical. La valvuloplastie (reconstitution de la forme de la valvule), qui concerne l'insuffisance mitrale et l'insuffisance tricuspide, est effectuée sous circulation extracorporelle. Le remplacement de la valvule par une prothèse mécanique ou par une greffe de valves biologiques, dite « bioprothèse », concerne les valvulopathies aortiques et les valvulopathies mitrales non accessibles à la valvuloplastie.

Les myocardiopathies

Atteintes non inflammatoires du myocarde, les myocardiopathies sont des maladies du cœur assez peu fréquentes, sans relation avec une valvulopathie, une atteinte coronaire ou une hypertension artérielle.

• Différents types de myocardiopathie

On distingue quatre sortes de myocardiopathie (appelée aussi « cardiomyopathie ») par ordre de fréquence.

> **La myocardiopathie dilatée** est une atteinte du myocarde dans laquelle on observe une baisse de la capacité contractile du cœur et une dilatation – sans augmentation de l'épaisseur – des parois du ventricule gauche et/ou droit.

> **La myocardiopathie hypertrophique** est une atteinte du myocarde dans laquelle la paroi cardiaque est épaissie, sans dilatation de la cavité. La fonction diastolique (relaxation du cœur) est altérée.

> **La myocardiopathie restrictive** est une atteinte du myocarde dans laquelle le ventricule se remplit difficilement de sang en période de diastole.

> **La dysplasie arythmogène ventriculaire droite** se caractérise par des troubles, parfois graves, du rythme cardiaque.

• Causes

Une myocardiopathie est souvent d'origine génétique, d'autres cas existant alors dans la famille du patient. Elle peut également être d'origine infectieuse (virale), métabolique, toxique (alcool, etc.), auto-immune, due au vieillissement ou à un déficit en vitamine B1 (béribéri).
Elle peut aussi être liée à une myopathie comme la myopathie de Duchenne ou la maladie de Steinert, à une affection congénitale, à une exposition aux rayons X, à une maladie générale comme le diabète, à une maladie de surcharge comme l'hémochromatose (surcharge en fer) ou l'amylose (surcharge en une protéine, la substance amyloïde).

• Symptômes et signes

Le sujet se sent fatigué, essoufflé, a quelquefois des douleurs thoraciques. Parfois, le cœur bat irrégulièrement ou son rythme s'accélère. Des œdèmes (gonflement des chevilles et des pieds) peuvent apparaître. Mais dans bien des cas, au début de l'affection, les symptômes sont absents ou restent discrets.

• Diagnostic et traitement

Après l'examen clinique, le médecin complète son diagnostic par une électrocardiographie et une échocardiographie, qui précisent au mieux le type de myocardiopathie. Parfois, une coronarographie est effectuée, voire une biopsie du myocarde.

Il existe différents traitements en fonction des types de myocardiopathie, de la sévérité de l'atteinte et de l'importance des symptômes. Le traitement peut faire appel à divers médicaments utilisés en cardiologie, voire à la cardioversion (choc électrique externe) ou au stimulateur cardiaque (pacemaker). Lorsqu'une cause est identifiée, elle doit impérativement être traitée. Des restrictions d'activité physique peuvent être recommandées. Dans certaines formes de myocardiopathie mal tolérées (essoufflement, douleurs, etc.) et responsables d'une insuffisance cardiaque sévère, une intervention chirurgicale (transplantation cardiaque) est souvent nécessaire.

• Perspectives

Les recherches concernant les causes et les mécanismes responsables des myocardiopathies sont actuellement importantes et axées sur les enquêtes familiales et épidémiologiques, l'étude du métabolisme des cellules myocardiques et aussi celle du rôle éventuel des virus et des toxiques.

Les péricardites

Il s'agit d'une inflammation des feuillets du péricarde. On distingue trois formes de péricardite : la péricardite aiguë, la péricardite sèche et la péricardite chronique constrictive.

La plupart des péricardites sont d'origine infectieuse. Certaines cependant peuvent témoigner d'une maladie systémique (maladie du tissu conjonctif de divers organes) ou parfois d'un cancer.

Péricardite aiguë

Il s'agit d'une inflammation du péricarde séreux aboutissant le plus souvent à l'apparition de liquide entre ses deux feuillets, dans la cavité virtuelle qui les sépare.

Fréquemment, aucune cause n'est retrouvée. Dans les péricardites aiguës bénignes, on évoque un mécanisme immunologique. Les causes connues sont une infection virale (l'épanchement entre les deux feuillets est clair) ou microbienne (l'épanchement est alors purulent), une tuberculose, un cancer ou un rhumatisme articulaire aigu.

La péricardite aiguë se traduit par une douleur thoracique augmentant à l'inspiration, associée à une fièvre. À l'auscultation, on peut entendre un bruit très particulier, comparable au froissement d'un tissu, rythmé par les bruits cardiaques, appelé « frottement péricardique ». Les examens complémentaires qui confirment le diagnostic sont l'électrocardiographie et l'échographie cardiaque.

L'évolution d'une péricardite aiguë bénigne est toujours favorable sans traitement, mais les récidives sont fréquentes. Quand le liquide enfermé dans le péricarde est trop volumineux, au point de comprimer le cœur et de gêner le retour veineux (tamponnade), des ponctions sont pratiquées. La ponction du liquide péricardique peut également être pratiquée pour trouver une étiologie à la péricardite (diagnostic de cancer, de tuberculose, de la nature du germe en cas d'épanchement purulent). Les péricardites tuberculeuses, cancéreuses, microbiennes, rhumatismales et des maladies systémiques nécessitent un traitement spécifique lié à la maladie en cause.

Péricardite sèche

Elle comporte les mêmes signes cliniques que la péricardite aiguë, mais sans aucun épanchement de liquide. Elle est consécutive à une péricardite aiguë bénigne ou à une péricardite virale. L'auscultation peut révéler un frottement péricardique, mais l'échographie ne met en évidence aucun épanchement. Une péricardite sèche n'est souvent que le stade initial d'une péricardite aiguë avec épanchement.

Péricardite chronique constrictive

Cette péricardite se traduit par un épaississement très important des constituants du péricarde, réalisant une véritable gangue qui enserre le cœur et gêne son remplissage. Il s'agit d'une complication rare d'une péricardite aiguë tuberculeuse, qui peut s'installer en quelques mois ou en quelques années. De par son caractère constrictif, cette atteinte est à l'origine de signes cliniques analogues à ceux de la tamponnade : augmentation de volume du foie, saillie des veines jugulaires, œdème des membres inférieurs. La radiographie thoracique peut montrer, une fois sur deux, un liseré opaque correspondant à la calcification du péricarde.

L'électrocardiographie est caractérisée par un microvoltage. L'échographie objective l'épaississement péricardique parfois associé à un épanchement minime, une dilatation de l'oreillette droite.

Le traitement est médical au début (diurétiques). Il peut nécessiter en cas d'échec une prise en charge chirurgicale qui consiste en une décortication, véritable pelage du péricarde (variante de la péricardectomie), permettant de libérer le cœur de la gangue constrictive qui l'enserre. Les résultats sont le plus souvent excellents. Le traitement antibiotique précoce des péricardites tuberculeuses a réduit la fréquence des péricardites chroniques constrictives.

Les troubles de la conduction cardiaque

Le cœur se contracte à la suite de stimulations électriques. L'activité électrique débute dans l'oreillette droite (nœud sinusal) ; elle est transmise de proche en proche au nœud auriculoventriculaire, situé à la jonction auriculoventriculaire ; le relai est pris par le faisceau de His à la partie haute du septum interventriculaire qui se divise en deux branches allant vers les deux ventricules. Un blocage de la transmission de cette activité électrique entraîne des malaises, voire des syncopes.

BLOC AURICULOVENTRICULAIRE

Altération de la conduction électrique dans le tissu nodal (tissu propre au muscle cardiaque) entre les oreillettes et les ventricules.

• Différents types de bloc auriculoventriculaire

Les blocs auriculoventriculaires (B.A.V.) sont classés selon trois degrés de gravité, chaque type pouvant être aigu ou chronique :
- simple allongement du délai de contraction entre oreillettes et ventricules, la contraction des ventricules continuant de suivre normalement celle des oreillettes ;
- dissociation incomplète de la contraction du ventricule et de celle de l'oreillette, avec absence de contraction du ventricule après certaines contractions de l'oreillette ;
- dissociation complète entre les contractions auriculaires et les contractions ventriculaires, qui sont ralenties.

• Causes

> **Les blocs auriculoventriculaires aigus** s'observent essentiellement dans la période initiale de l'infarctus du myocarde. Ils peuvent aussi survenir après une intervention de chirurgie cardiaque, au cours d'une maladie infectieuse (endocardite bactérienne) ou virale, ou être favorisés par certains médicaments (anesthésiques locaux, bêtabloquants, amiodarone).

> **Les blocs auriculoventriculaires chroniques** sont le plus souvent liés à une maladie dégénérative des voies de conduction électrique chez les sujets de plus de 60 ans. Les autres causes sont les myocardiopathies, les cardiopathies valvulaires, les malformations congénitales ou le simple bloc vagal des sportifs (hyperactivité du système nerveux autonome parasympathique).

• Symptômes et signes

Un bloc auriculoventriculaire peut être asymptomatique ou se manifester par une syncope ou un syndrome d'Adam-Stokes (accident neurologique dû à une brusque diminution de l'irrigation cérébrale), avec risque de récidive et de mort brutale. L'insuffisance cardiaque est possible en cas de dissociation complète, de cardiopathie sous-jacente et de ralentissement important du rythme cardiaque.

• Diagnostic et traitement

Le diagnostic repose sur un électrocardiogramme, la localisation précise du bloc pouvant appeler un

Électro-cardiographie

Examen destiné à enregistrer l'activité électrique du muscle cardiaque.

• Indications

L'électrocardiographie (ECG) complète utilement l'examen clinique du cœur. Elle permet de détecter un trouble du rythme ou de la conduction cardiaque, une hypertrophie auriculaire ou ventriculaire, une péricardite, une ischémie myocardique, en particulier un infarctus du myocarde. L'électrocardiographie est un examen non invasif dénué de tout inconvénient.

• Technique

L'électrocardiographe est un appareil enregistreur relié à des électrodes de détection, dont 4 sont appliquées sur les poignets et les chevilles et 6 autres en des points déterminés de la surface du thorax. Divers groupements de ces électrodes, correspondant à différents circuits d'enregistrement, sont reliés à un stylet qui donne un tracé correspondant à une dérivation (reflet localisé de l'activité électrique du cœur). Douze dérivations sont ainsi enregistrées.
L'enregistrement graphique s'effectue habituellement à une vitesse de déroulement du papier de 25 millimètres par seconde ; il est étalonné de manière que la détection d'un courant de 1 millivolt provoque une déflexion verticale de 1 centimètre. La standardisation de la méthode permet ainsi de déterminer précisément la durée et l'amplitude des accidents électrocardiographiques enregistrés. Le tracé électrocardiographique porte le nom d'« électrocardiogramme ».

L'électrocardiogramme normal est constitué, à chaque cycle cardiaque, de la succession chronologique d'un certain nombre de déflexions (déviations du stylet par rapport à une ligne de base). L'impulsion électrique née du nœud sinusal et transmise aux oreillettes se traduit sur le papier par une première déflexion, ou onde P. Le passage de l'influx nerveux des oreillettes aux ventricules est défini par un trait horizontal qui correspond à l'espace PR. L'activation électrique des 2 ventricules se manifeste par une déflexion principale, rapide et ample, appelée « complexe QRS ». Elle est suivie par un segment horizontal ST marquant la fin de la systole, qui précède une onde T traduisant la récupération des propriétés électriques initiales des fibres myocardiques. Cette succession de déflexions est suivie d'une période de repos cardiaque, la diastole, caractérisée par un tracé électrocardiographique horizontal.

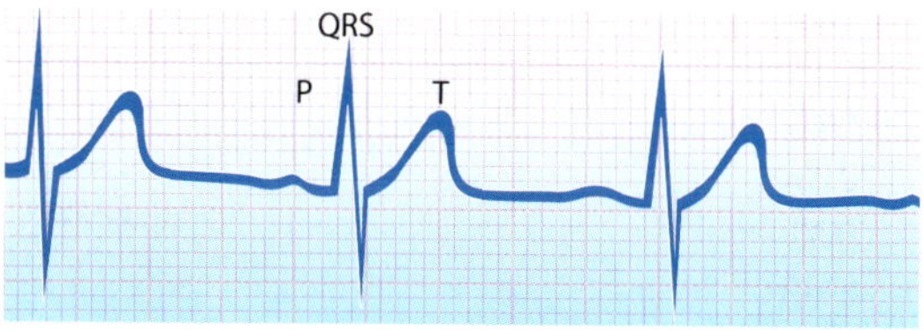

Une variante, plus rarement pratiquée, l'électrocardiographie endocavitaire, consiste à enregistrer l'activité électrique du cœur à partir d'électrodes placées dans les cavités cardiaques par cathétérisme (introduction d'un cathéter dans un vaisseau).

enregistrement du faisceau de His (enregistrement endocavitaire de l'activité électrique cardiaque à l'aide d'une sonde introduite dans le cœur).

Certains blocs, qui ne présentent pas de symptômes et/ou qui n'entraînent pas de ralentissement cardiaque important, ne nécessitent pas de traitement. Le traitement de fond des blocs aigus est l'entraînement électrosystolique temporaire (sonde intracardiaque stimulant le cœur), celui des blocs chroniques, l'implantation d'un stimulateur extracorporel (pacemaker).

BLOC DE BRANCHE

Trouble cardiaque de la conduction des influx électriques dans les branches du faisceau de His, qui cheminent de part et d'autre du septum interventriculaire (cloison musculaire séparant les ventricules).

Un bloc de branche se traduit par le ralentissement ou même l'interruption de la conduction de l'influx électrique vers l'un des deux ventricules. Comme cet influx électrique a pour rôle de déclencher la contraction musculaire cardiaque, on observe un retard de contraction d'un ventricule par rapport à l'autre.

Un bloc de branche est souvent associé à une cardiopathie (hypertrophie ventriculaire, cardiopathie ischémique, etc.). Il peut également s'observer chez des patients normaux. Il n'a généralement aucune traduction clinique autre qu'un aspect anormal de l'électrocardiogramme, qui révèle le retard d'activation électrique du ventricule dont la branche est bloquée. Le traitement est celui de la cause.

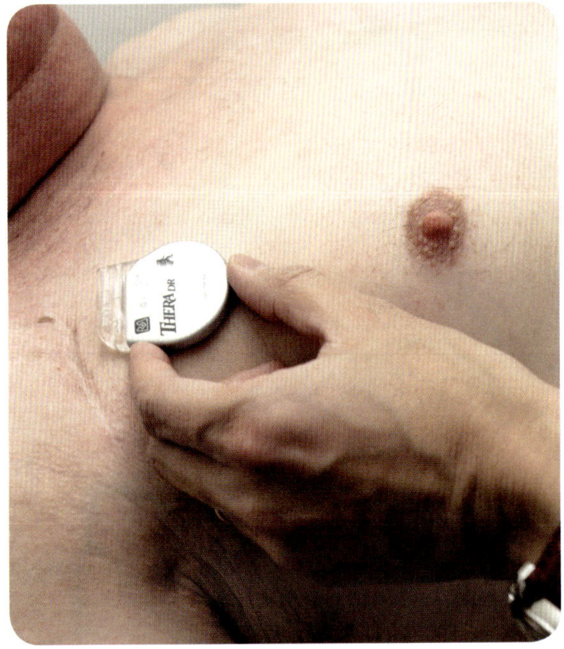

▲ Un pacemaker est un dispositif implanté dans l'organisme délivrant des impulsions électriques au cœur et permettant d'accélérer ce dernier lorsqu'il est trop lent.

SYNCOPE

Perte de connaissance brève, complète, brutale et réversible, consécutive à une diminution de l'oxygénation cérébrale.

Une syncope se distingue du vertige, de l'évanouissement et de la crise d'épilepsie.

• Causes

La syncope est due à une anoxie ou à une ischémie cérébrale (absence d'oxygénation ou diminution de l'apport sanguin), le plus souvent par arrêt cardiocirculatoire ou trouble du rythme cardiaque, plus rarement par asphyxie ou vasodilatation brutale.

Une syncope peut donc être liée à une cardiopathie (rétrécissement aortique, angor, infarctus du myocarde, myocardiopathie obstructive, tétralogie de Fallot, hypertension artérielle pulmonaire), à un trouble du rythme ou de la conduction cardiaque (tachycardie paroxystique, syndrome d'Adams-Stokes ou autres bradycardies), à une embolie pulmonaire, à une asphyxie, à une électrocution, au passage brutal de la position couchée à la position debout, à une hypokaliémie (diminution du taux sanguin de potassium). Mais, souvent, la syncope, alors dite « vagale », est due à une action excessive des nerfs pneumogastriques qui commandent certains viscères (poumons, vaisseaux, cœur, estomac). Une telle syncope se produit en cas de douleur intense, d'émotion, de compression du cou (sur le sinus carotidien), voire en cas de miction ou de déglutition. La cause d'une syncope n'est pas toujours retrouvée.

• Signes

La perte de connaissance débute brusquement et se traduit par une décontraction musculaire complète, occasionnant dans la grande majorité des cas une chute. On constate une pâleur, une absence de réaction aux bruits et au pincement, éventuellement un pouls absent. On observe parfois une perte d'urines et des mouvements convulsifs. La durée de la perte de connaissance est minime, le plus souvent inférieure à une minute. Lorsqu'elle se prolonge, on parle de coma. La reprise de conscience est spontanée, totale, très rapide et précédée d'une recoloration du visage. Lorsqu'il se réveille, le patient a totalement repris ses esprits.

• Diagnostic

Souvent, les données obtenues en interrogeant le patient et son entourage présent au moment de la syncope, associées à un examen clinique, à une électrocardiographie et à un dosage du potassium dans le sang, suffisent à établir le diagnostic de la cause de la syncope.

Parfois, il est néanmoins nécessaire de pratiquer un Holter électrocardiographique (enregistrement du rythme cardiaque sur 24 heures), une exploration électrophysiologique de la conduction intracardiaque (celle du faisceau de His), un test d'inclinaison (consistant à placer le patient sur une table inclinable et à le faire passer de la position horizontale à la position verticale en contrôlant sa tension artérielle et sa fréquence cardiaque).

• Traitement

Le traitement d'une syncope, qui vise aussi à prévenir toute récidive, est celui de sa cause : traitement chirurgical d'un rétrécissement aortique ou d'une tétralogie de Fallot, pose d'un stimulateur cardiaque en cas de syndrome d'Adams-Stokes, traitement d'un trouble du rythme cardiaque, d'un angor, d'une embolie pulmonaire, correction d'une hypokaliémie, et aussi éducation du malade afin de l'aider à éviter les circonstances de survenue de la syncope (lever progressif en cas de syncope posturale, par exemple).

• Pronostic

Le pronostic est étroitement lié à la cause de la syncope, lorsqu'elle est connue. Hormis les conséquences possibles du traumatisme dû à la chute, le pronostic d'une syncope vagale est bon.

SYNDROME D'ADAMS-STOKES

Accident neurologique dû à une brusque diminution de l'irrigation cérébrale.

Le syndrome d'Adams-Stokes atteint plutôt les hommes âgés de plus de 50 ans. Il a pour origine un ralentissement extrême du rythme cardiaque, par bradycardie ou bloc auriculoventriculaire, responsable d'un arrêt cardiocirculatoire transitoire.

• Symptômes et signes

La syncope spontanée, non liée à l'effort, est caractéristique du syndrome. Le sujet perd brutalement connaissance : il est pâle, inerte, mais respire toujours malgré le ralentissement ou la disparition de son pouls. Il reprend souvent conscience de lui-même après quelques dizaines de secondes. Toutefois, en cas de syncope prolongée, un arrêt respiratoire, des mouvements convulsifs ou une perte des urines sont possibles. Pour éviter l'apparition de lésions cérébrales, il faut alors réanimer le malade en urgence.

D'autres signes neurologiques peuvent avoir une signification équivalente à la syncope : impression de brouillard, de voile devant les yeux, sensation de vertige, de perte de connaissance imminente.

Ces accidents se répètent à intervalles variables, rendant un traitement indispensable.

• Diagnostic et traitement

La confirmation de ce trouble de la conduction est obtenue par enregistrement de l'activité du faisceau de His (qui assure la conduction de l'influx électrique excitateur jusqu'aux ventricules), par sonde intracardiaque.

Afin d'éviter les syncopes, dont les conséquences peuvent être graves, les malades bénéficient de l'implantation d'un stimulateur cardiaque (pacemaker), qui déclenche les contractions cardiaques en cas d'arrêt de celles-ci.

Les troubles du rythme cardiaque

La fréquence moyenne des battements cardiaques chez l'adulte se situe entre 70 et 80 battements par minute. Elle varie en permanence suivant l'heure de la journée, l'activité physique, l'état émotionnel, la prise de médicaments. Certaines maladies peuvent modifier le rythme cardiaque. Chez les enfants, le cœur bat plus vite.

ARYTHMIE CARDIAQUE

Trouble du rythme cardiaque, de nature physiologique ou pathologique. On parle aussi de « dysrythmie cardiaque ». Lorsque le cœur bat trop vite, on parle de tachycardie ; lorsqu'il bat trop lentement, c'est une bradycardie. L'arythmie correspond à un rythme cardiaque irrégulier.

Le rythme physiologique cardiaque, ou rythme sinusal, prend naissance dans une partie du cœur dénommée nœud de Keith et Flack. Il est transmis au reste du cœur par un tissu myocardique spécialisé, le tissu nodal, qui propage cet influx électrique et synchronise les mouvements des différentes parties du cœur.

Le rythme sinusal, en principe régulier et autonome, est contrôlé par le système nerveux autonome, sympathique et parasympathique. Ce rythme s'accélère au cours de l'effort, lors d'une émotion, à l'inspiration et en cas de fièvre. Sa fréquence, au repos, est comprise chez la plupart des sujets entre 60 et 90 cycles par minute. Les sportifs peuvent avoir un rythme proche de 40, et les anxieux, proche de 100.

• Différents types d'arythmie

On peut distinguer les extrasystoles (contractions prématurées), les tachycardies (accélérations brusques et passagères du rythme cardiaque), les bradycardies (diminutions brusques et passagères du rythme cardiaque), les fibrillations (contractions anarchiques et inefficaces).

Les tachycardies peuvent concerner les oreillettes (fibrillation auriculaire, flutter auriculaire, tachycardie paroxystique de la maladie de Bouveret) ou les ventricules (tachycardie ventriculaire).

• Causes

Toutes les cardiopathies, notamment les cardiopathies ischémiques et même le simple vieillissement du cœur, sont des causes d'arythmie. Parmi les autres origines, il faut citer : l'embolie pulmonaire, les bronchopneumopathies, les troubles hydroélectrolytiques, certains médicaments (diurétiques, certains antiarythmiques, etc.), l'abus de tabac, les excitants comme le café, l'alcool.

Le mécanisme des arythmies est très varié. Une zone du myocarde (tissu musculaire du cœur) peut devenir particulièrement excitable. Une anomalie peut se produire dans la conduction de l'influx par le tissu nodal. L'insuffisance coronarienne est une cause fréquente de trouble du rythme, par défaut d'oxygénation du tissu cardiaque. Les bradycardies peuvent avoir pour origine un dysfonctionnement du tissu nodal.

• Symptômes et signes

Ils sont variés. Il s'agit le plus souvent de syncopes, d'un essoufflement, de palpitations, de malaises, d'une chute de la tension artérielle, d'angor (angine de poitrine) ou de signes d'insuffisance cardiaque.

En cas de palpitations, il est important de repérer si les battements sont réguliers ou irréguliers, si l'apparition du trouble est progressive ou brutale et quelle a été sa durée, et de noter la fréquence cardiaque, quand cela est possible.

• Diagnostic et traitement

Il est assuré par l'électrocardiogramme en période de crise, d'où l'intérêt du monitorage par enregistrement de longue durée (holter). Dans ce cas, un récepteur et un enregistreur sont portés pendant un ou plusieurs jours par le patient.

Parfois, un électrocardiogramme endocavitaire (enregistrement par une électrode montée par voie veineuse jusque dans les cavités cardiaques droites) est indiqué. Il s'agit d'un examen spécialisé pratiqué en milieu hospitalier.

Le traitement fait appel à des médicaments antiarythmiques diminuant l'excitabilité du cœur, accélérant ou diminuant la fréquence du rythme ou influençant le système nerveux sympathique. La stimulation cardiaque, temporaire ou permanente (pacemaker), est également possible. Dans quelques cas, une électrothérapie (choc électrique) est pratiquée. Certains troubles du rythme graves nécessitent l'implantation d'un défibrillateur cardiaque, qui délivre un choc électrique lors de la survenue d'une arythmie, évitant la syncope ou, pire, la mort subite. On peut également envisager une destruction très localisée, par énergie électrique, ou radiofréquence, de la zone d'origine du trouble.

Certains troubles rythmiques, en particulier en l'absence de cardiopathie, ne relèvent d'aucun traitement.

BRADYCARDIE

Ralentissement des battements du cœur en dessous de 60 pulsations par minute.

Le rythme cardiaque normal varie, chez la plupart des sujets, de 60 à 90 pulsations par minute ; la moyenne est de 70 à 80 pulsations par minute, moins chez certains sportifs.

• Causes

Une bradycardie peut être sinusale, c'est-à-dire due à un ralentissement de l'activité électrique du nœud sinusal (stimulateur physiologique du cœur). Elle n'est pas systématiquement pathologique et s'observe chez les athlètes et les sportifs bien entraînés, les personnes âgées et les sujets vagotoniques, chez qui on constate une hyperactivité du système nerveux parasympathique.

Elle peut aussi être due à l'action de médicaments chronotropes négatifs (ralentissant la fréquence cardiaque) : bêtabloquants, digitaliques, nombreux antiarythmiques, certains inhibiteurs calciques.

Une bradycardie pathologique s'associe parfois à des troubles de la conduction de l'influx électrique à travers le cœur (dysfonction sinusale, bloc auriculoventriculaire) ou à certaines maladies comme l'hypothyroïdie ou l'infarctus du myocarde.

• Évolution et traitement

La bradycardie demeure sans conséquence lorsqu'elle est modérée ou s'installe progressivement. Si elle est excessive et survient brutalement, elle peut être responsable d'asthénie, de malaises ou de syncopes.

Le traitement dépend du mécanisme responsable, de son caractère pathologique ou non et de sa tolérance clinique. Une bradycardie sinusale, par exemple, peut être soignée par administration de dérivés atropiniques. Une bradycardie due à un bloc auriculoventriculaire requiert habituellement la pose d'un stimulateur cardiaque (pacemaker).

EXTRASYSTOLE

Contraction cardiaque anormale survenant de manière prématurée au cours du cycle cardiaque.

• Différents types d'extrasystole

On distingue trois types d'extrasystole en fonction de leur lieu d'origine : les extrasystoles auriculaires, qui prennent naissance dans les oreillettes, les extrasystoles jonctionnelles ou nodales, qui sont produites à la jonction auriculoventriculaire, et les extrasystoles ventriculaires, qui naissent dans les ventricules.

• Causes et symptômes

Les extrasystoles sont le plus souvent dues à l'hyperexcitabilité électrique d'une zone limitée du myocarde. Elles peuvent passer totalement inaperçues ou, à l'inverse, s'accompagner d'une sensation de coups dans la poitrine, de palpitations, de malaise ou de pause cardiaque.

• Diagnostic

Les extrasystoles sont facilement détectées par la prise du pouls et surtout par l'auscultation cardiaque prolongée, qui décèle l'irrégularité des battements cardiaques. Elles sont confirmées par l'électrocardiographie. Lorsque le médecin le juge nécessaire, il prescrit un enregistrement électrocardiographique sur 24 heures (enregistrement Holter), qui permet de préciser les caractéristiques des extrasystoles : siège, nombre, répétition au hasard ou identique, existence et longueur d'une pause extrasystolique, variabilité sur 24 heures.

• Évolution

L'évolution dépend très étroitement du type d'extrasystole et de l'existence ou non d'une cardiopathie associée.

> **Les extrasystoles auriculaires ou jonctionnelles,** peu nombreuses, sont bénignes sur cœur sain et peuvent être négligées. En revanche, quand elles sont nombreuses, elles doivent être prises en charge, surtout en cas de cardiopathie sous-jacente.

Elles peuvent entraîner une fibrillation auriculaire qui justifie, compte tenu de son risque évolutif, d'en préciser les causes afin d'ajuster le traitement.

> **Les extrasystoles ventriculaires,** quant à elles, ne doivent jamais être négligées, leur existence sur cœur sain étant rare. Elles se rencontrent dans diverses cardiopathies. Dans l'infarctus du myocarde, par exemple, elles peuvent être répétitives et engendrer la survenue d'une tachycardie ventriculaire, voire d'une fibrillation ventriculaire, spontanément mortelle en l'absence d'un traitement d'urgence (par cardioversion, c'est-à-dire choc électrique externe).

La gravité potentielle des extrasystoles ventriculaires est évaluée en fonction de leur nombre, de leur précocité, de l'existence ou non de formes répétitives et de leur morphologie ('existence d'un seul ou de plusieurs foyers d'hyperexcitabilité ventriculaire).

• Traitement

Le traitement n'est pas systématique et dépend du caractère symptomatique ou non des extrasystoles, ainsi que de leur siège, de leur fréquence et de leur association ou non avec une cardiopathie. Chaque fois que cela est possible, le traitement des extrasystoles est celui de leur cause. Il fait parfois appel à l'administration d'antiarythmiques.

TACHYCARDIE

Accélération de la fréquence des battements du cœur au-delà de 90 pulsations par minute.

• Causes

> **Une accélération de l'activité électrique du nœud sinusal,** stimulateur physiologique du cœur, entraîne une tachycardie sinusale. Elle peut être soit naturelle, comme au cours d'un exercice musculaire, après une émotion ou une consommation de café ou de tabac, soit pathologique ; c'est le cas lorsqu'elle accompagne une fièvre, une anémie, une hypovolémie (diminution du volume sanguin due à une hémorragie ou à une déshydratation importante), une hyperthyroïdie, une hypoxie (diminution du taux d'oxygène dans le sang) comme celle entraînée par une embolie pulmonaire, une péricardite ou la plupart des maladies cardiaques ou pulmonaires dans leur phase d'aggravation. Certains médicaments, comme les sympathomimétiques utilisés dans le traitement de l'asthme, peuvent également induire une tachycardie sinusale.

> **Un trouble du rythme** peut être à l'origine d'une tachycardie, aux caractéristiques différentes suivant l'endroit du cœur où elle prend naissance :
– les tachycardies atriales débutent dans les oreillettes, ces dernières pouvant battre à une fréquence de 200 pulsations par minute en cas de tachysystolie auriculaire, de 300 pulsations par minute en cas de flutter auriculaire, voire de 400 à 600 pulsations par minute en cas de fibrillation auriculaire ; ces impulsions électriques ne sont heureusement pas toutes transmises aux ventricules, car le nœud auriculoventriculaire joue un rôle de filtre préservant ceux-ci ; aussi les tachycardies atriales sont-elles souvent bénignes ;
– les tachycardies jonctionnelles, généralement dues à un court-circuit au niveau du nœud auriculoventriculaire ou par l'intermédiaire d'un faisceau

de conduction anormal, peuvent atteindre un rythme de 200 pulsations par minute ; il s'agit le plus souvent de formes bénignes évoluant par crises paroxystiques (maladie de Bouveret) ;
– les tachycardies ventriculaires peuvent atteindre 300 pulsations par minute ; elles sont souvent graves et mal tolérées, car le ventricule ne peut plus remplir ses fonctions d'éjection sanguine ; elles dégénèrent parfois en fibrillation ventriculaire, avec un arrêt cardiorespiratoire et un état de mort apparente.

• Évolution

Une tachycardie peut évoluer de façon silencieuse, sans symptômes, ou se traduire par des palpitations, un essoufflement des malaises, et des syncopes. La durée de la crise est fonction de l'étiologie ; variable d'un patient à l'autre pour une même cause.

• Traitement

Le traitement dépend de l'origine et du type de trouble du rythme responsable de la tachycardie. S'il existe une cause favorisante (café, tabac, par exemple), il faut la supprimer. Par ailleurs, les traitements médicamenteux antiarythmiques sont parfois appropriés.

Les techniques ablatives (surtout par utilisation de courant de radiofréquence) consistent à détruire par voie endocavitaire (montée d'une sonde jusqu'au cœur) la zone du myocarde responsable (par exemple, foyer d'hyperexcitabilité ventriculaire, responsable d'une tachycardie ventriculaire rebelle).

Les tachycardies ventriculaires récidivantes et le risque de fibrillation ventriculaire mortelle peuvent être prévenus, pour certaines cardiopathies, par la mise en place dans l'organisme d'un défibrillateur implantable.

- L'angine
- La brucellose
- La fièvre typhoïde et paratyphoïde
- Les infections sexuellement transmissibles

  Syphylis
- La listériose
- La maladie de Lyme
- Le paludisme
- Les salmonelloses
- La septicémie
- Les staphylococcies
- Le tétanos
- La tuberculose

VOIR AUSSI

Le cancer de l'utérus p. 98

Les hépatites p. 292

L'herpès p. 287

Les mycoses p. 292

Les pneumopathies p. 430

Le sida p. 422

Le zona p. 303

Les maladies infectieuses

L'angine

L'angine est une inflammation aiguë de la gorge (pharynx), qui se limite le plus souvent aux amygdales. C'est une affection fréquente, résultant d'une infection par un virus ou une bactérie.

L'angine se manifeste par l'apparition d'une douleur constrictive de la gorge spontanée ou déclenchée par la déglutition (dysphagie douloureuse).

• Diagnostic

Les angines sont très fréquentes, occasionnant de 10 à 12 millions de diagnostics par an en France. La plupart sont d'origine virale (70 % chez l'enfant, et 90 % chez l'adulte). Certaines angines bactériennes (à streptocoque du groupe A) peuvent se compliquer de rhumatisme articulaire aigu (R.A.A.) ou d'autres manifestations dites « poststreptococciques », responsables d'atteintes rénales ou cardiaques chroniques. Pour éviter ce risque, il est recommandé de traiter par antibiotique les angines streptococciques.

La difficulté est d'en faire le diagnostic à la consultation du médecin. Des tests de diagnostic rapide du streptocoque A (T.D.R.) ont été largement diffusés chez les médecins généralistes et les pédiatres pour obtenir ce diagnostic et limiter la prescription d'antibiotiques aux seules angines à streptocoques A. L'utilisation des T.D.R. depuis 2002 en France a permis de réduire la prescription d'antibiotiques chez l'enfant de plus de 30 %.

ANGINE ET DIPHTÉRIE

La diphtérie était une cause redoutée d'angine pseudo-membraneuse. Aujourd'hui, cette maladie a pratiquement disparu des pays développés grâce à la vaccination généralisée. Cependant, il persiste des foyers en Europe de l'Est et en Afrique, incitant à la vigilance devant toute angine pseudo-membraneuse.

Ainsi, tout malade souffrant d'une angine associée à la formation de fausses membranes doit faire l'objet d'un examen bactériologique et, au moindre doute, recevoir du sérum antidiphtérique pour enrayer l'évolution d'une éventuelle diphtérie.

• Différents types d'angine

> L'angine érythémateuse, ou angine érythémato-pultacée, ou angine rouge, survient surtout chez l'enfant avant l'âge de 10 ans. Elle est le plus souvent d'origine virale. Le streptocoque du groupe A est en cause dans 25 à 50 % des cas chez l'enfant et dans 10 à 25 % des cas chez l'adulte.

L'examen de la gorge révèle un aspect rouge diffus et une augmentation de volume des amygdales. Celles-ci peuvent être recouvertes de points blancs qui correspondent à des amas de pus, faciles à décoller. Il existe en général des ganglions satellites douloureux au niveau sous-angulo-maxillaire (sous la mâchoire). À ces signes locaux s'associent souvent des signes généraux : fièvre plus ou moins importante, vomissements et douleurs abdominales fréquents chez l'enfant.

Le diagnostic d'infection à streptocoque A réalisable par les tests de diagnostic rapide (T.D.R.) permet de définir les cas où il faut prescrire un antibiotique actif sur le streptocoque (dérivé de la pénicilline ou céphalosporine ou encore macrolide en cas d'allergie aux pénicillines). En cas de récidive fréquente, l'amygdalectomie est conseillée.

> L'angine pseudo-membraneuse, ou angine blanche, se caractérise par la présence sur les amygdales d'un enduit nacré ou grisâtre, confluent. Ces fausses membranes forment des pellicules blanchâtres faciles à enlever. On retrouve de volumineux ganglions cervicaux. La mononucléose infectieuse est la cause la plus fréquente d'angine pseudo-membraneuse.

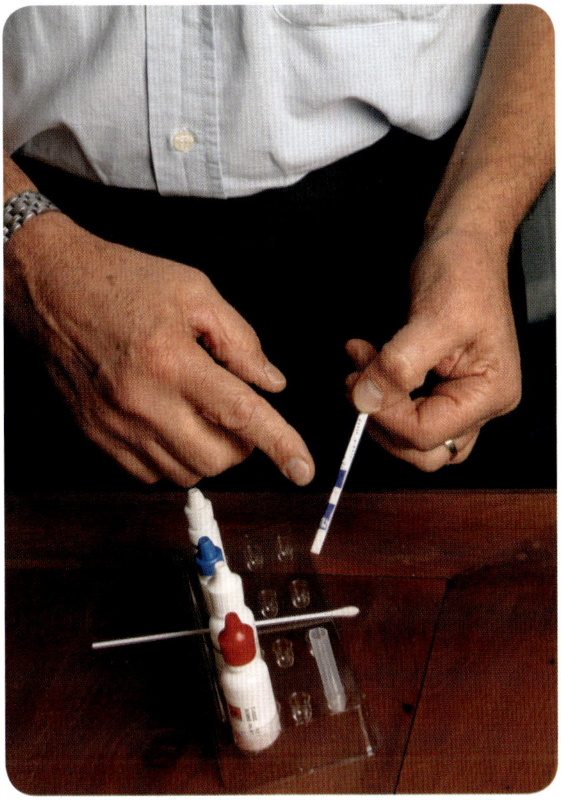

▲ **Le test de diagnostic rapide permet au médecin de dépister la présence ou non du streptocoque A et de prescrire le traitement adapté.**

Elle touche l'adulte jeune et l'adolescent. Cette infection entraîne volontiers une fatigue importante et une fièvre élevée. Les antibiotiques ne sont pas indiqués.

L'angine vésiculeuse est toujours d'origine virale et se caractérise par la présence de vésicules au niveau du pharynx sur une muqueuse inflammatoire, rouge. Les vésicules peuvent se rompre, donnant un aspect ulcéré. Les virus en cause sont l'herpès et certains entérovirus, comme les coxsackies.

> **Les angines ulcéreuses et ulcéro-nécrotiques** se caractérisent par une érosion au niveau d'une amygdale, avec parfois extension sur le voile du palais ou la paroi postérieure du pharynx.

L'angine de Vincent survient surtout chez les adolescents et le jeune adulte ; elle est due à l'association de deux bactéries : le bacille fusiforme et le spirille. Le diagnostic, évoqué par l'haleine fétide et l'ulcération profonde recouverte de membranes grisâtres, est confirmé au laboratoire par un prélèvement de gorge dans lequel on retrouve l'association fuso-spirillaire au microscope après coloration.

Le chancre de la syphilis est caractérisé par une ulcération peu profonde, indolore. Le tréponème est retrouvé sur le prélèvement de l'amygdale. Ce diagnostic doit être plus souvent évoqué en raison de la recrudescence de la syphilis par transmission bucco-génitale, en particulier chez les homosexuels masculins.

Le traitement repose dans les deux cas sur la pénicilline ou ses dérivés. Une angine ulcéro-nécrotique traînante doit faire rechercher une leucémie ou une autre maladie hématologique.

Certaines leucémies, en particulier chez l'enfant, peuvent être révélées par une angine ulcéreuse ou pseudo-membraneuse.

La brucellose

La brucellose est une zoonose, c'est-à-dire une maladie infectieuse d'origine animale. Elle est en effet transmise à l'homme par les animaux de la ferme. Elle est aussi connue sous les noms de « fièvre de Malte », « fièvre ondulante » ou « fièvre méditerranéenne ».

• Causes et fréquence

La brucellose est due à un bacille à Gram négatif du genre *Brucella*. Elle est transmise par les bovins *(Brucella abortus bovis)*, les caprins et les ovins *(Brucella melitensis)* ou les porcins *(Brucella abortus suis)*, par voie digestive (absorption de lait cru ou de fromage frais contaminés) et, plus rarement, au contact d'un animal malade (éleveurs, vétérinaires).

La fréquence de la brucellose humaine en France est en très nette diminution grâce à l'éradication officielle de la brucellose chez les bovins et sa quasi-éradication chez les ovins et les caprins. Tous les cas déclarés en 2007 (moins de 20) étaient importés et donc acquis hors de France, en général dans des pays du pourtour méditerranéen. La brucellose est une maladie à déclaration obligatoire.

• Symptômes et signes

L'incubation peut être longue (plusieurs semaines). La maladie se manifeste par une fièvre prolongée, ondulante, associée à des douleurs diffuses, des sueurs. Elle peut s'associer à des manifestations articulaires, neuroméningées, hépatiques ou génitales. La maladie a tendance à se chroniciser et à occasionner des atteintes focalisées secondaires (arthrites, spondylodiscites, méningites).

• Diagnostic et traitement

Le diagnostic repose, en début de maladie, sur la mise en évidence du germe par les hémocultures et, ultérieurement, sur le sérodiagnostic de Wright. La technique de la PCR *(polymerase chain reaction)* peut aussi être utile. La brucellose est traitée par administration d'antibiotiques en association (habituellement, la tétracycline et la rifampicine). La durée du traitement est de 6 semaines à 3 mois en cas d'atteinte focalisée associée, en particulier osseuse.

• Prévention

Les cas de brucellose humaine ou animale doivent être déclarés aux autorités sanitaires locales. Les animaux contaminés sont abattus, et les locaux d'élevage, désinfectés. Les professionnels en contact avec les animaux doivent respecter des règles d'hygiène élémentaires et notamment porter des gants lorsqu'ils sont en contact avec le sang des animaux, au moment des mises bas ou de l'abattage. La vaccination des professionnels exposés et du bétail permet de réduire la fréquence de cette maladie.

L'HÉMOCULTURE

Technique de laboratoire visant à mettre en culture le sang d'un patient pour rechercher des bactéries. Le sang est prélevé lorsque celui-ci présente des pics fébriles au-dessus de 39 °C et/ou s'il frissonne.

La positivité de l'hémoculture témoigne d'une bactériémie. Les délais de culture varient avec les germes en cause et leur densité dans le sang du patient ; la prolifération s'observe au bout d'un ou plusieurs jours (hémoculture positive) ou ne s'observe pas (hémoculture négative).

En pratique, on effectue toujours au moins deux hémocultures avant de prescrire une antibiothérapie. Les hémocultures permettent de diagnostiquer les septicémies à streptocoques, à staphylocoques, à entérobactéries, à mycobactéries, à pyocyaniques ou à germes anaérobies, les endocardites, les fièvres typhoïdes *(Salmonella)* et la brucellose.

La fièvre typhoïde et paratyphoïde

La fièvre typhoïde est devenue rare en France (entre 100 et 150 cas par an, dont les deux tiers sont importés). Cette affection est due une bactérie à Gram négatif, *Salmonella typhi* ou *Salmonella paratyphi*.

FRÉQUENCE

La fièvre typhoïde est endémique en Afrique, en Asie et en Amérique du Sud, mais quelques cas sporadiques apparaissent également dans les pays industrialisés. Dans ce cas, ils ont souvent pour origine la consommation de fruits de mer ou une contamination du malade au cours d'un voyage en zone d'endémie.

• Causes

Le germe de la typhoïde est transmis par l'intermédiaire de l'eau de boisson ou d'aliments souillés par des excréments humains infectés. Sa propagation est donc largement dépendante des conditions d'hygiène.

Après absorption, les bacilles passent au travers de la muqueuse intestinale et se multiplient dans les ganglions lymphatiques. Ils gagnent ensuite la circulation sanguine, déclenchant une septicémie. La phase d'incubation, silencieuse et correspondant à la multiplication des germes, dure entre 7 et 15 jours.

• Symptômes et signes

On observe une fièvre progressivement croissante, des troubles digestifs et nerveux (maux de tête, insomnies, vertiges) durant la première semaine d'évolution de la maladie. La diarrhée est le symptôme dominant au cours de la deuxième semaine. Elle est accompagnée d'une fièvre importante, entre 39 et 40 °C, et d'un tuphos (état de prostration et de délire).

La gravité de la maladie dépend du risque de libération dans le sang circulant d'endotoxines bactériennes responsables de graves troubles cardiaques (myocardite, collapsus cardio-vasculaire), digestifs (perforation et hémorragie intestinales) et neurologiques (encéphalite).

• Diagnostic et traitement

Le diagnostic repose sur la mise en évidence du bacille dans le sang par hémoculture (voir encadré p. 188).

Le traitement repose sur une antibiothérapie adaptée dont la durée est comprise entre 5 et 7 jours. Il est associé à une réhydratation et au repos. La fréquence des rechutes est d'environ 5 %.

• Prévention

Elle fait appel à des règles d'hygiène telles que le lavage des mains et des aliments. La vaccination est efficace et recommandée aux voyageurs et aux personnels de restauration alimentaire. Elle est obligatoire pour les personnels de laboratoire d'analyse.

Une revaccination sera pratiquée tous les 3 ans si l'exposition au risque est maintenue. Le vaccin ne protège pas de la fièvre paratyphoïde.

Des épidémies sous haute surveillance

S.R.A.S., grippe aviaire, grippe A (H1N1), etc. Régulièrement, de nouveaux virus font la une des médias. L'inquiétude est grande et, cependant, le nombre de victimes est faible comparativement à d'autres maladies. Faut-il s'inquiéter et céder à la panique ? Quelles sont les précautions à prendre ? Quel est le rôle des institutions internationales et des gouvernements ?

Durant les 30 dernières années, plus de 30 nouvelles maladies infectieuses sont apparues dans le monde : V.I.H., légionellose, prion, virus Ebola, chikungunya, etc. Mais ce sont les épidémies de S.R.A.S. et de grippe aviaire qui ont rappelé au monde combien ces ennemis invisibles pouvaient menacer la planète entière.

Menace de pandémie grippale : le cas de la grippe aviaire

L'émergence d'une nouvelle menace virale allait donner raison à l'O.M.S. En 2003, plusieurs cas groupés de grippe aviaire apparaissent en Asie du Sud-Est. Jamais auparavant autant de pays n'avaient été touchés en même temps, avec autant de pertes de volailles. À l'origine de cette épidémie aviaire, le virus H5N1 se révèle un ennemi coriace. Malgré l'abattage de plusieurs centaines de millions d'oiseaux, il réapparaît périodiquement dans la région. Au-delà du risque vétérinaire, ce virus est inquiétant pour l'homme. Il a réussi à infecter plusieurs individus, franchissant ainsi la barrière des espèces. À la différence de la grippe saisonnière, l'infection est particulièrement agressive, causant la mort de plus de la moitié des personnes touchées.

Entre 2003 et 2008, la liste des pays rapportant des cas humains s'allonge : Azerbaïdjan, Bangladesh, Cambodge, Chine, Djibouti, Égypte, Indonésie, Irak, Laos, Myanmar, Nigeria, Pakistan, Thaïlande, Turquie et Viêt Nam. Au 19 juin 2008, on compte 385 cas dont 243 décès. La plupart sont attribués à des contacts étroits, prolongés et répétés avec les oiseaux infectés (et particulièrement avec leurs sécrétions respiratoires ou leurs déjections). Mais, au-delà de ce bilan, le principal risque est la possible transformation du virus en une forme hautement infectieuse capable de se propager d'un individu à un autre. Cette mutation pourrait résulter d'un réassortiment génétique entre des virus humains et animaux chez un homme ou un porc (au cours d'une double infection), ou même d'une mutation adaptative, la capacité du virus à se fixer aux cellules humaines progressant au fil des infections successives. Cette transformation du virus pourrait constituer le point de départ d'une flambée mondiale : une pandémie grippale.

Comment s'y préparer ? Puisque éliminer le virus chez les oiseaux paraît difficile, une action rapide et coordonnée sera indispensable dès l'apparition du « super-virus ». Une fois les premiers cas de transmissions interhumaines identifiés et l'alerte lancée par l'O.M.S., les autorités sanitaires des pays devront mettre en place des mesures limitant la propagation : fermeture de lieux de rassemblement, restriction des déplacements, port de masque, quarantaine, rappel des mesures de protection et d'hygiène, etc.

En attendant l'arrivée d'un vaccin efficace (qui devrait nécessiter plusieurs mois), les premières armes seront les antiviraux, et principalement ceux de la classe des inhibiteurs de la neuraminidase : oseltamivir et zanamivir. Ils pourraient limiter la propagation

et améliorer la survie en cas d'infection humaine s'ils sont administrés rapidement (dans les 48 heures suivant le début des symptômes)... à condition que le virus muté ne présente pas de résistance à ces médicaments. Plusieurs modèles estiment qu'une action rapide dans les jours suivant l'épidémie naissante peut enrayer la propagation du virus grâce à des mesures d'éloignement social et l'utilisation massive et ciblée d'antiviraux.
En août 2005, l'O.M.S. invite tous les pays à adopter des mesures stratégiques face à cette menace. Devançant ces recommandations, la France s'est dotée en octobre 2004 d'un Plan national de prévention et de lutte « Pandémie grippale », régulièrement mis à jour.

Psychose ou réelle menace ?

La mondialisation (par les échanges aériens et les changements climatiques qu'elle induit) peut favoriser l'apparition et la dissémination de ces nouveaux virus, mais elle offre aussi des armes pour les combattre plus efficacement. Grâce aux nouveaux moyens de communication, il sera plus facile de signaler rapidement la survenue d'une maladie transmissible capable de se propager au niveau mondial, de diffuser rapidement des alertes sanitaires et des recommandations de voyage, de coordonner la lutte au niveau international et d'informer efficacement le grand public. S'il est aujourd'hui difficile d'évaluer le risque d'une pandémie meurtrière, ne pas s'y préparer serait inconscient. C'est pourquoi l'O.M.S. appelle la communauté internationale à rester vigilante.

La pandémie grippale de 2009-2010

La pandémie que les experts attendaient depuis 40 ans est arrivée au printemps 2009. Un virus mutant apparu au Mexique s'est propagé en quelques semaines à travers le monde.
Fin mars 2009, le premier foyer de grippe A a été repéré à La Gloria, au Mexique, où se situe l'un des plus grands élevages de porcs du pays, d'où l'appellation initiale de « grippe porcine ».
Le 27 avril 2009, l'analyse du virus montre qu'il appartient au type H1N1, mais qu'il contient un mélange de gènes provenant de quatre souches qui circulent en Amérique du Nord et en Europe.
En juin 2009, d'autres recherches évoquent un virus né en Asie, puis transporté au Mexique et aux États-Unis par des humains qui ont à leur tour contaminé les porcs du continent américain, ce qui a été ultérieurement confirmé. Le virus devient officiellement A(H1N1)/2009v [v pour variant].
En mars et en avril, la grippe touche 1 300 personnes et fait 81 morts au Mexique.
Le 24 avril, les autorités de la ville de Mexico ferment les écoles et les universités, puis tous les lieux publics, et distribuent des centaines de milliers de masques. D'autres cas sont signalés : le 25 avril aux États-Unis, le 26 au Canada, le 27 en Israël et en Europe. Le 25 avril, l'O.M.S. déclenche une alerte mondiale de niveau 4, puis, le 29 avril, elle l'élève au niveau 5 (pandémie imminente) et, le 11 juin, le niveau 6 (pandémie déclarée) est annoncé.
En juin et juillet, l'hiver austral favorise l'épidémie dans l'hémisphère Sud, et notamment en Australie, en Nouvelle-Zélande, en Argentine et au Chili. La Nouvelle-Calédonie et la Polynésie française sont touchées en juillet et surtout en août.
Selon les conclusions émises en avril 2010 par l'O.M.S., le bilan mondial de la pandémie est de 17 798 morts, dont plus de 8 000 sur le continent américain et 3 440 environ en Europe. Aucune certitude sur la réalité des chiffres en Afrique, en dehors de l'Égypte et du Maghreb.
En France, il y a eu 1 334 formes graves de grippe pour 7 millions de cas déclarés (environ 20 millions de cas probables). L'Institut de veille sanitaire recense 342 morts en France (y compris en France d'outre-mer). À titre de comparaison, la grippe saisonnière provoque chaque année en moyenne entre 3 000 et 6 000 décès.

Les infections sexuellement transmissibles

Les infections sexuellement transmissibles (I.S.T.) sont des maladies infectieuses qui peuvent être contractées ou transmises lors des rapports sexuels. On les appelle aussi « maladies sexuellement transmissibles » (M.S.T.) ou « maladies vénériennes ».

Les infections sexuellement transmissibles atteignent surtout les sujets ayant de nombreux partenaires sexuels. Les plus fréquentes des I.S.T. sont les infections à chlamydia, la trichomonose, l'herpès génital, la phtirose pubienne, les condylomes génitaux, le sida.

Depuis les années 2000, on voit réapparaître des cas de syphilis, de gonococcies et de chancre mou. D'autres agents infectieux tels que les virus des hépatites B et C peuvent être transmis lors des rapports sexuels.

• Causes

Les agents des I.S.T. sont très nombreux. Les bactéries sont responsables, entre autres affections, de gonococcies (blennorragie, ou chaude-pisse), de certaines vaginites (inflammations du vagin), du chancre mou, de la syphilis (dite « grande vérole ») et de la lymphogranulomatose vénérienne, ou maladie de Nicolas-Favre.

Des levures (champignons) causent les candidoses, qui provoquent des pertes vaginales (pertes blanches, ou leucorrhées), ou des balanites (inflammations du gland). Les virus sont responsables d'affections telles que l'herpès, l'hépatite B, les papillomatoses, les condylomes (crêtes-de-coq) et le sida.

La trichomonose est causée par un protozoaire (parasite microscopique), et la pédiculose et la gale sont dues, respectivement, au pou du pubis (morpion) et au sarcopte de la gale (variété d'acarien), tous deux parasites de la peau.

Parmi les autres micro-organismes responsables de I.S.T., on trouve les chlamydias et les mycoplasmes.

Les risques liés aux I.S.T. sont multiples : une salpingite (inflammation des trompes de Fallope) se complique souvent d'une stérilité ; les papillomatoses aggravent les risques de cancer (celui du col utérin en particulier) ; l'hépatite B et le sida mettent directement la vie en danger.

• Diagnostic

Le diagnostic est établi dans des centres et des services spécialisés (dispensaires antivénériens). Le germe est identifié par un examen microscopique (urines, écoulement de l'urètre, sécrétions vaginales), ou par un test sérologique (sang).

HISTORIQUE

Il y a un quart de siècle, les I.S.T. se réduisaient pratiquement à la syphilis, à la blennorragie, au chancre mou, à la lymphogranulomatose vénérienne. De nos jours, ces quatre maladies ne représentent que 10 à 15 % des cas de I.S.T. connus des centres spécialisés. Au cours des années 1970 et au début des années 1980, la plupart des malades atteints d'une I.S.T. pouvaient être guéris grâce aux antibiotiques. Vers la fin des années 1970, cependant, on assista à la multiplication des I.S.T. et, en particulier, au développement des infections à chlamydias et à mycoplasmes ; l'herpès et l'hépatite B furent reconnus comme agents viraux responsables de I.S.T. Avec le sida, la plus grave et la plus récente des I.S.T., identifié en 1982, elles sont redevenues des maladies potentiellement mortelles.

• Traitement

Le traitement fait surtout appel, selon la cause, aux antibiotiques et, localement, aux antiseptiques ou aux antimycosiques (antifongiques).

• Prévention

Pour empêcher la propagation de l'infection, le traitement est proposé à tous les partenaires sexuels du malade. Leur identification et leur traitement relèvent de la lutte contre les I.S.T. Le dépistage le plus précoce et le plus rapide possible, surtout chez les sujets appartenant à des groupes à risque (toxicomanes utilisant des seringues mises en commun, prostitués, personnes à nombreux partenaires sexuels, etc.), participe aussi à la prévention.

Dans les services hospitaliers, on informe le patient, une fois le diagnostic posé, de la nature de sa maladie, du mode de transmission de celle-ci et des complications possibles en l'absence de traitement. On lui demande, sous le sceau du secret, de faire en sorte que les personnes avec lesquelles il a eu des contacts consultent un médecin. Ces personnes peuvent être des contacts primaires (qui ont pu lui transmettre la maladie) ou secondaires (qui ont pu être contaminés par lui).

La prévention individuelle repose, en outre, sur la diminution du nombre des partenaires sexuels et, surtout, sur l'utilisation du préservatif masculin lors des rapports sexuels avec un partenaire occasionnel.

LES CHLAMYDIAS

Ces bactéries sont responsables de la majorité des infections sexuellement transmissibles. Chez l'homme, l'infection se manifeste par une inflammation de l'urètre (urétrite, voir p. 60) avec écoulement, se compliquant parfois d'une infection de l'épididyme (épididymite, voir p. 58).

Chez la femme, elle provoque une inflammation du col de l'utérus (cervicite) ou des trompes (salpingite, voir p. 41), pouvant se traduire par des douleurs de l'abdomen et du pelvis, une fièvre, des pertes blanches et des saignements en dehors des règles. Elle peut aussi ne pas se signaler, et cette absence de symptômes, associée à la fréquence des atteintes des trompes, explique les nombreux cas de stérilité dus aux chlamydias. Cela souligne aussi l'importance du port du préservatif et du dépistage précoce de cette infection.

SYPHILIS

Maladie infectieuse sexuellement transmissible due à une bactérie, *Treponema pallidum* (tréponème pâle), qui est un spirochète de forme hélicoïdale, particulièrement mobile grâce à son appareil locomoteur interne. Sa découverte date de 1905.

La syphilis est aussi connue sous le nom de vérole.

• Causes

Dans 95 % des cas, la transmission se fait par la voie sexuelle. Le microbe pénètre dans l'organisme par les muqueuses. La syphilis est une porte d'entrée du V.I.H. (virus du sida), du fait des érosions ou des ulcérations anogénitales qu'elle provoque. La contamination fœtoplacentaire (du fœtus par la mère) se produit en général au cours de la deuxième moitié de la grossesse, exceptionnellement avant le 4e mois.

La contagiosité dépend du stade de la maladie : très importante s'il s'agit d'une syphilis primaire récente, elle est plus faible lorsque la syphilis est plus ancienne. Elle peut se transmettre lors des rapports oro-génitaux.

• Symptômes et signes

Après la contamination, le tréponème se multiplie très rapidement dans l'organisme. L'incubation (période pendant laquelle cette bactérie s'installe dans l'organisme et qui précède l'apparition des signes de la maladie) dure de 2 à 6 semaines. L'infection évolue ensuite en trois stades.

> **Le stade primaire** est caractérisé par l'apparition d'un chancre, petite ulcération de 3 à 5 millimètres de diamètre, la plupart du temps indolore, reposant sur

HISTORIQUE

L'origine de la syphilis est controversée. Une tradition veut qu'elle soit issue d'Amérique centrale et ait été rapportée en Europe au XVe siècle lors du retour des expéditions de Christophe Colomb. Cependant, la découverte de stigmates osseux de la syphilis sur des squelettes néolithiques de Russie centrale et de Haute-Égypte plaide en faveur d'une nature endémique très ancienne de cette maladie. Après un certain recul au cours des années 1990, la syphilis connaît une recrudescence.

une base indurée (très ferme à la palpation). La lésion, très contagieuse car fourmillant de bactéries, siège au point d'inoculation, le plus souvent sur les organes génitaux (gland, corps de la verge, scrotum, col de l'utérus, vulve, anus), parfois dans une zone extragénitale (lèvres, langue, gencives, amygdales, etc.). À cause de sa petite taille ou de sa localisation, le chancre passe souvent inaperçu. Il s'associe à une adénopathie (gonflement des ganglions lymphatiques) indolore dans la même zone. Il disparaît en 1 à 3 mois et, sous traitement, en 1 à 3 semaines; l'adénopathie et l'induration persistent en revanche pendant plusieurs mois.

> **Le stade secondaire** consiste en éruptions cutanées associées à un syndrome grippal (fièvre, fatigue, courbatures, maux de tête) et à une polyadénopathie (gonflement généralisé des ganglions lymphatiques). Il survient de 2 mois à 4 ans après le début de la maladie.

Une première éruption (première floraison, ou syphilis secondaire précoce) est une roséole (taches rosées) souvent peu visible. Cette roséole s'accompagne parfois de lésions muqueuses faites de taches rouges érosives, bien délimitées, très contagieuses, et d'une chute des cheveux par plaques, « en clairière ».

Une deuxième éruption (deuxième floraison, ou syphilis secondaire tardive) consiste en syphilides, petites élevures brun rougeâtre infiltrées, souvent macérées, voire suintantes lorsqu'elles siègent dans les plis. Elles prédominent au visage, aux paumes et aux plantes des pieds, au pourtour des orifices et évoluent par poussées successives. Leur survenue s'associe souvent à des signes généraux (fièvre, maux de tête, fatigue), à une atteinte hépatique avec ictère, à des douleurs osseuses. Pendant cette période, une atteinte rénale (glomérulonéphrite) ou oculaire (baisse de l'acuité visuelle) est également possible, de même qu'une atteinte cutanée (alternance de taches foncées pigmentées et de taches décolorées autour du cou, appelées « collier de Vénus »).

Au stade secondaire succède une période pendant laquelle le sujet infecté ne présente aucun signe d'infection. Cette période de latence peut durer jusqu'à plusieurs dizaines d'années. Dans certains cas, la syphilis est latente d'emblée, c'est-à-dire qu'elle ne se manifeste ni par le chancre, ni par aucun des autres symptômes habituels.

> **Le stade tertiaire** consiste en gommes, nodosités molles évoluant vers l'ulcération. Elles peuvent toucher le derme, sous forme de petites élevures arrondies, ou l'hypoderme; elles sont alors volumineuses et siègent sur les jambes, les bras, le visage, le cuir chevelu et la poitrine. Lorsqu'elles sont localisées aux muqueuses, les gommes sont susceptibles d'entraîner d'importantes destructions ostéocartilagineuses.

Elles peuvent également toucher les os et les viscères : la syphilis cardioaortique entraîne dans certains cas une insuffisance aortique; l'atteinte des coronaires est responsable d'angine de poitrine, voire d'infarctus. Des complications neurologiques sont possibles : syndrome psychiatrique définissant la paralysie générale (diminution de toutes les facultés intellectuelles ou, au contraire, exaltation de ces facultés accompagnée d'hyperactivité psychomotrice), tremblements, difficultés à l'élocution, absence de contraction des pupilles (signe d'Argyll Robertson).

Plus tardivement peuvent survenir un tabès, atteinte de la moelle épinière se traduisant par des troubles de la sensibilité profonde, une incoordination motrice (démarche ataxique) et des douleurs viscérales fulgurantes. Chez les personnes séropositives au V.I.H. ou malades du sida, l'évolution de la syphilis peut être accélérée avec, entre autres, l'apparition précoce d'atteintes nerveuses.

> **La syphilis congénitale** concerne les enfants nés syphilitiques, la maladie leur ayant été transmise par

leur mère pendant la grossesse ; elle peut évoluer de deux manières différentes.
- La syphilis congénitale précoce se manifeste, au cours des 2 premières années de la vie, par des atteintes de la peau et des muqueuses, des os, du foie, de la rate, des reins, des poumons et des yeux.
- La syphilis congénitale tardive apparaît entre 5 et 10 ans et se traduit par des atteintes de la peau et des muqueuses (perforation du palais), des yeux, des oreilles, des dents, des articulations et du système nerveux.

PRÉVENTION

Les malades syphilitiques ne peuvent transmettre la maladie que pendant les périodes primaire et secondaire. La prévention repose sur le dépistage systématique et sur le traitement des partenaires sexuels des malades. La syphilis était une maladie à déclaration obligatoire, mais ne l'est plus en France depuis juillet 2000.

Aujourd'hui, on constate un relâchement de la prévention et un retour d'infections sexuellement transmissibles qu'on croyait disparues telles que la syphilis.

L'emploi correct d'un préservatif chaque fois que l'on a des relations sexuelles vaginales, anales ou bucco-génitales réduit considérablement le risque de transmission de l'infection.

• Diagnostic

Il doit être confirmé par une preuve formelle, qui peut être la mise en évidence soit du tréponème dans les lésions (examen direct au microscope de la sérosité du chancre ou des plaques muqueuses), soit d'antigènes spécifiques aux tréponématoses dans le sérum sanguin.

Dans le second cas, on utilise actuellement des réactions d'immunofluorescence et d'hémagglutination passive (TPHA) et VDRL *(Veneral Disease Research Laboratory)* dont l'association permet de porter le diagnostic de syphilis primaire, secondaire ou cicatricielle.

• Traitement

Le traitement se fonde sur l'administration de pénicilline ou, en cas d'allergie à la pénicilline, de tétracycline. Si la maladie est traitée précocement, une dose unique et importante de pénicilline suffit à la guérison. Dans le cas contraire, il peut être nécessaire de poursuivre le traitement pendant plusieurs semaines. Celui-ci doit être entrepris le plus tôt possible afin de briser la chaîne de contamination et d'éviter la constitution de lésions viscérales tertiaires, ces dernières étant particulièrement graves. Une recontamination est possible.

VOIR AUSSI

Les hépatites p. 292

Le sida p. 422

La listériose

Cette maladie, due à une bactérie, concerne les animaux et, plus rarement, l'homme. Souvent bénigne chez l'adulte, elle peut provoquer une affection grave chez le nouveau-né.

• Causes et fréquence

Maladie infectieuse dont l'agent est un bacille à Gram positif, *Listeria monocytogenes,* responsable d'avortements et d'infections neuroméningées.

La listériose est fréquente chez l'animal (bovins, porcins, volailles), beaucoup plus rare chez l'homme, qui se contamine le plus souvent par voie digestive en consommant des aliments contenant le bacille (lait cru, fromages au lait cru, viande crue ou mal cuite, végétaux crus, charcuterie). Les femmes peuvent transmettre le bacille à leur enfant durant la grossesse par l'intermédiaire du placenta ou lors de l'accouchement. La listériose peut être à l'origine d'infections sévères lorsque les défenses immunitaires sont diminuées : femmes enceintes, personnes âgées, transplantés, cancéreux.

Grâce aux mesures de prévention par le contrôle des aliments, la fréquence de la listériose a beaucoup diminué ces dernières années en France, occasionnant de 200 à 250 cas annuels.

• Symptômes et signes

Chez l'adulte, la listériose se manifeste par une fièvre et des douleurs généralisées. Elle peut également prendre une forme plus grave, en particulier chez les sujets dont les défenses immunitaires sont affaiblies, et provoquer une méningite ou une méningoencéphalite (listériose neuroméningée) ou une septicémie. Chez la femme enceinte, la maladie évolue de manière insidieuse sous forme d'un syndrome fébrile pseudo grippal accompagné ou non de signes urinaires, digestifs ou plus rarement méningés.

Les nouveau-nés atteints de la maladie souffrent d'une septicémie grave associée à une méningite, à une atteinte du foie ou à une pneumonie. La contamination du fœtus par la mère au cours du 2e ou du 3e trimestre de grossesse peut causer une naissance prématurée, la mort du fœtus in utero ou une souffrance fœtale.

• Diagnostic

Chez l'adulte et le nouveau-né, le diagnostic repose sur l'identification du bacille dans le sang, par l'hémoculture, ou dans le liquide cérébrospinal (après ponction lombaire).

Chez la femme enceinte, l'examen du placenta, après l'accouchement, révèle de petits abcès jaunâtres dans lesquels on recherche le bacille. Cela constitue un élément important pour diagnostiquer la maladie chez le nouveau-né. On peut aussi rechercher le germe pendant la grossesse par des prélèvements vaginaux. En cas d'avortement, la recherche du bacille se fera à partir des lochies prélevés dans le vagin.

• Traitement et prévention

La listériose est traitée par administration d'antibiotiques, dont la pénicilline, durant 3 semaines.

La prévention primaire est essentielle : elle repose sur des mesures visant à limiter la contamination et la multiplication des *Listeria* dans les aliments. Certaines précautions alimentaires, impératives en cas de grossesse, permettent d'éviter l'infection : il faut proscrire les légumes crus ou peu cuits, la charcuterie, recuire les aliments conservés au réfrigérateur, ne pas consommer la croûte des fromages à pâte molle, faire bouillir le lait cru ou pasteurisé avant consommation. Il est en outre conseillé de se laver les mains et de nettoyer les ustensiles de cuisine après la manipulation d'aliments non cuits, de nettoyer et de désinfecter régulièrement le réfrigérateur.

En cas de fièvre survenant sans autres symptômes chez une femme enceinte, la surveillance par des prélèvements systématiques est conseillée.

La maladie de Lyme

Maladie infectieuse articulaire, neurologique et cardiaque, dont l'agent est une bactérie de la famille des spirochètes, *Borrelia burgdorferi*. Elle est aussi connue sous le nom de « borréliose de Lyme » ou « borréliose ».

Borrelia burgdorferi est transmise à l'homme par une morsure de tique. Plusieurs mammifères, dont les daims, constituent les réservoirs de la bactérie. La maladie de Lyme sévit notamment en Europe, en Amérique et en Australie. En France, elle peut être transmise dans toutes les régions, mais reste assez rare.

• Phases d'évolution de la maladie

> **La phase primaire** se manifeste par une lésion appelée « érythème chronique migrant », survenant entre 3 jours et 1 mois après la morsure de tique. C'est une rougeur cutanée initialement papuleuse et inflammatoire centrée sur le point de piqûre, qui s'étend de façon concentrique, formant un anneau. Elle s'accompagne d'une fièvre de faible intensité, de douleurs articulaires et musculaires. La lésion cutanée disparaît en 3 semaines.

> **La phase secondaire** présente des manifestations neurologiques (radiculite, méningite), des manifestations cardiaques (syncopes, douleurs thoraciques) et des douleurs articulaires d'origine inflammatoire. Elle dure de quelques semaines à plusieurs mois.

> **La phase tertiaire** survient plusieurs années après la piqûre ; elle associe une acrodermatite chronique atrophiante (érythème associé à une atrophie progressive de la peau), un pseudo-lymphome (lymphome cutané bénin), des rhumatismes chroniques d'une ou de plusieurs articulations et des atteintes du système nerveux central (cerveau, moelle épinière).

COMMENT RETIRER UNE TIQUE ?

La tique pénètre dans la peau et doit être extraite le plus rapidement possible, car elle peut transmettre, outre la maladie de Lyme, de graves maladies infectieuses (borrélioses, arboviroses, rickettsioses). Pour la retirer, appliquez un tampon d'éther pour l'endormir, puis extirpez-la avec une pince à épiler ou un tire-tique, nettoyez et désinfectez la plaie. Prenez garde à bien tout retirer soigneusement afin d'éviter de laisser le rostre (la « tête ») dans la peau. Celui-ci peut provoquer une surinfection, voire un abcès, et favoriser la transmission de la maladie de Lyme. En cas de doute, vous pouvez toujours consulter votre médecin qui sera à même de retirer la tique dans de bonnes conditions et avec les outils adéquats. Il vous informera des signes de la maladie de Lyme qui pourrait survenir suite à une morsure de tique et vous prescrira un traitement si besoin est.

• Diagnostic, traitement et prévention

L'isolement bactériologique est difficile. La sérologie par immunofluorescence indirecte et par technique ELISA confirme le diagnostic clinique dans les stades secondaire et tertiaire. Le traitement repose sur l'antibiothérapie (par une bêtalactamine ou une cycline), qui traite les manifestations cliniques débutantes et prévient les manifestations neurologiques tardives. La maladie de Lyme peut laisser des séquelles de nature variée, notamment neurologiques (paralysie faciale périphérique) ou cutanées (atrophie). Certaines lésions peuvent persister après la guérison et devenir chroniques

La prévention est difficile. La meilleure façon de prévenir la maladie consiste à retirer les tiques le plus rapidement possible (voir encadré ci-contre).

Le paludisme

Cette infection, due à un parasite, est la maladie la plus répandue dans le monde. En 2008, selon l'Organisation mondiale de la santé (O.M.S.), 247 millions de cas de paludisme ont été enregistrés, qui ont causé près de 1 million de décès.

Maladie parasitaire due à l'infestation par des hématozoaires (organismes unicellulaires, type particulier de protozoaires) du genre *Plasmodium,* transmise par piqûre de moustique (anophele). La fièvre des marais, fièvre intermittente, fièvre paludéenne, fièvre paludique, fièvre palustre, fièvre tellurique, malaria, sont les autres noms du paludisme.

Il existe quatre espèces d'hématozoaires du paludisme du genre *Plasmodium,* qui sont parasites de l'homme : *Plasmodium falciparum, Plasmodium vivax, Plasmodium ovale* et *Plasmodium malariae.* Ces parasites vivent dans le foie de l'homme puis dans ses globules rouges, dont ils provoquent la destruction (hémolyse responsable d'une anémie), ce qui déclenche l'accès fébrile.

• Fréquence

Le paludisme est très répandu dans le monde, en particulier dans les pays tropicaux. Il est responsable de plus de deux millions de décès chaque année et atteint surtout les enfants en bas âge. Par ailleurs, du fait de l'augmentation des voyages intercontinentaux d'affaires et de loisirs, le paludisme est un risque important pour le voyageur.

• Contamination

Les parasites se transmettent à l'homme par les piqûres d'anophèles (espèce de moustique) femelles infestés, qui pondent leurs œufs dans les eaux stagnantes : les parasites, présents dans la salive du moustique, pénètrent ainsi dans le sang humain.
Ils peuvent aussi être transmis lors d'une transfusion sanguine, d'une greffe d'organe, ou de la mère à l'enfant au cours de la grossesse.

Les parasites envahissent ensuite le foie puis les globules rouges et s'y multiplient. Les globules rouges se déchirent et libèrent les parasites qui infestent alors d'autres globules rouges ou deviennent capables d'infester à leur tour les moustiques lors de la piqûre d'une personne atteinte.

• Symptômes et signes

Entre la piqûre des moustiques et la manifestation des symptômes, la période d'incubation dure le plus souvent de 1 à 2 semaines, mais peut se prolonger plusieurs mois – voire plusieurs années – si le sujet a pris des médicaments antipaludiques à titre préventif. Dans ce dernier cas, les crises, si elles apparaissent, sont bénignes. Elles peuvent se manifester tardivement, dès l'interruption du traitement. Les médicaments antipaludiques à titre préventif protègent contre les crises de paludisme, mais n'empêchent pas toujours le parasite de survivre dans l'organisme.

Les crises de paludisme comportent toujours un accès de fièvre à 40 ou 41 °C et des frissons, puis une chute de température accompagnée de sueurs abondantes et d'une sensation de froid. À la fin d'une crise de paludisme, le malade est épuisé. Les poussées de fièvre, qui correspondent au moment où les globules rouges parasités se rompent, se produisent en général tous les 2 jours (fièvre tierce), plus rarement tous les jours (fièvre quotidienne) ou tous les 3 jours (fièvre quarte).

Seul le parasite *Plasmodium falciparum* est cause d'un accès pernicieux (accès de fièvre mortel en l'absence de traitement) avec atteinte du système nerveux (neuropaludisme) et du coma qui peut suivre. Ce parasite est ainsi responsable de la quasi-totalité des décès par paludisme. Par ailleurs, le paludisme provoque une altération de l'état général, avec fatigue, pigmentation jaunâtre de la peau et anémie aiguë ou chronique, fréquente dans les pays tropicaux.

• Diagnostic

Quiconque est pris d'un accès de fièvre en revenant d'un pays tropical doit consulter rapidement un médecin. Un examen du sang sera effectué afin d'infirmer ou de confirmer l'hypothèse d'un paludisme. La découverte des parasites lors d'un examen microscopique effectué sur un frottis de sang et une goutte épaisse confirme le diagnostic.

Il existe maintenant des tests rapides de recherche d'antigènes de *Plasmodium* ; ces tests ne dispensent pas de la recherche classique par microscopie. Des tests sérologiques sont également disponibles pour vérifier le diagnostic de formes chroniques de paludisme.

• Évolution

Lorsque les crises de paludisme se répètent souvent, durant plusieurs années, et sont mal soignées, un paludisme viscéral évolutif s'installe avec une anémie, un ictère, une rate qui grossit et peut se rompre, et une grande fatigue. Un accès pernicieux peut survenir à tout moment, s'il s'agit d'une infection à *Plasmodium falciparum*.

À la suite de prises irrégulières et prolongées d'antipaludiques, il peut se développer un syndrome d'origine non parasitaire mais immunoallergique avec fièvre, vomissements, ictère et urines « porto » appelé « fièvre bilieuse hémoglobinurique ». Cet aspect était fréquent du temps de la prévention par la quinine. Mais, des descriptions similaires ont été à nouveau observées récemment avec l'halofantrine et la méfloquine.

• Traitement

La quinine, indispensable pendant les accès pernicieux, constitue le traitement habituel de toutes les formes de paludisme, et notamment des formes dues à *Plasmodium falciparum*. Il est aussi possible d'employer l'association artémether et luméfantrine, ou encore, si le malade n'a pas de troubles digestifs (vomissements), l'association atovaquone et proguanil, la méfloquine ou l'halofantrine.

La chloroquine garde une place dans le traitement du paludisme à *Plasmodium vivax*, *Plasmodium ovale* et *Plasmodium malariae*, à condition d'être certain du diagnostic d'espèce et d'avoir éliminé la possibilité d'infestation mixte avec *Plasmodium falciparum*.

• Perspectives

Les recherches pour la mise au point d'un vaccin se poursuivent, mais n'ont pas encore abouti. Ce vaccin ne sera probablement pas disponible avant plusieurs années.

PRÉVENTION

L'utilisation de médicaments antipaludiques est absolument nécessaire dès avant le départ dans un pays où sévit le paludisme, pendant tout le séjour et quelque temps après le retour. Dans la plupart des pays tropicaux, *Plasmodium falciparum* a acquis une résistance à la chloroquine. La répartition du paludisme est en constante évolution, de même que les zones de résistance de *Plasmodium falciparum* à la chloroquine. C'est pour cela que des recommandations officielles sont régulièrement mises à jour.

Avant de voyager, il est donc vivement conseillé de consulter son médecin pour connaître la conduite à tenir pour se protéger du paludisme. De plus, la prévention doit être adaptée à chaque cas (enfants, femme enceinte, etc.).

Les médicaments employés pour la prévention du paludisme sont, selon les cas, la chloroquine, l'association chloroquine et proguanil, la méfloquine, la doxycycline ou l'association atovaquone et proguanil. Dans tous les cas, la prise de ces médicaments doit respecter impérativement la posologie et les délais prescrits. L'usage, la nuit, de la climatisation ou d'une moustiquaire imprégnée d'insecticide, qui permet d'éloigner les moustiques, est fortement recommandé par l'Organisation mondiale de la santé (O.M.S.).

Le voyageur doit garder en mémoire qu'il n'existe pas de protection absolue et que, au moindre doute, il doit consulter un médecin en lui précisant les conditions de son voyage.

Les salmonelloses

Ce sont des maladies infectieuses dues à une bactérie, les salmonelles, qui infectent le tube digestif des vertébrés et sont transmises à l'homme par voie digestive.

• Causes

Les salmonelloses, dont il existe de nombreuses variétés, sont transmises par toxi-infection alimentaire, le plus souvent par ingestion d'aliments contenant la bactérie (fruits de mer crus ou insuffisamment cuits, lait, œufs, viande, volailles). La nourriture peut également être infectée lorsqu'elle est manipulée par des porteurs du germe.

Les salmonelloses frappent des individus par cas isolés ou prennent la forme d'épidémies, en particulier dans les collectivités (cantines, foyers, hôpitaux). Il existe des porteurs sains (porteurs du germe ne développant pas la maladie) de salmonelles.

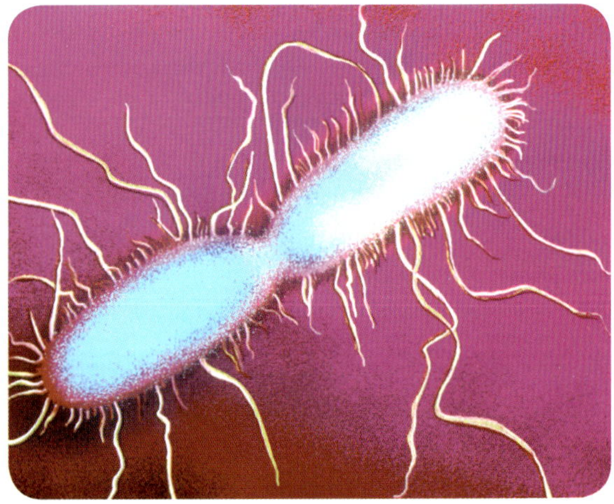

▲ Les salmonelles (bactéries allongées en forme de bâtonnet) peuvent provoquer divers troubles digestifs : gastro-entérites, diarrhées, etc.

• Symptômes et signes

Ils varient selon le germe responsable :
- gastro-entérite fébrile, survenant de 24 à 48 heures après l'ingestion de l'aliment contaminé et responsable de diarrhées et de vomissements ;
- ou infection généralisée (fièvres typhoïde et paratyphoïde, respectivement dues à *Salmonella typhi* et *Salmonella paratyphi*).

Chez les malades aux défenses immunitaires affaiblies, des septicémies, compliquées d'infections pulmonaires, méningées, urinaires ou osseuses, peuvent survenir.

• Traitement

Le traitement consiste à administrer des antibiotiques dans les formes systémiques comme la fièvre typhoïde.

Dans le cas des salmonelloses digestives, les antibiotiques ne doivent être prescrits qu'aux sujets fragiles (petits enfants, personnes âgées, immunodéprimés) ; les porteurs sains doivent également être traités.

• Prévention

Elle nécessite le contrôle bactériologique des denrées alimentaires et des eaux de boisson ainsi que le dépistage et l'éviction des collectivités des porteurs du microbe.

Le steak haché congelé ou surgelé doit être cuit sans décongélation préalable, car celle-ci augmente le risque de multiplication bactérienne. Il est conseillé de conserver les œufs au réfrigérateur, de maintenir au froid les préparations à base d'œufs sans cuisson (mayonnaise, crèmes, pâtisseries, etc.) et de les consommer le plus près possible de leur fabrication. De plus, les personnes les plus vulnérables (personnes âgées, malades, nourrissons, femmes enceintes) devraient éviter la consommation d'œufs crus ou peu cuits.

Dans les pays où les contrôles sanitaires sont insuffisants, la meilleure protection contre le risque de salmonellose est une bonne cuisson des aliments, en particulier des viandes, au moins à 65 °C pendant 5 ou 6 minutes.

La septicémie

Cette infection généralisée est provoquée par un germe qui se répand dans tout le corps. C'est toujours une affection grave, car elle peut être mortelle en l'absence de traitement.

Terme anciennement utilisé définissant un état infectieux généralisé, dû à la dissémination d'un germe pathogène (c'est-à-dire pouvant provoquer une maladie) dans tout l'organisme, par l'intermédiaire du sang. Ce terme est désormais remplacé par la notion de sepsis.

Contrairement à une bactériémie (présence passagère de bactéries dans le sang), une septicémie correspond à des décharges répétées à partir d'un foyer infectieux initial : abcès, infection urinaire, pneumonie, etc.

• Causes

De nombreuses bactéries peuvent être responsables d'une septicémie, les plus courantes étant les staphylocoques, les streptocoques et les colibacilles.

Une septicémie est plus fréquente et plus grave chez les personnes dont les défenses immunitaires sont affaiblies (immunodéprimées), car, dans ce cas, l'organisme n'arrive pas à faire face à la multiplication incontrôlée des bactéries.

• Différents types de septicémie

Selon le mode de propagation de l'infection, on distingue trois types de septicémie.

> **Les septicémies d'origine veineuse** sont les plus fréquentes. Elles proviennent d'une infection, non ou mal soignée, de la peau, des muqueuses ou des viscères (rein, prostate, intestin, etc.). Les furoncles du visage situé dans la zone, en forme de trapèze, comprise entre les commissures des lèvres et l'angle externe des yeux sont des lésions particulièrement à risque de généralisation de l'infection lorsqu'ils sont traumatisés.

> **Les septicémies d'origine lymphatique** proviennent de l'infection d'un ganglion lymphatique. La diffusion des germes se fait alors par l'intermédiaire de la lymphe. C'est le cas lors de la fièvre typhoïde.

> **Les septicémies d'origine cardiaque** sont dues à une infection des valves du cœur (endocardite infectieuse).

• Symptômes

La fièvre est élevée, durable, irrégulière (en clocher), avec des pics qui correspondent aux passages des germes dans le sang, ou sans variation (en plateau) en cas de septicémie d'origine lymphatique. Un affaiblissement général s'installe rapidement.
D'autres signes peuvent apparaître : éruption cutanée, augmentation du volume de la rate (splénomégalie), jaunisse (ictère), douleurs articulaires ou osseuses, signes respiratoires.

• Complications

La complication la plus grave est la survenue d'un état de choc infectieux lors de la libération, par les germes, de substances toxiques (toxines) dans tout le corps. Après une fièvre en clocher avec frissons, on assiste à une chute brutale de la pression artérielle (collapsus), à un refroidissement de plus en plus important des pieds et des mains, et à une coloration bleue de la peau (cyanose).

Le choc infectieux le plus grave (purpura fulminans) est celui qui est dû au méningocoque.

Les staphylococcies

Il s'agit d'une infection par une bactérie, le staphylocoque. L'espèce le plus souvent responsable d'infections est *Staphylococcus aureus,* ou staphylocoque doré.

Les staphylocoques sont présents sur toutes les surfaces ; l'homme les héberge notamment dans les fosses nasales et sur la peau (à la base des poils en particulier). Le staphylocoque est un germe pyogène (susceptible de provoquer la formation de pus).

Les infections à staphylocoque peuvent se transmettre directement (par contact avec des foyers cutanés infectés) ou indirectement (par l'intermédiaire des mains). Elles sont favorisées par l'alcoolisme, la dénutrition, le diabète sucré, l'affaiblissement qui suit une intervention chirurgicale, l'introduction dans l'organisme de corps étrangers (prothèse), et apparaissent plus fréquemment chez les jeunes enfants et les personnes très âgées.

Le staphylocoque est souvent en cause dans les infections nosocomiales (hospitalières).

• Symptômes

Les staphylococcies conduisent à deux types de manifestations cliniques : les suppurations au niveau de la lésion initiale et des localisations secondaires, et les conséquences de la présence éventuelle d'une toxine dans l'organisme.

Différents tissus peuvent être atteints, mais surtout la peau et les muqueuses. L'infection prend, selon les tissus, des noms différents : impétigo (plaque cutanée infectée), panaris (infection d'un doigt), onyxis (infection d'un ongle), folliculite (infection de la base des poils), furoncle (folliculite profonde sévère), orgelet (infection de la paupière). Ces infections sont fréquentes.

• Complications

En l'absence de traitement, l'infection peut s'étendre :
– aux tissus avoisinants (phlegmon) ;
– dans le sang (septicémie) ;
– dans les tissus sous-cutanés (infection des tissus sous-cutanés ou cellulite au sens médical du terme).

Ces infections peuvent devenir chroniques ; des récidives multiples sont également possibles, particulièrement pour les furoncles (furonculose), ce qui doit faire rechercher une déficience des défenses immunitaires ou un diabète sucré mal équilibré.

Dans le cas où le staphylocoque sécrète une toxine, d'autres symptômes, secondaires à l'action de cette substance, peuvent survenir : le choc toxique staphylococcique comprend des signes infectieux (fièvre élevée) et une chute de la tension artérielle.

Les atteintes intestinales correspondent à des toxi-infections alimentaires, souvent collectives, et caractérisées par leur courte durée d'incubation – quelques heures –, l'absence de fièvre, et leur bénignité. La toxine de Panton et Valentine peut être sécrétée par certains staphylocoques, conduisant à une nécrose des tissus infectés avec des conséquences cliniques graves.

• Diagnostic, traitement et prévention

Le diagnostic repose sur l'isolement du germe dans un prélèvement du foyer infecté ou par hémoculture Le choix des antibiotiques est guidé par l'antibiogramme.

Les staphylococcies cutanées ne nécessitent souvent que de simples applications d'antiseptiques. Les formes graves sont traitées par antibiothérapie par voie générale ; certains abcès nécessitent une intervention chirurgicale (curetage d'un panaris, par exemple).

La prévention de telles infections repose sur la désinfection et l'éradication des gîtes microbiens et sur l'antibiothérapie préventive avant une intervention chirurgicale susceptible de donner lieu à cette complication.

Le tétanos

C'est une maladie infectieuse grave, caractérisée par des contractures douloureuses se généralisant à tous les muscles du corps. Environ 500 000 personnes par an sont atteintes du tétanos dans le monde, dont moins de 10 cas par an en France.

Le tétanos est dû à une bactérie à Gram positif, le bacille de Nicolaier, ou *Clostridium tetani*. Il vit sous forme de spores dans la terre et dans l'intestin des mammifères. Il est retrouvé avec une fréquence particulière dans le sol des écuries ou dans les sols souillés par du crottin de cheval.

Le nouveau-né peut contracter la maladie à partir de la plaie ombilicale lorsque, selon une coutume propre à certains pays, on applique de la terre sur le moignon ombilical. Le tétanos se déclare dans ce cas dès la première semaine de la vie, dès lors que la mère n'a jamais été vaccinée et n'a donc pas pu transmettre à l'enfant ses propres anticorps.

• Causes

Le tétanos est transmis à l'homme à la faveur d'une lésion cutanéo-muqueuse, que la plaie soit profonde ou au contraire très légère, voire infime, telle une égratignure, une piqûre de rosier, une écharde, etc. Dans ces conditions, la plaie peut très bien passer inaperçue. Ce peut aussi être une lésion chronique qui n'attire pas l'attention à ce titre, comme un ulcère variqueux de la jambe.

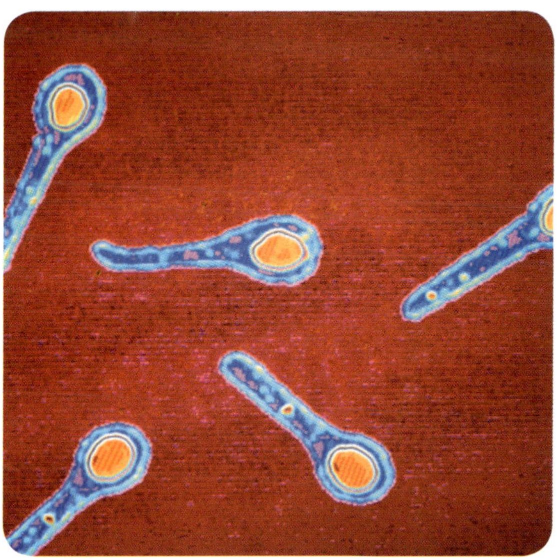

▲ L'agent du tétanos, *Clostridium tenani,* ou bacille de Nicolaier, est une bactérie en forme de bâtonnet.

• Symptômes et signes

Les symptômes du tétanos sont déterminés par l'action de la toxine du germe, exotoxine (toxine libérée dans le milieu extérieur) neurotrope (se fixant électivement sur le tissu nerveux) qui déclenche des effets neuromusculaires (contractures). Cette fixation est irréversible, l'action de la toxine s'épuisant spontanément en 3 semaines.

Après une incubation de 3 à 30 jours, le premier signe, très évocateur, est un trismus (constriction des mâchoires due à la contracture involontaire et douloureuse des muscles masticateurs).

Le tétanos est dit « généralisé » lorsque le trismus s'accompagne de la contracture, également permanente, des muscles du cou puis du tronc, parfois très intense surtout lors de paroxysmes, qui sont très douloureux. Cette contracture entraîne des attitudes caractéristiques comme celle du tronc en arc de cercle, ou opisthotonos. Cette phase, dite « d'extension », dure 1 ou 2 jours, et sa durée constitue le meilleur indice de gravité de la maladie.

Lors des paroxysmes, une asphyxie peut survenir soit par spasme du larynx, soit par blocage de la cage thoracique.

• Diagnostic

Le diagnostic du tétanos repose sur l'examen clinique du malade.

• Traitement

Le traitement du tétanos généralisé nécessite une hospitalisation dans un service de réanimation et consiste, en dehors des soins à apporter à la plaie si elle est encore repérable (désinfection, antibiothérapie), à administrer du sérum antitétanique humain (gammaglobulines spécifiques) et surtout à faire céder les contractures par des myorelaxants : benzodiazépines à haute dose, voire curare dans les cas très graves. Le but est d'éviter l'asphyxie en attendant la cessation spontanée des effets de la toxine. Ces drogues entraînent, à ces posologies, une altération de la conscience, recherchée pour minimiser les effets de la douleur et de l'angoisse, mais aussi une dépression respiratoire, qui impose souvent une assistance respiratoire mécanique nécessitant une intubation trachéale ou une trachéotomie.

La guérison peut être obtenue dans plus de 80 % des cas, les séquelles n'étant pas rares : blocages articulaires, ruptures tendineuses et musculaires.

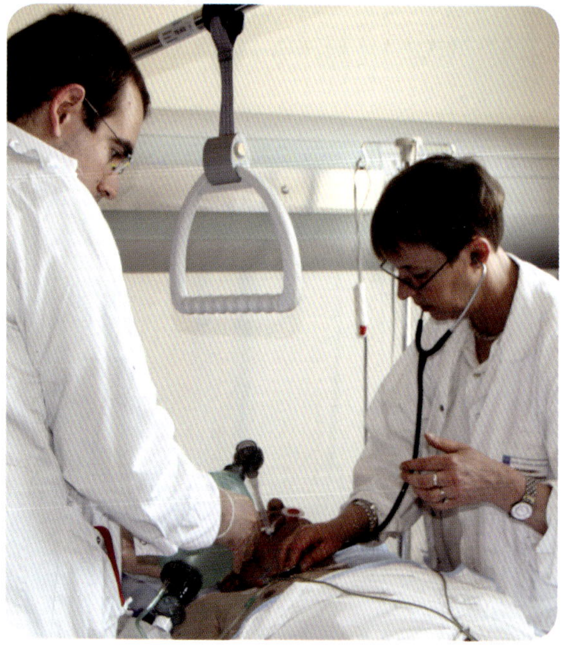

▲ Le risque d'asphyxie nécessite souvent une hospitalisation en réanimation. Les médicaments utilisés peuvent entraîner une dépression respiratoire, imposant une assistance respiratoire.

• Prévention

La vaccination est parfaitement efficace. Obligatoire chez l'enfant, elle assure une prévention parfaite si elle est bien pratiquée : 3 injections à 1 mois d'intervalle avec rappel 1 an après, puis tous les 10 ans, sans aucune contre-indication. Cette vaccination est souvent associée à la vaccination contre la diphtérie, la coqueluche et la poliomyélite (vaccin D.T.C.P.).

En cas de plaie supposée tétanigène, il faut rapidement pratiquer un rappel de vaccin et, en cas de non-vaccination antérieure, une injection de sérum antitétanique humain (gammaglobulines humaines).

La tuberculose

Cette maladie infectieuse contagieuse est due à une bactérie, le bacille de Koch, encore appelée *Mycobacterium tuberculosis*. Elle provoque des atteintes variées, notamment au niveau des poumons.

FRÉQUENCE ET ÉVOLUTION

D'après l'Organisation mondiale de la santé (O.M.S.), la tuberculose tue chaque année près de 2 millions de personnes dans le monde ; 8 millions de personnes par an contractent la maladie dont une majorité dans les pays en développement. L'incidence de la tuberculose a continué d'augmenter ces dernières années dans la plupart des pays pauvres : Afrique subsaharienne, Asie, Europe de l'Est. Une grande partie de cette augmentation est due à l'épidémie de sida qui facilite l'émergence et la transmission de la tuberculose. De plus, dans ces pays, et plus particulièrement en Asie et en Europe de l'Est, la résistance et la multirésistance du bacille de la tuberculose aux antituberculeux, voire dans certains cas à tous les antituberculeux, augmentent.

Depuis plusieurs années, on constate dans certains pays développés une stagnation du nombre de cas, liée à l'augmentation relative du nombre de cas chez les migrants provenant des zones d'endémie que sont l'Afrique subsaharienne, l'Asie du Sud-Est et, plus récemment, l'Europe de l'Est. En France, on compte environ 6 000 nouveaux cas chaque année. Ce nombre diminue régulièrement et, depuis 2005, l'incidence au niveau national est inférieure à 10 pour 100 000 habitants. Certaines régions restent particulièrement touchées alors que, dans la plupart, l'incidence est maintenant très faible (inférieure à 5 pour 100 000). L'Île-de-France reste une région de moyenne incidence, ce qui justifie de maintenir des mesures de contrôle systématiques, telles que la vaccination par le B.C.G. de tous les enfants nés dans cette région. La deuxième région la plus concernée en termes d'incidence est la Guyane.

• Transmission

L'homme est à la fois le réservoir et l'agent de transmission du bacille. Les patients chez qui on a identifié des bacilles à l'examen direct des crachats sont les plus contagieux. Ils cessent de l'être en moyenne après la deuxième semaine de traitement. La transmission se fait par voie aérienne par l'intermédiaire des microgouttelettes de salive contenant le bacille, propulsées dans l'air environnant lorsque le malade parle, éternue ou tousse.

• Mécanisme

Le premier contact avec le bacille provoque la primo-infection tuberculeuse due à la constitution d'un foyer limité de multiplication du bacille tuberculeux dans le poumon (chancre tuberculeux). En général, le patient ne ressent encore aucun symptôme. La primo-infection se manifeste uniquement par la positivité des tests cutanés à la tuberculine (intradermoréaction) : ils deviennent positifs, la peau réagissant à la présence de tuberculine (apparition d'une petite induration sous-cutanée). Dans 90 % des cas, la primo-infection guérit définitivement et spontanément, ne laissant qu'une cicatrice anodine, signalée parfois sur les radiographies thoraciques par une petite calcification dans un poumon ou un ganglion voisin.

Dans 5 % des cas, le bacille se dissémine par contiguïté dans le poumon et par voie sanguine, il est à l'origine de foyers infectieux qui peuvent rester latents plusieurs années puis, à l'occasion d'une immunodéficience, se réactiver. Ainsi, l'immunodéficience due au sida explique en partie l'augmentation récente des cas de tuberculose.

Au total, 10 % des sujets infectés par le bacille développeront une tuberculose-maladie, soit dans les 2 ans suivant la primo-infection, soit ultérieurement au cours de la vie entière.

PROGRESSION DE LA TUBERCULOSE

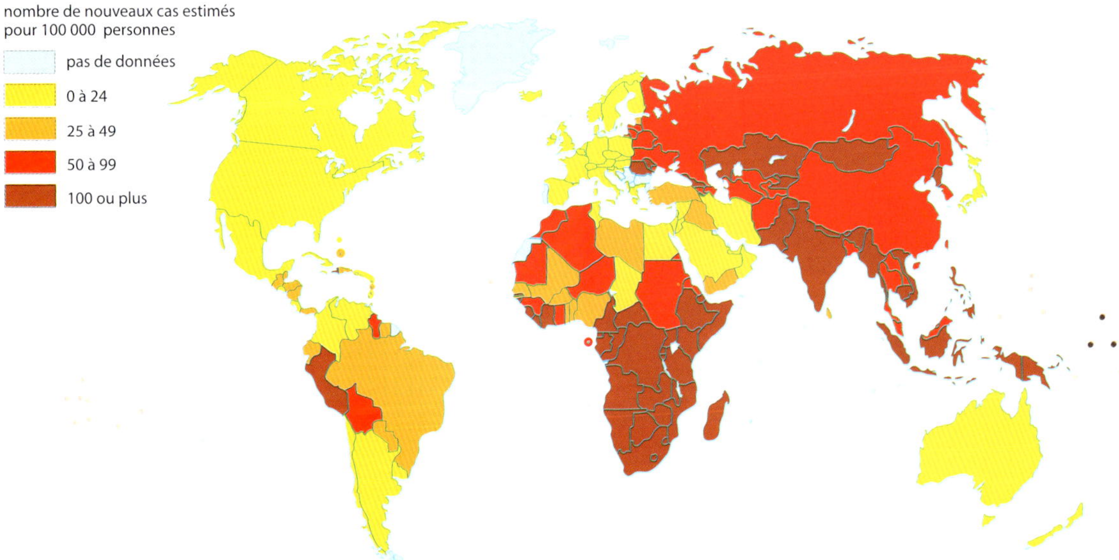

▲ L'épidémie de tuberculose, maladie infectieuse contagieuse due au bacille de Koch, n'a cessé de se développer ces dernières années, en particulier dans les pays en voie de développement.

Dans les autres cas, le bacille reste localisé dans les poumons et les tissus voisins (ganglions).

• Symptômes et signes

> La tuberculose pulmonaire commune, autrefois appelée « phtisie », provient de la réactivation du foyer de primo-infection pulmonaire ; elle se traduit par une altération de l'état général (fièvre à prédominance vespérale, fatigue, amaigrissement), des sueurs nocturnes, une toux plus ou moins grasse, des crachats parfois sanglants (hémoptysies). La radiographie thoracique met en évidence des opacités (nodules) et des clartés (cavernes) dans les parties supérieure et postérieure du poumon. La dissémination sanguine du bacille est plus rare et est à l'origine de la tuberculose miliaire.

Des formes viscérales telles que la pleurésie ou la péricardite tuberculeuse sont possibles. Outre une fièvre et un amaigrissement, symptômes communs à toutes les atteintes tuberculeuses, ces formes viscérales présentent chacune des caractéristiques particulières.

> La pleurésie tuberculeuse se traduit par un essoufflement et par un épanchement pleural causant des douleurs thoraciques.

> La péricardite tuberculeuse se signale par des douleurs thoraciques et un épanchement péricardique progressif.

> La tuberculose miliaire, ou miliaire, est une forme particulièrement grave de tuberculose se traduisant par un essoufflement intense ou, chez le sujet âgé, par une altération importante de l'état général. Elle se caractérise en outre par la dissémination hématogène (par voie sanguine) de bacilles vers de multiples organes : méninges, abdomen, os, organes hématopoïétiques ou génito-urinaires, glandes surrénales, etc. Selon sa localisation, son expression clinique est alors variable et d'évolution subaiguë :
– la tuberculose osseuse se manifeste par des

douleurs osseuses (rachis, mal de Pott) ou articulaires (genou, hanche);
– la tuberculose génito-urinaire entraîne une hématurie (présence de sang dans les urines) et une leucocyturie (présence de globules blancs dans les urines);
– la tuberculose méningée est responsable de troubles de la vigilance ou de la conscience et de maux de tête;
– la tuberculose hématopoïétique (touchant la rate, les ganglions lymphatiques et la moelle osseuse) se traduit par une hypertrophie de la rate et des ganglions lymphatiques et parfois par une diminution du nombre de tous les éléments figurés du sang (globules rouges et blancs, plaquettes).

> **La tuberculose digestive** est le plus souvent caractérisée par une atteinte de la partie terminale de l'intestin grêle et du caecum, avec douleurs abdominales et diarrhées.

• Diagnostic

Dans l'idéal, il repose sur la mise en évidence du bacille. On examine les crachats (ou les sécrétions trachéobronchiques dégluties, prélevées par tubage gastrique à jeun le matin). En cas d'atteinte polyviscérale, on analyse le liquide du péritoine, du péricarde, l'urine, le liquide pleural ou cérébrospinal. L'examen direct au microscope n'étant pas toujours positif, il faut systématiquement mettre le prélèvement en culture; les résultats ne sont alors connus qu'après un délai de 3 ou 4 semaines.

Il existe de nouveaux milieux de culture, liquides, qui permettent une mise en évidence plus rapide, en 10 à 15 jours et parfois moins. L'identification précise du bacille peut être accélérée par les techniques de biologie moléculaire (technique de PCR). La culture permet aussi de tester la sensibilité aux antibiotiques antituberculeux.

Quand les prélèvements ordinaires sont négatifs, on peut réaliser des prélèvements par fibroscopie (à l'aide d'un fibroscope, tube souple muni d'une optique, introduit par le nez); parfois, on pratique aussi une biopsie (bronchique, osseuse, ganglionnaire, pleurale, etc.) pour rechercher le bacille ou des signes indirects de la maladie (granulome, par exemple).

Parfois, tous les prélèvements sont négatifs, même après culture, et l'on fait un diagnostic de présomption – et non pas de certitude – d'après les symptômes, les résultats des tests tuberculiniques, le fait que la personne a ou non été en contact avec un sujet contagieux et l'aspect des radiographies. Le médecin prescrit alors le traitement malgré l'absence de preuve formelle, le risque lié aux effets indésirables des médicaments étant plus faible que celui de laisser évoluer une tuberculose. Si les signes disparaissent sous traitement, le diagnostic est confirmé a posteriori.

• Traitement et pronostic

Le traitement nécessite l'association de quatre antibiotiques antituberculeux (rifampicine, éthambutol, isoniazide, pyrazinamide), pris en une seule fois le matin à jeun, pendant une durée de 2 mois, suivie de 4 mois de bithérapie par isoniazide-rifampicine pour obtenir une durée totale de 6 mois. La rifampicine entraîne une coloration orangée des urines, des selles et des larmes. Lorsque le traitement est correctement suivi, on obtient une guérison dans la quasi-totalité des cas.

Des examens sanguins doivent être régulièrement pratiqués en raison des risques d'hépatite médicamenteuse. En outre, la vision doit être surveillée en cas de traitement à l'éthambutol. Les résistances antituberculeuses (à 2, 3 ou 4 antituberculeux) sont moins rares, notamment chez les malades atteints du sida, en particulier dans les pays pauvres. L'observance régulière et continue du traitement est fondamentale pour limiter le risque d'émergence des résistances.

PRÉVENTION

Elle repose très partiellement sur la vaccination par le B.C.G. qui permet de réduire la fréquence des formes graves chez l'enfant, mais surtout sur le traitement précoce et complet des malades, leur isolement pendant environ 3 semaines quand ils sont contagieux, ainsi que sur le dépistage et le traitement des sujets contaminés par le bacille dans l'entourage des malades.

- Les anémies

Anémies par excès de pertes de sang

Anémies par défaut de production de sang

Maladie de Biermer

Anémie de Cooley

- Les leucémies
- Les lymphomes

Maladie de Hodgkin

Lymphome malin non hodgkinien

Lymphome cutané

- Le myélome et les maladies apparentées

Myélome multiple

Maladie de Waldenström

Maladie des chaînes lourdes

Maladie des chaînes légères

- La polyglobulie

Les maladies du sang

Les anémies

L'anémie est une baisse du taux d'hémoglobine (pigment des globules rouges assurant le transport de l'oxygène des poumons aux tissus) dans le sang. Elle se traduit notamment par une pâleur et une sensation de fatigue.

Les valeurs normales du taux d'hémoglobine varient avec l'âge et le sexe; on parle d'« anémie » s'il est inférieur à 13 grammes par décilitre chez l'homme et à 12 grammes par décilitre chez la femme. L'anémie est la cause la plus fréquente de consultation en hématologie.

L'anémie est un symptôme qui peut être expliqué par plus de 200 causes différentes. Cependant, on peut classer les anémies en deux grands types, selon le mécanisme physiologique en cause : l'excès de pertes de sang ou le défaut de production de sang.

ANÉMIES PAR EXCÈS DE PERTES DE SANG

Elles peuvent être dues à une hémorragie ou à une hémolyse (destruction des globules rouges à l'intérieur de l'organisme).

Anémies hémorragiques

Ces anémies sont provoquées par des hémorragies aiguës, externes ou surtout internes (essentiellement digestives).

Anémies hémolytiques

On en distingue deux sortes, selon la cause.

> **Les anémies hémolytiques corpusculaires,** le plus souvent constitutionnelles, sont dues à une anomalie des globules rouges : anomalie de l'hémoglobine, de la membrane ou des enzymes.

> **Les anémies hémolytiques extracorpusculaires** sont dues à une agression extérieure : infection parasitaire (paludisme), auto-immunisation avec des anticorps dirigés contre les antigènes des globules rouges (hémolyse auto-immune), réaction immunologique contre un médicament entraînant la destruction des globules rouges (hémolyse immunoallergique), absorption de substances toxiques, rupture mécanique de globules rouges sur des obstacles tels qu'une prothèse valvulaire cardiaque.

> **Les anémies hémolytiques auto-immunes** sont dues à la destruction des globules rouges à l'intérieur de l'organisme, résultant de l'action d'autoanticorps dirigés contre eux.

Trois types de réaction sont possibles : ou bien les autoanticorps activent le complément à la surface des globules rouges et les détruisent, ou bien les globules rouges bardés d'autoanticorps ont une durée de vie raccourcie, car ils sont fragilisés à leur passage dans la rate, ou bien la sensibilisation des globules rouges par des autoanticorps reste stricte-

L'ANÉMIE PAR CARENCE EN FER

Appelée « anémie ferriprive », c'est la plus courante des anémies. Chez le nourrisson, elle est due à une insuffisance d'apport en fer dans l'alimentation. Elle touche aussi la femme enceinte, surtout en cas de grossesses rapprochées, car le fœtus utilise le fer de sa mère pour fabriquer ses propres globules rouges. Mais ce sont avant tout les femmes réglées qui sont concernées : les besoins en fer sont juste couverts par une alimentation normale et toute perte peut provoquer une carence. Dans la plupart des autres cas, l'anémie ferriprive provient d'un saignement digestif : elle est traitée par un apport en fer, par voie orale, à doses élevées.

ment asymptomatique (cela veut dire qu'il n'y a pas d'anémie car les globules rouges ont une durée de vie normale, ou car leur destruction est compensée par une hyperactivité de la moelle osseuse).

ANÉMIES PAR DÉFAUT DE PRODUCTION DE SANG

Ces anémies sont liées à une anomalie de la fabrication des globules rouges dans la moelle osseuse. En raison de leur apparition progressive, elles sont mieux tolérées que les anémies par excès de pertes de sang. Elles peuvent être dues :

> **à un défaut de synthèse de l'hémoglobine,** se traduisant par une microcytose (diminution du volume des globules rouges) et pouvant lui-même résulter soit d'un défaut de synthèse de la globine (anémie de Cooley), soit d'un défaut de synthèse de l'hème (molécule de l'hémoglobine) causé par un manque de fer dans l'organisme (anémie ferriprive) ou par une mauvaise répartition du fer (rencontrée dans tous les phénomènes inflammatoires) ;

> **à un défaut de synthèse de l'A.D.N.**, se traduisant par une macrocytose (augmentation du volume des globules rouges), observé principalement dans les anémies mégaloblastiques causées par une insuffisance de vitamine B12 (maladie de Biermer) ou par un défaut d'acide folique (dû à une malabsorption digestive, à une absorption de substances toxiques, à un déficit d'apport ou à l'alcoolisme) ; une macrocytose peut également relever de la toxicité de certains médicaments (anticancéreux) ou d'une maladie de la moelle osseuse (anémie réfractaire caractérisée par une insuffisance chronique de la formation des globules rouges, qui affecte surtout le sujet âgé) ;

> **à un défaut de production d'érythropoïétine** (hormone qui régule la formation des globules rouges) en cas d'insuffisance rénale ;

> **à un défaut d'autres hormones** jouant un rôle dans l'érythropoïèse (processus de formation des globules rouges), hormones thyroïdiennes, hormone de croissance ;

> **à un défaut des érythroblastes** (cellules de la moelle osseuse qui sont les précurseurs des globules rouges) au cours des aplasies médullaires et des érythroblastopénies ;

> **à toutes les proliférations malignes de la moelle osseuse** (leucémies aiguës).

• Symptômes et signes de l'anémie

Le symptôme le plus visible de l'anémie est la pâleur de la peau (paume des mains) et des muqueuses (muqueuse de la bouche). L'autre symptôme majeur est la fatigue, qui survient à l'effort lorsque l'anémie est modérée, aussi au repos lorsqu'elle est plus sévère. Il peut apparaître chez les sujets âgés des signes d'insuffisance cardiaque, accompagnés d'œdèmes des chevilles et du visage.

À ces signes non spécifiques, communs aux différentes anémies, peuvent s'associer des symptômes propres à certaines anémies.

> **Les anémies hémorragiques** se manifestent par une émission de sang rouge (noir lorsqu'il a été digéré) et par une soif importante. Lorsque l'anémie est très sévère, des signes de choc (chute de la tension artérielle) s'y associent.

> **Les anémies hémolytiques** s'accompagnent souvent d'une augmentation de volume de la rate (en raison de la destruction importante des globules rouges dans cet organe) et d'un ictère (en raison de l'augmentation du taux de bilirubine, pigment de la bile).

> **Les anémies ferriprives**, par carence en vitamine B12 et en acide folique, peuvent s'accompagner d'une atrophie de la muqueuse linguale.

• Diagnostic de l'anémie

Il est fréquent qu'une anémie soit diagnostiquée sur une simple analyse de l'hémogramme, en l'absence de tout signe clinique évident. Le diagnostic initial repose sur l'étude du volume globulaire moyen et du taux de réticulocytes (globules rouges en début de formation), qui permet de distinguer les défauts de production médullaire des excès de pertes.

LA VITAMINE B12 ET L'ACIDE FOLIQUE

> La vitamine B12 se trouve dans tous les produits animaux (viande, poisson, produits laitiers). Elle est relativement stable à la chaleur et à l'air, mais sensible à la lumière et aux rayons ultraviolets ainsi qu'aux acides et aux bases.

Les apports conseillés journaliers sont normalement couverts par une alimentation équilibrée : de 1 à 2 microgrammes pour les enfants, de 2 à 2,4 pour les adolescents ou les adultes et de 2,6 à 2,8 pour les femmes enceintes ou allaitant.

Outre son rôle dans le système nerveux, la vitamine B12 est indispensable à la synthèse de l'A.D.N. : son absence a des conséquences importantes, particulièrement sur la vie des tissus à division cellulaire rapide, comme la moelle osseuse, et entraîne une diminution des globules rouges (anémie), des polynucléaires neutrophiles (globules blancs intervenant dans la lutte contre les infections) et des plaquettes, ainsi que l'apparition, dans la moelle osseuse, de mégaloblastes (érythroblastes [précurseurs des globules rouges] de taille supérieure à la normale).

> L'acide folique, ou vitamine B9, est présent dans de nombreux aliments : foie, lait, fromages fermentés, légumes verts (asperges, épinards, choux verts, etc.), fruits (melons, fraises, oranges, bananes, kiwis) et oléagineux (amandes, noix).

Les besoins quotidiens sont élevés : de 0,1 à 0,4 milligramme, selon l'âge et l'état physiologique du sujet. Cependant, une alimentation diversifiée en apporte des quantités suffisantes.

L'acide folique, en intervenant dans la synthèse de l'A.D.N., joue un rôle capital dans la production de nouvelles cellules dans l'organisme. En particulier, il est indispensable à la formation des globules rouges et des autres cellules du sang par la moelle osseuse.

L'acide folique est officiellement recommandé aux femmes qui désirent être enceintes, quelques semaines avant même la conception. La supplémentation de 0,4 milligramme par jour, au moins 4 semaines avant la conception et la poursuite du traitement 8 semaines après, permet d'éviter chez l'enfant un spina bifida (fermeture incomplète du tube neuronal).

Des études récentes montrent que la prise de cette vitamine au moins un an avant la conception éviterait les accouchements prématurés.

La prescription d'acide folique associé à du fer à partir de la 24e semaine de grossesse prévient le risque d'anémie chez le nouveau-né.

• Traitement de l'anémie

Le traitement de l'anémie dépend de sa cause. Ainsi, l'anémie par carence en acide folique se traite par l'apport de cette vitamine par voie orale ; l'anémie par carence en vitamine B12 se traite par injection intramusculaire de vitamine B12, et l'anémie ferriprive est traitée par un apport en fer.

Les transfusions sont réservées aux anémies dont la cause n'a pas de traitement.

MALADIE DE BIERMER

Cette anémie résulte d'une mauvaise absorption de la vitamine B12 suite à une maladie auto-immune de l'estomac.

On la désigne aussi par « anémie de Biermer », « anémie pernicieuse » ou encore « maladie d'Addison-Biermer ».

La maladie de Biermer se rencontre surtout dans la seconde moitié de l'existence.

• Causes

C'est une maladie auto-immune due à la destruction des cellules gastriques qui sécrètent l'acide chlorhydrique et le facteur intrinsèque. L'absence de ce dernier provoquant une mauvaise absorption de la vitamine B12 (en se liant à celle-ci, il la protège durant son parcours jusqu'à la partie terminale de l'intestin grêle), qui intervient, entre autres, dans la fabrication des globules rouges.

• Symptômes

Les symptômes sont ceux de toute anémie : pâleur, asthénie, dyspnée. Le diagnostic s'établit par le myélogramme (examen des cellules de la moelle osseuse), qui révèle une anémie mégaloblastique avec un taux sanguin abaissé de vitamine B12, tandis que celui de l'acide folique (autre vitamine susceptible d'expliquer une anémie mégaloblastique) est normal.

L'absence d'acide chlorhydrique et de facteur intrinsèque dans l'estomac serait mise en évidence par le tubage gastrique. Ce test est peu pratiqué.

• Diagnostic

La présence d'anticorps anti-facteur intrinsèque dans le sérum est un moyen plus simple de faire le diagnostic, mais cette présence se révèle inconstante.

• Traitement

Le traitement repose sur l'injection de vitamine B12 par voie intramusculaire jusqu'à correction de l'anémie, puis une fois par mois, ou tous les 3 mois, à vie. Il est prudent de surveiller l'estomac par fibroscopie tous les 2 ans, la maladie pouvant favoriser l'apparition de polypes susceptibles de dégénérer en cancer.

ANÉMIE DE COOLEY

Forme grave et homozygote de thalassémie, maladie génétique du sang, caractérisée par un déficit majeur de synthèse d'une chaîne de globine. On l'appelle aussi « bêtathalassémie homozygote ».

L'anémie de Cooley possède la particularité d'être transmise par les deux parents, l'un et l'autre porteurs d'un gène ß thalassémique. Chez le sujet atteint, les deux chromosomes de la paire sont donc porteurs du gène défectueux (thalassémie homozygote).

• Symptômes

L'anémie de Cooley se traduit par un ensemble typique de symptômes tels qu'une modification des os du crâne conférant un faciès mongoloïde, qui apparaît dans l'enfance, un retard de croissance, une splénomégalie (rate de grande taille), une anémie microcytaire (globules rouges de petite taille) importante.

L'analyse sanguine par électrophorèse de l'hémoglobine révèle un taux très élevé d'hémoglobine fœtale (comparable à celle du fœtus).

• Traitement

Le traitement est fondé sur des transfusions régulières pour permettre une croissance et une activité proches de la normale.

On prescrit également un chélateur du fer (substance faisant diminuer le taux de fer), de façon à réduire les risques d'accumulation et de surcharge en fer de l'organisme. Cette surcharge s'aggrave cependant inéluctablement. Une greffe de moelle osseuse peut être indiquée (voir p. 216).

• Prévention

La prévention repose sur le diagnostic anténatal chez les familles à risque ; ce dernier n'est malheureusement pas toujours possible.

Les leucémies

La leucémie est un cancer du sang caractérisé par une prolifération incontrôlée de cellules précurseurs des globules blancs dans la moelle osseuse.

Le terme de leucémie s'oppose à celui de lymphome, envahissement des ganglions lymphatiques. Cependant, cette distinction est théorique, les formes évoluées de leucémie pouvant atteindre tous les organes du corps humain et un lymphome pouvant atteindre la moelle par le sang.

Selon les statistiques, il se déclare environ chaque année 8 nouveaux cas de leucémie pour 100 000 personnes.

• Différents types de leucémie

On distingue les leucémies chroniques, où la prolifération ne s'accompagne pas d'un arrêt de maturation des précurseurs présents dans la moelle, des leucémies aiguës, où, à la prolifération de ces précurseurs, s'ajoute un blocage de leur maturation, ce qui a pour conséquence, d'une part, un excès de cellules jeunes et, d'autre part, la diminution des cellules matures (globules rouges, globules blancs, plaquettes).

Par ailleurs, la leucémie peut se développer soit aux dépens des précurseurs des cellules myéloïdes, soit aux dépens des lymphocytes.

Il existe donc quatre grands types de leucémie :

> **la leucémie myéloïde chronique** (L.M.C.) ;

> **la leucémie aiguë myéloïde** (L.A.M.) ;

> **la leucémie lymphoïde chronique** (L.L.C.), la plus fréquente chez les personnes de plus de 60 ans ;

> **la leucémie aiguë lymphoïde** (L.A.L.), la plus courante chez l'enfant.

Au sein de chaque catégorie, on distingue en outre des sous-types en fonction du type de cellule en cause (par exemple leucémie lymphoïde à cellules B ou à cellules T).

• Causes

Les expositions professionnelles intensives à certaines substances chimiques (benzène), aux radiations et à certaines chimiothérapies ou radiothérapies mutagènes utilisées dans le traitement du cancer peuvent entraîner des leucémies aiguës et des leucémies myéloïdes chroniques. Cependant, dans la majorité des cas, la cause des leucémies reste inconnue.

En revanche, leur mécanisme est de mieux en mieux compris. Le mécanisme général est la survenue (le plus souvent par malchance) de modifications génétiques acquises dans les cellules hématopoïétiques, habituellement au niveau des cellules souches. Ces anomalies entraînent l'activation d'oncogènes (gènes du cancer), jouant un rôle dans la survenue de la leucémie, ou la perte de certains gènes dits « suppresseurs de tumeurs ».

L'identification des anomalies chromosomiques touchant les cellules leucémiques revêt souvent une valeur diagnostique et pronostique. Ainsi, la présence de l'anomalie appelée « chromosome Philadelphie » (échange de matériel entre les chromosomes 9 et 22) permet de porter le diagnostic de leucémie myéloïde chronique. Certaines anomalies chromosomiques sont par ailleurs associées à une sensibilité particulière (accrue ou, au contraire, moindre) de la maladie au traitement. Enfin, le suivi ultérieur de ces anomalies permet d'évaluer l'évolution de la leucémie en réponse au traitement (maladie résiduelle).

• Symptômes

Ils sont assez peu caractéristiques et provoqués, dans les leucémies aiguës, par l'insuffisance en éléments matures du sang (polynucléaires, globules rouges et plaquettes pour les leucémies aiguës) ainsi que, dans les formes aiguës et chroniques, par l'envahissement des différents organes par les globules blancs. La diminution des globules rouges entraîne une anémie avec pâleur et palpitations. L'absence de plaquettes provoque des phénomènes hémorragiques (saignement des gencives, ecchymoses). Enfin, la diminution des polynucléaires expose à des infections graves comme des septicémies ou des angines sévères. L'envahissement concerne surtout la rate et les ganglions lymphatiques, qui augmentent de volume, plus rarement la peau, se traduisant alors par l'apparition de leucémides (grosses papules rouge-brun), ou le système nerveux, entraînant des maux de tête, une méningite, une paralysie faciale ou des troubles de la conscience.

• Diagnostic

Le diagnostic repose sur l'analyse du sang et de la moelle. Le sang contient des leucocytes d'allure normale, mais en nombre excessif (leucémie chronique), ou des leucocytes anormalement jeunes (leucémie aiguë). Le myélogramme (ponction de moelle osseuse) montre un envahissement par des blastes (leucémie aiguë) ou par un nombre excessif de globules blancs plus matures, lymphocytes ou précurseurs de polynucléaires, dans les leucémies chroniques.

• Traitement

Il dépend de l'âge du patient et du type de leucémie. Il est généralement moins intensif chez les patients âgés de plus de 65 ans.

> **Le traitement des leucémies aiguës, myéloïdes et lymphoïdes** repose sur une chimiothérapie intensive antimitotique (inhibant la division des cellules), associant un grand nombre de substances. Mais ce traitement détruit aussi bien les cellules tumorales que les cellules normales de la moelle. Il a donc pour conséquence une disparition passagère mais marquée des cellules myéloïdes, période pendant laquelle le sujet est particulièrement sujet aux infections, aux hémorragies et à l'anémie, respectivement par manque de polynucléaires, de plaquettes et de globules rouges. La cure nécessite donc une hospitalisation prolongée. Dans la majorité des cas, les blastes disparaissent au cours du traitement.

Un traitement de consolidation, également fondé sur une chimiothérapie, est alors administré soit en cures répétées et assez peu intensives, soit en une ou deux fois mais beaucoup plus intensivement. Le rythme, très variable, est établi en fonction du type de leucémie et de la réponse de l'organisme au traitement d'attaque. Une greffe de moelle osseuse peut également être envisagée.

> **Le traitement de la leucémie myéloïde chronique** a été révolutionné ces dernières années par la mise au point de médicaments susceptibles de détruire préférentiellement les cellules porteuses du chromosome Philadelphie en inhibant l'activité de la tyrosine kinase qui résulte de cette anomalie. L'imatinib est le premier des médicaments mis au point pour traiter le mécanisme de la transformation maligne. L'allogreffe de moelle osseuse, lorsqu'un donneur existe, était le seul traitement capable de guérir cette maladie. Elle est actuellement beaucoup moins utilisée.

> **Le traitement de la leucémie lymphoïde chronique** est souvent inutile, cette maladie n'entraînant aucun symptôme et étant d'évolution très lente. Si nécessaire, on administre une chimiothérapie légère pour diminuer le nombre de globules blancs du sang et pour réduire la taille des ganglions lymphatiques et de la rate, ou une chimiothérapie un peu plus intensive, tel le fludarabine. Les polychimiothérapies sont réservées aux formes agressives et résistantes.

• Évolution

Dans les cas de leucémies aiguës, il existe un risque de rechute, essentiellement dans les 3 années qui suivent la maladie. Ce risque est faible pour les leucémies aiguës lymphoïdes de l'enfant, plus important pour les autres variétés de leucémie aiguë.

• Prévention

Une prévention des leucémies ne peut être envisagée que dans les cas, exceptionnels, où des circonstances favorisantes sont identifiées. C'est un cas évident dans toutes les professions où sont manipulées des radiations ionisantes. La situation est plus délicate lorsque le traitement d'une maladie maligne nécessite le recours à des chimiothérapies potentiellement leucémogènes.

Greffe de moelle osseuse

Repopulation des cellules de la moelle osseuse soit par des cellules d'un sujet sain (allogreffe), soit par les propres cellules du patient préalablement congelées (autogreffe).

• Indications

Un des rôles principaux de la moelle osseuse est de produire, grâce à certaines cellules appelées « cellules souches hématopoïétiques », les éléments des différentes lignées sanguines : globules rouges, globules blancs, plaquettes, etc. Toute maladie des cellules souches hématopoïétiques peut justifier une allogreffe de moelle : maladies génétiques des cellules souches ou de certaines lignées (thalassémies), leucémie (prolifération de globules blancs et de leurs cellules d'origine dans la moelle osseuse et dans le sang), hypoplasie ou aplasie médullaire (insuffisance ou absence de production des différentes lignées), certains déficits immunitaires congénitaux. Les indications des autogreffes sont plus larges : le but est de permettre des traitements anticancéreux très toxiques pour la moelle en transfusant des cellules souches congelées du patient.

• Technique

Une greffe de moelle est habituellement précédée d'une destruction la plus complète possible de la moelle osseuse du receveur afin que la maladie ne récidive pas. Cette destruction est généralement obtenue par chimiothérapie et radiothérapie intensives. Le prélèvement de moelle osseuse sur le donneur s'effectue sous anesthésie générale, par ponction au niveau des os iliaques ou du sternum. On retire en général de 150 à 800 millilitres de moelle. Ce prélèvement est effectué sur un sujet vivant et n'entraîne aucune conséquence ultérieure sur la santé du donneur. La moelle ainsi recueillie est filtrée, congelée et préparée à la greffe, qui aura lieu plus tard par simple transfusion : les cellules souches du donneur iront coloniser spontanément le tissu osseux du receveur.

Une autre technique de recueil des cellules souches hématopoïétiques, qui ne demande qu'un prélèvement sanguin, est de plus en plus souvent appliquée (en particulier pour les autogreffes). L'injection de facteurs de croissance induit, dans un premier temps, le passage de ces cellules de la moelle osseuse dans le sang, où elles sont ensuite collectées par voie veineuse (cytaphérèse).
Les autres cellules sanguines (globules rouges, plaquettes, etc.) et le plasma sont réinjectés au patient.

> **L'allogreffe** consiste à prélever les cellules souches hématopoïétiques d'un sujet sain ayant le même système d'histocompatibilité que le malade. C'est chez un frère ou une sœur de celui-ci que l'on a le plus de chances (25 %) de trouver un donneur compatible.
En l'absence de donneur apparenté, on peut rechercher un donneur non apparenté.

> **L'autogreffe** consiste à prélever, chez un malade devant suivre un traitement détruisant sa moelle osseuse (chimiothérapie, radiothérapie, radiochimiothérapie), des cellules souches à un stade peu avancé de la maladie où celles-ci peuvent être obtenues à partir du sang ou de la moelle. Congelées, elles sont réinjectées au malade après le traitement ; la moelle osseuse se reconstitue alors en 2 ou 3 semaines. Cette technique concerne essentiellement les sujets atteints de maladies malignes des ganglions lymphatiques et de la moelle (myélome multiple, lymphome, leucémie) ou de tumeurs solides. Contrairement à l'allogreffe, l'autogreffe n'entraîne pas de risque de

réaction du greffon contre l'hôte; elle peut donc être réalisée sur des sujets plus âgés.

• Complications

Trois catégories de complications sont possibles.

> **Des infections bactériennes ou fongiques** peuvent survenir. Dues à l'absence de globules blancs consécutive à la destruction de la moelle osseuse du patient et au traitement par immunosuppresseurs, particulièrement en cas de réaction du greffon contre l'hôte, elles apparaissent surtout après la greffe, un délai de 2 à 3 semaines étant nécessaire avant que la nouvelle moelle ne fonctionne. Ces complications infectieuses, graves, sont combattues par la mise systématique du malade sous antibiotiques en cas de fièvre et par son isolement en chambre stérile, les visites étant contrôlées (masques, protège-chaussures, etc.). En outre, l'anémie et les hémorragies dues au manque de plaquettes sont combattues par des transfusions de plaquettes et de globules rouges.

> **Les complications immunologiques**, spécifiques des allogreffes, sont principalement représentées par la réaction du greffon contre l'hôte, lors de laquelle certains lymphocytes (types de globules blancs) du donneur attaquent et détruisent les cellules (peau, tube digestif, foie) du receveur. Cette complication existe dans environ 50 % des allogreffes; elle est plus rare chez les sujets de moins de 20 ans. La réaction du greffon contre l'hôte peut être aiguë, survenant dans les 3 mois qui suivent la greffe, ou chronique, se produisant des mois après la greffe. Elle est prévenue par la prise d'immunosuppresseurs (en particulier la ciclosporine) et traitée par l'adjonction d'autres types d'immunosuppresseurs (corticostéroïdes).

> **La maladie initiale peut récidiver.** Cependant, le risque de récidive est moindre qu'en cas de traitement classique (chimiothérapie et radiothérapie). En cas de rechute, une nouvelle greffe de moelle peut d'ailleurs être tentée.

• Pronostic

Il dépend essentiellement de la maladie traitée, de l'âge du patient et de son état général au moment de la greffe, ainsi que du type de greffe choisi.

LA RÉACTION DU GREFFON CONTRE L'HÔTE

La réaction du greffon contre l'hôte est caractéristique de l'allogreffe de moelle. Il s'agit d'un syndrome dû à une incompatibilité entre le greffon et le receveur : les lymphocytes T du greffon, après avoir détecté des antigènes différents des leurs sur les cellules du receveur, attaquent ces dernières. La réaction peut être aiguë et apparaître de 10 à 40 jours après la greffe : éruptions cutanées, démangeaisons, troubles digestifs importants (vomissements, diarrhées), fièvre et, parfois, atteinte hépatique (ictère).

Il existe également des réactions chroniques du greffon contre l'hôte, qui surviennent des mois, voire des années, après la greffe et entraînent des lésions cutanées indurées sur la paume des mains, la plante des pieds, le tronc, les fesses et les cuisses, parfois associées à une hépatite chronique et à une sclérose pulmonaire. Le traitement fait appel aux corticostéroïdes et aux immunosuppresseurs. Ce syndrome peut être mortel malgré les traitements, soit par insuffisance d'efficacité de ceux-ci, soit parce qu'ils favorisent les infections, notamment virales et fongiques.

Les lymphomes

Les lymphomes sont des cancers qui naissent dans le tissu lymphoïde et, en particulier, dans les ganglions lymphatiques. Ce terme est de plus en plus utilisé à la place de « lymphome malin ».

On distingue, parmi les lymphomes malins, la maladie de Hodgkin ou lymphogranulométrie maligne, ou lymphome de Hodgkin), caractérisée par la présence de certaines cellules anormales (les cellules de Sternberg), des lymphomes malins non hodgkiniens, qui regroupent toutes les autres affections malignes du tissu lymphoïde, que celles-ci soient développées dans le ganglion lymphatique ou en dehors de lui.

MALADIE DE HODGKIN

Affection maligne du tissu lymphatique touchant essentiellement les ganglions lymphatiques et caractérisée par une cellule très particulière, dite « cellule de Sternberg ».

• Symptômes et signes

L'affection apparaît d'abord aux ganglions lymphatiques : cou, aisselle, aine, médiastin (espace entre les poumons), augmentés de volume (adénopathies) et où l'on observe les cellules de Sternberg, des cellules géantes à noyaux multiples caractéristiques de cette maladie dont on sait à présent qu'elles sont, dans la plupart des cas, des cellules lymphoïdes B anormales. L'affection s'étend de proche en proche aux chaînes ganglionnaires et parfois à la rate, qui augmente de taille. Plus tardivement, d'autres organes, comme le foie, le poumon ou la moelle osseuse, sont touchés. La maladie s'accompagne fréquemment de signes généraux tels que fièvre, sueurs nocturnes et amaigrissement, avec des signes biologiques d'inflammation (augmentation de la vitesse de sédimentation sanguine).

La maladie est parfois révélée par des démangeaisons inexpliquées et encore, plus rarement, par des douleurs à l'ingestion d'alcool.

• Diagnostic

Il repose exclusivement sur l'examen anatomopathologique d'un ganglion prélevé chirurgicalement, qui montre un bouleversement de son architecture tissulaire et la présence de cellules de Sternberg. Cette étude permet de différencier la maladie de Hodgkin des autres lymphomes, dits « non hodgkiniens ».

Le diagnostic établi, il faut estimer le degré d'extension de la maladie, dont dépend la conduite du traitement. L'étendue de l'atteinte des ganglions superficiels est évaluée à l'examen clinique, celle des ganglions profonds par échographie ou scanner.

On distingue quatre stades de l'affection, la présence de signes généraux définissant les formes évolutives.

• Traitement

Il fait appel à une polychimiothérapie et à la radiothérapie. Différents types de traitements chimiothérapiques, en constante évolution, sont possibles. La radiothérapie est habituellement appliquée aux ganglions atteints initialement, détectés au

FRÉQUENCE

La maladie de Hodgkin est rare chez l'enfant et présente deux pics de fréquence chez l'adulte, entre 20 et 30 ans et au-delà de 50 ans. Ses causes sont encore inconnues. Le virus d'Epstein-Barr, responsable de la mononucléose infectieuse, pourrait jouer un rôle dans 50 % des cas, mais d'autres éléments sont certainement en cause.

moment du diagnostic. Dans certaines formes localisées, il est parfois proposé une radiothérapie sans chimiothérapie.

Dans les rares cas d'échec du traitement, ou en cas de rechute ultérieure, on peut recourir à une autogreffe : des cellules souches hématopoïétiques sont dans un premier temps recueillies chez le malade, souvent après une chimiothérapie intensive. Une seconde chimiothérapie, très puissante, lui est ensuite administrée, puis les cellules souches sont réimplantées, permettant la reconstitution de tissus hématopoïétiques sains.

• Pronostic

Constamment mortelle jusqu'au début des années 1960, la maladie de Hodgkin est l'un des cancers qui a le plus bénéficié des progrès de la radiothérapie et de la polychimiothérapie. On peut donc guérir, à présent, une majorité de patients.

LYMPHOME MALIN NON HODGKINIEN

Toute prolifération maligne autre que la maladie de Hodgkin prenant naissance dans le tissu lymphoïde et, en particulier, dans les ganglions lymphatiques.

• Différents types de lymphome malin non hodgkinien

Le terme de lymphome malin non hodgkinien recouvre des maladies très hétérogènes quant au mécanisme de la transformation maligne, à la morphologie des cellules malignes, à l'évolution et au pronostic de la maladie.

Plusieurs classifications, proposées dans l'intention d'identifier les formes dont le traitement et le pronostic sont voisins, reposent sur des caractéristiques de taille, de maturité des cellules, d'aspect du noyau, sur la nature originelle de ces cellules (lymphocytes T, B ou cellule NK), et sur le caractère nodulaire ou diffus de l'envahissement du ganglion par les cellules malades.

Les groupes ainsi distingués sont eux-mêmes répartis en lymphomes de faible, de moyenne et de grande malignité.

En l'absence de traitement, les lymphomes à petites cellules évoluent généralement lentement sur plusieurs années, et les formes comportant des cellules de grande taille ont une évolution plus rapide, sur quelques mois.

• Causes

Les lymphomes malins non hodgkiniens sont des proliférations malignes ayant pour origine des lymphocytes T ou B, plus rarement des cellules NK.

La cause des lymphomes est encore inconnue, mais certains facteurs ont un rôle manifeste dans le développement de la tumeur. Le virus d'Epstein-Barr joue un rôle dans l'apparition du lymphome de Burkitt, qui sévit chez les enfants, en Afrique équatoriale. Les déficits immunitaires congénitaux, les maladies auto-immunes, les traitements immunosuppresseurs, les syndromes d'immunodéficience acquise (sida) peuvent aussi faciliter l'apparition d'un lymphome non hodgkinien.

• Symptômes et signes

La maladie se révèle le plus souvent par un gonflement d'un ou de plusieurs ganglions lymphatiques superficiels, de volume variable, non douloureux, asymétriques, le plus souvent de siège cervical antérieur, sus claviculaire ou axillaire.

À la différence de la maladie de Hodgkin, un lymphome non hodgkinien peut également assez souvent se révéler par une localisation prédominante en dehors des ganglions, par exemple dans la thyroïde, l'estomac, le mésentère, le côlon, le rectum, le rein, l'os, l'œil ou le système nerveux central. Il se forme alors une tumeur sur ou dans la partie atteinte.

La maladie peut aussi se révéler par une fièvre avec altération de l'état général, les ganglions atteints étant, dans ce cas, souvent à l'intérieur de l'abdomen. Certains lymphomes de faible malignité se révèlent ou se compliquent par le passage dans le sang de cellules cancéreuses ; d'autres entraînent la sécrétion dans le sang d'immunoglobulines anormales et/ou en excès.

• Diagnostic

Il repose sur la biopsie d'un ganglion atteint ou de l'organe touché. Les classifications modernes nécessitent des techniques sophistiquées (marquage à l'aide d'anticorps), qui justifient que le tissu prélevé soit adressé, intact, et très rapidement, à un laboratoire spécialisé. L'extension du lymphome est évaluée à l'aide de diverses techniques dont la plus récente est la tomographie par émission de positons (T.E.P.).

Ces examens permettent de surveiller l'évolution de la maladie en réponse au traitement et de vérifier l'absence de récidive.

• Traitement

Le traitement repose sur la chimiothérapie et dépend du type de lymphome et de l'extension de la maladie. Les formes localisées, même agressives, ont de très bonnes chances de guérison.

Pour les formes étendues peu agressives, l'espérance de vie est de plusieurs années et le traitement n'est indispensable que lorsque la maladie progresse ; on utilise alors des polychimiothérapies.

• Pronostic

Le pronostic des formes étendues et agressives a été transformé par les chimiothérapies modernes, qui permettent d'espérer une guérison durable dans de nombreux cas.

Pour certaines formes, le traitement peut se terminer par une chimiothérapie très lourde suivie d'une autogreffe afin d'augmenter les chances de guérison.

LYMPHOME CUTANÉ

Tumeur maligne développée aux dépens du tissu lymphoïde et naissant dans la peau.

Les lymphomes forment des plaques rouges, épaisses, lisses ou des nodules de taille variable, plus ou moins saillants, rouges, violacés ou bruns ; ces lésions prédominent sur le visage, le cuir chevelu et le thorax. Ils sont classés en deux groupes selon leur tendance plus ou moins grande à envahir l'épiderme.

Ainsi, les lymphomes épidermotropes sont représentés par le syndrome de Sézary et le mycosis fongoïde.

• Causes

Les lymphomes non épidermotropes sont plus volontiers tumoraux et dus, selon les cas, soit à une prolifération de lymphocytes T, soit à une prolifération de lymphocytes B.

• Diagnostic et traitement

Le diagnostic repose sur l'examen histologique des tissus avec immunomarquage ; un bilan d'extension de la maladie est indispensable, notamment par échographie abdominale et prélèvements, afin de vérifier que les cellules cancéreuses n'ont pas envahi le sang ou des organes.

Le traitement des lymphomes repose sur la radiothérapie, la chimiothérapie ou la simple ablation chirurgicale pour les formes très localisées. Des cicatrices peuvent persister. Le pronostic et l'évolution dépendent du degré de malignité du lymphome.

Le myélome et les maladies apparentées

Au cours de différentes affections, certains globules blancs sécrètent en excès dans le sang des substances normalement destinées à défendre l'organisme, les immunoglobulines. Cet excès entraîne des troubles de gravité variable.

MYÉLOME MULTIPLE

Prolifération maligne des plasmocytes dans la moelle osseuse. Le myélome multiple est aussi connu sous le nom de « maladie de Kahler ».

Le myélome multiple se développe généralement chez des personnes âgées de plus de 50 ans.

• Symptômes et signes

Les plasmocytes étant les cellules spécialisées dans la sécrétion d'anticorps, on observe le plus souvent dans le sang du malade une augmentation anormale de la production d'un seul type particulier d'immunoglobuline. Les plasmocytes sécrètent souvent aussi des substances qui entraînent progressivement une destruction du tissu osseux.

La maladie peut être découverte à l'occasion de douleurs osseuses rebelles, d'une anémie, d'une augmentation importante de la vitesse de sédimentation, d'une insuffisance rénale, ou d'infections à répétition, pulmonaires notamment.

• Diagnostic et évolution

Le diagnostic repose sur trois éléments :

> **l'analyse du sérum** par électrophorèse. Les différentes protéines sériques y sont représentées sous la forme d'une courbe ondulante où l'existence d'un pic (pic monoclonal) traduit la présence excessive d'un type particulier d'immunoglobulines, ce que l'on confirme par des techniques immunochimiques (immunoélectrophorèse, immunofixation) ;

> **une ponction de moelle** qui révèle la présence excessive de plasmocytes ;

> **des radiographies des os**, qui montrent des zones de raréfaction du tissu osseux, sphériques et délimitées, appelées « géodes » ou « lacunes ».

Le diagnostic est ensuite précisé, afin de déterminer l'évolutivité (la gravité) de la maladie. Celle-là est notamment liée au taux de l'albumine sérique, au taux d'un marqueur sanguin, la bêta-2-microglobuline, et à l'existence d'anomalies chromosomiques acquises dans les plasmocytes de la moelle.

Il est possible de trouver, notamment dans le sérum des personnes âgées, des immunoglobulines monoclonales qui ne résultent pas d'un myélome multiple ; aussi la radiographie et la ponction de la moelle osseuse sont-elles indispensables à l'établissement du diagnostic.

Les complications les plus fréquentes sont des lésions osseuses (fractures spontanées ou anormalement faciles), des atteintes rénales (insuffisances rénales), le défaut de production des cellules du sang (anémie surtout).

• Traitement

Le traitement du myélome multiple a longtemps fait appel uniquement à la chimiothérapie, dont le but est de détruire la prolifération plasmocytaire. Une chimiothérapie peu intensive, dite « de réduction tumorale », est généralement administrée en premier lieu. Des cellules souches hématopoïétiques sont ensuite recueillies chez le malade et congelées. Une chimiothérapie puissante (melphalan à forte dose), dite « de consolidation intensive », est alors prescrite (sauf pour les patients de plus de 65 ans), suivie de la réinjection des cellules souches congelées.

Le traitement du myélome multiple est en plein remaniement du fait de la découverte de molécules actives sur les plasmocytes malins, comme le thalidomide ou son dérivé le lénalidomide, ou encore le bortézomib.

• Surveillance

La surveillance pendant le traitement et après son arrêt porte essentiellement sur la mesure du taux de l'immunoglobuline monoclonale dans le sérum et les urines, la mesure de la fonction du rein et du calcium sanguin, ainsi que la surveillance osseuse (radiographies).

MALADIE DE WALDENSTRÖM

Maladie liée à une prolifération de cellules d'origine lymphocytaire (souche de cellules donnant normalement naissance aux lymphocytes, variété de globules blancs impliqués dans les réactions immunitaires), lesquelles sécrètent en excès un type particulier d'anticorps, l'immunoglobuline M (IgM).

La maladie de Waldenström touche habituellement des personnes âgées de plus de 60 ans avec une légère prédominance masculine. Sa cause est inconnue.

• Symptômes et signes

La sécrétion excessive d'immunoglobuline M provoque une augmentation de la viscosité sanguine (donc de la vitesse de sédimentation) et un accroissement du volume du plasma. Cela peut retentir sur le système nerveux et entraîner des bourdonnements d'oreilles, une diminution de l'acuité visuelle, des maux de tête, des troubles de la conscience pouvant aller, dans les cas les plus graves, jusqu'au coma.

Les conséquences sur le système cardio-vasculaire peuvent entraîner une insuffisance cardiaque.

L'excès d'immunoglobuline dans le sang peut provoquer des hémorragies liées à des perturbations des mécanismes de l'hémostase.

Les dépôts d'immunoglobuline M dans les reins ou les nerfs périphériques déterminent parfois, respectivement, une insuffisance rénale et une neuropathie, notamment des membres inférieurs.

Une augmentation de taille de la rate, du foie ou des ganglions lymphatiques s'observe dans un quart des cas environ.

• Diagnostic

La sécrétion excessive d'immunoglobuline M est mise en évidence et quantifiée, sous forme d'un « pic monoclonal », par l'électrophorèse des protéines du sérum sanguin ; celle-ci révèle un taux sérique d'immunoglobuline M supérieur à 5 grammes par litre de sérum. L'infiltration lymphoïde est détectée par ponction de la moelle osseuse ; dans certains cas, l'excès de cellules lymphoïdes est également observable dans le sang. Contrairement à ce qui se produit dans le myélome multiple – maladie comparable, mais dans laquelle l'anticorps sécrété en excès est soit l'immunoglobuline G, soit l'immunoglobuline A –, les radiographies du squelette ne montrent pas de destruction osseuse.

Assez souvent, l'électrophorèse des protides, laquelle est pratiquée de plus en plus fréquemment, met en évidence une augmentation du taux d'immunoglobuline M, mais on ne retrouve aucune infiltration lymphoïde (IgM monoclonale isolée ou bénigne).

• Évolution et traitement

En l'absence de traitement, la sécrétion d'immunoglobuline M peut augmenter et les symptômes s'aggraver. Parfois, l'infiltration lymphoïde entraîne une diminution de la production, par la moelle osseuse, des plaquettes sanguines ou des globules rouges, et donc une thrombopénie ou une anémie.

Le traitement, justifié seulement dans les formes symptomatiques, vise à réduire l'infiltration lymphoïde. Il consiste soit en une chimiothérapie administrée par voie orale (chlorambucil), soit en une chimiothérapie un peu plus intensive (fludarabine), soit en une chimiothérapie associant plusieurs substances (polychimiothérapie), administrée par voie intraveineuse. L'anticorps monoclonal anti-B (anti-CD20, rituximab) est de plus en plus utilisé en association ou même seul. Dans les cas les plus sévères (syndrome d'hyperviscosité), une plasmaphérèse (prélèvement du plasma du malade, qui lui est restitué après séparation de l'anticorps en excès) permet de réduire très rapidement, mais seulement transitoirement, le taux de l'IgM dans le sang.

Dans les formes où l'augmentation du taux d'immunoglobuline M constitue le seul symptôme, une surveillance régulière du patient est nécessaire de manière à détecter une éventuelle évolution.

MALADIE DES CHAÎNES LOURDES

Maladie rare du sang touchant les lymphocytes et caractérisée par une sécrétion pathologique de chaînes lourdes d'immunoglobulines (l'un des deux types de chaîne protéique entrant dans la composition des anticorps).

Les maladies des chaînes lourdes se traduisent par la présence, dans le sang et les urines, de fragments libres de chaînes lourdes d'immunoglobulines. Elles peuvent être associées à un lymphome (prolifération localisée de lymphocytes malins) ou à une leucémie lymphoïde chronique, ou évoluer vers l'une de ces maladies.

La maladie des chaînes lourdes alpha, la plus fréquente, s'observe surtout en Afrique du Nord ou au Moyen-Orient et touche essentiellement l'intestin grêle et les ganglions mésentériques. Elle se manifeste principalement par une diarrhée chronique et par un trouble du processus d'absorption des aliments.

La maladie peut évoluer d'un stade bénin, réversible sous antibiothérapie, vers un stade de lymphome malin, nécessitant un traitement par chimiothérapie.

MALADIE DES CHAÎNES LÉGÈRES

Forme particulière de myélome multiple (ou maladie de Kahler).

Cette maladie est plus fréquente que la maladie des chaînes lourdes. Dans cette affection, les plasmocytes prolifèrent et envahissent la moelle osseuse. Comme ces plasmocytes appartiennent à un seul et même clone de plasmocyte, c'est-à-dire qu'ils dérivent d'une seule et même cellule, les immunoglobulines que l'on détecte dans le sérum sont rigoureusement identiques les unes aux autres.

Dans la maladie des chaînes légères, il y a non seulement une prolifération quantitative de cellules, mais également une anomalie fonctionnelle de ces plasmocytes. En effet, ceux-ci ne sécrètent pas d'immunoglobulines complètes. Alors que dans la maladie des chaînes lourdes on ne trouve que des chaînes lourdes, ici la production se limite aux chaînes légères. Cette forme de myélome multiple provoque souvent des complications rénales.

LES IMMUNOGLOBULINES

Protéines du sérum sanguin sécrétées par les plasmocytes, issus des lymphocytes (globules blancs intervenant dans l'immunité cellulaire) de type B, en réaction à l'introduction dans l'organisme d'une substance étrangère (antigène). Il existe différents types d'immunoglobuline (anticorps).

- Les IgA jouent un rôle important dans la lutte contre les bactéries et virus des muqueuses (les voies respiratoires ou digestives, par exemple).
- Les IgD interviennent dans la maturation des lymphocytes.
- Les IgE ont un rôle clé dans la défense contre les parasites et dans le mécanisme de l'allergie. Elles sont sécrétées contre les allergènes et entraînent dans l'organisme la libération d'histamine, substance responsable de l'apparition des symptômes de l'allergie (l'asthme, par exemple).
- Les IgM sont des immunoglobulines sécrétées lors du premier contact de l'organisme avec un antigène.

La polyglobulie

La polyglobulie est l'augmentation de la masse totale des globules rouges de l'organisme, entraînant notamment une augmentation de la viscosité sanguine.

• Causes

Les polyglobulies relèvent de deux types de mécanisme, liés l'un et l'autre à l'érythropoïétine, hormone produite principalement par le rein, accessoirement par le foie, et qui stimule la production des globules rouges.

Dans un cas, les cellules souches qui donnent naissance aux globules rouges présentent une sensibilité anormale à l'érythropoïétine et prolifèrent en excès : c'est la maladie de Vaquez. Dans l'autre, l'érythropoïétine est produite par l'organisme en quantités trop élevées. Cette hypersécrétion a généralement pour origine une oxygénation insuffisante des tissus (hypoxie tissulaire) pouvant relever d'une insuffisance respiratoire, d'une fibrose pulmonaire, de shunts (courts-circuits) cardio-vasculaires.

Une sécrétion inappropriée d'érythropoïétine a été décrite dans des tumeurs rénales bénignes ou malignes, dans des cancers du foie ainsi que dans certaines tumeurs d'organes qui n'en produisent normalement pas (hémangioblastome du cervelet, fibrome) : on parle dans ce dernier cas de sécrétion ectopique. Enfin, l'administration d'androgènes ou d'érythropoïétine aboutit bien entendu au même résultat.

LES SAIGNÉES

La saignée a longtemps été l'une des rares thérapeutiques disponibles, sans raison objective bien claire la plupart du temps.

Actuellement, les saignées ont deux indications essentielles : la diminution du volume globulaire en cas de polyglobulie et la diminution des réserves de fer en cas de surcharge. La saignée se pratique comme un don de sang, après une ponction veineuse, généralement à l'avant-bras et au pli du coude, avec pose d'un garrot veineux en amont de la ponction. Selon les indications, de 250 à 450 cm^3 sont retirés. Chez les sujets fragiles, le plasma peut être récupéré et immédiatement réinjecté, ce qui diminue d'environ 50 % la perte de volume sanguin prélevé sans diminuer l'efficacité.

• Symptômes et signes

Quelle que soit sa cause, la polyglobulie a pour résultat une augmentation de la viscosité sanguine, provoquant un ralentissement circulatoire et un accroissement du risque de thrombose (formation d'un caillot).

La polyglobulie entraîne en outre une augmentation du volume sanguin total, qui se traduit en particulier par des maux de tête et une hypertension artérielle.

• Diagnostic

Il se fonde sur l'hémogramme (analyse quantitative des cellules sanguines), qui montre un hématocrite et un taux d'hémoglobine supérieurs aux normes. La mesure des volumes globulaires et plasmatiques par marquage radioactif des globules rouges et de l'albumine permet de discriminer les polyglobulies vraies des fausses polyglobulies, dans lesquelles l'augmentation de l'hématocrite (volume total des globules rouges par rapport au volume sanguin) est due à la diminution du volume du plasma.

• Traitement

Le traitement est fonction de l'origine de la maladie. Les saignées, abondantes et répétées, sont utiles si la viscosité sanguine est très élevée et peut faire

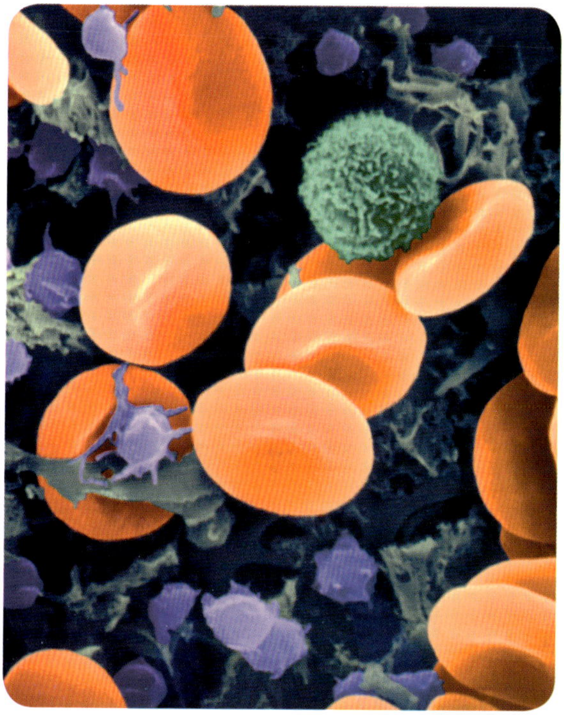

LES GLOBULES ROUGES

Également appelés « érythrocytes » ou « hématies », les globules rouges (photo ci-contre) sont les cellules du sang contenant principalement de l'hémoglobine, pigment rouge qui transporte l'oxygène vers les tissus. Après avoir libéré cet oxygène, ils se chargent en retour de gaz carbonique, produit de déchet de l'activité des cellules, qu'ils transportent par les veines jusqu'aux poumons, où il est éliminé dans l'air expiré.

Les globules rouges ont la forme d'un disque biconcave, d'un diamètre de 7 micromètres environ. Leurs propriétés notables d'élasticité et de malléabilité leur permettent de se déformer pour passer dans les capillaires les plus fins, puis de reprendre leur forme initiale. Les hématies sont produites par les cellules souches de la moelle des os ; leur durée de vie est de 120 jours en moyenne.

craindre des thromboses. Lorsqu'il s'agit d'une polyglobulie secondaire, il faut préférer – chaque fois que cela est possible – le traitement de la cause originelle de la maladie. Le traitement de la maladie de Vaquez fait appel aux saignées ainsi qu'à des médicaments myélosuppresseurs.

- Le diabète

Diabète sucré

Diabète insipide

- La goutte
- L'hypercholestérolémie

VOIR AUSSI

L'obésité p. 236

Le métabolisme

Le diabète

Le diabète est une maladie caractérisée par l'élimination excessive d'une substance dans les urines. Ce terme désigne en général le diabète sucré, mais il existe plusieurs autres formes de diabète : le diabète gestationnel et le diabète insipide.

DIABÈTE SUCRÉ

Affection chronique caractérisée par une glycosurie (présence de sucre dans les urines) provenant d'une hyperglycémie (excès de sucre dans le sang).

Une augmentation de la glycémie (taux de glucose dans le sang) est normalement régulée par l'insuline, une hormone sécrétée par le pancréas, contrôlant la capture du glucose sanguin par les cellules. Les diabètes sucrés sont dus à une insuffisance de la sécrétion d'insuline ou à une diminution de ses effets sur les tissus. Un diabète sucré est défini par une glycémie matinale, à jeun, supérieure à 1,26 gramme par litre (7 millimoles par litre), ou par une glycémie supérieure à 2 grammes par litre (11,1 millimoles par litre) au cours de la journée. Le diabète sucré est une maladie très fréquente, qui atteint actuellement 5 % de la population des pays industrialisés, et dont l'incidence est croissante.

Il existe deux types principaux de diabète sucré : le diabète de type 1, dit « insulinodépendant », représentant 15 % des diabètes sucrés, et le diabète de type 2, dit « non insulinodépendant », diabète gras ou de la maturité, qui représente 85 % des cas.

D'autres formes de diabète sucré se rencontrent : le diabète dit « gestationnel », apparaissant au cours de la grossesse, et les diabètes dits « secondaires », se manifestant au cours de différentes affections (pancréatite chronique, hémochromatose, acromégalie, syndrome de Cushing, phéochromocytome) ou de traitements médicamenteux (corticostéroïdes) ou liés à un certain type de malnutrition (diabète tropical).

Quel que soit le type de diabète, la mesure de l'hémoglobine glyquée (HbAIC) tous les 3 mois rend compte de l'équilibre glycémique global. Un taux maintenu inférieur à 7 % témoigne d'un traitement adéquat.

LA GROSSESSE CHEZ LA FEMME DIABÉTIQUE

La plupart des femmes diabétiques peuvent envisager une grossesse normale. Cependant, un taux de glucose trop élevé au moment de la conception constitue un risque de malformation pour le fœtus ; aussi, la grossesse doit-elle être planifiée et surveillée.

En outre, une glycémie trop importante peut provoquer un développement du fœtus plus rapide que la normale, accroissant les risques à l'accouchement (hydramnios, dystocie) et provoquant l'accouchement d'un nouveau-né d'un poids supérieur à 4 kilogrammes. Un traitement par les sulfamides et les biguanides, qui font courir des risques de malformation au fœtus, doit impérativement être arrêté pendant la grossesse.

Diabète de type 1

Il est dû à un déficit majeur de la sécrétion d'insuline, conséquence d'une destruction sélective des cellules du pancréas la produisant.

Le diabète de type 1 est une maladie auto-immune, les cellules pancréatiques étant détruites par le système immunitaire de l'organisme même auquel elles appartiennent. L'apparition de cette auto-immunité est déterminée par des facteurs environnementaux (nutrition, infections virales, intoxications, etc.) ainsi que génétiques (la maladie ne se déclare que chez des individus ayant hérité de plusieurs des allèles prédisposants).

Le diabète de type 1 touche entre 0,2 et 1 % de la population, soit, en France, environ 200 000 personnes. Il se déclare le plus souvent entre 10 et 40 ans, mais il peut être diagnostiqué à tout âge.

• Symptômes et signes

Le diabète insulinodépendant se traduit à la fois par une soif très intense, une émission abondante d'urines, un amaigrissement brutal et une fatigue importante. Il peut aussi se déclarer par l'apparition d'une complication aiguë telle que l'acidocétose (accumulation excessive de corps cétoniques dans l'organisme), signe que la carence en insuline oblige l'organisme à puiser dans ses réserves de graisses pour produire l'énergie nécessaire. Mais il peut aussi survenir insidieusement.

S'il n'est pas traité, il évolue inexorablement vers le coma diabétique.

• Diagnostic

Il repose sur la mesure de la glycémie, dont la valeur à jeun est supérieure à 1,26 gramme par litre (ainsi que dans tout diabète sucré), mais qui dans le diabète de type 1 atteint par ailleurs, en condition normale, des valeurs presque toujours supérieures à 2,5 grammes par litre. Le diabète de type 1 se caractérise en outre par la présence dans les urines de sucre (glycosurie) et d'acétone (cétonurie), facilement détectés à l'aide de bandelettes urinaires.

• Traitement

Il repose sur l'injection d'insuline. Cette administration, quotidienne, est obligatoire et vitale. Elle se fait par voie sous-cutanée, à raison de 2 à 4 injections par jour, à l'aide d'une seringue ou de stylos injecteurs préremplis. Plus rarement, une administration continue d'insuline est réalisée à l'aide d'une petite pompe reliée à une aiguille implantée sous la peau.

Des essais sont en cours concernant une administration d'insuline par voie orale, la voie nasale n'étant pas satisfaisante.

Le diabète de type 1 nécessite une surveillance par le diabétique lui-même, qui peut mesurer sa glycémie plusieurs fois par jour, à partir de gouttes de sang prélevées au doigt, grâce à un appareil appelé « lecteur de glycémie ». Il en existe aujourd'hui de nombreux modèles, permettant une mesure très fiable de la glycémie. Cette autosurveillance permet d'adapter le traitement de façon à obtenir des variations de

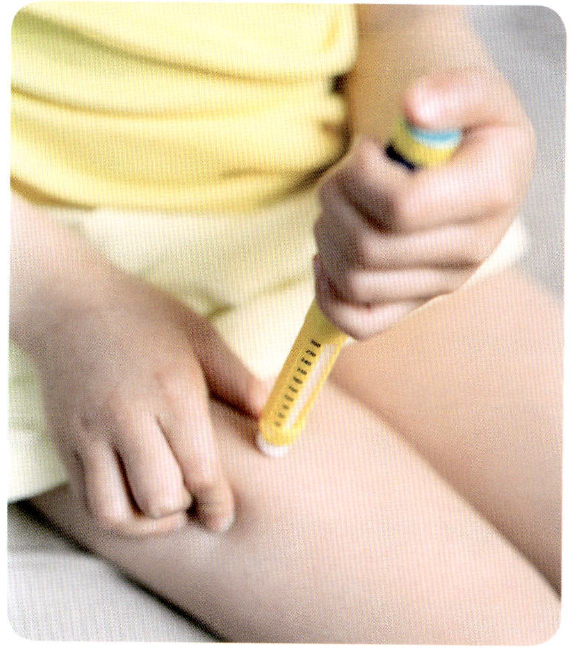

▲ L'injection sous-cutanée d'insuline à l'aide d'un « stylo » injecteur est aujourd'hui un jeu d'enfant et la plupart des diabétiques la font eux-mêmes.

la glycémie, au cours de la journée, les plus proches possible de la normale. Les doses d'insuline doivent en outre être adaptées, au jour le jour, à l'activité physique et aux apports alimentaires.

Le seul effet indésirable que peut éventuellement entraîner ce traitement consiste en une hypoglycémie (taux sanguin de glucose inférieur à 0,60 gramme par litre), due à une injection inadaptée d'insuline, et nécessitant une prise rapide de sucre (« resucrage »).

Le patient doit en outre se soumettre à un régime alimentaire équilibré, adapté aux doses d'insuline administrées, consistant en trois repas apportant une ration suffisante de sucres « lents » (principalement féculents), et de une à trois collations glucidiques quotidiennes – les sucres « rapides » sont par ailleurs limités. Une activité physique régulière, si elle est possible, est recommandée.

La transplantation pancréatique, constituant en théorie le traitement idéal, représente en pratique une intervention chirurgicale très lourde, nécessitant un traitement immunosuppresseur afin d'éviter le rejet de la greffe. Elle est réservée aux diabétiques

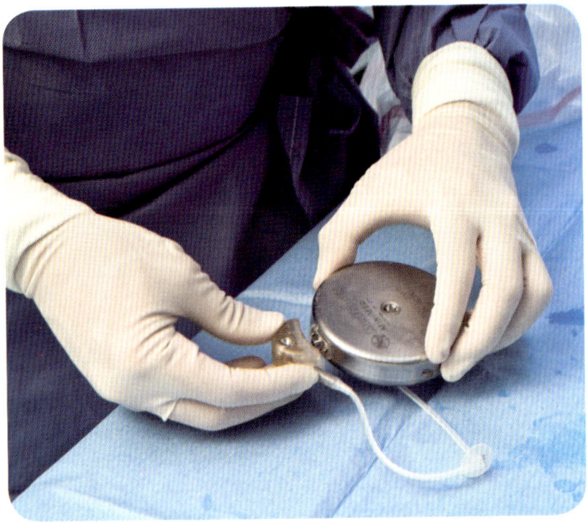

▲ **Encore utilisées à titre expérimental, les pompes à insuline comme celle-ci, implantées sous la peau, sont automatiques, avec un contrôle à distance, et ne doivent être remplies que tous les mois ou tous les 3 mois.**

nécessitant par ailleurs une greffe de reins. La recherche étudie la possibilité d'implanter des cellules pancréatiques bêta, sécrétrices d'insuline.

Diabète de type 2

Il s'agit d'une forme de diabète sucré due à une diminution des effets de l'insuline sur les cellules (insulinorésistance), le plus souvent consécutive à un surpoids.

Cette insulinorésistance entraîne dans un premier temps une sécrétion importante d'insuline par le pancréas. Celui-ci s'épuisant progressivement, il s'ensuit dans un second temps une diminution de la production d'insuline, ce déficit aggravant la tendance à l'hyperglycémie.

Le diabète de type 2 se révèle à l'âge adulte à partir de 45 ans. Outre l'obésité, les facteurs de risque en sont une répartition abdominale du tissu adipeux, une activité physique insuffisante et l'existence d'antécédents familiaux de la maladie. C'est en effet une maladie familiale, dans laquelle de multiples gènes sont probablement impliqués, mais dont le dépistage génétique est actuellement impossible. Dans certaines familles, seulement, des mutations génétiques précises ont été identifiées.

Le diabète de type 2 favorise de manière importante les maladies cardio-vasculaires, et est par surcroît souvent associé à une hypertension artérielle et/ou à une hypertriglycéridémie, autres facteurs de risque cardio-vasculaire.

• Symptômes et signes

Le diabète de type 2 ne se traduit souvent par aucun symptôme et est découvert de façon fortuite lors d'un examen ou d'une complication découlant d'un diabète déjà installé, le plus souvent neuropathie (lésion des nerfs périphériques) et infection cutanéomuqueuse ; la maladie est alors suspectée lorsque des antécédents familiaux de diabète de type 2 existent. Il peut également être suspecté chez la mère à l'occasion de la naissance d'un enfant de plus de 4 kilogrammes (une quantité excessive de glucose transmise au fœtus entraîne un développement plus rapide que la normale) ou se traduire par des symptômes d'hyperglycémie importante : polydipsie (soif intense), polyurie (augmentation du volume des urines), amaigrissement.

• Diagnostic et traitement

Le diagnostic repose sur des mesures de la glycémie, à jeun (supérieure à 1,26 gramme par litre) ou après un repas (supérieure à 2 grammes par litre). Une glycosurie est fréquente, traduisant une hyperglycémie marquée ; mais le diabète de type 2, contrairement à celui de type 1, ne s'accompagne le plus souvent pas de cétonurie.

Le traitement fait appel a un régime alimentaire équilibré et à une activité physique régulière. Une perte de poids permet souvent de normaliser la glycémie.

Si ces mesures sont insuffisantes, des médicaments hypoglycémiants y sont associés. Des injections d'insuline sont parfois prescrites, transitoirement, en début de maladie, pour réduire une hyperglycémie importante, ou à l'occasion d'une pathologie associée favorisant les déséquilibres glycémiques, ou encore durant une grossesse. Un traitement régulier par l'insuline doit fréquemment être mis en place après 10 ou 20 ans d'évolution de la maladie, pour pallier l'épuisement du pancréas.

Les autres facteurs de risque cardio-vasculaire (hypertension artérielle, excès de triglycérides dans le sang, tabac, etc.) doivent être pris en charge.

Diabète gestationnel

Découvert pendant la grossesse (souvent au cours du 3e trimestre) chez 3 à 6 % des femmes, il est confirmé par un test d'hyperglycémie provoquée (test de O'Sullivan ou HGPO). Les critères d'équilibre glycémique sont différents dans ce cas : la glycémie à jeun doit être inférieure à 0,95 gramme par litre et la glycémie postprandiale à 1,30 gramme par litre.

Les risques d'un diabète mal contrôlé sont de provoquer une macrosomie fœtale (gros poids à la naissance), qui peut rendre l'accouchement difficile, ainsi qu'une hypoglycémie du bébé à la naissance ou un défaut de maturation pulmonaire.

Le traitement est basé sur le régime, l'insulinothérapie, surveillés par plusieurs glycémies capillaires par jour. Le diabète disparaît après l'accouchement le plus souvent.

Diabète MODY

Découvert avant 30 ans, ce diabète est dû à plusieurs types d'anomalies génétiques possibles. Au moins un parent direct est aussi affecté, l'obésité est rarement associée et on ne retrouve pas d'anticorps dirigés contre le pancréas. Selon les cas, il peut être traité par antidiabétiques ou insuline.

DIABÈTE ET SÉCURITÉ

Un diabétique insulinodépendant étant exposé aux malaises hypoglycémiques, certains métiers dits « de sécurité » lui sont interdits, car une perte de connaissance pourrait avoir des conséquences graves pour lui-même ou pour autrui.

La conduite automobile peut également s'avérer dangereuse. Les diabétiques insulinodépendants peuvent obtenir le permis B (véhicule léger) pour une durée temporaire. En revanche, le permis C (poids lourds) leur est formellement interdit. Les diabétiques non insulinodépendants peuvent, quant à eux, obtenir les deux types de permis après avis d'une commission médicale.

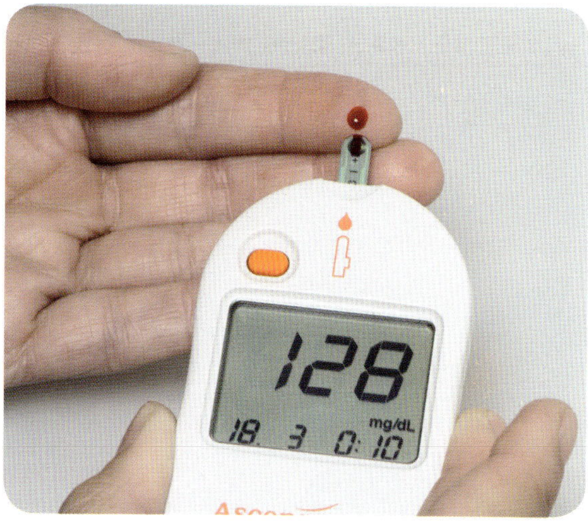

▲ **La mesure glycémique se fait à l'aide d'une bande introduite dans le lecteur automatique.**

DIABÈTE INSIPIDE

Trouble fonctionnel caractérisé par une incapacité des reins à concentrer les urines, se traduisant par une polyurie (émission d'une quantité d'urines très importante et diluée) et par une polydipsie (soif intense).

En situation normale, la concentration des urines est régulée par l'hormone antidiurétique (ADH), sécrétée par la posthypophyse. Cette hormone agit sur le tube collecteur, partie terminale du néphron (unité fonctionnelle microscopique du rein), où elle induit la réabsorption de l'eau.

Dans le diabète insipide, l'hormone antidiurétique peut faire défaut ou ne pas être déversée dans la circulation (diabète insipide central), ou bien, étant normalement sécrétée, elle peut ne pas agir sur les cellules du tube collecteur (diabète insipide néphrogénique). Chez un sujet se trouvant dans l'impossibilité de manifester sa soif (nourrisson, personne inconsciente) et chez qui les pertes hydriques ne sont pas compensées, le diabète insipide peut entraîner une déshydratation.

• Causes

> **Le diabète insipide central,** le plus fréquent, peut avoir des causes multiples : traumatisme crânien, ablation de l'hypophyse, kyste ou tumeur hypothalamohypophysaire (craniopharyngiome, métastase), tuberculose, sarcoïdose, méningite, encéphalite, etc. Dans certains cas, aucune cause n'est retrouvée. Il existe des formes familiales et congénitales.

> **Le diabète insipide néphrogénique** peut être d'origine congénitale ou secondaire à certaines maladies rénales chroniques (pyélonéphrite), à des maladies générales atteignant le rein (myélome, amylose) ou à la prise de médicaments comme le lithium, utilisé dans le traitement de la psychose maniacodépressive.

• Diagnostic et traitement

On élimine d'abord d'autres causes de polyurie, notamment la potomanie (ingestion de grandes quantités de liquide en dehors de tout trouble hormonal). On soumet alors le patient à une épreuve de restriction hydrique (suppression des apports liquidiens), effectuée sous stricte surveillance médicale : en cas de diabète insipide, l'émission d'urine reste importante et le patient se déshydrate. Le diagnostic vise ensuite à établir s'il s'agit d'un diabète insipide central ou néphrogénique. La distinction repose sur le dosage des taux sanguins d'ADH (qui sont diminués dans le premier cas, élevés dans le second) et sur l'administration test d'une substance analogue de l'hormone (arginine-vasopressine ou desmopressine), qui diminue le volume urinaire chez une personne atteinte de diabète insipide central, et ne le modifie pas dans la forme néphrogénique.

La recherche de la cause du diabète insipide central repose surtout sur l'imagerie par résonance magnétique (I.R.M.) de la zone hypothalamohypophysaire.

Le traitement consiste d'abord en un apport d'eau abondant, sous forme de boissons ou, si nécessaire, de perfusions. Certains de ces diabètes guérissent avec la suppression de la cause (arrêt d'un traitement par le lithium, par exemple). Dans les diabètes insipides d'origine centrale, on administre un équivalent de l'hormone antidiurétique, la desmopressine, par voie orale, nasale, ou par injection.

Les complications du diabète

Elles concernent tous les types de diabète (sauf le gestationnel), avec la même sévérité, et leur survenue dépend étroitement de l'efficacité du contrôle de la glycémie moyenne. Lorsque l'hémoglobine glyquée (HbAIC) reste inférieure à 7 %, les complications ne surviennent pas, ou de façon très retardée.

• Complications chroniques

Elles sont essentiellement dues à l'altération des vaisseaux sanguins, soit des petits vaisseaux (microangiopathie), soit des gros vaisseaux (macroangiopathie).

> **La macroangiopathie** est responsable d'artérite des membres inférieurs et d'insuffisance coronarienne, aggravées en présence d'autres facteurs de risque d'athérome (l'hypertension artérielle et l'hyperlipidémie, très souvent associées au diabète de type 2, ou le tabagisme).

> **La néphropathie diabétique** touche 40 % des diabétiques et se traduit par l'apparition d'une protéinurie (passage trop important de protéines dans les urines) évoluant à long terme vers l'insuffisance rénale. Cette évolution est accélérée par la survenue d'une hypertension artérielle. Le diabète sucré constitue l'une des causes principales de l'insuffisance rénale terminale.

> **La neuropathie diabétique** est consécutive à une atteinte des nerfs. Elle touche principalement les membres inférieurs et entraîne une perte de sensibilité des pieds, des ulcérations indolores de la plante (mal perforant plantaire), qui peuvent s'infecter. L'atteinte de plus gros nerfs, notamment

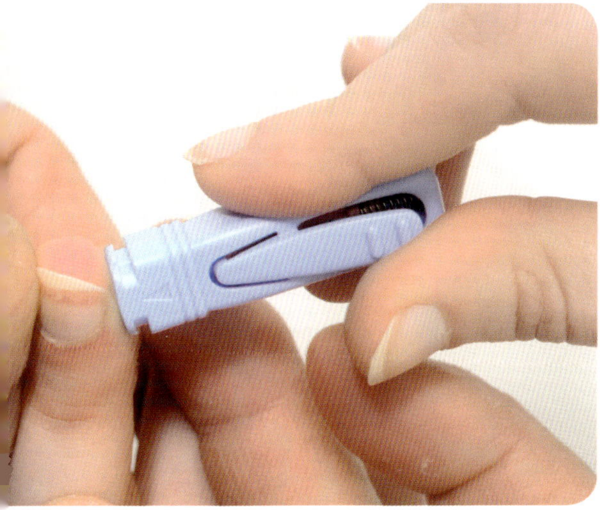

▲ **Le prélèvement sanguin est pratiqué au bout du doigt.**

inflammatoire (mononévrite), s'observe moins fréquemment ; elle entraîne un déficit sensitif ou moteur dans la zone corporelle desservie par le nerf.

> **La rétinopathie diabétique** (lésion de la rétine) est pratiquement constante après 15 années d'évolution du diabète. Cette affection doit être systématiquement recherchée chez tout diabétique par examen régulier du fond d'œil, complété au besoin par une angiographie rétinienne (radiographie des vaisseaux de la rétine après injection d'un colorant, la fluorescéine). Malgré le traitement au laser, la rétinopathie diabétique reste la première cause de cécité des pays occidentaux.

> **Les infections chroniques** ont une origine microbienne ou mycosique. Elles consistent principalement en des infections urinaires, gynécologiques et cutanées localisées (pied, aine, région génitale) ; leur prévention demande une hygiène rigoureuse.

> **Des manifestations cutanées** non infectieuses peuvent, en outre, survenir, telles que l'apparition de bulles sur les membres ou un épaississement général de la peau.

> **Le « pied diabétique »** est une conséquence de la neuropathie et de l'angiopathie. Le pied, insensible à la douleur et mal vascularisé, présente un haut risque infectieux, et toute blessure même minime doit être immédiatement traitée, car elle peut donner lieu à des complications gravissimes, qui nécessitent encore trop souvent son amputation.

• Complications aiguës

> **L'acidocétose,** accumulation excessive de corps cétoniques dans l'organisme, constitue l'aboutissement du diabète insulinodépendant non traité, avec accumulation de corps cétoniques dans le sang entraînant une acidose : le malade maigrit rapidement, souffre de vertiges, de troubles digestifs, d'une grande lassitude. Un seul de ces signes doit alerter : en l'absence de traitement par insuline, l'évolution se fait vers le coma.

> **Le coma hyperosmolaire,** hyperglycémie très importante avec déshydratation, est une complication rare du diabète non insulinodépendant chez le sujet âgé. Acidocétose et coma hyperosmolaire imposent une hospitalisation d'urgence en centre spécialisé et sont traités par injection massive d'insuline.

> **L'hypoglycémie,** glycémie très basse par manque de sucre, est une conséquence du traitement lui-même ou de son excès par rapport au régime alimentaire ou à l'exercice physique. Elle se traduit par une fatigue soudaine, une sensation de faim, des vertiges et des sueurs, et est traitée par administration de sucres « rapides » par voie orale, si le malade est conscient, ou par injection sous-cutanée de glucagon.

La goutte

La goutte est une maladie métabolique résultant d'un excès d'acide urique dans le sang (plus de 80 milligrammes par litre). Elle se traduit par des douleurs articulaires très vives survenant par crises.

• Causes

La goutte atteint le plus souvent l'homme d'âge mûr. Elle peut être due à certaines maladies, hématologiques en particulier, ou à la prise de médicaments, mais elle est le plus souvent liée à une obésité ou à des excès alimentaires. Il existe également une prédisposition génétique à fabriquer trop d'acide urique.

• Symptômes et signes

Présent en excès dans l'organisme, l'acide urique précipite et cristallise dans les articulations (le plus souvent à la base du gros orteil mais aussi aux chevilles, genoux, parfois poignets ou doigts) ; il provoque des crises aiguës de douleurs très vives (crises de goutte) pouvant empêcher le patient de poser le pied au sol. Cette arthrite microcristalline aiguë typique guérit sans séquelles.

En l'absence de traitement de fond, les articulations se déforment puis se détruisent après quelques années d'évolution, et l'accumulation d'acide urique sous la peau fait apparaître des tuméfactions (tophus goutteux) sur l'oreille, les tendons et les tissus mous. La surproduction d'acide urique peut, en outre, entraîner la formation de calculs rénaux, dont l'élimination provoque une colique néphrétique, et, à l'extrême, conduire à une insuffisance rénale.

• Diagnostic et traitement

Le diagnostic est confirmé par le dosage de l'acide urique sanguin, dont le taux est souvent élevé. La crise de goutte est traitée par l'administration d'anti-inflammatoires non stéroïdiens ou de colchicine. Prise pendant une longue période, la colchicine réduit aussi la fréquence des crises, mais n'empêche pas la formation de cristaux d'acide urique dans les articulations. Elle peut provoquer des nausées, des vomissements, de la diarrhée et des crampes abdominales chez la majorité de ses utilisateurs.Le traitement de l'excès d'acide urique lui-même dépend de son origine.

Un défaut d'élimination est traité par un uricosurique (stimulateur de l'élimination urinaire de l'acide urique). Un excès de production dû à des excès alimentaires ou à une consommation exagérée d'alcool impose un régime hypocalorique et la suppression de l'alcool. Les sujets génétiquement prédisposés à fabriquer trop d'acide urique sont traités par l'allopurinol, qui en inhibe partiellement la synthèse. L'usage de ce médicament a pratiquement fait disparaître les cas de goutte chronique avec déformation et destruction articulaires ainsi que les insuffisances chroniques rénales d'origine goutteuse.

L'HYPERURICÉMIE

C'est l'augmentation du taux d'acide urique dans le sang. Elle est due à une perturbation souvent héréditaire du métabolisme des bases puriques (substances azotées qui entrent dans la composition des nucléotides, éléments constitutifs de l'A.D.N.) ou à un régime alimentaire trop riche en purines, d'où provient l'acide urique (ris de veau, foie, rognons, cervelle, anchois, sardines, harengs). Elle s'observe aussi en cas de forte augmentation des globules blancs dans le sang (leucémies aiguës ou chroniques). L'hyperuricémie entraîne la formation, dans les articulations, les reins et sous la peau, de dépôts d'urates (sels d'acide urique), qui provoquent des calculs urinaires et la goutte. Son traitement repose, d'une part, sur un régime dépourvu de purines, d'autre part, sur la prise de médicaments hypo-uricémiants.

L'hypercholestérolémie

Le cholestérol est un constituant de notre corps indispensable à la vie, mais son excès est nuisible : il favorise l'obstruction des artères (athérosclérose), laquelle augmente les risques de maladies cardio-vasculaires.

L'hypercholestérolémie, qui désigne l'augmentation anormale du taux de cholestérol dans le sang) fait partie, comme l'hypertriglycéridémie (augmentation du taux sanguin de triglycérides), des hyperlipidémies (affections caractérisées par une augmentation du taux sanguin de lipides).

Même si elle ne provoque à court terme aucun symptôme, l'hypercholestérolémie se complique au fil des années d'athérosclérose (épaississement de la paroi des artères).

• Diagnostic

Pour établir le diagnostic, il faut effectuer au moins deux dosages de cholestérol dans le sang à 1 mois d'intervalle. On parle d'hypercholestérolémie à partir de 6,5 millimoles, soit 2,5 grammes par litre. Audessous de ce taux, on estime le risque cardio-vasculaire, en fonction des facteurs de risque associés (sexe masculin, hypertension artérielle, tabagisme, diabète, antécédents familiaux, taux de HDL cholestérol bas). L'évaluation tient compte d'une augmentation normale de la cholestérolémie avec l'âge d'environ 0,26 millimole (soit 0,1 gramme) par litre pour chaque dizaine d'années de vie à partir de 30 ans.

Dans les cas limites, on dose séparément les deux variétés de cholestérol : le HDL cholestérol, qui protège contre le risque de maladies coronariennes, et le LDL cholestérol, qui, au contraire, l'accroît et dont le taux constitue, par conséquent, le meilleur indicateur d'un risque cardio-vasculaire, et de la nécessité d'un traitement.

• Traitement

Il consiste à réduire, voire à supprimer, la consommation d'aliments riches en cholestérol : abats, viandes grasses, charcuterie et beurre. De plus, il faut diminuer la consommation d'acides gras saturés d'origine animale au profit des acides gras insaturés, contenus dans l'huile d'olive, de tournesol, de maïs, d'arachide, dans la margarine au tournesol ou au maïs et dans les poissons. Si, après un régime de 3 mois, la cholestérolémie reste trop élevée, un traitement médicamenteux est institué.

Il comprend quatre classes thérapeutiques indiquées en fonction des différentes dyslipidémies :

> **Les statines** pour les hypercholestérolémies pures ou mixtes.

> **Les fibrates** pour les hypercholestérolémies pures et les hypertriglycéridémies endogènes, isolées ou associées.

> **La colestyramine** pour les hypercholestérolémies essentielles.

> **Les inhibiteurs sélectifs de l'absorption intestinale du cholestérol** en association avec une statine quand l'hypercholestérolémie est insuffisamment contrôlée ou en remplacement d'une statine quand le traitement est mal toléré.

Ces médicaments peuvent avoir une toxicité musculaire.

LE CHOLESTÉROL

Les principales sources alimentaires de cholestérol sont le jaune d'œuf, les abats, les produits laitiers, les viandes et les poissons.

Dans l'organisme, le cholestérol entre dans la composition des cellules ; il est le point de départ de la synthèse d'hormones (corticostéroïdes en particulier) dans la glande surrénale et l'ovaire. Il est transformé par le foie en acides biliaires, rejetés dans l'intestin avec la bile et indispensable à la digestion des lipides.

L'obésité, une maladie complexe

La recherche est particulièrement active pour mieux comprendre les causes et les conséquences de cette maladie que l'O.M.S. considère désormais comme une épidémie de grande ampleur, avec des conséquences sanitaires majeures.

Une véritable épidémie, sans traitement miraculeux

L'obésité est en effet associée à d'autres maladies : maladies cardio-vasculaires, plusieurs cancers, diabète de type 2 (dit « gras »), insuffisance rénale, cirrhose, ostéoarthrite, thrombose veineuse, goutte, troubles de la reproduction, troubles psychiques et psychosociaux, complications lors de grossesses et d'interventions chirurgicales. Le surpoids et l'obésité sont ainsi responsables de 80 % des cas de diabète de type 2, de 35 % des maladies coronaires et de 55 % des cas d'hypertension chez l'adulte. Ils seraient à l'origine de 1 mort sur 13 en Europe.

Plusieurs gènes associés

Les travaux de ces dernières années sur l'obésité ont permis de mieux connaître cette maladie, mais surtout de comprendre son incroyable complexité et les nombreux facteurs qui peuvent déclencher son apparition. Plusieurs gènes associés à l'obésité ont ainsi été identifiés au cours des dernières années, mais leur présence ne suffit pas à expliquer le développement de la maladie ; ils semblent plutôt jouer un rôle sur la susceptibilité à l'obésité. La majorité des chercheurs s'accordent aujourd'hui sur le fait que, susceptibilité génétique ou non, l'apparition de l'obésité et son développement sont liés à des facteurs environnementaux.

Modes de vie : activité physique et types d'alimentation

Les chercheurs ont par ailleurs compris le rôle majeur que joue la sédentarité, et de nombreuses études ont établi, au cours des 5 dernières années, qu'une activité physique d'intensité modérée mais très régulière, 30 minutes de marche par jour, permet de diminuer l'ensemble des risques associés au surpoids. Chez l'enfant, un lien direct a par ailleurs été établi entre le temps passé devant un écran et le surpoids, à la fois par la diminution de l'activité physique mais également parce que ces pratiques favorisent le grignotage, particulièrement néfaste. Le manque d'activité seul n'est en effet pas responsable de l'obésité,

La prévention

L'outil le plus efficace contre l'obésité reste la prévention et les divers plans d'action mis en place visent en priorité les enfants et les adolescents, chez qui l'obésité augmente de façon inquiétante depuis plusieurs années. D'ici à 2010, l'augmentation du surpoids chez les enfants, si elle n'est pas enrayée, pourrait atteindre 38 % des enfants d'âge scolaire en Europe et l'obésité 25 %, selon l'IOTF *(International Obesity Task Force)*.

Les campagnes d'information ont démontré leur efficacité, mais elles peuvent créer une nouvelle difficulté en véhiculant un message négatif pour les obèses, avec l'apparition de troubles de l'alimentation. Les autorités doivent prendre garde à bien mettre en place une lutte contre l'obésité, et non contre les obèses, car l'image de soi est finalement l'un des éléments les plus importants dans le passage du surpoids à l'obésité.

car le gain de poids ne se produit que si la prise alimentaire n'est pas réduite pour tenir compte d'un besoin énergétique inférieur. L'épidémie d'obésité peut ainsi largement s'expliquer par certains changements de société : recul des activités professionnelles très physiques ou encore évolution des modes de transport et des activités de loisirs.
Peu d'études permettent d'établir un lien direct entre des habitudes alimentaires spécifiques et le gain de poids, mais un lien semble exister entre la consommation de boissons sucrées ou d'aliments de fast-food et le surpoids chez l'enfant comme chez l'adulte.

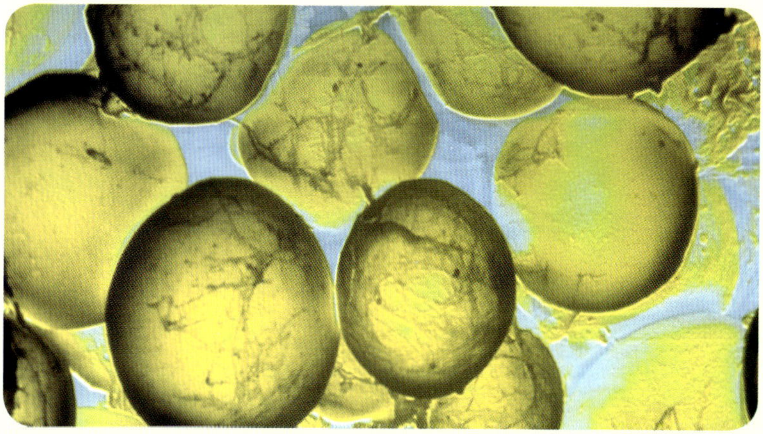

▲ Ces cellules, dites « adipeuses », renferment une ou plusieurs gouttelettes lipidiques. Elles se regroupent en lobules pour former la graisse.

Traitements : du long terme

La recherche s'intéresse également au traitement de l'obésité. Un très grand nombre de publications sérieuses présentent ainsi chaque année des approches pour la perte de poids mais elles ne génèrent que peu d'enthousiasme, car les succès, au niveau individuel, sont en général de courte durée. Le message est cependant très clair : tous les traitements de l'obésité reconnus à l'heure actuelle sont fondés sur des objectifs réalistes et nécessitent un engagement tout au long de la vie. La perte de poids n'est pas le seul objectif du traitement de l'obésité, celui-ci doit réduire le risque vis-à-vis des pathologies qui y sont associées et améliorer la santé et la qualité de vie. Une perte de poids modeste, par une restriction calorique et une rééducation des habitudes alimentaires, mais associée à une augmentation de l'activité physique aura des effets bénéfiques bien plus importants que la perte de poids seule, presque toujours associée à une rechute à l'arrêt du traitement. Une étude européenne publiée en avril 2008 indique même que, dans le cas d'un simple surpoids, une amélioration de la qualité de l'alimentation associée à une activité physique accrue peut être un objectif suffisant pour éviter de prendre plus de poids.

Chirurgie et molécules

Dans le cas d'obésité importante, la perte de poids peut être un objectif majeur pour améliorer la santé et la qualité de vie. Plusieurs techniques chirurgicales, dites « bariatriques », qui permettent de limiter la prise alimentaire ont fait leurs preuves sur le court terme, mais, comme pour les autres approches, elles échouent à long terme si elles ne sont pas associées à une rééducation alimentaire et à une activité physique plus importante.
Du côté des traitements de l'obésité, seules deux molécules récentes sont aujourd'hui disponibles en France : l'orlistat et la sibutramine. Depuis 2009, l'orlistat est proposé en vente libre en France, avec un dosage plus modéré, mais sa délivrance doit rester encadrée par le pharmacien. La sibutramine a une efficacité démontrée, mais ses effets secondaires en limitent l'utilisation aux patients pour lesquels les bénéfices attendus sont supérieurs au risques liés à son usage. Elle n'est donc prescrite que face à l'obésité ou un surpoids important associés à un diabète de type 2, en raison de ses effets secondaires cardiaques et psychiques, et n'est remboursée que pour les patients obèses. La sibutramine nécessite une prescription initiale annuelle réservée aux spécialistes et/ou aux services spécialisés en endocrinologie et maladies métaboliques, en cardiologie ou en médecine interne. Un suivi médical sérieux et régulier est indispensable dans tous les cas. Le rimonabant, autre molécule mise au point récemment, a été retirée du marché français en octobre 2008, car son efficacité n'a pas été jugée suffisante compte tenu des effets secondaires qu'elle provoque.

- Les aponévrosites

Maladie de Dupuytren

Maladie de Ledderhose

- L'arthrose

Coxarthrose

Gonarthrose

Lombarthrose

- Les articulations et ligaments

Capsulite

Entorse

Tendinite

- Les douleurs du dos

Torticolis

Névralgie

Lumbago

Cruralgie

Hernie discale

Sciatique

- Les dystrophies musculaires

Myopathie

- Les fractures
- Les maladies inflammatoires rhumatismales

Arthrite

Polyarthrite rhumatoïde

Rhumatisme

Rhumatisme articulaire aigu

Spondylarthrite ankylosante

- La maladie osseuse de Paget
- L'ostéoporose
- L'ostéonécrose
- La périarthrite

Périarthrite de l'épaule

- Les pathologies du genou

Entorse

Lésions du ménisque

Luxation

Autres pathologies

Hydarthrose

- La spondylarthropathie
- Le syndrome canalaire

Syndrome du canal carpien

- Les tumeurs osseuses

Chondrome

Exostose

Ostéome

VOIR AUSSI

Cancers des os p. 86

Os, muscles et articulations

Les aponévrosites

C'est l'inflammation d'une aponévrose. Une aponévrosite concerne très fréquemment la main (rétraction de l'aponévrose palmaire avec tendance à la flexion des doigts, ou maladie de Dupuytren) et le pied (atteinte de l'aponévrose plantaire avec douleur au talon ou talalgie, ou maladie de Ledderhose).

MALADIE DE DUPUYTREN

C'est une affection de la main caractérisée par une flexion progressive et irréductible de certains doigts, principalement l'annulaire et l'auriculaire, vers la paume.

La maladie de Dupuytren est provoquée par l'épaississement et la rétraction de l'aponévrose palmaire, membrane conjonctive et fibreuse contenue dans la main. La cause de cette maladie est encore inconnue ; dans certains cas, elle semble favorisée par le diabète, la prise de médicaments antiépileptiques ou l'alcoolisme. Plus fréquente chez les hommes que chez les femmes, elle affecte en général les deux mains.

• Symptômes et signes

En se rétractant, l'aponévrose entraîne, dans la paume, la formation de nodules fibreux, durs et palpables et de bandes de tissu épaissi, appelées « brides de rétraction », sous la peau ; les articulations entre les phalanges et les métacarpiens, ainsi que celles entre les phalanges et les phalangines, sont touchées, provoquant une flexion des doigts qui gêne pour saisir les objets.

• Traitement

L'aponévrotomie percutanée à l'aiguille, est un geste qui se fait en ambulatoire. Après anesthésie locale, l'opérateur glisse une aiguille sous la peau et rompt par un mouvement en étoile la bride qui touche le tendon ; puis par des flexions et extensions du doigt, il rompt totalement la bride. On peut aussi recourir à une intervention chirurgicale, qui consiste en l'ablation complète des brides de rétraction et des nodules. Des récidives peuvent cependant survenir.

L'APONÉVROTOMIE

Incision chirurgicale de l'aponévrose d'un muscle ou d'un groupe de muscles appartenant à une même loge musculaire.

Une aponévrotomie se pratique (sur la jambe, surtout, et sur l'avant-bras) pour alléger la pression s'exerçant sur un muscle tendu par un œdème ou par des hématomes, quand ceux-ci, en interdisant la circulation sanguine, risquent de provoquer des lésions graves, voire de détruire définitivement le muscle. L'aponévrotomie permet au muscle de reprendre du volume. On recourt également à cette intervention quand la rétraction d'une aponévrose entraîne une position anormale et irréductible (paume de la main, par exemple).

L'aponévrotomie à l'aiguille consiste à sectionner à l'aiguille les brides sous anesthésie locale.

MALADIE DE LEDDERHOSE

La maladie de Ledderhose est l'équivalent de la maladie de Dupuytren, mais pour le pied. Elle est provoquée par un étirement ou un traumatisme du tissu fibreux entourant les muscles (suite de fractures de pied, de cheville, de jambe ; interventions chirurgicales sur le squelette du pied ou de la jambe ; ou micro traumatismes répétés). Elle se manifeste par la rétraction de la voûte plantaire, provoquant parfois de vives douleurs.

Le traitement nécesite d'abord la mise au repos du pied atteint, à l'aide de semelles orthopédiques (faites sur mesure). Il peut aussi être médical (dilacération à l'aide d'une aiguille), ou chirurgical, avec l'ablation de l'aponévrose (aponévrectomie).

L'arthrose

L'arthrose est une maladie des articulations qui se traduit par une détérioration du cartilage et une prolifération du tissu osseux, donnant à celles-ci un aspect noueux caractéristique.

Cette affection articulaire, est d'origine mécanique et non inflammatoire.

Les localisations les plus fréquentes de l'arthrose sont le genou, la main, le pied, la hanche, le cou et la colonne vertébrale lombaire. L'arthrose rachidienne intervertébrale, ou discarthrose, peut léser le disque intervertébral et être responsable de sa dégénérescence, de hernies discales et donc de sciatiques.

• Causes

L'arthrose, qui se manifeste surtout après 60 ans, est trois fois plus fréquente chez la femme que chez l'homme. Bien qu'elle ne soit pas au sens strict la conséquence du vieillissement, sa fréquence augmente lorsque le cartilage n'a plus ses qualités originelles de souplesse, d'élasticité, de glissement. La lésion du cartilage articulaire est parfois d'origine traumatique. Des défauts génétiques de fabrication sont également susceptibles de la favoriser. Un cartilage normal, soumis à des contraintes anormales du fait d'une articulation mal formée ou d'une activité professionnelle ou sportive trop intense, peut se fissurer et favoriser le développement d'une arthrose. Cela explique pourquoi certaines articulations (hanche), plus exposées aux traumatismes ou aux malformations, sont plus souvent touchées que les autres, ou encore pourquoi, dans certaines familles, les arthroses sont particulièrement nombreuses et précoces.

L'arthrose doit donc être considérée comme l'étape finale commune de causes diverses (génétiques, traumatiques, etc.) dont les combinaisons sont des plus variées.

• Symptômes et signes

La douleur qu'elle occasionne est « mécanique » : elle apparaît après tout effort soutenu et disparaît au repos, ne gênant pas le sommeil. Au réveil, elle est souvent pénible pendant quelques minutes (dérouillage). On apprécie d'ailleurs la sévérité ou l'évolution d'une arthrose par la latence d'apparition de la douleur. Pour les membres inférieurs, on utilise ainsi comme indice le temps (ou le périmètre) de marche indolore.

L'arthrose peut évoluer par poussées dites « congestives », au cours desquelles la douleur devient plus persistante. L'articulation est raidie, gonflée par un épanchement de liquide synovial, dont la ponction précise la nature « mécanique » et non inflammatoire (aspect jaune clair transparent, moins de 1 000 cellules par millimètre cube). Les poussées congestives correspondent à des phases de destruction du cartilage (chondrolyse), au cours desquelles celui-ci, amolli, est très fragile.

• Diagnostic

La radiographie peut être normale. Mais elle est cependant utile pour exclure d'autres maladies responsables de douleurs comparables et surtout pour mesurer l'épaisseur du cartilage et estimer la rapidité de son amincissement au cours de la maladie. Le scanner, associé ou non à l'arthrographie peut préciser la nature de malformations articulaires favorisant la maladie.

Les signes radiologiques de l'arthrose évoluée sont un pincement localisé de l'interligne articulaire, une condensation de l'os situé sous le cartilage et la présence d'ostéophytes, ou « becs-de-perroquet » (prolifération anormale de tissu osseux autour du cartilage malade), témoignant des efforts de reconstruction de l'organisme. Situés en dehors de l'articulation, ces ostéophytes n'entraînent par eux-mêmes aucune douleur, tout au plus une légère diminution de l'amplitude articulaire. L'I.R.M. montre très précocement les lésions du cartilage.

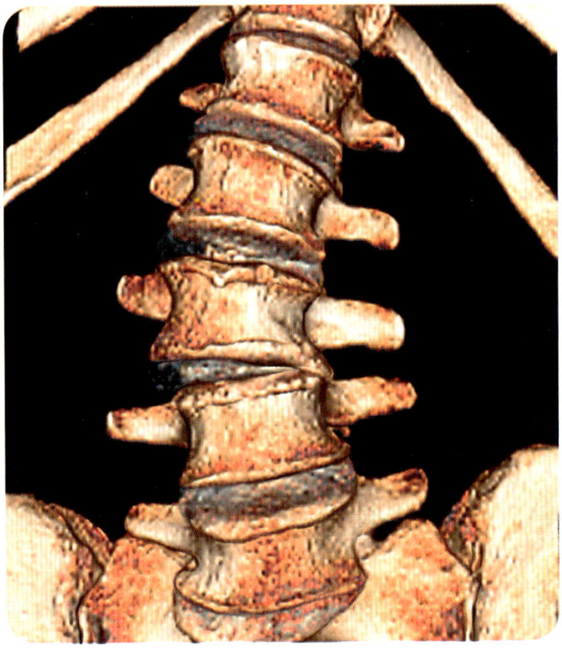

▲ **L'arthrose lombaire est une usure des disques situés entre deux vertèbres. Il en résulte une perte d'épaisseur du disque et des pincements intervertébraux.**

• Traitement

Lors des poussées congestives, la mise au repos de l'articulation est indispensable : utilisation d'une canne pour les arthroses des membres inférieurs, port d'un collier ou d'un lombostat pour les arthroses cervicales ou lombaires. Les analgésiques, l'aspirine, les anti-inflammatoires et les infiltrations de corticostéroïdes peuvent soulager la douleur.

On propose aussi des injections d'acide hyaluronique, surtout pour l'arthrose du genou. Des antiarthrosiques à action lente peuvent être proposés.

La crise passée, si l'épaisseur du cartilage est suffisante, l'articulation retrouve souvent une fonction normale. Il faut cependant éviter traumatismes et surmenage, susceptibles de déclencher une nouvelle poussée ; cela passe parfois par un régime amaigrissant, pour diminuer le poids superflu supporté par les articulations. Les malformations articulaires peuvent être opérées chirurgicalement (ostéotomie) à ce stade. L'entretien d'une bonne musculature compense, en partie, le mauvais état articulaire.

Le thermalisme, la physiothérapie peuvent également être utiles. Quand le cartilage est complètement détruit et que l'arthrose entraîne une impotence fonctionnelle importante, on recourt à une arthroplastie (chirurgie de remplacement articulaire) ou, plus rarement, à une arthrodèse (soudure chirurgicale d'une articulation).

COXARTHROSE

Arthrose de la hanche. La coxarthrose touche les sujets de plus de 50 ans. Elle évolue lentement, par poussées marquées par des douleurs de l'aine, de la face antérieure de la cuisse et du genou qui peuvent entraîner une claudication. La radiographie du bassin montre une diminution soit progressive (80 % des cas), soit très rapide (20 % des cas) de l'épaisseur du cartilage de l'articulation coxofémorale.

• Traitement

Tant qu'il reste du cartilage, le traitement médical est utile : utilisation de cannes, prescription d'anti-inflammatoires, injections intra-articulaires d'acide hyaluronique, cures thermales. Quand le cartilage a disparu, la gêne fonctionnelle devient telle que le recours à une arthroplastie (remplacement de l'articulation par une prothèse totale) de la hanche est indispensable. Lorsqu'une coxarthrose débute chez un sujet jeune, on recherche une anomalie de la forme de la hanche susceptible d'être corrigée chirurgicalement dans le but d'enrayer l'évolution de la maladie.

GONARTHROSE

Arthrose du genou. La gonarthrose est la cause la plus fréquente de douleur du genou chez les sujets de 45 ans et plus.

• Causes

La gonarthrose est souvent favorisée par une mauvaise conformation de l'articulation – comme dans le genu varum, où l'axe de la jambe est dévié en dedans par rapport à l'axe de la cuisse –, provoquant une surcharge sur la partie interne du genou. Elle peut aussi être due à une mauvaise position de la rotule.

• Symptômes, signes et traitement

La douleur siège dans l'articulation mais n'irradie pas au-delà. Selon la zone du cartilage atteint, elle prédomine en avant, en dedans ou en arrière du genou. Augmentée par la station debout prolongée, la marche, la montée et la descente des escaliers, elle se calme au repos. Comme les autres formes d'arthrose, la gonarthrose se caractérise par des poussées évolutives congestives ; pendant ces périodes, le genou est gonflé et la douleur est permanente.

Lorsque l'arthrose, due à un genu varum, concerne la partie interne du genou, une intervention chirurgicale destinée à rendre un axe convenable à la jambe est pratiquée sous anesthésie générale. En ce qui concerne l'arthrose de la partie externe du genou et de la rotule, un traitement médicamenteux, associé à une rééducation, suffit ; la chirurgie correctrice, délicate, est rarement nécessaire. Le traitement médical associe anti-inflammatoires non stéroïdiens (A.I.N.S.), analgésiques et antiarthrosiques. Des infiltrations et des lavages articulaires peuvent aider. Si le genou est très atteint, en particulier si la marche est impossible sur une distance inférieure à 100 mètres sans douleur, la mise en place d'une prothèse du genou peut rendre au sujet une bonne capacité de déplacement.

LA PROTHÈSE ORTHOPÉDIQUE

C'est une pièce de remplacement d'une articulation ou d'un membre. On distingue les prothèses internes et les prothèses externes.

- Les prothèses externes permettent la reprise de la marche et la station debout des personnes amputées d'un membre inférieur. Il existe également des prothèses pour les membres supérieurs, dont le rôle est plus esthétique que fonctionnel ; des recherches sont actuellement menées sur des prothèses permettant la préhension des objets.
- Les prothèses internes remplacent une articulation malade ou détruite et permettent de lui restituer sa mobilité (arthroplastie de la hanche, du genou, de l'épaule). La prothèse peut être unipolaire (ne remplaçant que l'un des pôles de l'articulation) ou totale (remplaçant les deux surfaces articulaires).

Les connaissances acquises sur les matériaux et la mécanique articulaire permettent de fabriquer des prothèses internes capables de reproduire le fonctionnement presque normal d'une articulation ; le problème le plus important demeure celui de l'usure des composants. Les prothèses sont fabriquées en divers matériaux – acier, titane, céramique ou polyéthylène –, entre lesquels un choix est possible. Les prothèses les plus fiables et d'une tenue prolongée sont celles de la hanche et du genou. D'autres prothèses articulaires (doigt, coude, poignet, disque intervertébral) sont jusqu'à présent moins fiables.

LOMBARTHROSE

Arthrose du rachis lombaire. La lombarthrose affecte surtout les sujets âgés, mais aussi ceux dont la profession entraîne un surmenage lombaire (port de lourdes charges). Ses lésions dégénératives touchent surtout les apophyses postérieures des articulations situées entre la 4e et la 5e vertèbre lombaire ainsi que celles situées entre la 5e lombaire et la 1re sacrée.

Elle se manifeste soit de manière aiguë (lumbago déclenché par un effort de soulèvement important ou par une torsion du rachis), soit de manière plus chronique, à l'occasion d'efforts, de port de charges, de station assise prolongée ; la douleur lombaire peut irradier dans les membres inférieurs ; elle est soulagée par le repos allongé.

Le diagnostic est confirmé par la radiographie simple du rachis, au besoin par le scanner RX ou l'imagerie par résonance magnétique (I.R.M.).

• Traitement

Il fait appel aux analgésiques, aux anti-inflammatoires et à la kinésithérapie. Le port temporaire d'un corset en résine peut atténuer les douleurs.

Les articulations et ligaments

Les articulations peuvent être atteintes par divers types de lésion : dégénérative, inflammatoire, infectieuse, traumatique, etc. Les ligaments connectent les os entre eux au sein des articulations et protègent celles-ci des entorses et des luxations.

CAPSULITE

Inflammation de la capsule d'une articulation.

La capsulite, fréquente à l'épaule, plus rare à la hanche, entraîne une limitation de la mobilité de l'articulation. Son évolution se prolonge souvent de 6 à 18 mois.

ENTORSE

Lésion des ligaments d'une articulation sans déplacement des surfaces articulaires. Les entorses sont dues à un mouvement brutal de l'articulation lui faisant dépasser ses amplitudes normales. On distingue les entorses bénignes et les entorses graves.

> **Les entorses bénignes** correspondent à une distension violente des ligaments articulaires, sans rupture ou arrachement de ceux-ci. À l'examen clinique, l'articulation est parfois douloureuse et gonflée, mais elle permet des mouvements normaux. Les radiographies sont normales. Le traitement consiste à poser un bandage de contention (strapping) ou une attelle pour une durée de 2 à 3 semaines.

> **Les entorses graves** sont caractérisées par une déchirure ou un arrachement ligamentaire. À l'examen clinique, l'articulation est parfois très douloureuse et gonflée, avec des mouvements articulaires anormalement amples. Les radiographies peuvent montrer une amplitude articulaire ou un arrachement osseux. Le traitement consiste en une immobilisation par une attelle pendant 4 à 6 semaines

TENDINITE

Inflammation d'un tendon, tissu fibreux unissant un muscle à un os. Il peut s'enflammer soit à la jonction musculotendineuse, soit à son point d'insertion sur l'os (enthésopathie), soit dans sa partie médiane.

• Causes

Les tendinites ont des causes multiples, souvent associées. Elles peuvent être dues à des microtraumatismes répétés, professionnels ou sportifs notamment (épicondylite chez les joueurs de tennis, tendinite des adducteurs chez les danseurs, etc.), ou être d'origine dégénérative, le vieillissement des tissus entraînant une usure, voire une rupture, des fibres de collagène qui constituent le tendon (périarthrite scapulohumérale, par exemple).

Une tendinite peut être liée à une maladie articulaire inflammatoire, par exemple à une spondylarthrite ankylosante (notamment au niveau de l'insertion du tendon d'Achille) ou à une polyarthrite rhumatoïde. Enfin, une tendinite peut compliquer un traitement antibiotique par les fluoroquinolones.

• Symptômes, évolution et traitement

La douleur est le symptôme dominant : souvent présente au repos, elle s'accentue à la palpation et lorsque l'on sollicite les articulations adjacentes au tendon enflammé. Le principal risque des tendinites non traitées est la rupture tendineuse.

Le traitement est fondé sur le repos, la prise d'anti-inflammatoires sous forme de pommades ou de gels, ou par voie orale, voire par infiltrations, et sur la physiothérapie (ionisations, ultrasons).

En cas de tendinite chronique ou de rupture tendineuse, on a parfois recours à la chirurgie. Une intervention chirurgicale peut être nécessaire.

Les douleurs du dos

La colonne vertébrale se compose de 24 vertèbres séparées entre elles par des disques intervertébraux. Elle a deux fonctions essentielles : un rôle de soutien et de mobilisation du tronc et de la tête, ainsi qu'un rôle de protection de la moelle épinière. Une attitude éloignée de la position normale, un mouvement déplaçant une vertèbre, le port répété de charges lourdes ou un traumatisme de la colonne peuvent être responsables de douleurs, voire d'irritation ou de lésions des racines nerveuses.

TORTICOLIS

Contracture plus ou moins douloureuse des muscles du cou, limitant les mouvements de rotation de la tête.

• Différents types de torticolis

Il existe différentes variétés de torticolis, classées selon leurs causes.

> **Le torticolis banal** apparaît parfois après un mouvement brutal et forcé du cou. Plus souvent, on le constate le matin au réveil, sans doute à cause d'une mauvaise position du cou pendant le sommeil. Les symptômes disparaissent en moins de 3 jours grâce au repos et aux médicaments analgésiques et myorelaxants (décontracturants musculaires), en pommade ou par voie orale.

> **Le torticolis congénital,** présent dès la naissance, est dû au développement insuffisant d'un des muscles sterno-cléido-mastoïdiens (situés sur le côté du cou). Dans ce cas, le torticolis est permanent et indolore. Une correction chirurgicale, qui consiste à rallonger les tendons trop courts, doit être effectuée dès les premières années.

> **Le torticolis spasmodique,** de cause inconnue, est classé parmi les dystonies. On observe des accès de douleur et de raideur du cou, pendant lesquels surviennent des contractures successives. La tête peut être en rotation (torticolis), en inclinaison sur le côté (latérocolis), en flexion vers l'avant (antécolis) ou en extension vers l'arrière (rétrocolis). Le traitement repose sur la kinésithérapie, qui vise à renforcer les muscles antagonistes des muscles atteints. On y adjoint le même traitement de base que pour le torticolis banal ou des injections locales, à doses infimes, de toxine botulinique (le botulisme étant une intoxication alimentaire caractérisée par des paralysies) : on obtient ainsi la paralysie des muscles trop actifs.

> **Le torticolis symptomatique** n'est que l'un des symptômes d'une maladie causale. Beaucoup de lésions de la colonne vertébrale cervicale ou de la région de la nuque peuvent provoquer un torticolis. Ainsi, lors de l'atteinte, spontanée ou post-traumatique, d'un disque intervertébral, le torticolis constitue un phénomène analogue à celui du lumbago par atteinte du rachis lombaire ; il risque d'évoluer vers des douleurs chroniques ou une névralgie cervico-brachiale (douleurs dans le bras, analogues à celles qu'occasionnerait une sciatique). Un syndrome de Grisel est un torticolis symptomatique de l'enfant, dû à une subluxation (déplacement modéré) de la première vertèbre sur la deuxième ; il se traduit par une position de la tête penchée sur le côté, d'une manière prolongée.

Le traitement est, comme pour le torticolis banal, celui de la douleur et de la contracture complété par le traitement, parfois chirurgical, de la cause, si elle est connue.

NÉVRALGIE

Douleur provoquée par une irritation ou par une lésion d'un nerf sensitif.

Une névralgie est localisée sur le trajet d'un nerf ou à l'une des racines par lesquelles celui-ci se rattache au système nerveux central, ou encore dans le territoire qui est sous sa dépendance. La douleur évolue en général par crises assez intenses, mais un fond douloureux peut persister entre les crises.

On classe les névralgies selon leur localisation.

> **Les névralgies par irritation des nerfs des membres** descendent le long d'une bande étroite jusqu'à l'extrémité du membre : névralgie cervicobrachiale au membre supérieur, névralgie crurale et sciatique au membre inférieur.

> **La névralgie faciale** engendre une douleur suraiguë dans la zone contrôlée par le nerf trijumeau. Elle touche essentiellement la joue, les paupières supérieures et, le plus souvent, le maxillaire supérieur. Elle se produit d'un seul côté et est souvent provoquée par la stimulation d'une zone cutanée particulière de la face.

> **La névralgie intercostale** siège entre les côtes mais suit le trajet d'innervation cutanée qui croise obliquement les côtes.

PRÉVENTION DU LUMBAGO

La prévention du lumbago est essentielle, car celui-ci peut se transformer à la longue en une lombalgie chronique, assez invalidante. Cette prévention n'est pas toujours facile à expliquer. Elle consiste à prendre conscience de son dos et des gestes qui peuvent lui être néfastes.

Il faut éviter tous les efforts en torsion et garder sa colonne vertébrale droite dans toutes les positions. Ainsi, il ne faut pas se pencher en avant pour ramasser quelque chose par terre, mais apprendre à plier les genoux, même s'il s'agit d'un objet très léger. Cette technique est applicable à de nombreux gestes de la vie quotidienne, comme s'assoir, se lever, sortir de son lit, passer l'aspirateur, descendre de sa voiture, etc. Mal réalisés, ces gestes peuvent, à la longue, entraîner des douleurs dans le dos.

• Traitement

Il dépend de chaque cas mais comprend souvent une immobilisation temporaire (repos au lit, port d'un corset ou d'un collier cervical), la prise d'analgésiques, d'anti-inflammatoires (par voie injectable ou orale, ou en infiltrations), ou encore des séances de kinésithérapie.

LUMBAGO

Douleur lombaire aiguë, d'apparition brutale, survenant après un faux mouvement et due à un microtraumatisme touchant un disque intervertébral.

Chaque disque intervertébral est formé d'une partie périphérique, l'annulus, puissant réseau de fibres qui assure la stabilité de la colonne vertébrale, et d'une partie centrale, le nucleus pulposus, qui absorbe et répartit les chocs. Un lumbago, plus communément appelé « tour de rein », est dû à une fissure de l'annulus par laquelle s'infiltre une partie du nucleus pulposus.

En cas de lumbago, les mouvements du rachis sont très limités, souvent plus dans une direction que dans l'autre, et le blocage entraîne pendant quelques jours une attitude incorrecte appelée « attitude antalgique ». Un lumbago guérit généralement en quelques jours. Le repos au lit, la kinésithérapie, les infiltrations (de cortisone par exemple), la prise d'analgésiques et d'anti-inflammatoires permettent d'abréger sa durée.

CRURALGIE

Au sens strict, douleur de la cuisse.

En pratique, le terme de cruralgie est réservé aux névralgies (douleurs vives ressenties sur le trajet d'un nerf) et aux radiculalgies (douleurs liées à la souffrance de la racine postérieure d'un nerf rachidien) crurales, qui sont à l'origine de douleurs siégeant à la face antérieure de la cuisse.

Selon la racine nerveuse atteinte, la douleur se propage de la cuisse au genou, voire jusqu'au tibia. Au début de la maladie, la douleur peut empêcher le malade de dormir. Elle s'atténue en 3 à 6 semaines dans les cruralgies dites « banales », dues le plus souvent à un conflit discoradiculaire (hernie discale) ou à une arthrose postérieure où s'est développé un kyste.

Une cruralgie peut, plus rarement, être due à une infection discale (spondylodiscite) ou à une atteinte osseuse (métastase le plus souvent, myélome). Elle peut aussi révéler une compression nerveuse provoquée par une lésion quelconque, bénigne, maligne ou infectieuse, se développant sur le trajet du nerf.

HERNIE DISCALE

Saillie du disque intervertébral en dehors de ses limites normales.

La hernie discale, un peu plus fréquente chez l'homme que chez la femme, survient le plus souvent entre 20 et 30 ans. Elle concerne le disque intervertébral, qui est constitué de deux parties : un noyau gélatineux central *(nucleus pulposus)* et un anneau de fibres périphériques attachant les deux vertèbres l'une à l'autre. Si l'anneau est fissuré, le noyau s'y engage et fait saillie à l'extérieur de la colonne vertébrale, comprimant le plus souvent une racine nerveuse, voire la moelle épinière. Les hernies surviennent généralement au niveau lombaire, entre la 4e et la 5e vertèbre lombaire ou entre la 5e lombaire et la 1re sacrée; elles atteignent plus rarement les vertèbres cervicales.

La cause de la destruction du disque peut être un surmenage modéré, mais répété (travailleurs manuels), ou bien le soulèvement d'une lourde charge, voire une brusque torsion du tronc.

• Symptômes et diagnostic

Une hernie discale se manifeste par une douleur aiguë et une raideur de la colonne vertébrale. La compression d'une racine nerveuse provoque une névralgie (sciatique, névralgie cervicobrachiale) associée à des fourmillements, voire à une paralysie. La compression de la moelle épinière provoque des paralysies des membres. Les hernies lombaires entraînent parfois une paralysie des sphincters.

Le diagnostic est confirmé par un scanner, par l'imagerie par résonance magnétique (I.R.M.) ou, plus rarement, par une saccoradiculographie.

• Traitement

Il vise d'abord à atténuer les douleurs vertébrales et les névralgies : repos au lit, analgésiques et anti-inflammatoires non stéroïdiens, au besoin infiltrations péridurales de corticostéroïdes.

Pour diminuer les douleurs persistantes et limiter les rechutes, on peut prescrire des massages, des séances de kinésithérapie et le port d'un corset abdominal ou d'un collier cervical. En cas d'échec, on a recours à des traitements percutanés (laser) ou à la chirurgie. Les paralysies et, plus particulièrement, les compressions de la moelle imposent un traitement chirurgical en urgence.

SCIATIQUE

Douleur irradiant le long du trajet du nerf sciatique et/ou de ses racines.

Le nerf sciatique naît de la réunion de deux racines issues de la moelle épinière, L5 (émergeant du rachis entre la 4e et la 5e vertèbre lombaire) et S1 (émergeant du rachis entre la 5e vertèbre lombaire et la 1re vertèbre sacrée). Il descend verticalement à la face postérieure de la cuisse avant de se diviser, au creux poplité, en nerf sciatique poplité interne, qui descend à la face postérieure de la jambe, et nerf sciatique poplité externe, qui descend à sa face externe.

• Causes

Une sciatique est généralement due à une compression des racines nerveuses L5 ou S1, le plus souvent due à une hernie discale (saillie d'un disque intervertébral en dehors de ses limites normales), plus rarement à une compression osseuse – liée à une arthrose, à une fracture du petit bassin, à une luxation de la hanche ou à une étroitesse du canal rachidien lombaire –, tumorale (tumeur osseuse vertébrale, neurinome [tumeur de la racine du nerf], tumeur du petit bassin) ou de nature inflammatoire (spondylodiscite).

• Symptômes et signes

Ils dépendent de la localisation de la lésion. Si seule la 5e racine lombaire est touchée, la douleur atteint la face postérieure de la cuisse, la face externe de la jambe, le dos du pied, le gros orteil ; si la 1re racine sacrée est touchée, la douleur atteint le mollet, le talon, la plante et le bord externe du pied. Si les deux racines nerveuses sont touchées, la douleur s'étend de la fesse au pied.

Souvent précédée par des douleurs lombaires aiguës (lumbago) ou chroniques, accentuée par la toux et la station debout, la douleur peut être minime ou intense, empêchant parfois le sujet de dormir (sciatique hyperalgique). Lorsque la sciatique est due à une hernie discale, il n'existe pas de corrélation entre l'importance de celle-ci et l'intensité de la douleur. Une forme particulière de sciatique, appelée « sciatique paralysante », se traduit par une paralysie du pied.

• Diagnostic

L'examen radiographique du rachis lombaire peut être normal ou mettre en évidence un pincement ou un bâillement discal localisé. Le scanner et l'imagerie par résonance magnétique (I.R.M.) permettent de visualiser la lésion et d'évaluer son retentissement sur les racines nerveuses. La discordance entre les symptômes et les images n'étant pas rare, le diagnostic doit s'appuyer avant tout sur les données de l'examen clinique.

• Traitement

Le traitement d'une sciatique dépend de sa cause. Dans le cas d'une sciatique paralysante, il est chirurgical. Dans le cas d'une hernie discale, il doit rester médical pendant les 8 premières semaines car, quelle que soit la sévérité des douleurs initiales, la sciatique guérit médicalement dans 90 % des cas. Le but du traitement médical est de rendre cette période la moins pénible et la plus courte possible ; il repose sur l'administration d'analgésiques, d'anti-inflammatoires, de corticostéroïdes généraux ou locaux en infiltrations, sur le repos au lit si la douleur est trop vive ou sur le port d'un corset en résine pendant 6 semaines.

Dès que les douleurs le permettent, le rachis étant encore maintenu par le corset, on peut commencer à remuscler les membres inférieurs par des accroupissements. Le rachis lui-même ne sera rééduqué qu'une fois la sciatique guérie, pour prévenir les récidives. Si, après 2 mois de traitement médical, la sciatique reste invalidante, entravant l'activité quotidienne du sujet, on peut proposer une intervention chirurgicale ou un traitement percutané (le laser est à l'étude).

Les autres types de sciatique sont traités par radiothérapie ou chimiothérapie en cas de tumeur maligne osseuse du rachis lombaire, ablation de la tumeur en cas de neurinome ou de tumeur du petit bassin, antibiotiques en cas de spondylodiscite.

NERF SCIATIQUE

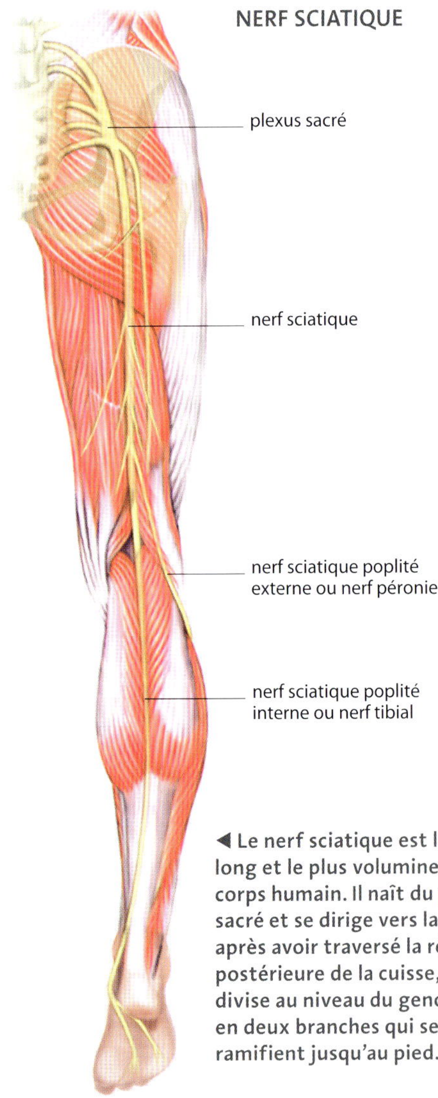

◄ Le nerf sciatique est le plus long et le plus volumineux du corps humain. Il naît du plexus sacré et se dirige vers la fesse ; après avoir traversé la région postérieure de la cuisse, il se divise au niveau du genou en deux branches qui se ramifient jusqu'au pied.

Les dystrophies musculaires

Ce sont des maladies musculaires familiales et héréditaires provoquant une dégénérescence progressive des fibres musculaires.

Les dystrophies musculaires se classent en différents types, selon leur mode de transmission (lié ou non au sexe, dominant ou récessif), la rapidité de développement de la maladie et le début de survenue des symptômes.

• Différents types de dystrophie musculaire

> **La myopathie de Duchenne** est la plus fréquente et la plus grave des dystrophies musculaires. Elle atteint surtout les hommes (elle est liée au chromosome X et transmise par les femmes) et se manifeste dès la petite enfance.

> **La myopathie dite « de Becker »** est une forme bénigne de la myopathie de Duchenne, caractérisée par un début plus tardif et une évolution prolongée.

> **La myopathie facio-scapulo-humérale de Landouzy-Déjerine,** beaucoup plus rare, atteint les deux sexes et débute plus tardivement. Son évolution est très lente, et la maladie est compatible avec une vie sociale pratiquement normale.

> **La myopathie des ceintures** atteint les deux sexes, débute chez l'adolescent ou l'adulte jeune et entraîne une invalidité relativement sévère à l'âge moyen de la vie.

> **La myotonie, ou maladie de Steinert,** la plus fréquente des dystrophies musculaires de l'adulte, est à transmission autosomique dominante (le gène porteur se trouve sur un chromosome non sexuel et il suffit qu'il soit reçu de l'un des parents pour que la maladie se développe). Elle débute souvent entre 20 et 30 ans. Elle atteint d'abord l'extrémité des membres et la face avec un ptôsis (chute des paupières) et un aspect atone de la face. Le déficit intellectuel est fréquent ; l'évolution, plus ou moins invalidante, est néanmoins compatible avec une survie prolongée.

• Cause

Elle est inconnue ou partiellement connue. Les dystrophies musculaires sont primitives, c'est-à-dire qu'elles ne découlent pas d'une maladie. Leur nature est dite « dégénérative », terme indiquant qu'il ne s'agit pas d'une tumeur, d'une infection, d'un trouble immunitaire ou d'une lésion.

• Symptômes et signes

Les signes commencent insidieusement et se développent ensuite très lentement. La force des muscles diminue de plus en plus, de façon symétrique de chaque côté du corps, provoquant un handicap souvent sévère. L'évolution peut être rapide et grave, comme dans la myopathie de Duchenne, entraînant une insuffisance respiratoire et une atteinte du cœur souvent fatale. D'autres dystrophies sont d'évolution plus lente (maladie de Steinert, myopathie de Landouzy-Déjerine).

• Diagnostic

Une dystrophie musculaire est diagnostiquée par électromyographie (voir dossier p. 251) et confirmée par biopsie musculaire : la diminution du nombre de fibres musculaires est toujours considérable, et les fibres persistantes sont très inégales par leur diamètre, certaines étant fortement hypertrophiées.

Le diagnostic prénatal est possible pour certaines dystrophies musculaires (myopathie de Duchenne, maladie de Steinert). Un conseil génétique est donc parfois utile.

• Traitement

Des recherches sont actuellement en cours, mais aucun traitement n'a encore véritablement prouvé son efficacité.

MYOPATHIE

Toute affection des fibres musculaires.

Myopathies débutant dans l'enfance

Les affections des fibres musculaires survenant dans l'enfance sont presque toutes dégénératives.

La variété la plus fréquente est la myopathie de Duchenne, qui est transmise par les femmes et n'atteint que les garçons, dès l'âge de 2 ans.

D'autres, comme la myopathie de Becker, apparaissent plus tardivement.

• Symptômes et signes

Les enfants atteints souffrent d'une diminution du tonus musculaire souvent généralisée mais prédominant aux racines des membres, au cou, au thorax et à l'abdomen. Le visage a un aspect caractéristique : absence de mimique, chute de la paupière supérieure, bouche ouverte en permanence, lèvre supérieure en accent circonflexe. Les nouveau-nés présentent parfois des rétractions musculaires des pieds et des mains, un torticolis congénital, des déformations des pieds et une luxation de la hanche. Après quelques années, une insuffisance respiratoire peut survenir.

• Diagnostic et traitement

Ces anomalies doivent conduire à consulter un pédiatre spécialisé en neurologie, qui fera procéder à des examens complémentaires (dosage des enzymes musculaires, électromyographie, biopsie musculaire, etc.), indispensables pour déterminer le type de maladie en cause.

Actuellement, il n'existe pas de traitement curatif de ces maladies, mais une prise en charge des troubles qu'elles entraînent permet d'améliorer le confort et l'espérance de vie du malade.

La kinésithérapie, voire des interventions de chirurgie orthopédique permettent de corriger les rétractions et les déformations musculaires. Des séances de rééducation et une assistance respiratoire sont utiles. À un stade ultérieur d'évolution, une trachéotomie permet de pratiquer, la nuit, une assistance respiratoire. En outre, les enfants myopathes font régulièrement l'objet de courts séjours à l'hôpital afin de bénéficier d'une ventilation assistée, en particulier lorsqu'ils souffrent d'une insuffisance respiratoire.

Myopathies débutant à l'âge adulte

Les affections des fibres musculaires débutant à l'âge adulte peuvent être d'origine dégénérative ou métabolique, ou encore consécutives à une intoxication, à la prise d'un médicament ou à certaines maladies endocriniennes.

> **Les myopathies dégénératives** comprennent notamment la maladie de Steinert, de transmission autosomique – qui se transmet uniquement par les chromosomes non sexuels – dominante (il suffit que le gène en cause soit transmis par l'un des parents pour que le sujet développe la maladie), qui débute entre 20 et 30 ans. Celle-ci se traduit par une faiblesse progressive des muscles associée à une myotonie (décontraction musculaire anormalement lente) et à des manifestations extramusculaires : insuffisance génitale (atrophie testiculaire, impuissance), calvitie précoce, cataracte, troubles de la conduction cardiaque, etc.

> **Les myopathies métaboliques** sont dues à une perturbation biochimique entravant le fonctionnement des muscles. Parmi elles, on distingue notamment :
– les paralysies périodiques, liées à des variations excessives du taux sanguin de potassium ; ces affections héréditaires se traduisent par des accès de paralysie des 4 membres ;
– les glycogénoses, liées à un déficit des enzymes qui dégradent le glycogène ; elles se traduisent par des crampes et, parfois, par une insuffisance musculaire à l'effort.

L'électro-myographie

Examen consistant à enregistrer l'activité électrique d'un muscle ou d'un nerf.
Le tracé obtenu est appelé « électromyogramme ». Les neurologues utilisent de plus en plus le terme d'« électroneuromyogramme ».

• Indications

L'électromyographie (EMG) est un examen utile en pathologie neuromusculaire. Elle contribue à différencier une atteinte du système nerveux central (encéphale et moelle épinière), un syndrome neurogène périphérique (atteinte des nerfs), une atteinte musculaire et un trouble de la transmission neuromusculaire.
En cas de syndrome neurogène, l'examen permet de localiser le ou les nerfs atteints à la suite d'un traumatisme ou d'une inflammation (polynévrite), d'en préciser le mécanisme (atteinte de la cellule nerveuse ou de la gaine de myéline) et d'orienter ainsi la recherche d'une cause ; il permet aussi de suivre l'évolution de la maladie.
En cas d'atteinte musculaire comme une myopathie, ou d'atteinte de la conduction neuromusculaire comme la myasthénie, l'EMG confirme le diagnostic, mais n'indique pas la cause.

• Technique et déroulement

On distingue deux types d'examen.

> **L'examen de détection de l'activité musculaire** consiste à enregistrer l'activité électrique spontanée d'un muscle, d'abord au repos puis au cours d'un mouvement volontaire, grâce à une électrode, le plus souvent en forme d'aiguille, enfoncée dans le muscle à travers la peau et reliée à un appareil qui produit sur écran et sur papier un graphique, succession de petites ondes en forme de pointe, chacune représentant la contraction d'une unité motrice (groupe de cellules musculaires commandées par une même cellule nerveuse).

> **L'examen de stimulation et de détection de l'activité musculaire** repose sur les mêmes principes mais procède différemment, en stimulant un nerf par un bref courant électrique indolore. Le nerf déclenche alors ses propres réactions électriques, qui se propagent sur toute sa longueur avant d'être transmises au muscle correspondant, où elles sont recueillies.
On peut ainsi, d'une part, calculer la vitesse de conduction sur le nerf et, d'autre part, étudier la conduction neuromusculaire.

L'examen se déroule dans un cabinet médical ou en consultation hospitalière, sans préparation particulière, et dure de 20 à 30 minutes.

> **Les myopathies secondaires** sont dues à une intoxication (alcool, héroïne, amphétamines), à la prise d'un médicament (corticostéroïdes, chloroquine, cimétidine) ou liées à une affection endocrinienne (maladie de Basedow ou de Cushing, hypothyroïdie). Elles se traduisent par une faiblesse progressive des muscles.

• Diagnostic et traitement

Outre l'examen clinique et la réalisation d'un électromyogramme, le diagnostic repose sur différents examens complémentaires : dosage du taux de potassium sanguin pour les paralysies périodiques, biopsie musculaire pour les glycogénoses, etc.

Le traitement des myopathies secondaires consiste à supprimer leur cause (arrêt d'un traitement par les corticostéroïdes, traitement de la maladie responsable, etc.).

En revanche, il n'existe pas de traitement curatif des autres myopathies, dont on peut cependant tenter de corriger les symptômes (prise de quinine ou de procaïnamide pour traiter la myotonie d'une maladie de Steinert, par exemple).

Reconstruire le corps humain

Greffer un organe vital, comme les cœur, rein, poumon, foie, est devenu courant. Aujourd'hui, les chirurgiens transplantent des mains ou encore un visage. Mais les regards se tournent surtout vers les prothèses et organes artificiels. Une solution à la pénurie d'organes ?

Des greffes controversées

1998, première greffe d'une main, suivie des deux mains en 2000. Novembre 2005, première greffe partielle du visage. Août 2008, première greffe de deux bras entiers. Depuis quelques années, des greffes jugées impossibles à réaliser défraient la chronique et, régulièrement, de nouveaux exploits chirurgicaux sont salués. Ces interventions impressionnent, car elles utilisent des tissus composites (os, moelle, peau, nerfs, tendons, muscles). Mais, comme elles ne visent plus à greffer un organe vital, elles soulèvent nombre de questions éthiques, d'autant que le visage et les mains sont, du fait de leur visibilité, des organes très symboliques. Vivre avec la main d'un autre n'a pas été supporté par le premier greffé (1998), qui a décidé son amputation 4 ans après.

Face à ces difficultés d'ordre psychologique et éthique, le Comité consultatif national d'éthique a émis un avis défavorable concernant la greffe de deux mains et la greffe totale de visage, et reste très prudent concernant la greffe partielle de visage.

L'espoir de la thérapie cellulaire

La réparation de l'homme passe aussi par l'utilisation de cellules : il ne s'agit plus de transplanter un organe entier, mais uniquement des cellules. La peau des grands brûlés est ainsi restaurée par la greffe de feuillets épidermiques cultivés à partir de cellules souches du patient. Car l'épiderme présente une forte « antigénécité », ce qui interdit la greffe de peau d'un donneur. Prometteuse, la greffe des îlots de Langerhans, elle, pourrait remplacer la greffe du pancréas chez certains malades diabétiques. Autre traitement à l'essai, la greffe de neurones qui produisent de la dopamine, issus de fœtus humains, chez des patients atteints de la maladie de Parkinson. Testée chez l'animal, une technique voisine consiste à greffer des cellules souches neurales modifiées génétiquement in vitro pour qu'elles deviennent productrices du fameux neurotransmetteur.

L'ère de l'homme bionique

Avec le développement des biomatériaux et des implants électroniques, le corps fusionne avec la machine : on entre dans l'ère de l'homme bionique, système hybride entre le biologique et l'électronique.

L'ébauche de ce nouvel homme remonte à 1958, avec l'arrivée des premiers pacemakers. En 1999 a

La régénération tissulaire

Si, au lieu d'être remplacé, l'organe amputé avait la capacité de repousser ? Un vertébré, la salamandre, est doué de cette extraordinaire faculté. Cet amphibien est capable de régénérer totalement des membres, la queue, parfois l'œil, et même de larges portions du cœur.

Nombre de recherches tentent de percer son secret tant au niveau cellulaire que moléculaire, et notamment génétique. Si importantes soient-elles, ces études ne seront sûrement pas applicables directement à l'homme.

eu lieu la première implantation d'un cœur artificiel, mais cette technique d'assistance mécanique, transitoire pour le moment, ne peut se substituer à une véritable greffe. Depuis 1993, l'implantation d'électrodes dans les régions profondes du cerveau permet d'éliminer les tremblements chez les malades souffrant de la maladie de Parkinson. De même, la surdité totale est partiellement améliorée grâce aux implants cochléaires. Ceux-ci jouent le rôle de la cochlée défaillante en transformant les signaux acoustiques en signaux électriques que le nerf auditif transmet ensuite au cerveau.

L'une des avancées les plus impressionnantes a été l'obtention de prothèses de membres artificiels. C'est notamment le cas des prothèses de bras entiers qui font l'objet d'études sur l'homme, financées en grande partie par l'armée américaine. Le principe de ces prothèses « nouvelle génération » : les extrémités des nerfs moteurs coupés du bras amputé sont déviées vers la paroi thoracique et, lorsque la commande nerveuse arrive, elle est renvoyée vers la prothèse via des électrodes. Ce circuit autorise des mouvements fluides.

Les concepteurs ne vont pas s'arrêter là : ils espèrent bientôt restaurer aussi le sens du toucher. Un circuit inverse serait alors utilisé : des signaux transmis des capteurs des doigts de la prothèse seraient apportés à l'extrémité des nerfs sensitifs, greffés sur une autre zone du thorax. Les nerfs transmettraient au cerveau les mêmes sensations que le bras aurait ressenties avant son amputation.

Vers une absence de rejet ?

Les traitements immunosuppresseurs, administrés après une greffe pour éviter le rejet, ont des effets secondaires lourds (infections, cancers, toxicité rénale ou cardio-vasculaire, diabète, ostéoporose). Une stratégie à l'étude repose sur l'induction de tolérance au greffon, qui semble aujourd'hui envisageable avec les cellules souches.

Pour induire la tolérance du système immunitaire, les scientifiques étudient les cellules et molécules responsables du contrôle des réponses immunes : lymphocytes T régulateurs, cellules dendritiques ou cellules souches tolérogènes. Les premiers essais d'induction de tolérance dans des modèles animaux sont encourageants.

Qu'attendre de demain ?

Les aveugles pourraient retrouver la vue grâce à une rétine artificielle. Le principe : une caméra miniature fixée à des lunettes envoie des images filmées, par le biais d'un câble, à l'implant rétinien. Celui-ci prend donc la place des photorécepteurs en stimulant électriquement les neurones rétiniens restants, ce qui permet la production d'images au niveau cérébral.

Quant aux greffes plus classiques, celle du larynx, qui a connu une première réussite en 1998, devrait permettre aux patients souffrant d'un cancer de la gorge et ayant subi une ablation des cordes vocales de retrouver leur voix.

Du côté de la thérapie cellulaire, des chercheurs anglais ont réussi à créer un tissu qui fonctionne comme les valves du cœur à partir de cellules souches issues de moelle osseuse. Les premières greffes sur l'homme sont attendues pour 2010.

Et la xénotransplantation ?

Par ailleurs, face à la pénurie de greffons, scientifiques et médecins envisagent de plus en plus sérieusement de recourir à la xénotransplantation, soit la greffe d'organes d'animaux transgéniques. Le porc serait l'animal de choix comme donneur pour l'homme, ne posant pas plus de problèmes de rejet que ceux rencontrés actuellement pour les allogreffes. Sont soulevés tout de même les problèmes de possibles passages de maladies entre l'animal et l'homme, et de durée de vie de l'organe greffé.

Les fractures

Une fracture est caractérisée par la rupture d'un os ou d'un cartilage dur, provoquée par un traumatisme qui exerce sur l'os une contrainte supérieure à sa résistance.

Selon leur cause, on range les fractures en trois catégories.

> **Les fractures par choc direct** s'accompagnent de contusions des tissus mous de l'entourage et de risques d'ouverture du foyer de fracture.

> **Les fractures par choc indirect** provoquent une torsion, un étirement ou un tassement de l'os.

> **Les fractures pathologiques** surviennent sur des os fragilisés par une lésion préexistante, qu'elle soit d'origine infectieuse ou tumorale.

En outre, on établit une distinction entre les fractures ouvertes, où les fragments osseux ont traversé la peau et où le foyer de fracture est à l'air libre (d'où un risque d'infection), et les fractures fermées, où le foyer de fracture ne communique pas avec l'extérieur.

• Symptômes et signes

Sur le plan clinique, une fracture se traduit par une douleur aiguë, une impossibilité de réaliser certains gestes, un hématome, parfois une déformation.

Le trait de fracture, précisé par la radiographie, peut avoir différents aspects : transversal, oblique, spiroïde (trait hélicoïdal parfois observé dans les fractures des os longs des membres), comminutif (trait comportant de très nombreux fragments), etc. Les fragments osseux peuvent être éloignés l'un de l'autre (fracture déplacée), se chevaucher ou être engrenés.

Il existe en outre chez l'enfant deux types de fracture spécifiques : la fracture en bois vert (l'os n'est pas rompu sur toute sa circonférence) et la fracture en motte de beurre (tassement localisé de l'os).

• Traitement

Son premier but est de remettre l'os en bonne position par une manœuvre appelée « réduction », manuelle ou chirurgicale. Il s'agit de replacer les extrémités osseuses au contact l'une de l'autre, en un alignement parfait, afin que la fracture se consolide en bonne position, restituant à l'os sa forme initiale. Après la réduction, contrôlée radiologiquement, l'os est immobilisé : cette contention peut être orthopédique, par plâtre ou traction, ou chirurgicale, au moyen d'un matériel externe (fixateur externe) ou interne (vis, plaque vissée, clou, cerclage métallique).

La consolidation est le processus physiologique qui aboutit à la soudure des deux fragments d'un os fracturé. Elle se fait par le développement d'un cal osseux. Dans un premier temps, des bourgeons de tissu conjonctif envahissent l'hématome, formant un cal conjonctif. Puis se produit une minéralisation du cal. Enfin, l'os se reconstitue peu à peu.

LES PREMIERS SECOURS

Toute personne présentant les signes d'une fracture doit être conduite à l'hôpital, en prenant un certain nombre de précautions.

• S'il s'agit d'un membre supérieur (bras ou avant-bras), il peut être immobilisé à l'avant de la poitrine par une écharpe improvisée.

• S'il s'agit d'un membre inférieur ou de la colonne vertébrale, un secours médical est nécessaire pour assurer le transport de la personne vers l'hôpital.

• Lorsque l'on suspecte un accident de la colonne vertébrale, il faut appeler les urgences ; en aucun cas, on ne déplacera la personne blessée, à moins que sa vie ne soit en danger.

• Si la fracture est ouverte, il faut la recouvrir avec un linge propre et éviter le plus possible de déplacer le blessé.

• Il est déconseillé de donner à boire ou à manger au blessé, car, si une intervention chirurgicale s'avère nécessaire, il est préférable que le patient ait l'estomac vide.

De nombreux facteurs interviennent dans le bon déroulement de la consolidation d'une fracture :
– l'alimentation (apport en calcium et en protéines), les taux de parathormone et de vitamine D ;
– l'état général, l'âge (la consolidation est plus rapide chez un sujet jeune) ;
– le type de fracture (les fractures ouvertes sont plus longues à se consolider) ;
– le traitement (rééducation immédiate, bonne mise en contact des extrémités osseuses, immobilisation rigoureuse).

Au terme du délai normal de consolidation, on évalue la solidité de l'os fracturé selon l'aspect radio logique du cal osseux ; l'absence de douleur et de mobilité du foyer de fracture et, pour le membre inférieur, un appui possible et pratiquement indolore viennent confirmer le diagnostic

Sauf chez l'enfant, chez qui elle est le plus souvent inutile, débute alors la rééducation : reprise des mouvements, musculation, aide à la reprise de l'appui complet. La prudence est recommandée : même si la consolidation clinique est obtenue, l'os n'a pas retrouvé sa solidité initiale. En particulier, les activités sportives doivent souvent n'être reprises que de 2 à 6 mois après le retrait du plâtre.

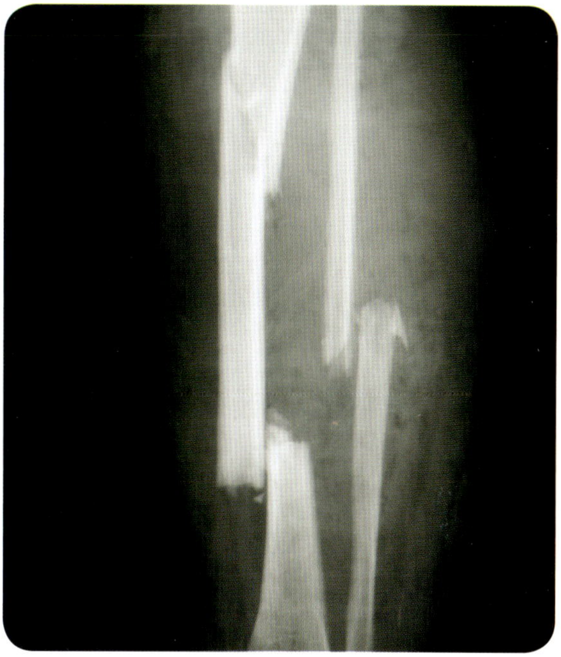

▲ Les fractures peuvent être secondaires à un choc direct (diaphyse humérale, Pouteau-Colles) ou à une torsion (fracture spiroïde). Chez l'enfant, les fractures en bois vert sont fréquentes.

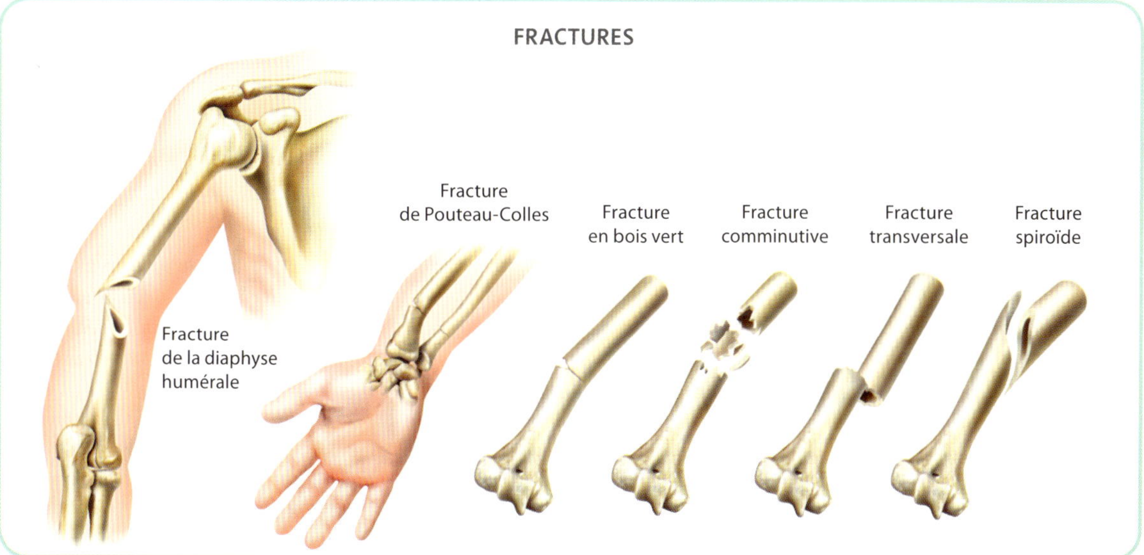

▲ Lorsqu'elle se produit, une fracture peut léser une artère (en déclenchant une hémorragie qui entrave la circulation en aval), un nerf (en provoquant une paralysie parfois définitive), la peau (avec un risque d'infection grave) ou tout autre organe. À long terme, les séquelles peuvent être une douleur, une déformation, une gêne aux mouvements. En attendant les secours, il faut empêcher le blessé de bouger et mettre une attelle si l'on est secouriste.

Chirurgie orthopédique

Spécialité chirurgicale traitant les maladies, les accidents et les déformations de l'appareil locomoteur (os, articulations, ligaments, tendons, muscles).

La chirurgie orthopédique, limitée à ses débuts au traitement des fractures, désigne aujourd'hui toutes les interventions chirurgicales destinées à corriger des déformations ostéoarticulaires, à pallier les paralysies nerveuses, à traiter des articulations douloureuses, des tumeurs des membres et, enfin, à corriger les séquelles de traumatismes. Elle s'est fortement développée parallèlement au vieillissement de la population.

> **Les prothèses articulaires** permettent de remplacer en partie ou totalement une articulation malade (arthroplastie). Elles sont indiquées, par exemple, en cas d'arthrose évoluée ayant détruit les surfaces d'une articulation. Les articulations qui peuvent être remplacées sont surtout celles de la hanche et du genou, mais aussi celles de l'épaule et du coude. La technique générale consiste à découper chacun des deux os à proximité de sa surface articulaire, laquelle est éliminée et remplacée par une prothèse dont la surface a une forme équivalente. La prothèse tient grâce à sa forme (par emboîtement sur l'os) et grâce à une ou plusieurs tiges plus ou moins longues qui s'enfoncent dans l'os. De plus, la pose d'un ciment entre la prothèse et l'os renforce la solidité. Les matériaux constituant les surfaces sont le plus souvent l'acier inoxydable (pour l'une des surfaces) et le polyéthylène de haute densité (pour l'autre) ; les couples alumine/alumine ou alumine/polyéthylène sont d'utilisation plus récente. Les parties non frottantes telles que les tiges sont en métal, le plus souvent en vitallium forgé ou en acier inoxydable, plus récemment en alliage de titane.

> **Les greffes osseuses,** pratiquées depuis longtemps, sont indiquées pour combler la perte d'un fragment osseux dans différentes situations, par exemple après l'ablation d'une tumeur osseuse ou quand un os a été opéré plusieurs fois à la suite d'un traumatisme ou d'une malformation grave. Les indications de la greffe osseuse s'étendent aujourd'hui à des régions de plus en plus grandes : tibia, extrémité supérieure du fémur, os d'une moitié du bassin. Ces opérations, très lourdes, entraînent parfois des complications graves, mais elles s'adressent à des malades qui, sans ces interventions, devraient être amputés.

> **La chirurgie endoscopique** est indiquée pour égaliser une surface articulaire endommagée par l'arthrose, retirer un fragment de ménisque ou un corps étranger, ou réparer un ligament. Les interventions concernent surtout le genou, mais aussi l'épaule. Elles se pratiquent au moyen d'un endoscope (tube muni d'un système optique et de petits instruments chirurgicaux), introduit par de petites incisions. La convalescence est plus courte et moins compliquée qu'après un acte de chirurgie conventionnelle.

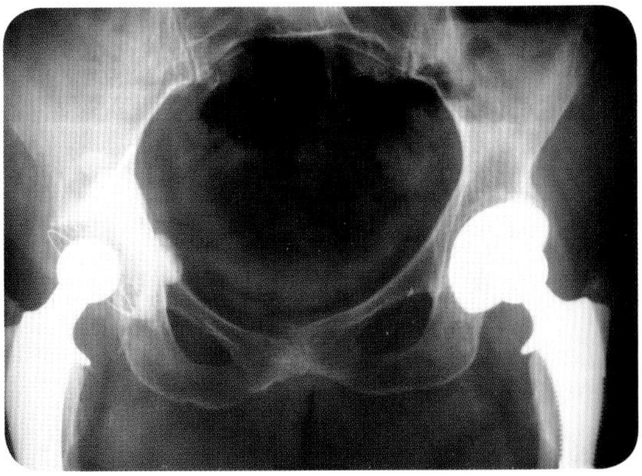

▲ Une prothèse totale de hanche est composée de deux pièces emboîtées : l'une remplace la partie articulaire du bassin (cotyle), l'autre la tête du fémur.

Les maladies inflammatoires rhumatismales

Les rhumatismes inflammatoires regroupent plusieurs dizaines de maladies comme les arthrites, la polyarthrite rhumatoïde, la spondylarthrite ankylosante, le rhumatisme articulaire aigu. Ils touchent principalement les articulations des pieds, des genoux, des sacro-iliaques, mais aussi le rachis ou les mains. Ces rhumatismes s'intègrent souvent dans le cadre de maladies de système ou de maladies immunitaires qui touchent d'autres organes.

ARTHRITE

Toute affection inflammatoire, aiguë ou chronique, qui atteint les articulations.

Si une seule articulation est atteinte, on parle de monoarthrite ; lorsque 2, 3 ou 4 articulations sont touchées, d'oligoarthrite ; au-delà, de polyarthrite.

On appelle « acropolyarthrites » les arthrites qui touchent les articulations distales (mains, pieds) ; « polyarthrites rhizoméliques », les arthrites qui touchent essentiellement les articulations des racines des membres (épaules, hanches) ; « spondylarthropathies », les arthrites des membres qui s'associent à des atteintes inflammatoires de la colonne vertébrale ou des articulations sacro-iliaques. Une arthrite qui dure plus de 3 mois est dite « chronique ».

• Symptômes

L'arthrite se caractérise par des douleurs souvent nocturnes pouvant réveiller le malade. Le matin, les articulations ne retrouvent leur mobilité qu'après une période d'échauffement, dont la durée constitue un bon témoin du degré d'inflammation. L'épiderme peut être localement rosé ou rouge, voire violacé. L'articulation est souvent gonflée, en partie du fait d'un épanchement de liquide synovial ; l'analyse de celui-ci, après prélèvement par arthrocentèse (ponction de l'articulation), permet de confirmer le caractère inflammatoire de la maladie et de rechercher un germe pathogène ou des microcristaux. Au besoin, une biopsie de la membrane synoviale peut être réalisée sous anesthésie locorégionale, parfois combinée à une arthroscopie permettant le contrôle visuel.

On distingue trois catégories d'arthrite : les arthrites inflammatoires aseptiques, dont l'inflammation synoviale est de cause inconnue ; les arthrites septiques et les arthrites microcristallines, dues respectivement à la présence d'un germe et de microcristaux dans l'articulation.

Arthrites inflammatoires aseptiques

Les arthrites inflammatoires aseptiques forment un groupe d'affections de causes très diverses.

> **Le rhumatisme articulaire aigu, ou maladie de Bouillaud,** touche surtout les grosses articulations, essentiellement les genoux, les coudes et les chevilles ; l'inflammation est très douloureuse mais de courte durée, l'atteinte passant en quelques jours d'une articulation à une autre. Il succède à une angine à streptocoques. Des complications cardiaques sont à craindre (cardite rhumatismale).

> **La polyarthrite rhumatoïde,** le plus fréquent des grands rhumatismes inflammatoires, appartient au groupe des maladies systémiques, ou connectivites. Elle s'installe sans cause décelable. Elle touche plusieurs articulations simultanément, surtout les

doigts et les poignets, et évolue pendant de nombreuses années.

> **Les arthrites réactionnelles** apparaissent en réaction à une infection siégeant en dehors de l'articulation et qui est provoquée par certaines entérobactéries, transmises en général par l'alimentation ou au cours d'infections génitales.

Ces arthrites entrent dans le cadre du syndrome oculo-urétro-synovial (syndrome de Fiessinger-Leroy-Reiter). On a découvert en 1973 qu'elles se déclenchent surtout chez les sujets porteurs d'un groupe leucocytaire héréditaire (le groupe HLA B27) également présent chez 90 % des sujets atteints de spondylarthrite ankylosante. C'est une des raisons qui ont fait grouper ces affections sous le vocable de spondylarthropathies.

> **La spondylarthrite ankylosante** est une affection chronique fréquente chez les hommes, qui touche les articulations sacro-iliaques et intervertébrales. Elle évolue pendant de nombreuses années.

> **Le rhumatisme psoriasique** est caractérisé par une atteinte articulaire, inflammatoire, associée au psoriasis, et qui peut revêtir plusieurs formes.

> **La maladie de Still** affecte surtout les enfants âgés de moins de 4 ans. C'est une polyarthrite symétrique associée à de la fièvre, à des adénopathies (gonflement d'un ou de plusieurs ganglions lymphatiques), à une splénomégalie (augmentation de volume de la rate) et à une éruption cutanée. Il existe plusieurs autres types de rhumatisme inflammatoire de l'enfant (arthrites chroniques juvéniles).

LE TRAITEMENT DES ARTHRITES

Certaines arthrites demandent un traitement spécifique : antibiotiques pour les arthrites septiques, colchicine ou anti-inflammatoires non stéroïdiens dans la goutte, anti-inflammatoires et corticostéroïdes dans la polyarthrite rhumatoïde. Dans la plupart des cas, les analgésiques et les anti-inflammatoires soulagent la douleur.

Certaines arthrites inflammatoires aseptiques peuvent entraîner des déformations ou des destructions articulaires nécessitant parfois une arthroplastie (remplacement de l'articulation par une prothèse), voire une arthrodèse (fusion chirurgicale des os de l'articulation). Le traitement des arthrites septiques doit être précoce, car les lésions de l'os et des cartilages résultant de l'action du germe peuvent devenir irréversibles en quelques jours. En attendant que le germe soit identifié, on commence un traitement antibiotique, qui sera ajusté quand le germe sera connu et sa sensibilité aux divers antibiotiques précisée. Un repos avec immobilisation de l'articualtion ou des articulations atteintes est conseillé.

Arthrites septiques

Les arthrites septiques, ou arthrites infectieuses, sont provoquées par un germe ayant pénétré dans l'articulation soit par voie sanguine, depuis un foyer infectieux situé à distance, soit accidentellement, à la faveur d'une blessure ouverte, voire d'une infiltration. Ce sont presque toujours des monoarthrites. Gonflée, chaude, parfois rouge, l'articulation touchée devient vite douloureuse au point de rendre tout mouvement impossible. Le malade a de la fièvre, accompagnée de frissons.

Lorsque l'on suspecte une arthrite septique chez un sujet, le germe en cause doit être identifié le plus rapidement possible. Cette identification sera faite par hémoculture si le germe a pu être transmis par voie sanguine, par prélèvement gynécologique, urinaire, de gorge ou de tout foyer infectieux éventuel (dentaire, sinusien, cutané, etc.) et/ou par ponction de l'articulation pour étudier le liquide synovial et le mettre en culture.

> **Les arthrites septiques à germes banals** (staphylocoques, streptocoques) sont les plus fréquentes. L'infection vient d'un foyer voisin (plaie) ou distant (bactériémie). La ponction retire un liquide purulent. Ces arthrites septiques sont favorisées par un état immunitaire déficient.

> **Les arthrites brucelliennes,** observées au cours de la brucellose, sont devenues très rares du fait de la quasi-disparition de cette maladie. Elles peuvent

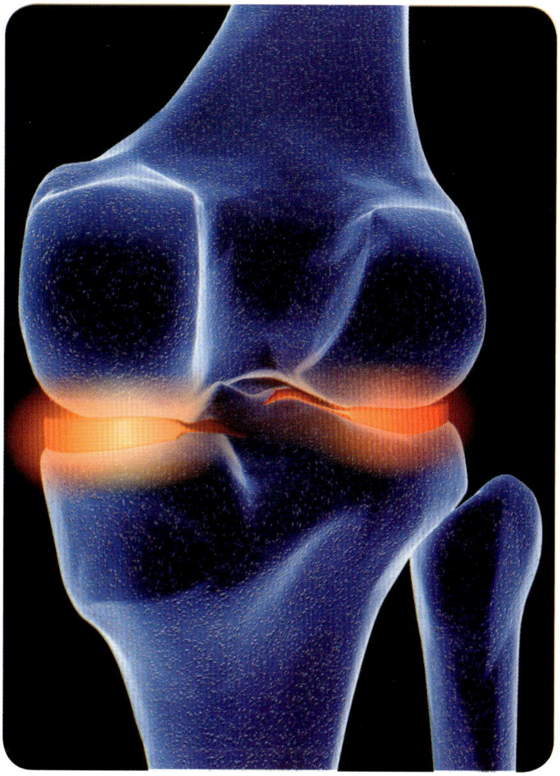

▲ **Les espaces intra-articulaires ainsi que les ménisques (en rouge sur la radiographie) sont le siège d'une arthrite septique.**

être aiguës ou chroniques. Elles touchent toutes les articulations avec une prédilection pour celles de la colonne vertébrale, pour les articulations sacro-iliaques et pour les hanches. Le diagnostic, orienté par des lombalgies avec fièvre, s'appuie sur les radiographies du rachis et du bassin.

> **L'arthrite de Lyme, ou maladie de Lyme,** est due à un germe, *Borrelia burgdoferi,* inoculé par une morsure de tique. Cette maladie provoque également une éruption cutanée et des signes neuroméningés.

> **Les arthrites virales** peuvent être dues aux virus de la rubéole et des hépatites, au parvovirus responsable de l'exanthème subit, à certains arbovirus africains et australiens, au V.I.H. L'atteinte articulaire touche en règle générale peu d'articulations et reste modérée. Ces arthrites guérissent en quelques jours sans laisser de séquelles.

> **Les arthrites sexuellement transmises** comprennent les arthrites gonococciques (rares aujourd'hui), les arthrites de la syphilis secondaire, les arthrites réactionnelles à *Chlamydia trachomatis* et les arthrites peu fréquentes et brèves de la phase d'invasion du V.I.H. (virus du sida).

> **Les arthrites tuberculeuses** avaient presque disparu avec la vaccination par le B.C.G. et le traitement antibiotique des primo-infections tuberculeuses. Elles voient aujourd'hui leur nombre augmenter du fait de l'immunodéficience profonde induite par le virus du sida, qui rend certaines mycobactéries, normalement inoffensives, pathologiques chez des sujets infectés par le V.I.H.

Arthrites microcristallines

Dans les arthrites microcristallines, l'inflammation est déclenchée par l'accumulation dans les articulations de microcristaux d'acide urique (goutte), de pyrophosphate de calcium (chondrocalcinose) ou d'apatite (maladie des calcifications multiples). Ces arthrites provoquent des crises très douloureuses, avec gonflement rapide, mais transitoire, de l'articulation, qui répondent très bien au traitement (anti-inflammatoires non stéroïdiens, colchicine).

POLYARTHRITE RHUMATOÏDE

Maladie rhumatismale inflammatoire caractérisée par une atteinte de la synoviale (membrane conjonctive tapissant la face interne des articulations).

La polyarthrite rhumatoïde est une maladie fréquente (1 % de la population), à prédominance nettement féminine (3 malades sur 4 sont des femmes). De cause inconnue, elle fait partie des maladies auto-immunes, au cours desquelles l'organisme produit des anticorps (facteur rhumatoïde) dirigés contre ses propres tissus.

• Symptômes

La polyarthrite rhumatoïde débute généralement entre 40 et 60 ans, sans facteur déclenchant connu. Elle touche essentiellement les articulations des membres, en particulier celles de la main, du poignet, de l'avant-pied ; ces atteintes, de gravité très variable, sont en général bilatérales et symétriques. Il est rare que les lésions touchent la colonne vertébrale, à l'exception de l'articulation entre les deux premières vertèbres cervicales, qui peut être luxée. Les articulations sont gonflées, raides, déformées, douloureuses, surtout la nuit et en début de journée, ce qui nécessite un long dérouillage matinal.

• Évolution

Certaines déformations sont caractéristiques de la maladie : doigts et orteils « en coup de vent » (comme emportés par un coup de vent sur le côté) ou « en col de cygne », dos de la main « en dos de chameau », pouce « en Z », etc. La synoviale est enflammée et épaissie. Ces signes articulaires sont isolés (on dit que la polyarthrite est nue) : le malade ne maigrit pas, n'a pas de fièvre et, dans un premier temps, aucun autre organe n'est atteint.

Après quelques années d'évolution, la polyarthrite rhumatoïde peut atteindre d'autres tissus conjonctifs que ceux des articulations : les tendons (ténosynovites) mais aussi la peau (nodules sous-cutanés), le péricarde (péricardite) ou les poumons (pleurésie, infiltrats pulmonaires, etc.). Plus rarement, les artères de petit calibre s'enflamment, provoquant des troubles sensitifs (engourdissement, fourmillements) et moteurs (paralysie d'un nerf) ou une nécrose cutanée. La polyarthrite rhumatoïde s'associe assez souvent au syndrome de Gougerot-Sjögren (yeux secs, bouche sèche), plus rarement au syndrome de Felty (grosse rate, baisse du taux sanguin de globules blancs).

La maladie, chronique, évolue de manière assez imprévisible, par poussées entrecoupées de périodes de rémission. En l'absence de traitement, elle entraîne une impotence.

• Diagnostic

Pendant les premiers mois de la maladie, le diagnostic repose sur la distribution et la chronicité des atteintes articulaires. Les dosages sanguins montrent des signes inflammatoires (accélération de la vitesse de sédimentation [V.S.], élévation des taux sanguins de protéine C-réactive) puis des signes immunologiques (facteur rhumatoïde, anticorps anti-CCP, anticorps antinucléaires, etc.). Si on ponctionne une articulation atteinte, on en retire un liquide inflammatoire, et la biopsie de synoviale révèle une inflammation.

Un ou deux ans plus tard, le facteur rhumatoïde peut être décelé dans le sérum de 70 % des patients. La radiographie montre des érosions osseuses et un pincement des interlignes articulaires – espace séparant les deux extrémités osseuses de l'articulation – dus aux pannus synoviaux, nodules inflammatoires formés par un épaississement de la membrane synoviale, qui détruisent peu à peu les cartilages, les os et les ligaments.

• Traitement

Le traitement doit être permanent et associer plusieurs méthodes. Il repose sur les anti-inflammatoires (aspirine, anti-inflammatoires non stéroïdiens ou corticostéroïdes en cas d'échec). La prise d'anti-inflammatoires est souvent plus efficace le soir au coucher, le plus tard possible. En traitement de fond sont surtout prescrits des antipaludéens, de la salazopyrine, du méthotrexate, du leflunomide. Des anticytokines (anti-TNF), comme l'étanercept, ou des anticorps monoclonaux (infliximab, adalimumab) sont très efficaces mais sont très coûteux. De nouveaux traitements de biothérapie (rituximab, abatacept) sont proposés en cas d'échec des anti-TNF. Ces médicaments ont tous une certaine toxicité, et les malades doivent faire l'objet d'une surveillance médicale régulière. Des infections graves (tuberculose), consécutives à ces traitements, ont par ailleurs été rapportées.

Les traitements locaux consistent à prévenir l'apparition des déformations : infiltrations de corticostéroïdes, synoviorthèses (injections intra-articulaires d'un isotope radioactif permettant de détruire la synoviale atteinte), ablation de la synoviale par chirurgie conventionnelle ou par voie endoscopique, etc. L'ergothérapie permet de prévenir l'apparition des déformations. Une rééducation peut être nécessaire. Les cures thermales sont contre-indiquées en période évolutive. La grossesse induit souvent une rémission de la maladie.

RHUMATISME

Toute affection douloureuse, aiguë ou – le plus souvent – chronique, qui gêne le bon fonctionnement de l'appareil locomoteur.

• Différents types de rhumatisme

Dans le langage courant, mais aussi dans le langage médical, ce terme recouvre des maladies très diverses. On peut répartir les rhumatismes en six groupes principaux.

> **Les rhumatismes infectieux** sont dus à la présence d'un germe dans l'articulation : arthrite gonococcique ou arthrite tuberculeuse, par exemple.

> **Les rhumatismes inflammatoires** s'observent le plus souvent dans le cadre de maladies systémiques telles que le rhumatisme articulaire aigu, la polyarthrite rhumatoïde, la spondylarthropathie, l'arthrite psoriasique, le lupus érythémateux disséminé, la pseudopolyarthrite rhizomélique, le syndrome de Schönlein-Henoch, les angéites.

> **Les rhumatismes microcristallins** sont dus à la présence de microcristaux dans l'articulation ou les tendons : goutte, chondrocalcinose articulaire, maladie des calcifications tendineuses.

> **Les rhumatismes dégénératifs et/ou mécaniques** sont dus soit à la dégénérescence et à l'usure d'une articulation (arthrose des membres), soit à des causes mécaniques (par exemple un effort exagéré pour soulever un poids, en cas de hernie discale), soit à une combinaison de ces facteurs (syndrome de rétrécissement du canal carpien).

> **Les atteintes périarticulaires** les plus fréquentes sont les tendinites, les bursites et les périarthrites.

> **Les affections hématologiques ou tumorales qui s'expriment par des douleurs de l'appareil locomoteur** sont principalement représentées par le myélome multiple et les métastases cancéreuses osseuses.

RHUMATISME ARTICULAIRE AIGU

Maladie inflammatoire due à l'action des toxines d'un streptocoque du groupe A, qui provoquent une inflammation des grosses articulations et du cœur.

Le rhumatisme articulaire aigu (R.A.A.) s'observe chez les enfants de plus de 4 ans et chez les adolescents. Il survient toujours après une angine à streptocoque du groupe A, non soignée par antibiotiques, et est encore fréquent dans certains pays en développement. Il a presque disparu dans les pays industrialisés. La virulence du germe n'est pas responsable des lésions survenant au cours de la maladie ; on incrimine un processus auto-immun.

• Symptômes et signes

Le rhumatisme articulaire aigu survient 2 ou 3 semaines après l'apparition d'une angine le plus souvent non diagnostiquée et donc non traitée. Il se traduit par une polyarthrite (rhumatisme atteignant plusieurs articulations) et par une fièvre élevée. Ce sont les grosses articulations (genoux, coudes) qui sont atteintes ; elles sont chaudes, douloureuses et augmentent de volume.

Une atteinte cardiaque peut survenir au cours de la première semaine. Elle prend la forme d'une inflammation du péricarde, du myocarde ou de l'endocarde (valves). Elle est dépistée par l'échographie. Celle-ci peut entraîner la formation de tissu cicatriciel, responsable à long terme d'un rétrécissement ou d'une insuffisance valvulaires, mitraux ou, plus rarement, aortiques. C'est la gravité essentielle du R.A.A. qui est responsable de la majorité des valvulopathies cardiaques.

• Diagnostic

Une infection récente par le streptocoque est mise en évidence par la recherche dans le sang de certains anticorps (antistreptolysines [ASLO]). Le traitement comporte une antibiothérapie prolongée et une corticothérapie. La prévention des récidives repose sur l'administration d'antibiotiques par voie orale tous les jours ou par voie intramusculaire à intervalles réguliers pendant au moins 5 ans.

• Traitement

Le risque de R.A.A. justifie le traitement de toute angine à streptocoque du groupe A par un antibiotique adapté.

Des tests rapides de diagnostic de ces streptocoques (TDR) peuvent être utilisés par les médecins généralistes et les pédiatres afin d'identifier les angines streptococciques et de cibler les indications d'antibiotiques. Leur prescription n'est justifiée que si le test TDR est positif.

SPONDYLARTHRITE ANKYLOSANTE

Affection chronique caractérisée par la survenue d'une arthrite touchant principalement les articulations sacro-iliaques et celles du rachis.

Elle est aussi connue sous le nom de « pelvispondylite rhumatismale ».

La spondylarthrite ankylosante, affection appartenant au groupe des spondylarthropathies, n'a pas de cause connue, mais on retrouve dans 10 % des cas une prédisposition familiale. Les malades sont en grande majorité de sexe masculin, l'affection débutant généralement entre 15 et 30 ans.

• Symptômes et signes

La spondylarthrite ankylosante débute par des douleurs siégeant le plus souvent aux fesses, derrière les cuisses et à la partie moyenne du dos, qui s'accentuent à la fin de la nuit et le matin, et s'aggravent à nouveau le soir. L'affection progresse généralement de bas en haut, du bassin vers le rachis cervical. Les articulations des membres sont plus rarement touchées, à l'exception des hanches, dont l'atteinte peut gêner la marche, et, à un moindre degré, des genoux et des épaules. Le tendon d'Achille peut aussi être atteint, avec destruction osseuse localisée du calcanéum (os du talon).

• Diagnostic

Il repose, comme pour les autres spondylarthropathies, sur divers critères cliniques (caractère des douleurs et sensibilité au traitement anti-inflammatoire), génétiques (présence de l'antigène HLA B 27) et radiologiques (sacro-iliite, existence de ponts osseux, appelés « syndesmophytes », entre les vertèbres). L'I.R.M. des articulations sacro-iliaques permet un diagnostic précoce.

• Évolution

La spondylarthrite ankylosante progresse lentement, par poussées, sur 10 ans, 20 ans ou même davantage. L'évolution de la maladie, en l'absence de traitement, est variable selon les sujets, marquée environ chez la moitié des malades par une raideur de tout ou partie de la colonne vertébrale. L'atteinte des articulations costovertébrales peut provoquer une insuffisance respiratoire.

• Traitement

Il repose sur les anti-inflammatoires non stéroïdiens, pris de préférence le soir, avant le coucher. Dans les formes résistantes à ces derniers, les agents anti-TNF alpha sont souvent très efficaces.

La maladie osseuse de Paget

La maladie de Paget est une maladie des os caractérisée par la production anarchique d'un tissu osseux dont la structure devient grossière, épaisse et moins résistante.

QUELS SONT LES OS ATTEINTS ?

La maladie de Paget peut toucher un ou plusieurs os. N'importe quel os est susceptible d'être atteint, mais ce sont surtout le crâne et le squelette du tronc qui sont le plus souvent concernés, notamment le sacrum, la colonne vertébrale lombaire et le bassin.

Dans les os longs (fémur et tibia, en particulier), la maladie commence à l'extrémité des os et progresse vers la partie moyenne (diaphyse).

D'origine indéterminée, et appartenant au groupe des ostéodystrophies, la maladie osseuse de Paget touche surtout les sujets âgés (7 % de la population de plus de 60 ans).

Elle atteint un ou plusieurs os, mais jamais l'ensemble du squelette. Elle se caractérise par une destruction et une reconstruction anarchique de l'os, de 2 à 10 fois plus rapide que dans un os sain. Souvent, elle n'entraîne aucune gêne, mais elle peut aussi se traduire par des douleurs, principalement osseuses et nerveuses (sciatique, névralgie cervicobrachiale, etc.), des déformations (tibia arqué, par exemple) et, plus rarement, par une insuffisance cardiaque ou une surdité.

Son diagnostic est principalement radiographique. L'hyperactivité osseuse se traduit par une augmentation du taux d'ostéocalcine et de phosphatases alcalines dans le sang.

• Évolution

L'évolution est plutôt lente : sur un os long, comme le tibia ou le fémur, la maladie progresse en moyenne de 1 centimètre par an.

• Traitement

Aussi, dans de nombreux cas, ne nécessite-t-elle pas de traitement. Celui-ci, réservé aux formes évolutives marquées, repose sur les bisphosphonates (tiludronate, risedronate, zoledronate), médicaments capables de freiner l'évolution de cette affection et dont l'action est prolongée.

Les déformations des os longs peuvent être corrigées chirurgicalement.

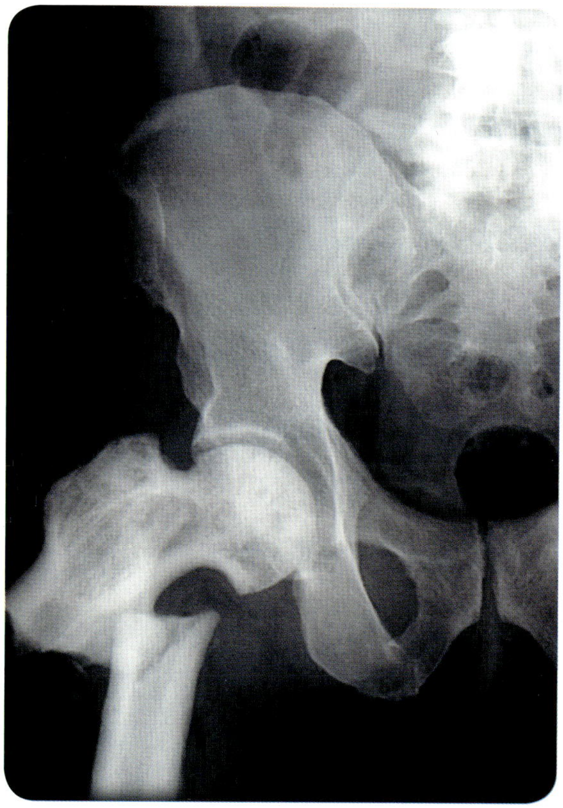

▲ La tête et le col du fémur sont le siège d'une condensation osseuse, constituée de travées osseuses dont l'orientation est anarchique. Le col fragilisé est fracturé.

La scintigraphie

Technique d'imagerie médicale fondée sur la détection des radiations émises par une substance radioactive (radioélément) introduite dans l'organisme et présentant une affinité particulière pour un organe ou un tissu. On parle aussi de « cartographie isotopique » ou d'« exploration radio-isotopique ».

La scintigraphie permet de déceler de nombreuses affections, touchant tant la structure que le fonctionnement des organes, et certains processus pathologiques : inflammation, infection, saignement, tumeur.

> **La scintigraphie osseuse** explore le métabolisme du squelette. Qu'elles soient d'origine infectieuse, traumatique, inflammatoire ou tumorale, la plupart des affections qui touchent le squelette se traduisent par une accélération de l'élaboration de la trame osseuse. La scintigraphie met précocement ce trouble en évidence, quelques semaines à quelques mois avant que n'apparaissent les premiers signes radiologiques

> **La scintigraphie thyroïdienne** peut mettre en évidence des nodules de la glande thyroïde. Elle apporte également des renseignements sur le fonctionnement de la glande : sécrétion insuffisante (hypothyroïdie) ou excessive (hyperthyroïdie).

> **La scintigraphie pulmonaire** comprend deux volets : l'étude de la perfusion (irrigation) des poumons, notamment pour rechercher une embolie ; l'exploration de la ventilation à l'aide de gaz ou d'aérosols radioactifs, mettant en évidence les troubles des échanges gazeux dans les bronches et les alvéoles pulmonaires.

> **La scintigraphie cérébrale** étudie l'irrigation du cerveau et son métabolisme. Elle permet également de visualiser le liquide cérébrospinal, dans lequel baignent le cerveau et la moelle épinière.

> **La scintigraphie rénale** permet d'observer le fonctionnement des reins, ensemble ou séparément, en étudiant comment une substance radioactive est captée par le tissu rénal, puis éliminée par les voies urinaires. Cet examen est particulièrement utile chez les jeunes enfants, parfois même les nourrissons.

> **La scintigraphie cardiaque** comporte deux types d'examen : la scintigraphie myocardique, souvent réalisée après une épreuve d'effort, explore les parois du muscle cardiaque et met en évidence le manque d'apport sanguin en cas d'angine de poitrine ou d'infarctus du myocarde, par exemple ; la scintigraphie cavitaire permet d'évaluer l'efficacité de la pompe cardiaque, notamment par la mesure de la quantité de sang expulsée à chaque battement par les ventricules. Des examens scintigraphiques des artères, des veines et des vaisseaux lymphatiques sont également réalisables.

> **D'autres examens scintigraphiques** sont praticables pour l'oreille, l'orbite de l'œil, les glandes lacrymales et salivaires, les parathyroïdes, la rate, la moelle osseuse et les ganglions lymphatiques, le foie et les voies biliaires, les glandes surrénales, l'œsophage, l'estomac, l'intestin grêle, le côlon et les muscles.

• Technique

Le principe de la scintigraphie consiste à administrer au patient une substance radioactive qui se fixe électivement sur l'organe ou le tissu à explorer. Une caméra spéciale (caméra à scintillation, ou gamma-caméra) enregistre ensuite le rayonnement émis par l'organe ou par le tissu. Le radioélément à administrer est choisi en fonction de l'organe ou de la pathologie à étudier. Il peut être soit employé seul (technétium 99m ou iode 123 pour la glande thyroïde, thallium 201 pour le muscle cardiaque, gallium 67 en cas de réaction inflammatoire), soit fixé sur une molécule plus complexe (tel le pentétréotide, utilisé dans la détection des néoplasies endocriniennes multiples) ou sur

une cellule dont le métabolisme est spécifique d'un organe ou d'une fonction; en raison de ses propriétés physiques et chimiques, c'est alors le technétium 99m qui est le plus souvent utilisé; il sert notamment à marquer des molécules de diphosphonate pour l'examen du squelette, des particules d'albumine pour l'étude de la perfusion (irrigation) des poumons, des globules rouges pour l'évaluation de l'efficacité des ventricules cardiaques, des globules blancs destinés à mettre en évidence une maladie inflammatoire de l'intestin ou des substances dites « nanocolloïdes » pour le repérage du premier ganglion lymphatique atteint (dit « ganglion sentinelle ») dans une éventuelle extension de certains cancers (sein, mélanome, utérus, etc.). Selon l'organe et la pathologie, le tissu malade apparaîtra comme un foyer de fixation augmentée par rapport au tissu sain (zone « chaude ») ou, à l'inverse, diminuée, voire nulle (zone « froide »).
Lorsqu'il n'existe pas de molécule spécifique d'un organe, on a parfois recours à deux traceurs différents : ainsi, les glandes parathyroïdes sont visualisées en comparant les images obtenues au moyen d'un composé marqué au technétium 99m, qui se fixe sur la thyroïde et les parathyroïdes, à celles obtenues après administration d'iode 123, qui ne se fixe que sur la thyroïde.

• Préparation et déroulement

En général, aucune préparation n'est nécessaire. Rares sont les examens qui doivent s'effectuer à jeun. Les produits sont injectés en très petite quantité, en général dans une veine du bras. Certains examens sont réalisés après inhalation ou ingestion du traceur radioactif, qui peut aussi – dans de rares cas (examen de la vessie) – être introduit au moyen d'une sonde. Selon le type d'examen, la prise des clichés se fait juste après l'introduction du produit dans l'organisme ou dans un délai de quelques minutes à plusieurs jours; elle dure de 5 à 30 minutes environ. Les examens scintigraphiques ne sont réalisés que dans les services de médecine nucléaire, seuls autorisés à détenir des radioéléments en vue de leur administration à l'homme.

• Contre-indications

La dose de rayonnements reçue est très faible, comparable à celle d'une radiographie thoracique, et n'augmente pas avec le nombre de clichés réalisés. Les quantités de radioélément injectées sont toujours minimes et adaptées à chaque patient; en outre, les radioéléments choisis ont une durée de vie très courte. Aussi, tous les patients, quel que soit leur âge, peuvent-ils bénéficier d'une scintigraphie. La grossesse et la période d'allaitement sont habituellement les seules circonstances où des précautions particulières sont observées. Celles-ci varient en fonction du radioélément employé; ainsi, pour le technétium 99m, on demandera à une patiente qui allaite d'arrêter de nourrir son enfant au sein pendant 24 heures alors que, si on utilise le gallium 67 ou l'iode 131, la durée d'arrêt de l'allaitement sera plus longue.

• Effets secondaires

Le produit n'entraîne aucune allergie ni somnolence, ni malaise. Le patient peut reprendre ses activités immédiatement après l'examen.

• Perfectionnement

La tomographie par émission de positons (T.E.P., ou PET scan en anglais) est une variété de scintigraphie qui fait appel à des radioéléments particuliers, notamment le fluor (^{18}F) et, plus spécialement, le glucose marqué (^{18}FDG). Elle permet de détecter de petites tumeurs cancéreuses, ou leurs métastases, qui consomment beaucoup de glucose. La T.E.P. a permis d'améliorer le diagnostic de ces tumeurs ainsi que d'optimiser la stratégie des traitements anticancéreux. Elle nécessite des appareils spécifiques qui sont de plus en plus nombreux dans les services de médecine nucléaire.

L'ostéoporose

Cette maladie osseuse, liée au vieillissement, touche surtout les femmes et se caractérise par une fragilisation des os due à la diminution progressive de la trame protéique de l'os, qui reste cependant normalement minéralisé.

• Causes

L'allègement de la trame protéique osseuse est un phénomène naturel, appelé « ostéopénie physiologique », lié au vieillissement du squelette. L'ostéoporose est caractérisée par l'exagération de ce processus, du fait d'un déséquilibre entre l'activité des ostéoblastes (cellules assurant la formation du tissu osseux) et celle des ostéoclastes (cellules assurant la destruction du tissu osseux) : pour un même volume, l'os est moins dense, donc plus fragile.

Les causes des ostéoporoses sont multiples. La plus commune est l'ostéoporose postménopausique : à la ménopause, le taux des œstrogènes (hormones protectrices du tissu osseux) chute.

L'ostéoporose sénile s'observe chez les personnes des deux sexes après 70 ans, et sa fréquence augmente avec l'âge; elle est favorisée par la sédentarité, l'absence d'exposition à la lumière naturelle (qui permet la synthèse de la vitamine D par la peau), un régime pauvre en calcium et en protéines.

L'ostéoporose peut aussi être d'origine endocrinienne ou médicamenteuse et survenir à tout âge : excès d'hormones thyroïdiennes ou parathyroïdienne (adénome sur une des glandes parathyroïdes), de corticostéroïdes (maladie de Cushing, traitement par les corticostéroïdes), etc.

L'ostéoporose peut aussi survenir chez l'homme, favorisée par la consommation de boissons alcoolisées et de tabac. Exceptionnelle chez la femme jeune, elle se révèle alors au cours de la grossesse.

D'autres, plus complexes et plus graves, accompagnent l'urticaire pigmentaire (affection due à une prolifération de mastocytes, dans les tissus) ou un diabète phosphoré.

Enfin, il existe des ostéoporoses héréditaires (ostéogenèse imparfaite).

LA VITAMINE D

Vitamine liposoluble nécessaire à l'absorption intestinale du calcium et à sa fixation sur les os, ainsi qu'à la réabsorption du phosphore par les reins, et jouant aussi un rôle essentiel dans d'autres phénomènes biologiques comme la différenciation cellulaire et l'immunité. Est aussi appelée « calciférol ».

Les apports nutritionnels conseillés en microgrammes sont de 5 à 10 pour l'enfant, de 5 pour l'adulte, de 10 lors de la grossesse et de l'allaitement, et de 12 pour le sujet âgé.

La vitamine D présente dans l'organisme a une double origine : endogène, par transformation dans la peau du cholestérol sous l'influence des rayons ultraviolets (vitamine D3), et exogène, par l'alimentation (vitamine D2 dans les végétaux et vitamine D3 dans les produits animaux).

La carence en vitamine D entraîne une décalcification osseuse provoquant un rachitisme chez l'enfant et, chez l'adulte, une ostéomalacie, qui se traduisent par des déformations osseuses et s'accompagnent de troubles biologiques (augmentation des taux sanguins de parathormone, de phosphatases alcalines, baisse du taux sanguin de phosphore, le taux sanguin de calcium étant normal ou faible). Les carences en vitamine D se traitent par administration médicamenteuse (par voie orale) de cette vitamine.

L'administration de doses excessives de vitamine D peut provoquer une intoxication : maux de tête, manque d'appétit, vomissements, douleurs osseuses, crampes, déshydratation; des troubles biologiques tels qu'une hypercalcémie et une hypercalciurie. Chez la femme enceinte, une hypervitaminose risque d'entraîner des malformations fœtales.

• Symptômes et signes

Les fractures sont les principales manifestations de l'ostéoporose. Leur siège varie selon que la diminution de la densité osseuse affecte l'os cortical ou l'os spongieux.

> **Quand l'ostéoporose touche l'os cortical,** les fractures affectent en général l'extrémité inférieure du poignet, la tête de l'humérus et, lorsque le sujet est âgé, le col du fémur. Elles peuvent aussi affecter le bassin et le sacrum sous la forme de fractures de fatigue.

> **Quand l'ostéoporose touche l'os spongieux,** très abondant dans les vertèbres, les fractures se traduisent par des tassements vertébraux survenant brutalement et entraînant une douleur dorsale ou lombaire aiguë souvent prise pour un lumbago. La douleur est vive pendant 10 jours et disparaît progressivement en 3 ou 4 semaines. Le tassement se consolide, mais la vertèbre reste déformée, pouvant être à l'origine de douleurs chroniques n'apparaissant qu'à la station debout.

• Diagnostic

Très souvent, un tassement vertébral ou une transparence excessive à la radiographie permettent de détecter une ostéoporose. L'absorptiométrie le plus souvent aux rayons X mesure la densité osseuse et permet d'apprécier l'importance de l'ostéoporose. Son évolution peut être suivie en mesurant régulièrement la taille du patient. Un tassement vertébral fait perdre entre 1 et 2 centimètres. Une ostéoporose comportant de multiples tassements peut faire perdre de 15 à 20 centimètres.

• Traitement

Le traitement des ostéoporoses endocriniennes ou médicamenteuses est celui de leur cause. Les traitements médicaux proposés pour lutter contre l'évolution de l'ostéoporose sont la prise de calcium, de vitamine D et de bisphosphonates (alendronate, risedronate, ibandronate) et d'anti-œstrogènes (raloxifène) qui s'opposent à la résorption osseuse.

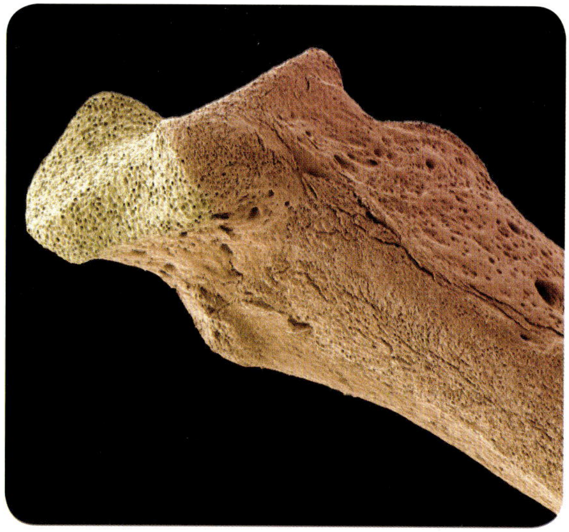

▲ L'ostéoporose est une maladie du squelette se caractérisant par une diminution de la masse osseuse et par une altération de la microarchitecture des os.

Après plusieurs années de traitement, les bisphosphonates augmentent la densité osseuse et diminuent le nombre de fractures vertébrales et du col du fémur. Des traitements stimulant la formation osseuse (strontium, hormone parathyroïdienne) sont proposés.

• Prévention

La prévention de l'ostéoporose est donc indispensable. L'immobilité favorisant la perte osseuse, l'exercice physique (marche), voire la pratique régulière d'activités sportives, peut être utile ; tout surentraînement a cependant des effets néfastes. Il est recommandé d'avoir une alimentation riche en calcium et en protéines (lait, produits laitiers, viande, poisson) et de limiter la consommation d'alcool et de tabac.

Le traitement préventif de l'ostéoporose post-ménopausique reposait sur les œstrogènes qui s'opposent à la diminution de la densité osseuse et réduisent la fréquence des fractures pendant son application. Mais les inconvénients du traitement substitutif de la ménopause l'emportant sur les avantages, cette indication n'est plus retenue. Toutes ces mesures visent à diminuer la fréquence des tassements vertébraux chez la femme après 60 ans et des fractures du col du fémur dans les deux sexes après 80 ans.

L'ostéonécrose

L'ostéonécrose est la mort d'un fragment de tissu osseux due à une interruption de la circulation sanguine, aboutissant à un infarctus osseux.

Les travées osseuses de l'os mort ne se renouvellent plus et finissent par s'effondrer. Si l'ostéonécrose touche une zone articulaire, l'articulation se déforme et devient douloureuse.

Une ostéonécrose peut atteindre toutes les articulations, en particulier la tête du fémur et moins souvent la tête de l'humérus, le dôme de l'astragale, le genou ou le coude.

Certaines formes sont particulières comme l'ostéonécrose du condyle interne chez la personne âgée.

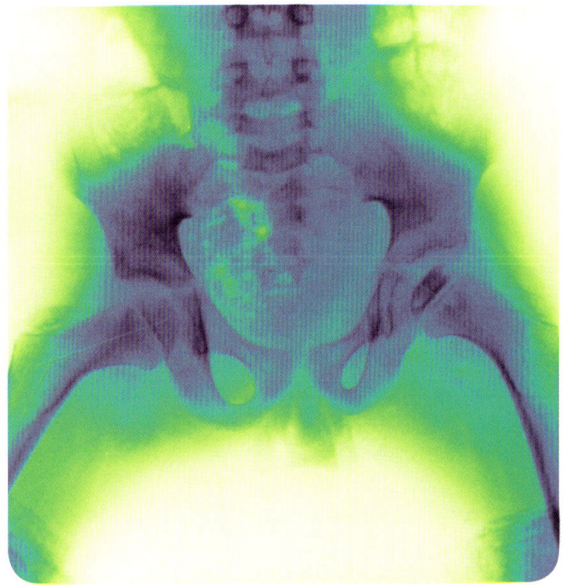

▲ La radiographie du bassin de face montre un effondrement de la tête fémorale gauche, qui présente une perte de la régularité de la surface articulaire.

• Causes

Une ostéonécrose peut survenir à la suite d'un traumatisme (fracture du col du fémur sectionnant ses vaisseaux nourriciers ; fracture du semi-lunaire au poignet) ou d'une hyperpression osseuse (ostéonécrose des plongeurs sous-marins), au cours de certaines affections (drépanocytose, alcoolisme) ou d'un traitement par les corticostéroïdes (au cours d'une greffe d'organe par exemple).

• Symptômes, diagnostic et traitement

La douleur entraîne une diminution de la mobilité articulaire. Le diagnostic précoce repose sur la scintigraphie osseuse ou l'imagerie par résonance magnétique (I.R.M.), la radiographie ne donnant des signes que plus tardivement, lorsque l'os nécrosé s'est affaissé.

Le traitement est toujours difficile. Si la surface articulaire n'est pas déformée, le traitement consiste à mettre l'os en décharge, et parfois à prescrire un forage osseux. Lorsque la surface articulaire est atteinte, des techniques conservatrices peuvent être proposées comme la greffe osseuse vascularisée, l'injection de ciment acrylique, ou le comblement par des cellules souches osseuses.

Le choix est fonction de l'incidence fonctionnelle et du niveau de douleurs. Si la gêne est modérée, on ne prescrira pas de traitement. Si la gêne est importante, on proposera une prothèse totale de l'articulation, comme c'est fréquemment le cas pour la hanche.

La périarthrite

La périarthrite est due à l'inflammation des tissus au voisinage des articulations. Souvent douloureuse, cette maladie, favorisée par le vieillissement des tissus, affecte en général des sujets âgés ou, plus rarement, des sujets jeunes et sportifs.

Les périarthrites touchent les bourses séreuses périarticulaires (espaces de glissement), la capsule articulaire (tissu fibreux entourant l'articulation), les ligaments, les tendons et leurs gaines, voire les muscles voisins de l'articulation.

Chaque articulation de l'organisme peut faire l'objet d'une périarthrite, mais, du fait de sa complexité anatomique et de l'amplitude des mouvements possibles, c'est l'épaule qui est le plus souvent atteinte.

> **La périarthrite du coude** peut être liée à une épicondylite (inflammation des tendons s'insérant sur l'épicondyle, saillie osseuse située à l'extrémité inférieure de l'humérus), fréquente chez le joueur de tennis (tennis-elbow), à une épitrochléite (inflammation de l'épitrochlée, saillie osseuse située sur la partie interne du coude) ou à une bursite rétro-olécranienne (inflammation de la bourse séreuse située derrière l'olécrane, saillie postérieure du cubitus à l'articulation du coude).

> **La périarthrite du genou** a de multiples causes : kystes poplités, dus à l'inflammation des bourses des muscles jumeau interne et demi-membraneux, et responsables d'une douleur et d'une tuméfaction en arrière du genou ; tendinite des muscles de « la patte d'oie », fréquente chez le sportif et la femme âgée obèse, occasionnant des douleurs du tibia ; maladie de Pellegrini-Sieda, liée à une inflammation calcifiante du ligament latéral interne du genou à son point d'insertion sur le fémur et survenant à la suite d'une entorse mal soignée.

> **La périarthrite de la hanche** est due en général à une tendinite des muscles fessiers, responsable d'une douleur lorsque le sujet écarte sa cuisse de l'axe du corps, ou à une tendinite des muscles adducteurs, fréquente chez le sportif (rugby, football).

> **La périarthrite de la main** peut être la conséquence de kystes synoviaux (kystes de la gaine des tendons) apparaissant souvent au dos du poignet et qui sont enlevés chirurgicalement lorsqu'ils deviennent inesthétiques et/ou gênants. Il arrive aussi qu'elle soit due à une ténosynovite (inflammation d'un tendon et de sa gaine synoviale), provoquant parfois des rétractions tendineuses des doigts.

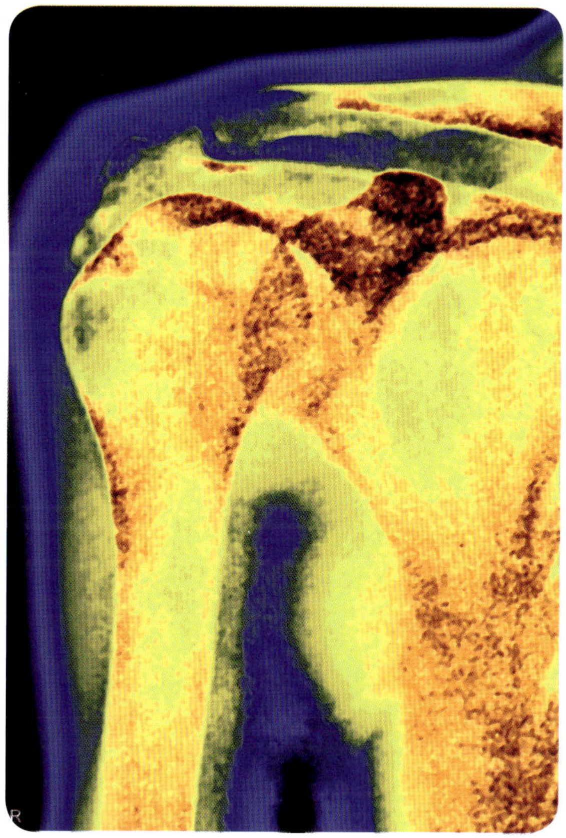

▲ **La radiographie visualise des modifications du tissu osseux au niveau de la tête humérale et de l'acromion, dues aux frottements répétés.**

PÉRIARTHRITE DE L'ÉPAULE

Elle est due à une inflammation des tendons de la coiffe des rotateurs (muscles responsables des mouvements de rotation de l'épaule de la bourse séreuse sous-acromiodeltoïdienne (espace de glissement entre muscle deltoïde et acromion, d'une part, et coiffe des rotateurs, d'autre part) et/ou de la capsule de l'articulation scapulohumérale (entre omoplate et humérus), ces différentes atteintes pouvant être isolées ou associées.

Elle est favorisée par des facteurs congénitaux (espace trop étroit entre tendons de la coiffe et voûte osseuse sous-acromiale, par exemple) ou acquis (utilisation professionnelle ou sportive excessive de l'articulation de l'épaule).

• Symptômes

Ils peuvent être plus ou moins accentués :

> **douleur de l'épaule,** sans que les mouvements de celle-ci soient limités ;

> **douleur aiguë de l'épaule,** avec limitation totale des mouvements de celle-ci, liée à une bursite (inflammation de la bourse séreuse) ;

> **blocage de l'épaule,** dû à une capsulite rétractile (rétraction et épaississement de la capsule articulaire de l'épaule) ; ce qui est très douloureux;

> **épaule pseudoparalytique,** due à une rupture tendineuse, fréquente chez le sportif ; la douleur est faible, mais le sujet ne peut pas bouger l'épaule.

• Diagnostic

L'examen radiologique est normal, ou révèle la présence de calcifications sur les tendons de la coiffe ou de la bourse sous-acromiodeltoïdienne, des signes d'usure osseuse due aux frottements répétés, ou un aspect décalcifié de l'os, etc. Il peut être complété par l'échographie, l'imagerie par résonance magnétique (I.R.M.) ou par l'arthroscanner.

• Traitement

Il repose, selon le cas, sur les anti-inflammatoires par voie locale (pommade, infiltrations) et/ou générale, ainsi que sur la kinésithérapie. Si l'affection devient chronique, différentes interventions peuvent être proposées, notamment réparer chirurgicalement un tendon rompu.

L'ARTICULATION SCAPULOHUMÉRALE

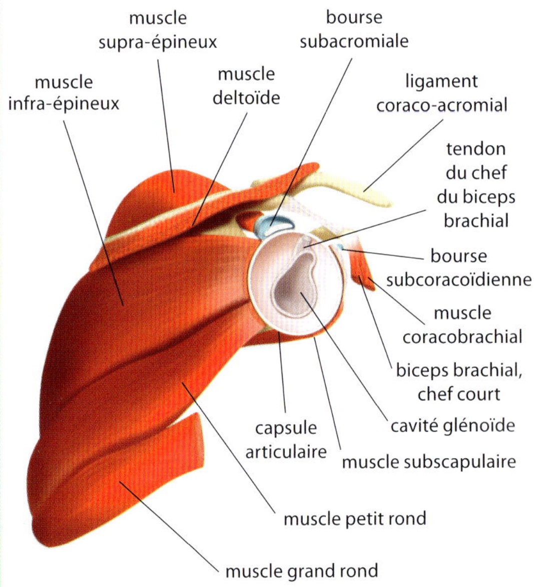

▲ L'épaule est formée par l'articulation scapulohumérale, unissant l'humérus et l'omoplate, et les masses musculaire qui l'entourent. C'est une articulation très mobile qui permet des mouvements de bras de grande amplitude et dans tous les sens.

Les pathologies du genou

Elles sont multiples. L'entorse peut toucher les ligaments latéraux ou croisés et/ou les ménisques. Les syndromes fémoro-patellaires touchent l'articulation entre le fémur et la rotule. Les subluxations récidivantes de la rotule peuvent se compliquer de véritables luxations. L'arthrose est secondaire au vieillissement de l'articulation.

ENTORSE

Lésion des ligaments du genou allant de la simple élongation (entorse bénigne) à la rupture complète (entorse grave). Elle est souvent due à un mouvement de torsion forcée du pied, survenant notamment lors de la pratique de certains sports (football, ski, etc.).

• Symptômes

> **Les entorses bénignes** se traduisent par une douleur et un gonflement de l'articulation. Le port d'un simple bandage ou d'un plâtre pendant 3 semaines permet de calmer la douleur.

> **Les entorses graves** se caractérisent par une douleur vive et par une hémarthrose (saignement dans la cavité articulaire). Le sujet, lorsqu'il se tient debout, a l'impression que son genou va se dérober. La rupture complète d'un ligament latéral exige une immobilisation plâtrée de 6 semaines.

• Traitement

La rupture d'un ligament croisé antérieur ne nécessite pas d'immobilisation plâtrée, à moins qu'il ne soit réparé chirurgicalement, par suture ou transposition ligamentaire (à l'aide d'un fragment de tendon prélevé sur des muscles voisins ou sur le tendon rotulien) ; cette réparation, contraignante pour le patient, ne doit être proposée qu'aux sportifs de haut niveau.

En effet, une simple rééducation, qui doit d'ailleurs toujours être suivie, quel que soit le type de traitement entrepris, aboutit en général à un excellent résultat et à une reprise de la plupart des activités sportives.

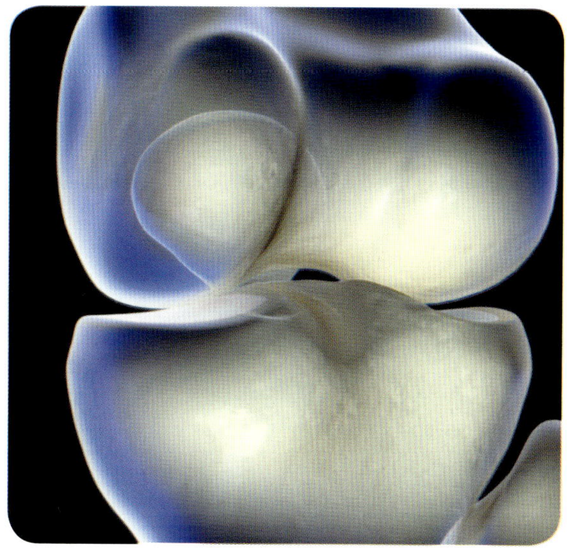

▲ L'articulation du genou unit le fémur au tibia et à la rotule. Elle se compose, en avant, de l'appareil extenseur, formé du muscle quadriceps qui s'insère sur la rotule, et du tendon rotulien. En arrière, elle comprend la région poplitée. L'extrémité inférieure du fémur présente, en avant, la trochlée et, en bas et en arrière, les condyles. L'adaptation parfaite de la surface articulaire du fémur avec celle du tibia est garantie par les ménisques.

LÉSIONS DU MÉNISQUE

Fréquentes chez les sportifs de haut niveau, ce sont essentiellement des déchirures, allant parfois jusqu'à la rupture complète.

Leur traitement est chirurgical : il consiste à pratiquer une suture ou, le plus souvent, une ablation totale du ménisque par ouverture chirurgicale de l'articulation ou par arthroscopie. Après l'intervention, il est recommandé au sujet de reprendre la marche le plus tôt possible. La rééducation est facultative.

Arthroscopie et méniscectomie

• Arthroscopie

Examen endoscopique de l'intérieur d'une articulation permettant d'établir un diagnostic, généralement par une biopsie dirigée, et de traiter les lésions.

L'arthroscopie permet l'examen du cartilage, de la synoviale, des ligaments croisés et des ménisques. Les arthroscopies le plus fréquemment réalisées sont celles du genou et de l'épaule, mais toutes les autres articulations peuvent également être examinées ou opérées ainsi.

Après une ouverture minime de l'articulation sous anesthésie locale, le médecin introduit l'arthroscope, tube rigide muni d'appareils optiques et d'instruments permettant la chirurgie intra-articulaire. La plupart des composants de l'articulation sont accessibles sous arthroscopie : un corps étranger articulaire peut être ôté, un cartilage endommagé, remodelé, et un ménisque, recousu ou enlevé.

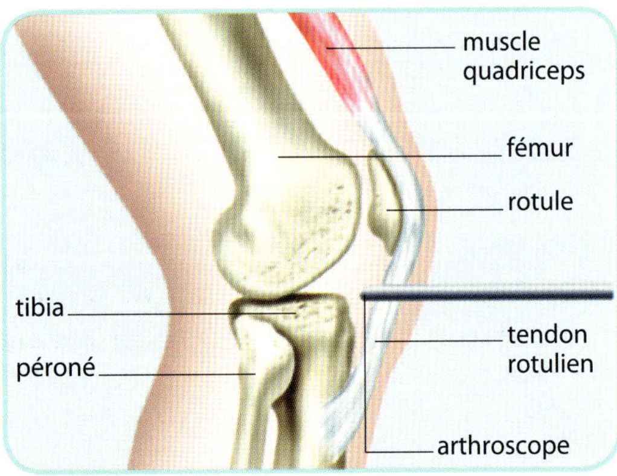

▲ La position de l'arthroscope (trait bleu) permet au médecin d'examiner les constituants de la cavité articulaire.

L'ablation de la synoviale (tissu recouvrant les os de l'articulation) se pratique à l'aide d'un rasoir-aspirateur. Enfin, les ligaments peuvent faire l'objet de gestes chirurgicaux directs. L'avantage majeur de la chirurgie sous arthroscopie est de réduire le temps d'hospitalisation et le délai nécessaire à la reprise fonctionnelle. La cicatrice est en outre très petite par rapport à celle de la chirurgie classique.

La miniaturisation du matériel, la transmission des images sur écran ont permis l'accès à d'autres articulations que le genou ou l'épaule (poignet, cheville).

• Méniscectomie

Ablation chirurgicale d'une partie ou de la totalité d'un ménisque.

Une méniscectomie se pratique en cas de lésion d'un ménisque, du genou en général, qui peut survenir de façon isolée ou à la suite d'une entorse grave, ou encore du fait d'une laxité chronique du genou.

Une méniscectomie est le plus souvent effectuée sous arthroscopie : après avoir posé un garrot puis pratiqué une ouverture minime dans l'articulation, le praticien introduit l'arthroscope, tube rigide dont l'extrémité est munie d'appareils optiques et d'instruments qui permettent une microchirurgie intra-articulaire. Le patient peut rentrer chez lui le jour même et est capable de marcher normalement au bout de quelques jours. Beaucoup plus rarement, la méniscectomie est pratiquée sous arthrotomie (ouverture chirurgicale de l'articulation). Pendant environ 3 semaines, le patient doit alors s'aider de deux cannes pour marcher. La conservation d'une partie du ménisque est préférable : en effet, l'ablation du ménisque, lorsqu'elle est totale, favorise souvent l'apparition d'une arthrose de l'articulation. Selon le contexte, il est parfois possible de réinsérer le ménisque par une suture méniscale réalisée sous arthroscopie. Les suites opératoires sont plus longues, sans reprise de la marche avant 6 semaines.

LUXATION

La luxation du genou se caractérise par la perte de contact entre les surfaces articulaires du fémur et du tibia ; des lésions de l'artère poplitée et du nerf sciatique, qui passent en arrière dans la région poplitée, sont possibles. Elle nécessite une réparation chirurgicale.

AUTRES PATHOLOGIES

Le genou, qui peut être contaminé par un germe entraînant la survenue d'une arthrite septique, peut être le siège d'une maladie inflammatoire atteignant la synoviale (membrane qui recouvre la face intérieure de la capsule articulaire), telle la polyarthrite rhumatoïde, ou d'une maladie dégénérative qui atteint les cartilages par usure progressive, comme l'arthrose.

Des tumeurs peuvent se développer à partir de la synoviale, des os ou des parties molles environnantes. Enfin, l'hydarthrose du genou (voir ci-après), est le plus souvent due à un traumatisme, à une arthrose ou à une polyarthrite rhumatoïde.

HYDARTHROSE

Épanchement de liquide séreux à l'intérieur d'une articulation.

Le liquide séreux sert à lubrifier l'intérieur de l'articulation. Il est sécrété par la synoviale (membrane tapissant la face interne d'une capsule articulaire). L'hydarthrose, improprement appelée dans le langage courant « épanchement de synovie », peut être due à une lésion traumatique vieille de quelques jours (fracture articulaire, entorse grave, lésion méniscale), à une arthrose ou à une maladie inflammatoire de l'articulation (polyarthrite rhumatoïde, spondylarthrite ankylosante, chondrocalcinose articulaire).

L'hydarthrose du genou, la plus fréquente, se traduit par un gonflement de l'articulation et, à la palpation, par une sensation de résistance élastique au-dessus de la rotule. Le patient ressent une gêne, parfois des douleurs. La percussion de la rotule entraîne aussi, en retour, une sensation tactile de choc sec et rapide, appelée « choc rotulien ».

La radiographie du genou complète l'examen. Une ponction de l'articulation permet de soulager le patient et de déterminer la cause de l'hydarthrose (par analyse du liquide séreux ainsi prélevé), qui sera alors soignée.

LES PREMIERS SECOURS EN CAS D'ENTORSE

- Évacuer la victime vers le centre de soin le plus proche, en l'aidant à se déplacer sans appui du membre blessé sur le sol. Si l'évacuation est difficile ou si la victime ne peut pas se relever, alerter ou faire alerter les secours.
- Mettre au repos le genou de telle façon que le blessé n'ait pas mal.
- Refroidir le genou avec de l'eau fraîche ou de la glace (en ayant soin d'intercaler un linge entre la peau et la glace pour éviter les brûlures par le froid) afin de diminuer l'inflammation (douleur et gonflement).
- Donner des antalgiques (paracétamol) en cas de douleurs.
- Consulter son médecin traitant le plus rapidement possible.

Si cela n'est pas possible (le soir, le week-end et les jours fériés), deux attitudes sont possibles :
- Si la gêne est peu importante, il est possible de patienter 24 à 48 heures avant de consulter son médecin.
- S'il existe une impotence fonctionnelle et des douleurs importantes, il est préférable de consulter dans un service d'urgences afin d'éliminer une pathologie grave (fracture associée, par exemple). Cette consultation n'empêche absolument pas d'aller consulter son médecin habituel dès que possible afin d'avoir son avis.

À la recherche d'une jeunesse éternelle ?

« Chacun souhaite vivre longtemps, mais personne ne veut être vieux. » Cette citation de Jonathan Swift trouve tout son écho aujourd'hui, à l'heure où les recherches foisonnent pour percer le secret du vieillissement. Un voyage au cœur de la cellule s'impose.

Des théories multiples

Comment l'organisme vieillit-il ? S'ils s'accordent à considérer qu'il s'agit d'un processus multifactoriel, les spécialistes restent divisés sur la réponse. Y aurait-il un processus prépondérant ? Selon les approches, les mises en accusation portent sur le noyau et son matériel génétique et ses chromosomes, ou sur d'autres organites cellulaires. Seul point commun de ces diverses pistes : les radicaux libres, jugés coupables de dommages à la fois dans le noyau et dans les autres compartiments de la cellule.

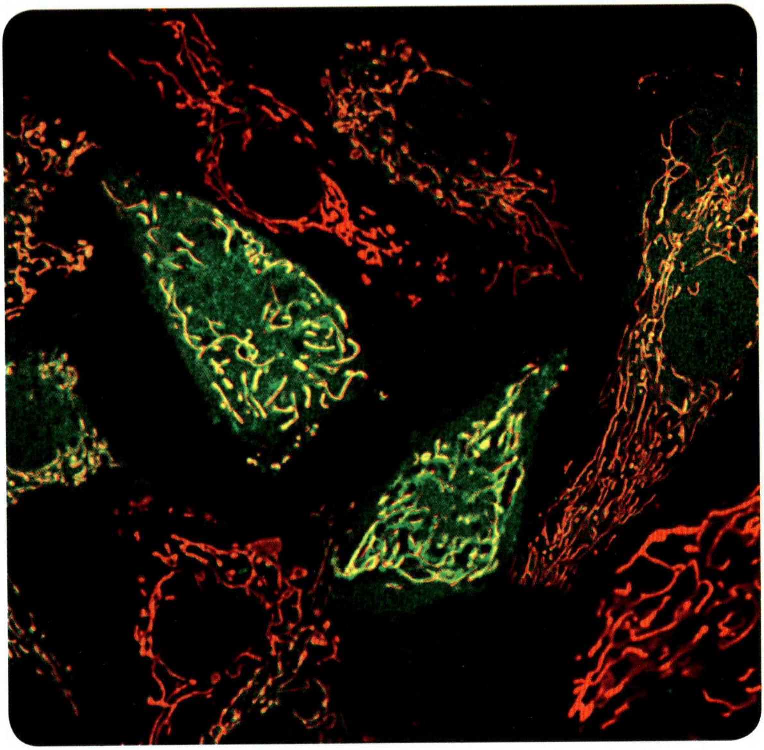

▲ **Véritables poisons de la cellule, les radicaux libres sont en grande majorité produits par ses mitochondries. Ici, grâce à un double marquage, les mitochondries riches en radicaux libres apparaissent en jaune.**

Radicaux libres, ennemis numéro 1

Depuis les années 1970, on sait que l'oxygène respiré est transformé dans la mitochondrie, lors de la production d'énergie, en dérivés, appelés « radicaux libres ». Véritables poisons de la cellule, ceux-ci s'attaquent particulièrement aux acides gras des membranes cellulaires et à l'A.D.N.

C'est ce que l'on appelle le « stress oxydatif », favorisé par le tabac, les rayons U.V., la pollution et une consommation excessive de sucres et de graisses. D'où le concept de restriction calorique utilisé comme moyen de diminuer le métabolisme énergétique, donc le stress oxydatif, et, au final, comme tremplin de la longévité.

Par ailleurs, les antioxydants, comme les vitamines C et E, ou encore le resvératrol contenu dans le vin rouge, font l'objet d'études, même s'ils n'ont pas encore démontré leur efficacité sous forme de compléments alimentaires.

Les chromosomes raccourcissent, les cellules meurent

Outre les dommages causés par les radicaux libres, le vieillissement est lié à un processus normal de sénescence cellulaire : les cellules sont mortelles et ne peuvent se diviser indéfiniment. Et cela, à cause des télomères, extrémités des chromosomes qui assurent la stabilité de l'A.D.N. À chaque division, les télomères se raccourcissent et, le jour où leur taille devient critique, la cellule n'a plus la possibilité de se multiplier et meurt.
Pour contrer ce processus, la recherche se concentre sur la télomérase, qui comble les pertes en A.D.N. des télomères. Or, cette enzyme-clé n'est pas produite naturellement dans la majorité des cellules à l'état adulte. L'idée enthousiasmante de la faire réapparaître artificiellement pour atténuer les effets du vieillissement se heurte cependant à une réalité : les cellules cancéreuses ont, elles, une activité télomérase. Des étapes supplémentaires devront être nécessaires pour parvenir à ne pas faire vieillir des cellules sans pour autant les rendre immortelles, donc cancéreuses.

Le mode de vie

Régime = longévité ? Pas sûr... C'est en 1935 que le nutritionniste américain Clive McCay a observé que des souris ingurgitant 30 % de calories en moins vivaient 50 % plus longtemps que leurs congénères nourries à volonté. Depuis, cette découverte a été confirmée chez d'autres animaux. Pour les humains, les doutes sont grands : si ce phénomène reste à prouver, les effets négatifs (aménorrhée, sensibilité aux infections, ostéoporose précoce) d'une restriction calorique sont, eux, avérés.

Bouger plus = vieillir moins ! Les sportifs sont, sur le plan biologique, 10 ans plus jeunes que ceux qui demeurent complètement sédentaires. Telle est la conclusion d'une étude anglaise de janvier 2008 portant sur plus de 2 000 jumeaux. De fait, les chercheurs ont constaté que plus l'activité physique est importante, moins les télomères sont raccourcis. Et cela, même dans le groupe des vrais jumeaux qui possèdent à la naissance le même patrimoine génétique. Comment le sport influe sur la longueur des télomères demeure cependant sans explication physiologique. Diminution du stress oxydatif, psychologique ? Autant de pistes à suivre.

Nettoyage de la cellule

En revanche, certaines pistes aboutissent plus rapidement à des succès de laboratoire. En août 2008, des chercheurs ont réussi à maintenir jeunes les foies de souris pourtant âgées. Et cela, en empêchant la dégradation, normale et liée au temps, du système de nettoyage de la cellule. Lorsqu'une protéine est altérée, elle est prise en charge par une protéine chaperonne qui la mène jusqu'au lieu de sa dégradation, le lysosome, véritable poubelle de la cellule. Et c'est là que le bât blesse : avec le temps, le lysosome ne reconnaît plus la protéine chaperonne chargée des « déchets », si bien que les protéines altérées s'accumulent dans la cellule.
Depuis qu'ils sont parvenus à maintenir l'activité des lysosomes dans le foie des rats, les chercheurs espèrent déjà transférer leur méthode à l'homme, pour lequel l'accumulation de protéines altérées est un moteur connu des maladies neurodégénératives.

Des gènes de la longévité ?

Une autre approche consiste à considérer le problème sous l'angle inverse. L'enjeu : comprendre quelles sont les singularités génétiques conférant une longévité exceptionnelle.
Ainsi, l'étude de populations de centenaires a pu mettre en évidence un allèle du gène APOE, codant une protéine de transport du cholestérol et qui semble protéger contre la maladie d'Alzheimer, mais aussi contre l'athérosclérose.

La spondylarthropathie

La spondylarthropathie est une affection inflammatoire chronique caractérisée par une atteinte articulaire vertébrale.

Le terme de spondylarthropathie regroupe quatre affections inflammatoires :
– la spondylarthrite ankylosante, ou pelvispondylite rhumatismale ;
– le syndrome oculo-urétro-synovial, aussi appelé « syndrome de Fiessinger-Leroy-Reiter » (F.L.R.) ;
– certaines formes de rhumatisme psoriasique, ou arthrite psoriasique ;
– les rhumatismes accompagnant les maladies inflammatoires chroniques de l'intestin (notamment la rectocolite hémorragique et la maladie de Crohn).

De nombreuses formes de passage d'une affection à l'autre sont possibles : ainsi, un individu initialement atteint d'un syndrome oculo-urétro-synovial pourra développer une spondylarthrite ankylosante ou des signes cutanés de psoriasis.

• Fréquence

Les spondylarthropathies touchent environ 5 sujets sur 1 000, surtout des adultes jeunes (entre 18 et 26 ans). Elles affectent davantage les hommes que les femmes. Des facteurs environnementaux jouent probablement un rôle dans leur survenue : les formes graves ont considérablement diminué, depuis 40 ans, dans les pays industrialisés, du fait, semble-t-il, de la généralisation de la distribution d'eau courante qui a permis de réduire la fréquence des infections bactériennes intestinales.

• Symptômes et signes

Ces différentes affections présentent toutes, à des degrés divers, des caractères communs, cliniques, biologiques et thérapeutiques, qui ont permis de les regrouper sous le terme de spondylarthropathies :
– douleurs nocturnes et/ou raideur matinale lombaire ou dorsale ;
– oligoarthrite asymétrique ;
– douleurs fessières ;
– douleur du talon ;
– inflammation de l'iris ;
– survenue d'une urétrite ou d'une cervicite (respectivement, inflammation de l'urètre ou du col de l'utérus) non gonococcique ;
– ou encore d'une diarrhée moins de 1 mois avant le début d'une arthrite ;
– présence ou antécédents de psoriasis, de balanite (inflammation de la muqueuse du gland pénien) ;
– affection chronique du côlon ou de l'intestin grêle ; sacro-iliite (inflammation des articulations sacro-iliaques ;
– présence de l'antigène HLA B27 (le système HLA, *Human Leucocyte Antigen,* est une classification des tissus de l'organisme en différents groupes d'histocompatibilité) ;
– atténuation des douleurs en 48 heures par administration d'anti-inflammatoires non stéroïdiens et/ou rechute rapide dès l'arrêt de la prise, etc.

Chaque spondylarthropathie présente aussi des caractères spécifiques.

> **La spondylarthrite ankylosante** progresse généralement de bas en haut, du bassin vers le rachis cervical.

> **Le syndrome oculo-urétro-synovial** se manifeste notamment par une atteinte inflammatoire du rachis et des articulations sacro-iliaques, mais aussi des hanches, des genoux, des coudes, des poignets et des articulations interphalangiennes.

> **Le rhumatisme psoriasique** se distingue de la spondylarthrite ankylosante par l'atteinte fréquente des grosses et des petites articulations des membres (celles des phalanges, notamment), et parce que ses atteintes ne sont pas symétriques.

> **Les spondylarthropathies liées à une maladie inflammatoire chronique de l'intestin** (rectocolite hémorragique, maladie de Crohn) se traduisent par des arthrites qui évoluent souvent parallèlement

GÊNE HLA B27 ET SPONDYLARTHRITE ANKYLOSANTE (SPA)

Le système HLA, ou L-A système, est le principal système faisant intervenir des antigènes (éléments non reconnus par l'organisme, donc considérés comme étrangers) dont dépend le succès d'une greffe.

Le système HLA a été découvert en 1958 par Jean Dausset (immunologiste français), qui obtint pour cela le prix Nobel de médecine en 1980.

HLA B27 est un gène HLA de type I. Il est un gène du système immunitaire directement impliqué dans les spondylarthropathies; plus de 90 % des malades diagnostiqués spondylarthrite ankylosante sont porteurs du gène.

La présence du gène ne permet pas de réaliser le diagnostic, car 6 % de la population française est porteuse du gène; mais, heureusement, il n'y a pas 6 % de malades SPA.

Le gène HLA B27 représente 40 % du risque de déclarer une spondylarthrite ankylosante; donc la maladie dépend à 60 % d'autres facteurs : génétiques ou environnementaux.

5 % des personnes porteuses du gène HLA B27 déclencheront une spondylarthrite.

À ce jour, les scientifiques savent repérer 31 variantes (allèles) du gène HLA B27. Parmi ces variantes, toutes ne sont pas pathogènes.

aux manifestations digestives; elles atteignent les grosses articulations des membres, les articulations sacro-iliaques et le rachis.

• Évolution

Elle est favorable dans la majorité des cas, bien que des traitements anti-inflammatoires non stéroïdiens soient nécessaires lors des poussées de la maladie. Il existe cependant des formes sévères de spondylarthropathie – notamment lorsque la maladie débute très tôt, entre 13 et 18 ans – dont la gravité est due à l'ankylose de la colonne vertébrale et des hanches, qui s'enraidissent.

• Traitement

Il repose sur les anti-inflammatoires non stéroïdiens, pris de préférence le soir, avant le coucher.

Les spondylarthropathies s'accompagnant de signes biologiques d'inflammation (vitesse de sédimentation élevée) ou de signes, même mineurs, d'inflammation intestinale chronique bénéficient souvent d'un traitement de fond par la salazopyrine.

Quand la hanche est gravement atteinte, une synoviorthèse (destruction de la synoviale, tissu tapissant les parois des cavités articulaires) par un isotope radioactif, après 45 ans, peut stopper l'évolution de l'arthrite, permettant ainsi de retarder la pose d'une prothèse.

Dans les formes rebelles aux anti-inflammatoires non stéroïdiens, les agents anti-TNF sont efficaces.

Le syndrome canalaire

Le syndrome canalaire est un ensemble de manifestations neurologiques liées à la compression d'un nerf dans un canal inextensible.

• Fréquence et causes

Les syndromes canalaires, fréquents, sont dus soit à un canal trop étroit (os déformé par une ancienne fracture, tumeur, arthrose, épaississement des tissus fibreux lié à l'âge, étroitesse congénitale), soit, plus rarement, à une maladie entraînant une augmentation de volume du nerf (lèpre) ou à une ténosynovite (inflammation de la gaine synoviale entourant une articulation).

• Différents types de syndrome canalaire

> **Le syndrome du canal carpien,** au cours duquel le nerf médian est comprimé au poignet par le ligament annulaire du carpe, entraîne des fourmillements et des douleurs des doigts à prédominance nocturne, avec diminution de la force musculaire du pouce.

> **Le syndrome du canal tarsien,** au cours duquel le nerf tibial postérieur est comprimé sous la cheville, se traduit par des douleurs et un engourdissement de la plante du pied avec diminution de la sensibilité de la pulpe des orteils.

> **Le syndrome du défilé costoclaviculaire,** au cours duquel le plexus brachial est comprimé par une côte surnuméraire cervicale ou à cause d'un espace trop étroit entre les muscles scalènes, se traduit par des douleurs dans l'annulaire et l'auriculaire, accentuées par certaines positions du bras (élévation, port de poids abaissant l'épaule, etc.) ; il peut aussi provoquer une thrombose (formation d'un caillot).

> **Le syndrome du nerf sus-scapulaire,** au cours duquel celui-ci est comprimé au niveau de l'épaule par le ligament coracoïdien, provoque des douleurs postérieures de l'épaule avec fonte des muscles adjacents.

• Traitement

Il consiste en des infiltrations de corticostéroïdes dans la zone des points de compression de façon à diminuer l'œdème nerveux. Dans les cas particulièrement invalidants, on peut pratiquer une neurolyse (intervention chirurgicale consistant à libérer un nerf comprimé par du tissu fibreux) ou la section chirurgicale du canal fibreux trop étroit.

SYNDROME DU CANAL CARPIEN

Syndrome caractérisé par une sensation d'engourdissement, de fourmillement ou même de douleur dans les doigts.

Le syndrome du canal carpien survient surtout la nuit ou le matin au réveil. Il est provoqué par la compression du nerf médian dans le canal carpien, à la face antérieure du poignet, et se complique parfois de troubles de la sensibilité des doigts. Il atteint le plus souvent la femme, au cours de la grossesse et à l'âge de la ménopause, mais toute cause de rétrécissement du canal carpien peut provoquer un syndrome du canal carpien : synovite, myxœdème, acromégalie, amylose, déformation traumatique des os du carpe, etc.

Outre les symtômes évocateurs, l'EMG (électromyogramme) permet d'en faire le diagnostic de certitude en montrant le ralentissement des vitesses nerveuses sur le nerf médian. Cet examen permet également d'évaluer le degré de l'atteinte du nerf.

Si les symptômes résistent aux injections de corticostéroïdes dans le canal et au port d'une orthèse (appareillage orthopédique rigide destiné à protéger, à immobiliser ou à soutenir un membre ou une autre partie du corps), une intervention chirurgicale sous anesthésie locorégionale peut être envisagée pour libérer le nerf. Cette décompression peut être réalisée par endoscopie.

Les tumeurs osseuses

Les tumeurs osseuses secondaires, ou métastases osseuses, sont les plus fréquentes des tumeurs osseuses (60 %). Les tumeurs osseuses malignes primitives représentent moins de 1 % des cancers. Les tumeurs osseuses bénignes sont plus fréquentes.

CHONDROME

Tumeur cartilagineuse bénigne.

Un chondrome survient le plus souvent sur les os des mains et des pieds (phalanges, métacarpiens et métatarsiens), plus rarement à la racine des membres et au tronc. Cette tumeur peut se révéler par une tuméfaction palpable, une fracture (le chondrome compromettant la solidité de l'os, qui peut se rompre à l'occasion d'un effort) ou être découverte lors d'un examen radiologique.

Lorsqu'un chondrome est à l'origine de symptômes, il doit être enlevé car il existe de très rares cas de dégénérescence sarcomateuse (chondrosarcome).

• Traitement

Le traitement repose sur l'ablation chirurgicale complète du chondrome, qui permet de prévenir le risque de fracture et d'éviter une récidive.

EXOSTOSE

Tumeur bénigne se développant à la surface d'un os.

Les exostoses, appelées aussi « ostéochondromes », sont d'origine inconnue. Cependant, l'exostose du conduit auditif externe est plus fréquente chez les sujets souvent au contact de l'eau (plongeurs sous-marins, surfeurs). Lorsque les exostoses sont multiples et qu'elles siègent sur différents os, elles sont caractéristiques d'une affection héréditaire, la maladie des exostoses multiples. Celle-ci débute dès l'enfance : les exostoses compriment des nerfs ou des artères; elles ne dégénèrent que très rarement en cancer. Les exostoses solitaires apparaissent plus tard et donnent lieu à moins de complications, bien que les exostoses du conduit auditif soient source de surdité.

• Traitement

Lorsque les exostoses sont gênantes, elles peuvent être retirées chirurgicalement. Dans les autres cas, une simple surveillance clinique et radiologique est suffisante, mais nécessaire.

OSTÉOME

Tumeur bénigne constituée de tissu osseux adulte, affectant une structure anatomique, osseuse ou non (muscle, notamment).

> **L'ostéome musculaire circonscrit** est une tumeur bénigne résultant de l'ossification d'un hématome intramusculaire. Peu douloureux, il n'entraîne qu'une gêne musculaire modérée.

Il n'est possible d'en réaliser l'ablation chirurgicale qu'après s'être assuré, par des examens répétés, que son évolution paraît stabilisée. Lorsque l'ablation est incomplète, des récidives peuvent survenir.

> **L'ostéome ostéoïde** est une tumeur bénigne constituée d'ostéoblastes (cellules produisant le tissu osseux), richement vascularisée, apparaissant dans 90 % des cas entre 5 et 25 ans, avec une nette prédominance masculine. Il siège surtout sur les os longs des membres : fémur, humérus, radius, tibia et sur les vertèbres. L'ostéome ostéoïde se traduit par des douleurs en général nocturnes, soulagées par l'aspirine.

Le diagnostic repose sur la scintigraphie osseuse et la radiographie, qui montre une importante condensation osseuse, avec, en son centre, une zone claire caractéristique, appelée « nidus ».

L'ostéome ostéoïde, dont l'évolution est très lente, doit être retiré chirurgicalement, si possible par voie percutanée.

- Les dermatites et dermites

Dermatite actinique chronique

Dermatite atopique

Dermatite herpétiforme

Dermite de contact allergique

Dermite orthoergique

Dermite des prés

Dermite séborrhéique

- L'eczéma
- L'herpès
- Les kystes de la peau
- Les mycoses

Candidose

Dermatophytose

- Les pertes de cheveux

Alopécie

Calvitie

Pelade

- Le psoriasis

Rhumatisme psoriasique

- L'urticaire
- Le vitiligo
- Le zona

VOIR AUSSI

Angiome p. 139

Pemphigus p. 418

La peau

Les dermatites et dermites

Les dermatites sont des maladies de la peau qui peuvent avoir plusieurs causes. Certaines sont d'origine allergique (dermatite actinique chronique, dermatite de contact, dermatite orthoergique, dermite des prés) ; d'autres sont secondaires à un dysfonctionnement du système immunitaire (dermatite atopique) ; d'autres encore sont d'origine infectieuse (dermatite herpétiforme) ou impliquent plusieurs facteurs (dermite séborrhéique).

DERMATITE ACTINIQUE CHRONIQUE

Syndrome regroupant plusieurs affections (eczéma photosensible, photosensibilité persistante et actinoréticulose) caractérisées par une hypersensibilité de la peau à la lumière.

Cet ensemble d'affections, d'origine allergique, touche principalement les hommes de plus de 50 ans.

• Symptômes, signes et traitement

Des plaques d'eczéma, rouges, desquamantes et très prurigineuses, apparaissent sur les zones exposées à la lumière, principalement le visage et le dos des mains.

La peau s'épaissit progressivement et perd sa souplesse (lichénification). Plus tardivement, de grosses lésions saillantes peuvent apparaître et s'étendre au-delà des zones initialement touchées.

Le traitement de la dermatite actinique est très difficile. Le patient, ne supportant plus la moindre exposition au soleil, est parfois isolé en chambre noire. Une corticothérapie, associée à une puvathérapie, est engagée en milieu hospitalier.

DERMATITE ATOPIQUE

Maladie immunitaire héréditaire se manifestant par des lésions cutanées eczémateuses. On l'appelle aussi « eczéma atopique », « eczéma constitutionnel » ou «prurigo de Besnier ».

• Symptômes et signes

> **La dermatite atopique du nourrisson** se manifeste, dès l'âge de 3 mois, par des plaques d'eczémas mal délimitées, apparaissant sur le visage, puis s'étendant au reste du corps, principalement aux plis cutanés (poignets, coudes, aisselles, aines et creux poplités).

La peau est par ailleurs très sèche, et montre sur le visage des signes de troubles circulatoires (pâleur, rougeur). Les lésions, très prurigineuses, sont aggravées par le grattage. La maladie est chronique, souvent accompagnée d'autres manifestations allergiques, notamment asthmatiques. Elle s'atténue après l'âge de 3 ans.

> **La dermatite atopique de l'adulte,** plus rare, présente les mêmes manifestations, augmentées de papules de prurigo et de plaques d'épaississement cutané (lichénification), pigmentées ou, à l'inverse, dépigmentées (formes achromiantes). Elle est souvent associée à des maladies allergiques respiratoires (syndrome dermorespiratoire).

• Traitement

Les lésions cutanées sont traitées par des dermocorticoïdes et des antiseptiques locaux. L'utilisation des corticoïdes doit respecter des modalités très précises. La sécheresse cutanée est traitée par des émollients (bains et topiques).

Ces traitements, appliqués quotidiennement, doivent être poursuivis quelque temps après la disparition des symptômes, pour éviter les récidives.

Puvathérapie ou photo-chimiothérapie

Méthode de traitement des maladies cutanées associant l'administration de psoralènes (substances exerçant une action photosensibilisante) et l'exposition au rayonnement ultraviolet A.

• Indications

La puvathérapie a été mise au point au début des années 1970. Elle est surtout indiquée dans le traitement du psoriasis, mais également dans celui du vitiligo, où elle peut contribuer à la repigmentation de la peau, et dans celui d'autres affections comme le parapsoriasis, le mycosis fongoïde ou les mastocytoses.

Elle est aussi utilisée pour prévenir les cas de lucite (éruptions déclenchées par l'exposition au soleil). Le mécanisme d'action de la puvathérapie est une fixation des psoralènes sur l'A.D.N. des cellules (constituant des chromosomes), qui bloque la division cellulaire des kératinocytes (cellules de l'épiderme) et provoque une photosensibilisation : les cellules deviennent plus sensibles aux rayonnements.

• Déroulement et contre-indications

Le malade absorbe les psoralènes par voie orale avec un peu de laitage 2 ou 3 heures avant la séance. Celle-ci se déroule dans une cabine spéciale et dure selon les cas de 2 à 15 minutes ; le sujet est dévêtu, mais doit porter une protection oculaire (lunettes spéciales) et, si c'est un homme, génitale. Le traitement s'étend sur quelques mois à raison de 3 séances, puis de 1 séance par semaine.

La puvathérapie est contre-indiquée en cas de grossesse (en raison des psoralènes), d'insuffisance hépatique, d'insuffisance rénale, de cataracte (risque de lésions oculaires graves), de cancer de la peau et de lésion cutanée (grain de beauté) susceptible de se cancériser ; on procède dans ce cas à l'ablation de la lésion avant le traitement.

La recherche d'un facteur déclenchant (notamment, allergène aérien ou alimentaire) doit être faite. Un soutien psychologique est par ailleurs conseillé.

DERMATITE HERPÉTIFORME

Maladie cutanée caractérisée par des bulles remplies de liquide, souvent associées à une atteinte digestive.

Rare, la dermatite herpétiforme touche deux fois plus souvent l'homme que la femme. Elle est plus fréquente dans les pays anglo-saxons et scandinaves. Son mécanisme est probablement auto-immun : pour une raison inconnue, le système immunitaire attaque les propres constituants de l'organisme, la peau dans ce cas. De plus, il existe un facteur héréditaire encore mal connu.

• Symptômes et signes

Les symptômes de cette dermatite sont des démangeaisons intenses associées à des éruptions variables mais ressemblant souvent à celles de l'herpès (bulles liquidiennes en saillie sur la peau), survenant n'importe où sur le corps mais toujours de façon symétrique. Le diagnostic doit être confirmé, notamment par une biopsie cutanée.

Par ailleurs, la dermatite herpétiforme est très souvent associée à une autre affection, la maladie cœliaque (intolérance au gluten). Son évolution est chronique : elle commence entre 20 et 45 ans et se poursuit par des poussées successives qui s'espacent peu à peu.

• Traitement

Il repose sur les sulfones, médicaments utilisés dans ce cas pour leurs propriétés anti-inflammatoires. Si la dermatite herpétiforme est associée à la maladie cœliaque, le régime alimentaire particulier (sans gluten) qui traite cette dernière fait souvent régresser en même temps la dermatite.

DERMITE DE CONTACT ALLERGIQUE

Maladie cutanée allergique, déclenchée par un contact direct de la peau avec l'allergène, et se manifestant par un eczéma. On l'appelle aussi « eczéma de contact » ou « hypersensibilité de contact ».

• Symptômes

La dermite de contact allergique survient après une exposition répétée à l'allergène. Elle se traduit par un eczéma se répétant à chaque nouveau contact, la première poussée survenant dans la zone exposée à l'allergène, les lésions pouvant ensuite s'étendre. Chaque cycle est inauguré par de simples démangeaisons, suivies par l'apparition de plaques rouges, puis de vésicules, qui se rompent en laissant échapper un liquide clair, et forment enfin des croûtes de cicatrisation.

• Diagnostic

Le contact fréquent avec des substances allergisantes (notamment dans certaines professions), ainsi que la localisation des premières lésions font suspecter une dermite de contact, et peuvent indiquer la nature de l'allergène responsable.

Le diagnostic est confirmé et l'allergène identifié par des épidermotests.

• Traitement et prévention

Les lésions eczémateuses sont traitées par des antiseptiques et des dermocorticoïdes locaux.

Le principal traitement est préventif, et consiste à éviter les contacts avec l'allergène. La dermatite de contact peut ainsi constituer une maladie professionnelle, impliquant un changement d'activité.

DERMITE ORTHOERGIQUE

Irritation cutanée due, en général, au contact d'un produit chimique avec la peau. Elle est aussi connue sous le nom de « dermite artificielle ».

Les dermites orthoergiques sont les plus fréquentes des maladies cutanées dues à l'action d'un agent étranger. Les causes en sont très nombreuses : substances irritantes contenues dans les cosmétiques (savons), les teintures, les détergents ménagers, les produits à usage professionnel (ceux utilisés par les maçons, par exemple).

• Différents types de dermite orthoergique

Selon leur évolution, aiguë ou chronique, on classe les dermites orthoergiques en deux catégories.

> **Dans la forme aiguë,** les signes sont des douleurs ou des sensations de brûlure parfois intenses, une rougeur, des bulles (petites saillies cutanées remplies de liquide), voire des zones de nécrose (tache noirâtre due à la mort des cellules) avec escarres.

> **Dans la forme chronique,** souvent liée à la manipulation professionnelle d'une substance mal tolérée, la peau est sèche, fissurée ou épaisse par endroits, parfois douloureuse.

• Diagnostic

Il se fonde sur les signes cliniques, sur la localisation des lésions (dans les régions en contact avec les substances chimiques, en général les mains) et sur les activités du malade (activités ménagères, professions exposées). Il est plus difficile, parfois impossible, de retrouver la substance responsable. L'un des principaux problèmes du diagnostic est de ne pas confondre une dermite orthoergique avec une dermite de contact, due à une allergie. En effet, tous les individus peuvent développer une dermite orthoergique au contact d'une substance irritante si sa concentration est suffisante. En revanche, seules les personnes allergiques à une substance précise développent une dermite de contact à cette substance.

• Traitement

Le traitement repose sur le nettoyage de la peau au sérum physiologique à la phase aiguë et sur l'utilisation exclusive de savons dermatologiques spéciaux à la phase chronique ainsi que sur l'application de produits gras (pansements gras à la phase aiguë, pommades grasses riches en vitamine A à la phase chronique).

• Prévention

La prévention consiste à supprimer le contact avec les substances responsables, par exemple en appliquant des crèmes isolantes ou en mettant des gants avant de les manipuler.

DERMITE DES PRÉS

Éruption cutanée due à une exposition au soleil après contact avec un végétal.

La dermite des prés est due à la conjonction de trois facteurs : humidité (par exemple le sujet a pris un bain dans une rivière), contact avec un végétal (il s'est allongé sur l'herbe) puis exposition à une lumière suffisamment intense (soleil d'été).

Les végétaux responsables de cette éruption sont nombreux : certaines plantes ou fleurs, le bouton d'or par exemple. Elle se manifeste par des stries linéaires rouges, parfois parsemées de bulles (décollements cutanés remplis de liquide) de quelques millimètres, dessinant grossièrement la forme du végétal. La dermite des prés commence brutalement, puis régresse spontanément en quelques jours.

Le traitement se limite à l'application d'antiseptiques cutanés pour éviter une infection.

DERMITE SÉBORRHÉIQUE

Affection cutanée très fréquente caractérisée par des rougeurs et des squames prédominant sur le visage. Elle est aussi connue sous le nom de « dermatite séborrhéique » ou de « pityrosporose ».

• Causes

L'apparition d'une dermite séborrhéique peut impliquer de multiples facteurs, externes (pollution atmosphérique, facteurs climatiques) ou internes (stress, infection par un champignon microscopique, le pityrosporon).

• Symptômes et signes

La dermite séborrhéique se manifeste par de petites taches ou par de grandes plaques rouges symétriques, recouvertes de squames grasses et jaunâtres. Les démangeaisons sont en général modérées. Les lésions prédominent dans les zones où la sécrétion séborrhéique est la plus importante : cuir chevelu surtout, ailes du nez, sillon entre les lèvres et le nez, sourcils.

Chez le nourrisson, la maladie est fréquente les 4 premiers mois. Elle peut se limiter à quelques petites squames dans le cuir chevelu, appelées « croûtes de lait », ou s'étendre à l'ensemble du corps, en particulier les fesses, constituant alors l'érythrodermie de Leiner-Moussous.

Chez l'adulte, la dermite atteint le cuir chevelu, et peut s'étendre au visage et à la région du sternum.

• Évolution et traitement

Chez le nourrisson, les croûtes de lait ne nécessitent qu'un savonnage doux et l'application d'huile d'amande douce. L'érythrodermie de Leiner-Moussous se traite par des bains antiseptiques et des émollients. Ces dermites régressent en général spontanément.

Chez l'adulte, la dermite séborrhéique est chronique. Le traitement fait appel à un nettoyage doux des zones touchées, et à l'application de topiques, antifongiques (kétoconazole) ou dermocorticoïdes légers.

L'eczéma

L'eczéma est un syndrome caractérisant plusieurs maladies cutanées, d'origine immunoallergique mais de mécanismes variables, se manifestant, dans sa forme aiguë, par des lésions rouges, suintantes et très prurigineuses.

Les maladies en cause peuvent être une dermatite atopique, d'origine génétique, une dermite de contact, liée à la manipulation de substances allergisantes, ou, plus rarement, une dermite par sensibilisation interne, consécutive à un foyer infectieux, bactérien ou mycosique (voir p. 282 à 285).

• Symptômes et signes

L'eczéma peut survenir de manière aiguë ou chronique.

> **L'eczéma aigu** est caractérisé par une évolution cyclique typique, inaugurée par une phase de vives démangeaisons, suivie de l'apparition de plaques rouges mal délimitées, où apparaissent rapidement de petites cloques remplies de sérosité (vésicules), qui s'ouvrent peu de temps après, provoquant un suintement ; enfin apparaissent des croûtes plus ou moins épaisses, qui tombent au bout de 2 ou 3 semaines et laissent des cicatrices rosées.

> **L'eczéma chronique**, plus varié, présente trois formes principales :
– les formes sèches, qui se traduisent par des placards rouges et croûteux mal délimités, avec une desquamation tantôt fine, tantôt en larges lambeaux ;
– les formes lichénifiées, qui se caractérisent par des plages de peau épaisse et violine, parcourues de sillons à dessin losangique ;
– les formes dysidrosiques, qui se traduisent par l'apparition de vésicules sur les faces latérales des doigts ; celles-ci peuvent se rompre et former des croûtes ou des fissures, en particulier sur les paumes des mains et les plantes des pieds.

LES CURES THERMALES

Une cure thermale est quelquefois prescrite en alternative aux médicaments, plus souvent en complément des traitements allopathiques. Les 21 jours de soins sont nécessaires pour bénéficier pleinement des effets du traitement. Les soins thermaux (bains, douches, massages, etc.) en constituent l'essentiel. Les échanges avec les médecins participent à la sensibilisation et à la prévention pour permettre au curiste d'apprendre à mieux vivre avec sa maladie.

En France, près de 500 000 personnes suivent chaque année une cure thermale. Depuis 1947, elles sont prises en charge par la Sécurité Sociale, selon une grille de soins normalisée et adaptée à chaque pathologie.

• Diagnostic et traitement

Il est indispensable d'identifier la maladie en cause (enquête étiologique), pour établir un traitement de cette dernière, lorsque cela est possible. Parallèlement, un traitement des symptômes est instauré.

En phase aiguë, les lésions se traitent par l'application d'antiseptiques légers et non allergisants (sérum, zinc, permanganate de potassium, nitrate d'argent à 1 %) et, une fois par jour, d'un dermocorticoïde, sous forme de crème. Ces soins locaux peuvent s'accompagner d'un traitement général : antihistaminiques, afin d'atténuer les démangeaisons, et antibiothérapie en cas de surinfection importante des lésions.

En phase chronique, le traitement vise à faciliter la cicatrisation des lésions par application de produits dits « réducteurs » : pâte à l'eau ou à l'ichtyol. Les dermocorticoïdes, sous forme de pommades soulagent les démangeaisons et atténuer les rougeurs résiduelles. Les cures thermales, enfin, peuvent soulager des formes rebelles d'eczéma chronique, notamment grâce aux douches filiformes (à jet fin et puissant).

L'herpès

Cette maladie infectieuse, contagieuse et récurrente, est due au virus *Herpes simplex*. Il en existe deux grands types : l'herpès labial, inesthétique mais bénin, et l'herpès génital, souvent douloureux et pouvant être très grave chez le nourrisson.

Herpes simplex (HSV) appartient à la famille des *Herpesviridae*, comme le virus de la varicelle et du zona, le virus d'Epstein-Barr, agent de la mononucléose infectieuse, le cytomégalovirus, parfois responsable d'une maladie grave de l'enfant et de l'adulte, et le virus Herpes 6, agent d'une maladie infantile, l'exanthème subit. Le virus Herpes 8 humain (HHV8 ou *Herpes virus* SK) est impliqué dans le sarcome de Kaposi. *Herpes simplex* touche la peau et les muqueuses, d'une part, le système nerveux, d'autre part. Deux sous-espèces sont en cause : HSV1, responsable de l'herpès labial, et HSV2, agent de l'herpès génital.

• Contamination

Le virus se transmet par contact direct avec les lésions. La primo-infection (premier contact avec le virus) engendre des réactions inflammatoires (rougeurs suivies de la formation de vésicules). Le virus reste ensuite présent dans les ganglions nerveux, ce qui entraîne des résurgences de la maladie, toujours au même endroit. Cet herpès récurrent peut récidiver à diverses occasions : les règles et la grossesse chez la femme, les expositions au soleil, une maladie infectieuse, un choc émotionnel, etc.

PRÉVENTION

Malgré les recherches en cours, il n'y a toujours pas de vaccin contre l'herpès. Aucune prévention n'est possible contre l'herpès labial. Il serait illusoire d'espérer éviter tout contact avec le virus HSV1. En revanche, la prévention contre l'herpès génital est essentielle. Elle consiste à utiliser des préservatifs et, pendant les poussées d'herpès, à s'abstenir de tout rapport sexuel. En effet, celui qui a une poussée d'herpès peut contaminer son partenaire et risque, dans le même temps, d'être contaminé plus facilement par une autre infection sexuellement transmissible.

Herpès labial (infection à HSV1)

Cette maladie infectieuse est due le plus souvent au virus *Herpes simplex 1*. La première contamination a lieu dans l'enfance.

La primo-infection n'engendre généralement aucun symptôme; elle peut cependant se traduire par une gingivostomatite (inflammation de la gencive et de la muqueuse buccale). Ultérieurement, des récurrences sont possibles, souvent facilitées par un facteur déclenchant : soleil, froid, infections, règles, stress. Elles se manifestent sous la forme d'une éruption vésiculeuse localisée. Cette éruption se situe le plus souvent autour de la bouche et du nez (bouton de fièvre), mais elle peut toucher les joues ou les doigts (panaris herpétique). Les vésicules s'ouvrent puis laissent une croûte jaunâtre, qui tombe en moins d'une semaine sans laisser de cicatrice. Les épisodes récurrents sont toujours apparents; ils sont cependant moins visibles que la primo-infection.

• Traitement

Le traitement de la primo-infection de l'herpès est généralement effectué au moyen de médicaments à base d'aciclovir ou de valaciclovir. L'évolution de la primo-infection herpétique est dans la plupart des cas améliorée rapidement après le début du traitement de l'herpès par les comprimés.

Si les épisodes d'herpès labial sont peu importants et peu gênants, on recourt souvent à des crèmes contenant des antiviraux (aciclovir, ibacitabine, idoxuridine, etc.) à raison de 4 à 6 applications par jour. Les traitements oraux par comprimés d'aciclovir et de valaciclovir sont le plus souvent réservés aux poussées importantes ou fréquentes.

• Complications

La méningoencéphalite herpétique est une complication grave de l'infection à HSV1. Il s'agit d'une récurrence qui siège dans le système nerveux central et les méninges. Le pronostic est redoutable en l'absence de traitement. Celui-ci doit être débuté le plus rapidement possible et repose sur l'administration d'aciclovir par voie intraveineuse.

Herpès génital (infection à HSV2)

Cette maladie infectieuse, due le plus souvent au virus *Herpes simplex 2*, est une maladie sexuellement transmissible. Sa fréquence est croissante dans le monde entier. La primo-infection est l'épisode le plus intense : elle se manifeste par la survenue, sur les organes génitaux et, parfois, dans la région anorectale, d'une sensation de brûlure, suivie par l'éclosion de vésicules qui éclatent en laissant des ulcérations : la douleur est vive, exacerbée par le contact avec l'urine. Le liquide suintant des ulcérations est très contagieux et celles-ci constituent en outre une porte d'entrée pour toute autre maladie sexuellement transmissible. C'est pourquoi il convient de s'abstenir de toute relation sexuelle pendant une poussée d'herpès. Cette première poussée peut durer 2 ou 3 semaines. Les épisodes récurrents sont plus courts et moins intenses.

HERPÈS ET ACCOUCHEMENT

En cas de grossesse, l'herpès génital de la mère est dangereux pour l'enfant au moment de l'accouchement, la contamination risquant de se produire lors de l'expulsion. C'est pourquoi, en cas de primo-infection herpétique ou d'un épisode d'herpès récurrent, une césarienne est justifiée en fonction du terme. Elle évite que le nouveau-né soit en contact avec le virus au moment de la naissance.

En effet, l'herpès du nouveau-né contracté au moment de l'accouchement peut être extrêmement grave. Il provoque une éruption généralisée, une encéphalite, un ictère (jaunisse) et une coagulation intravasculaire. Il se traite avec l'aciclovir par voie intraveineuse.

Un nourrisson atteint d'eczéma étendu peut avoir une forme grave d'herpès cutané : le syndrome de Kaposi-Juliusberg.

• Complications

L'herpès génital et, dans une moindre mesure, l'herpès labial sont surtout redoutables chez les sujets immunodéprimés : enfants qui présentent à la naissance une carence immunitaire ou malades dont le système immunitaire est affaibli soit par un traitement immunosuppresseur (après une transplantation d'organe), soit par la maladie même dont ils souffrent (certains cancers, sida).

L'herpès génital se manifeste alors par des groupes de vésicules étendus entraînant des destructions tissulaires et par des hémorragies touchant les appareils digestif et respiratoire. Il peut devenir chronique et s'accompagner d'ulcérations labiales, génitales et anales traînantes ou de vésicules disséminées sur tout le corps. Un traitement antiviral est alors très utile. Il est autorisé en cours de grossesse en cas de récidive fréquente.

• Diagnostic et évolution

Le diagnostic de l'herpès génital repose sur l'examen clinique du patient et, si besoin, sur l'isolement du virus des lésions vésiculeuses par culture spéciale.

• Traitement

Les soins antiseptiques locaux suffisent pour assécher les lésions minimes et éviter les surinfections ; mais, lors de récidives fréquentes, en particulier génitales ou anorectales, un traitement antiviral peut être prescrit.

Les kystes de la peau

Ces kystes sont une pathologie tumorale bénigne très fréquente. Ils se présentent le plus souvent comme une formation arrondie, de contenu liquide ou pâteux, sous la peau.

Les kystes de la peau sont dus à une malformation, à un traumatisme ou sont d'origine inconnue. Ils forment une masse de taille variable (de moins de 1 millimètre à plusieurs centimètres). On en distingue trois types.

> **Les kystes épidermoïdes** se développent à partir de la zone du follicule pilosébacé située sous l'épiderme et touchent surtout les régions séborrhéiques (visage, oreilles, dos, poitrine). Ils peuvent prendre différentes formes (microkystes, ou comédons fermés, qui constituent la lésion élémentaire de l'acné; grains de milium; kystes du scrotum, épidermoïdes, etc.). Une loupe est la localisation dans le cuir chevelu d'un kyste épidermoïde.

Ces kystes disparaissent d'eux-mêmes ou sont extraits à l'aide d'une aiguille, par électrocoagulation ou par ablation chirurgicale.

> **Les kystes dermoïdes,** rares, sont des reliquats embryonnaires de cellules de la peau. Ils contiennent des poils, des glandes sébacées et sudorales, parfois des fragments de cartilage, d'os et même de dents. Ils sont le plus souvent bénins mais portent fréquemment un préjudice esthétique. Certains, situés à hauteur du sacrum, peuvent se compliquer de suppuration et de fistule. Ils font l'objet d'une extraction chirurgicale.

> **Les kystes mucoïdes** sont des formations translucides siégeant électivement sur le dos des doigts, dues à la formation locale de mucine (substance composée de sucres complexes, de consistance pâteuse), à un traumatisme (inclusion d'une épine de rosier) ou au développement d'un kyste synovial, formé aux dépens d'une gaine synoviale, celle des tendons par exemple.

Ils sont traités par ponction, par application d'une pommade anti-inflammatoire ou détruits par électrocoagulation, cryothérapie ou laser au gaz carbonique. Les cas récidivants nécessitent une ablation chirurgicale.

LA MALADIE DE VERNEUIL

La maladie de Verneuil, ou hydrosadénite suppurée, est une affection chronique, suppurative, fistulisante et d'évolution cicatricielle des follicules pilo-sébacés des régions cutanées où sont présentes des glandes apocrines : creux axillaires, plis inguinaux, région périnéo-fessière, aréoles, plis sous-mammaires, nuque et espaces rétro-auriculaires. Ces localisations peuvent être unilatérales ou bilatérales, touchant un seul ou plusieurs territoires. Elle débute, chez l'adolescent et l'adulte jeune, plus fréquemment chez la femme, par des nodules sous-cutanés, mobiles et indolores, isolés les uns des autres. On observe, à proximité, des comédons et des microkystes. Certaines formes restent modérées, compatibles avec une vie tout à fait normale. Plus souvent, l'évolution est émaillée de poussées inflammatoires douloureuses, sans signes généraux, ni adénopathies, régressant en 10 à 15 jours avec un risque de fistulisation à la peau. Des complications infectieuses, lymphangite ou érysipèle, peuvent survenir. Dans les localisations périnéo-fessières, de rares fistules à l'urètre ou au rectum peuvent se produire. Puis les nodules se groupent en placards infiltrés, dont la surface est parsemée d'orifices purulents communiquant entre eux par des trajets profonds. Les périodes de rémission alternent avec les poussées. La maladie aboutit, dans les formes graves, à la constitution d'une gangue fibreuse avec brides rétractiles.

De la chirurgie à la médecine esthétique

Être « plus beau » ou paraître « plus jeune » n'est plus réservé aux stars. Et, selon le résultat espéré, passer sur une table d'opération n'est plus obligatoire. Le lifting, notamment, est peu à peu détrôné par des techniques présentées comme plus *soft,* telle l'injection de toxine botulinique ou d'acide hyaluronique. Mais qu'en est-il de l'efficacité et de l'innocuité de ces pratiques esthétiques ?

Chirurgie esthétique : des interventions pas si banales

Liposuccions, interventions sur les seins, liftings et corrections de paupières seraient, selon le Syndicat national de chirurgie plastique, reconstructrice et esthétique (S.N.C.P.R.E.), les actes chirurgicaux esthétiques les plus fréquents.

La liposuccion consiste en l'aspiration de graisses localisées à l'aide d'une canule. Elle permet d'harmoniser la silhouette lorsque régime et activité physique ne suffisent pas à éliminer une surcharge disgracieuse type « culotte de cheval ».

Les prothèses mammaires, remplies de sérum physiologique ou de silicone, sont destinées à augmenter le volume des seins. Elles répondent essentiellement à un effet de mode.

Les liftings sur le front, les joues, le cou, ou les interventions sur les paupières, se caractérisent par la retente des tissus et la résection d'excès de peau. Bien réussis, ils atténuent les signes cutanés du vieillissement.

Certaines interventions ne sont pas définitives : selon le S.N.C.P.R.E., l'effet du lifting ne dépasse pas 7 à 10 ans et les prothèses mammaires sont à changer tous les 10 à 15 ans. La chirurgie esthétique comporte des risques : de la déception sur le résultat au rejet des prothèses avec des phénomènes inflammatoires (3 à 5 % des implants mammaires), en passant par l'élargissement des cicatrices au fil du temps. Comme pour toute opération, l'anesthésie générale peut se compliquer d'une phlébite, voire d'une embolie pulmonaire.

Quel budget ?

Chirurgie esthétique

Liposuccion	1 500 à 3 500 €
Prothèses mammaires	4 000 €
Lifting complet	4 500 à 6 000 €

« Médecine esthétique »

Injection de toxine botulinique	350 à 450 €
Injection d'acide hyaluronique	300 €
Mésolift	150 €
Peeling doux (aux acides de fruits)	75 €
Peeling à l'acide trichloracétique	450 €

Prix indicatifs, d'après le Syndicat national de médecine esthétique. Les prix varient d'un praticien à l'autre, en fonction de sa notoriété et de son lieu d'exercice.

La Sécurité sociale ne prend pas en charge les actes de chirurgie esthétique. Les réductions mammaires et les chirurgies réparatrices de l'abdomen sont remboursées sous certaines conditions.

« Médecine esthétique » : des techniques plus *soft*?

Injections antirides, mésolift et peelings « coup d'éclat », élimination des taches de vieillesse au laser comptent parmi les pratiques les plus courantes de la médecine anti-âge.

La toxine botulinique, qui est à l'origine un médicament, bloque la contraction musculaire. Elle est injectée pour éliminer les rides d'expression du front et sa durée d'action est de 6 à 8 mois.

L'acide hyaluronique (A.H.) est un composé naturel du derme. On l'injecte pour combler les sillons nasogéniens (qui descendent du nez vers les lèvres) et les plis d'amertume de chaque côté de la bouche. On commence tout juste à l'injecter dans les seins pour augmenter leur volume. Selon le produit utilisé (l'A.H. est couplé à un composé qui le stabilise) et la personne traitée, l'effet dure de 6 à 12 mois.

Le mésolift consiste en de nombreuses mini-injections (comme en mésothérapie) de substances variées : vasodilatateurs (pour augmenter la microcirculation), parfois A.H., vitamines et minéraux antioxydants.

Les peelings exfolient la peau : le renouvellement des cellules superficielles uniformise et éclaircit le teint. Le peeling aux acides de fruits type acide glycolique, bien dosé et appliqué juste le temps nécessaire, est peu douloureux et sans conséquence.

Les peelings à l'acide trichloracétique ou au phénol sont douloureux (il faut une anesthésie), ils « obligent à se cacher » pendant 1 ou 2 semaines. S'ils sont plus efficaces sur les rides, ils sont aussi plus corrosifs, déconseillés aux peaux fines ou foncées.

Les lasers émettent des rayons lumineux qui, en fonction de leur longueur d'onde, agissent sur des parties spécifiques de la peau. Ils permettent, bien manipulés pour ne pas brûler, d'éliminer des taches brunes, des rougeurs, voire de lisser des rides.

Prudence sur les nouveautés. De nouvelles techniques, de nouveaux produits sont sans arrêt proposés pour rajeunir. Mais en l'absence de recul, d'essais cliniques dans l'état actuel de la réglementation, ou de consensus médical, la prudence est de mise. Par exemple, le S.N.C.P.R.E. déconseille vivement les « fils d'or », censés retendre le visage, ou l'autogreffe de tissu adipeux dans les seins. Quant aux produits injectables permanents, le S.N.M.E., Syndicat national de médecine esthétique, prévient qu'ils induisent plus fréquemment des phénomènes de rejet que les produits résorbables. Certains ont d'ailleurs été interdits par l'A.F.S.S.A.P.S., Agence française de sécurité sanitaire des produits de santé. Même les méthodes éprouvées présentent des risques : allergies, réactions inflammatoires, brûlures, cicatrices.

Ce qu'il faut savoir avant de se lancer

Chirurgie ou médecine esthétique peuvent donner d'excellents résultats, à condition d'être pratiquées par un médecin compétent et entraîné.

Chirurgie esthétique. L'exercice de la chirurgie esthétique est réglementé depuis quelques années, réservé aux praticiens spécialisés en chirurgie plastique, reconstructrice et esthétique, et à quelques spécialistes dans la limite du cadre anatomique de leur discipline (par exemple, un ophtalmologiste peut opérer des paupières). On peut s'assurer de la qualification d'un médecin auprès du Conseil de l'ordre.

Médecine esthétique. La « médecine esthétique » n'est, en revanche, pas une spécialité. Elle est pratiquée par des dermatologues, des endocrinologues, des médecins généralistes, qui peuvent se former par compagnonnage ou assister à des cours : un diplôme du Collège national de médecine esthétique ou un D.U., diplôme universitaire, est le bienvenu sur les plaques ou ordonnances. On a tout intérêt à ce que le médecin ait une grande expérience dans la technique choisie. Lors d'une première consultation obligatoire, le praticien doit examiner la peau, récapituler les antécédents médicaux (traitements en cours, allergies connues) et esthétiques, analyser le mode de vie (tabagisme, exposition au soleil) et proposer un traitement en en précisant les modalités et les risques.

Pour toute prestation dépassant 300 euros, un devis est obligatoire, prévoyant un délai de réflexion de 15 jours. Selon l'Association pour l'information médicale en esthétique, il ne faut pas hésiter, surtout avant un acte chirurgical, à rencontrer deux ou trois praticiens pour s'assurer de la pertinence d'une demande et comparer les prestations proposées.

Enfin, quand on mise gros sur un changement esthétique, quelques entretiens avec un psychothérapeute sont conseillés afin de mieux analyser sa motivation.

Les mycoses

Ces maladies sont provoquées par des champignons microscopiques qui se multiplient à la surface de la peau et dans les organes. Elles nécessitent un traitement long et les rechutes sont fréquentes.

Les champignons microscopiques se répartissent, selon leur morphologie, en levures, en champignons dimorphes et en moisissures. Certains (*Candida, Cryptococcus,* etc.) sont normalement présents sur la peau ou dans l'organisme sans leur nuire. Ils n'engendrent des mycoses profondes que chez des personnes aux défenses immunitaires affaiblies (greffés d'organes, malades du sida, héroïnomanes, patients traités par chimiothérapie, immunosuppresseurs ou corticothérapie).

Les mycoses cutanéomuqueuses, moins graves, sont aussi plus fréquentes. Parfois, elles se déclarent en cas de traitement par un antibiotique à large spectre ; une hygiène déficiente favorise également leur apparition.

Une autre levure, *Cryptococcus neoformans,* est responsable de méningoencéphalite et d'atteinte pulmonaire, notamment chez les malades atteints du sida. *Aspergillus fumigatus* est la cause de l'aspergillose, se manifestant sous la forme de tumeurs pulmonaires ou bronchiques (aspergillomes) chez des malades soumis à une chimiothérapie anticancéreuse ou ayant déjà eu une tuberculose, une affection chronique des bronches ou une mucoviscidose. Certaines formes d'aspergillose, dites « invasives » ou « disséminées », sont souvent mortelles chez les patients immunodéprimés.

Les phycomycoses, la sporotrichose, l'histoplasmose et les blastomycoses sont des mycoses profondes.

• Différents types de mycose

> Les mycoses superficielles (cutanées ou cutanéomuqueuses) se manifestent par une atteinte de la peau, des plis ou des espaces entre les doigts (intertrigo), du cuir chevelu (teigne), des ongles (onychomycose), de la bouche ou du vagin.

Ce sont, par exemple, des candidoses (muguet, vulvite, balanite, panaris surtout à la main) ou des dermatophytoses (herpès circiné, pied d'athlète, eczéma marginé de Hebra, teignes dont le favus, onychomycose surtout au pied, kérion, sycosis).

Les épidermomycoses sont des mycoses touchant l'épiderme, dues principalement aux dermatophytes (champignons appartenant aux genres *Epidermophyton, Trichophyton* et *Microsporum*) ou à *Malassezia furfur,* agent du pityriasis versicolor.

> Les mycoses profondes occupent une place de plus en plus importante et constituent les formes les plus graves. L'infection à candida peut prendre la forme d'une septicémie avec extension à l'endocarde, aux poumons, aux méninges et aux reins.

• Diagnostic et traitement

Le diagnostic des mycoses se fait par l'examen des lésions et par examen, direct et après culture, de prélèvements.

Des traitements locaux spécifiques permettent de guérir la plupart des lésions locales. Les mycoses profondes sont le plus souvent sensibles à l'action des médicaments antifongiques, mais les traitements sont, dans ce cas, généralement de longue durée. Il existe des risques de rechute.

CANDIDOSE

Toute maladie causée par la prolifération de champignons levuriformes du genre *Candida.* On parle aussi de « moniliase » ou de « moniliose ».

Parmi les espèces de *Candida* pathogènes pour l'homme, la plus fréquente est *Candida albicans.* Cette levure, naturellement présente dans la bouche, le tube digestif et les voies génitales, se multiplie et devient pathogène lorsque baissent les fonctions immunitaires de l'organisme (traitements immunodépresseurs, patients infectés par le V.I.H.) ou lorsque survient une modification hormonale spontanée (grossesse), pathologique (diabète) ou consécutive à une prise médicamenteuse (antibiotiques à large spectre). Des candidoses peuvent également survenir en cas d'altérations préalables de la peau ou des muqueuses liées à des facteurs extérieurs (chaleur, savons acides).

Les lésions provoquées par les *Candida* se présentent sous des aspects variés ; les plus fréquentes, le plus souvent bénignes, atteignent la peau et les muqueuses. Rares mais plus graves, les candidoses profondes atteignent les viscères.

Candidoses cutanées et muqueuses

> **Les candidoses buccales** se traduisent le plus souvent par un muguet : après une phase aiguë où la langue et la face interne des joues sont rouge vif, sèches et vernissées apparaissent des dépôts blanchâtres crémeux, qui partent lorsqu'on les gratte à l'abaisse-langue. Les candidoses buccales se développent plus facilement chez les patients souffrant d'asialie (absence de salive), chez ceux infectés par le V.I.H. ayant moins de 200 lymphocytes CD4 par millimètre cube de sang et chez les porteurs d'appareils dentaires. Elles perturbent le goût et peuvent gêner l'alimentation.

> **Les candidoses cutanées** se localisent surtout au niveau des plis du corps et sont favorisées par la macération. Elles se traduisent par un intertrigo, lésion débutant au fond du pli, qui devient rouge, suintant et prurigineux, s'étend symétriquement de part et d'autre et se borde d'une collerette blanchâtre. Les candidoses cutanées peuvent également se développer à la base des ongles, où elles provoquent une tourniole (panaris superficiel), ou compliquer un érythème fessier du nourrisson.

> **Les candidoses génitales** se traduisent, chez la femme, par une vulvovaginite avec pertes blanchâtres, chez l'homme par une balanite avec apparition d'un enduit blanc crémeux dans le sillon situé entre gland et prépuce, démangeaisons et écoulement urétral fréquent.

• Diagnostic, traitement et prévention

Le diagnostic de ces candidoses est essentiellement clinique et demande rarement une analyse de prélèvements, en examen direct et après culture.

L'infection est traitée par application d'antifongiques locaux prescrits sous forme de crèmes, de pommades, de solutions ou d'ovules selon la localisation. Un traitement systématique du partenaire s'impose en cas de candidose génitale récidivante. Des antifongiques généraux sont nécessaires dans les formes sévères ou récidivantes. Les candidoses buccales peuvent guérir spontanément sans traitement spécifique.

La prévention des récidives repose sur l'alcalinisation (bains de bicarbonate de soude) régulière des foyers lésionnels.

Candidoses profondes

Elles sont dues à la propagation d'une candidose de la peau ou des muqueuses qui essaime par voie sanguine ou à partir d'une perfusion et se manifestent chez les sujets immunodéprimés, les patients munis de corps étrangers à demeure (prothèse valvulaire cardiaque, cathéter intraveineux) et les héroïnomanes. Elles peuvent toucher le cerveau (méningite, abcès du cerveau), l'œil (rétinite septique, endophtalmie), le cœur (endocardite), les poumons, le foie, la rate, les reins et les voies urinaires hautes.

La candidose oropharyngée se complique fréquemment d'une atteinte de l'œsophage avec dysphagie (gêne à la déglutition).

• Diagnostic et traitement

Le diagnostic repose sur la mise en évidence des levures par examen direct et par culture sur milieu spécifique des prélèvements, afin d'identifier les espèces. L'examen sérologique (recherche d'anticorps anti-*Candida*) se révèle souvent peu opérant comme moyen diagnostique.

Le traitement fait appel aux antifongiques. Si l'amphotéricine B désoxycholate reste le médicament de référence (inconvénient majeur : sa toxicité rénale), les azolés : kétoconazole, fluconazole, itraconazole, voriconazole, posaconazole ont modifié les indications thérapeutiques des mycoses profondes.

DERMATOPHYTOSE

Infection de la peau, du cuir chevelu ou des ongles due à un champignon microscopique, le dermatophyte. Est aussi connu sous le nom de « dermatophytie ».

Il existe trois sortes de dermatophyte, chacune comprenant plusieurs espèces : *Epidermophyton*, *Microsporum* et *Trichophyton*. La contamination s'effectue le plus souvent par contact humain ; parfois, elle se fait par l'intermédiaire des animaux domestiques ; dans d'autres cas, elle est due au contact du sujet avec un sol, une eau ou des objets contaminés.

• Symptômes et signes

Les signes cliniques sont très variables.

> **Les lésions superficielles** se classent en deux groupes. Le premier comprend les atteintes de la peau glabre, dont la lésion typique est l'herpès circiné (plaque de plusieurs centimètres à bordure rouge).

Quand l'herpès circiné se forme dans un pli, on parle d'intertrigo. Tous les plis peuvent être atteints : petit pli entre deux orteils (survenant au cours du pied d'athlète), grand pli de l'aisselle – pli axillaire – ou de l'aine – pli inguinal (lésion prenant le nom d'eczéma marginé de Hébra).

Le second comprend les atteintes des cheveux, ou teignes, entraînant des alopécies (chute des cheveux), et celles des ongles, ou onychomycoses, très chroniques et signalées par un changement de couleur et un épaississement des ongles.

Le favus est une forme particulière de teigne, présente au Maghreb, et entraînant une alopécie définitive.

> **Les lésions profondes** peuvent être aiguës ou chroniques. Les lésions aiguës comprennent, notamment, des kérions (teignes suppuratives caractérisées par la présence de placards tuméfiés pustuleux sur le cuir chevelu) et des sycosis (suppuration des poils de la barbe). Les lésions chroniques se présentent sous la forme de plaques rouges ou de nodules sous-cutanés. Chez les immunodéprimés il peut y avoir la formation de nodules et d'abcès dans le derme ; ou des atteintes systémiques (foie, rate, poumon, os, système nerveux).

• Diagnostic

Très souvent, les signes cliniques permettent d'identifier la maladie, mais ils ne sont pas spécifiques de celle-ci. Le diagnostic doit donc être confirmé par l'examen au microscope de prélèvements de peau ou de sécrétions des lésions.

• Traitement et prévention

Le traitement d'une dermatophytie repose sur les antifongiques, dont la griséofulvine ou ses dérivés, la terbinafine, la ciclopiroxolamine, le kétoconazole et les produits apparentés (dits « imidazolés »), associés à des applications de crème ou de lotion.

La prévention consiste à éviter la contagion, par exemple en proposant l'éviction scolaire pour les enfants.

LE PIED D'ATHLÈTE

Maladie cutanée localisée entre les orteils et caractérisée par des fissures ou crevasses plus ou moins profondes.

Le pied d'athlète, également connu sous les termes anglais d'*athletic foot* ou *Hong Kong disease*, est une maladie fréquente due à la prolifération de champignons microscopiques (dermatophytes ou levures) ou de certains germes à Gram négatif. Il se rencontre surtout chez les sportifs, les marins et, en règle générale, chez tous ceux qui portent habituellement des bottes ou des chaussures favorisant la transpiration.

Un pied d'athlète se signale d'abord par des rougeurs et des cloques sur les faces latérales des orteils qui se transforment en fissures. Son traitement consiste en bains d'antiseptiques, en la désinfection à l'alcool iodé et en l'application d'antifongiques (médicaments contre les champignons).

La prévention des récidives repose sur une hygiène rigoureuse des pieds ; il est en particulier nécessaire d'éviter la transpiration et la macération, notamment par le port de chaussettes en fibres naturelles.

Les pertes de cheveux

Le cycle normal de croissance des cheveux va de 2 à 6 ans. Chaque cheveu pousse d'environ 1 centimètre par mois au cours de cette phase. Environ 90 % des cheveux du cuir chevelu sont, à un moment donné, en phase de croissance (anagène). Le reste des cheveux est dans une phase de repos (catagène). Après 2 ou 3 mois, les cheveux qui étaient en repos chutent (télogène) pour être remplacés par la nouvelle repousse. Il est normal de perdre un certain nombre de cheveux (moins de 60) chaque jour dans le cadre de ce cycle.

ALOPÉCIE

Chute totale ou partielle des cheveux ou des poils due à l'âge, à des facteurs génétiques ou faisant suite à une affection locale ou générale.

L'alopécie, ou psilose, peut se rencontrer chez l'homme comme chez la femme.

Alopécies non cicatricielles

Dans les alopécies non cicatricielles, la pousse des cheveux est inhibée sans qu'il y ait lésion du cuir chevelu. Elles peuvent donc être réversibles. Selon l'étendue de la chute des cheveux, on distingue les alopécies localisées des alopécies diffuses.

> **Les alopécies non cicatricielles localisées** sont essentiellement représentées par la pelade et les teignes.

> **Les alopécies non cicatricielles diffuses** ont des causes très diverses.

– L'alopécie séborrhéique, également appelée « alopécie androgénogénétique » ou « calvitie commune », est due à un excès d'androgènes (hormones mâles). C'est la plus fréquente des alopécies. Elle commence au niveau des tempes, où les cheveux sont miniaturisés et progressivement remplacés par du duvet. Ce type d'alopécie concerne habituellement les hommes, mais peut également toucher les femmes, au moment de la ménopause ou à la suite d'un traitement par des androgènes.

– Les alopécies non cicatricielles diffuses peuvent également faire suite à un choc nerveux ou à un stress (avortement, choc psychologique, surmenage, intervention chirurgicale, accouchement).

De nombreux médicaments (anticoagulants, anticonvulsivants, antithyroïdiens, bêtabloquants, hypocholestérolémiants, rétinoïdes, anticancéreux) sont souvent responsables d'une chute diffuse de cheveux. Le mécanisme de leur action est variable : blocage de la synthèse des follicules pileux ou bien cassure des tiges pilaires. Des maladies infectieuses avec forte fièvre (grippe hyperthermique, infection bronchique, scarlatine), des troubles endocriniens (diabète, hypothyroïdie, hyperthyroïdie) et des maladies métaboliques (anémie, carence ferrique, régime amaigrissant) peuvent entraîner une alopécie transitoire.

Enfin, des agressions mécaniques sont parfois responsables d'alopécie : brossages violents, teintures, permanentes, lavages trop fréquents ou trichotillomanie (tic qui consiste à s'arracher les cheveux et qui s'observe surtout chez les enfants). Il arrive cependant qu'aucune cause ne soit trouvée.

• Traitement

Le traitement de l'alopécie non cicatricielle est celui de l'affection d'origine (diabète, anémie, stress, etc.). La prévention des chutes de cheveux dues à une chimiothérapie anticancéreuse a été proposée, par casque ou réfrigération locale ; malheureusement, ses résultats restent souvent décevants.

Les femmes atteintes d'alopécie séborrhéique peuvent suivre une cure hormonale à base d'œstroprogestatifs ou d'antiandrogènes. Dans tous les cas, l'hygiène du cuir chevelu doit être respectée.

Shampooing doux 1 ou 2 fois par semaine, suppression ou espacement des manipulations chimiques ou mécaniques agressives (permanentes, teintures).

Les traitements généraux à base de vitamines du groupe B peuvent aider. L'efficacité du minoxidil, employé localement sous forme de solution (2 applications par jour pendant 6 mois), est transitoirement efficace. À l'arrêt du traitement, les cheveux retombent, mais le traitement peut être renouvelé. Les greffes de cheveux sont le seul traitement efficace de l'alopécie séborrhéique.

Alopécies cicatricielles

Les alopécies cicatricielles sont caractérisées par une destruction définitive des follicules pileux, souvent d'origine inflammatoire. Le cuir chevelu est alors lisse, brillant. Ces alopécies peuvent être soit congénitales (aplasie du cuir chevelu, kératose pilaire décalvante et atrophiante, etc.), soit acquises, et alors dues à certaines maladies infectieuses (favus, syphilis), auto-immunes (lupus érythémateux, sclérodermie, sarcoïdose) ou métaboliques (amylose), à des dermatoses bulleuses ou à des cancers (épithélioma basocellulaire). Certaines blessures (brûlure, radiodermite) peuvent également provoquer une alopécie cicatricielle.

CALVITIE

Absence ou perte des cheveux.

La calvitie touche entre 15 et 30 % de la population masculine. Son origine est le plus souvent héréditaire, mais elle peut également être acquise, consécutivement à l'absorption de certains médicaments (chimiothérapie anticancéreuse, par exemple), à une irradiation aux rayons X, etc.

Chez l'homme, autour de la trentaine, elle commence par une perte de cheveux dans la région des tempes, puis gagne progressivement la portion frontale médiane. Apparaît ensuite une calvitie dans la région de la tonsure, au sommet du crâne, dans la région occipitopariétale. La calvitie hippocratique, qui apparaît vers la cinquantaine, atteint, elle, l'ensemble du crâne et ne laisse qu'une couronne de cheveux au-dessus des oreilles et sur le pourtour de la région occipitale basse du crâne. Son évolution est généralement rapide lorsqu'elle apparaît dès l'âge de 25 à 30 ans, beaucoup plus lente lorsqu'elle survient vers 50 ans.

• Traitement

Il fait appel à plusieurs procédés.

> **Le traitement médical** comporte la prescription, sur plusieurs mois, de stimulants de la pousse des germes pileux, tels que le minoxidil.

> **La greffe du cuir chevelu,** technique utilisée depuis les années 1950, consiste à prélever sous anesthésie locale dans une zone peu visible (au-dessus ou en arrière des oreilles, dans la région occipitale) des bandelettes de cuir chevelu com-

LA TEIGNE

Infection du cuir chevelu par un champignon microscopique du groupe des dermatophytes.

Les teignes sont transmissibles soit de l'animal à l'homme, soit d'un malade à une personne saine (par un peigne contaminé, par exemple). Seules les teignes transmissibles d'homme à homme, dues à des champignons dits « anthropophiles », sont contagieuses, d'où l'intérêt d'identifier le champignon. Ces maladies atteignent surtout les enfants. Sans traitement, elles disparaissent souvent à l'adolescence. Les cheveux repoussent, il n'y a pas d'alopécie séquellaire. Le favus est une exception ; sans traitement, il peut résister chez l'adulte.

Il existe différents types de teigne : le kérion, la teigne favique, ou favus, et les teignes tondantes (elles-mêmes pouvant être de type microsporique ou de type trichophytique).

Le diagnostic des teignes nécessite un prélèvement pour examen mycologique. Leur traitement comprend le rasage des zones atteintes et la prescription, pendant 1 ou 2 mois, d'antifongiques (terbinafine, imidazolés, griséofulvine) par voie orale, jusqu'à ce que le résultat des prélèvements soit négatif. En cas de teigne due à un dermatophyte, une éviction scolaire de 15 jours est obligatoire jusqu'à ce que l'examen mycologique s'avère négatif.

prenant de 10 à 50 cheveux, que l'on greffe dans la zone dégarnie.

> **La microgreffe de cuir chevelu,** technique utilisant le même principe que la greffe, mais qui est beaucoup plus récente que celle-ci (elle n'est pratiquée que depuis le milieu des années 1980), consiste à prélever sous anesthésie locale des fragments de peau chevelue d'environ 4 millimètres, comportant de 1 à 3 cheveux, puis à les repiquer. Le traitement est donc assez long (de 6 à 12 séances), puisqu'il faut plusieurs centaines de petites greffes pour obtenir un bon résultat.

> **La technique des lambeaux de cuir chevelu** consiste à placer dans les zones dégarnies une vaste languette de cuir chevelu vascularisée par une artère et une veine. Les lambeaux sont taillés de différentes manières en fonction de la morphologie du crâne du patient. Cette technique se pratique sous anesthésie locale en milieu hospitalier.

> **Les expandeurs** sont des ballonnets siliconés que l'on gonfle progressivement sous le cuir chevelu afin de le dilater pour augmenter la surface portant des cheveux et de masquer ainsi une calvitie peu importante (tonsure). L'inconvénient principal de cette technique est que le patient doit subir une déformation du crâne pendant 6 semaines à 2 mois, durée nécessaire à la dilatation.

> **Les implants de cuir chevelu** permettent de mettre en place des cheveux artificiels, un par un. Malheureusement, cette technique provoque fréquemment de petites infections à la racine des cheveux. En outre, on observe une perte de 15 à 20 % des implants chaque année. Si la technique est bien tolérée, on peut la renouveler régulièrement.

> **Les perruques** permettent de camoufler la calvitie. Elles sont aujourd'hui particulièrement bien adaptées, maintenues par collage, tressage, implants sous-cutanés avec rétention par plots magnétiques ou en titane.

PELADE

Maladie dermatologique caractérisée par la chute des cheveux et des poils.

La pelade est une affection relativement fréquente, de cause mal connue. On retrouve un facteur héréditaire chez un quart des patients ; certains cas sont associés à une maladie d'origine auto-immune (thyroïdite, vitiligo, dermatite atopique, maladie de Biermer, myasthénie) ; on invoque également des facteurs psychologiques (comme un choc émotionnel).

• Signes et traitement

Le signe de la pelade est une chute des cheveux en plaques arrondies avec, en périphérie, de petits cheveux cassés court. Tous les degrés de gravité sont possibles, jusqu'à la chute de tous les cheveux, des sourcils et de tous les poils. L'évolution se fait par poussées ; la repousse des cheveux et des poils est toujours possible.

Le traitement d'une pelade est long et difficile. Il fait appel à la cryothérapie (traitement par le froid), relativement douloureuse, par application de neige carbonique (une séance tous les 10 jours environ) ainsi qu'à des applications de lotions vasodilatatrices (minoxidil) puis de corticostéroïdes, de médicaments réducteurs (dioxyanthranol), parfois à la puvathérapie (association de l'absorption de psoralène et d'une irradiation par des rayons ultraviolets). Une psychothérapie de soutien est conseillée. Les récidives sont possibles.

LA GREFFE DU CUIR CHEVELU

Intervention chirurgicale qui consiste à transplanter des fragments de cuir chevelu pileux dans les zones dégarnies du crâne.

La greffe du cuir chevelu traite la calvitie classique, mais également les zones d'alopécie traumatique due à une brûlure du cuir chevelu, par exemple. La cicatrisation s'achève en 10 jours environ. Les cheveux greffés tombent au bout de quelques semaines avant de repousser vers le 3e ou 4e mois. Cependant, dans les sites « donneurs », la repousse n'est pas toujours parfaite. Les complications de la greffe du cuir chevelu (petites hémorragies postopératoires, par exemple) sont rares ; les infections, exceptionnelles. Cependant, les greffes, même réussies, ne durent pas indéfiniment et peuvent de nouveau laisser place à des zones clairsemées.

Le psoriasis

Cette maladie chronique de la peau est caractérisée par l'éruption de plaques rouges recouvertes de pellicules blanchâtres et épaisses (plaques érythématosquameuses). Lorsque les lésions sont très étendues, elles peuvent entraîner une gêne physique et sociale.

Le psoriasis est une affection fréquente puisqu'il atteint environ 2 à 5 % de la population du globe. Sa fréquence semble de surcroît augmenter au fil des années.

• Causes

Des facteurs génétiques sont impliqués, dans plus d'un cas sur deux, le psoriasis constituant alors une maladie familiale.

La survenue des poussées est par ailleurs déterminée par des circonstances diverses : infection bactérienne ou virale, en particulier chez l'enfant et l'adolescent, période de stress important, professionnel ou familial, ou encore prise de certains médicaments (lithium, bêtabloquants).

• Symptômes et signes

Les plaques sont le plus souvent assez grandes mais surviennent parfois également sous forme de très petites taches (psoriasis en gouttes) ou peuvent avoir la taille et la forme d'une pièce de monnaie (psoriasis nummulaire).

Les localisations habituelles sont la face postérieure des coudes, la face antérieure des genoux et le dos. Cependant, le psoriasis peut aussi se localiser soit aux plis cutanés des aines ou des aisselles, soit à la paume des mains ou à la plante des pieds ; dans ce cas, il prend plutôt une forme hyperkératosique (peau sèche, rêche, grise, fissurée).

Une autre localisation fréquente en est le cuir chevelu, les cheveux traversant les plaques sans y adhérer.

Des localisations aux phanères sont possibles, notamment aux ongles, qui présentent de petites dépressions en « dé à coudre », s'épaississent, se décollent et se colorent en jaune verdâtre. Les muqueuses tapissant la face interne des joues ou le gland de la verge peuvent aussi être atteintes.

• Évolution et complications

Le psoriasis évolue par poussées et peut donner lieu à trois formes de complications :

> **L'érythrodermie psoriasique** est une généralisation du psoriasis au corps entier. Elle s'accompagne d'une altération de l'état général avec fièvre, frissons et perte de poids.

> **Le psoriasis pustuleux,** apparition de centaines de petites lésions pustuleuses, de couleur blanc laiteux, ne contenant pas de germes microbiens (pustulose amicrobienne), associées à une fièvre élevée, peut être généralisé ou localisé, le plus souvent aux mains (acrodermatite pustuleuse).

> **Le rhumatisme psoriasique** est chronique et peut prendre deux aspects : polyarthrite (inflammation de plusieurs articulations) des doigts, à tendance déformante ; rhumatisme axial (inflammation des articulations de la colonne vertébrale), plus particulièrement des articulations sacro-iliaques, entre le sacrum et l'os iliaque. Il appartient alors au groupe des spondylarthropathies.

• Traitement

> **Le traitement local** est surtout valable pour les formes peu étendues. Il consiste en un décapage des lésions par des bains émollients, ou kératolytiques, puis en la réduction de la rougeur sous-jacente à l'aide de produits dits « réducteurs » (goudrons,

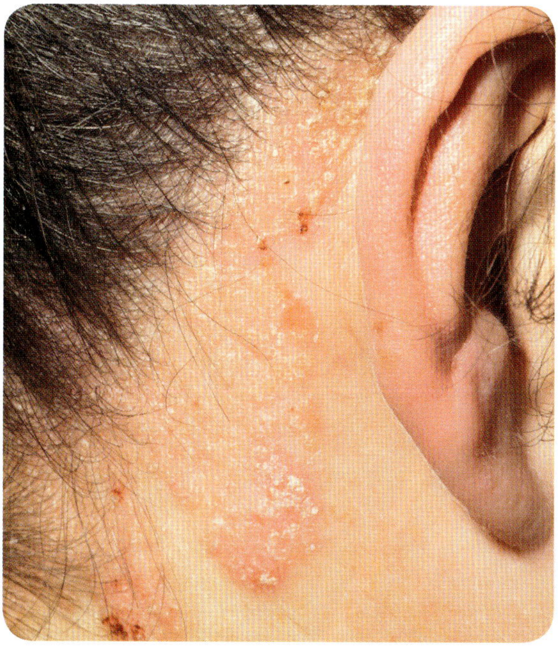

▲ **Le psoriasis se caractérise très souvent par l'éruption de plaques rouges recouvertes de pellicules squameuses, blanchâtres et épaisses.**

dioxyanthranol, dermocorticostéroïdes, dérivés de la vitamine D3, rétinoïdes locaux).

> **Le traitement général** repose sur la puvathérapie (ingestion d'un psoralène suivie d'une exposition aux ultraviolets A), réservée aux patients dont les lésions couvrent plus de 30 % de la surface corporelle. Un traitement d'attaque de 3 séances par semaine pendant 4 à 6 semaines est suivi d'un traitement d'entretien de rythme variable.

Le traitement peut également reposer sur l'administration de rétinoïdes, surtout actifs dans les formes de psoriasis pustuleux, ou, exceptionnellement (formes très sévères), d'immunosuppresseurs (méthotrexate, ciclosporine). Un traitement général par les cytokines est actuellement à l'étude. Dans tous les cas, la prise en charge psychologique du patient constitue une donnée importante du traitement ; une psychothérapie de soutien peut être conseillée.

Des cures thermales sont également prescrites dans certains cas, soit au bord de la mer (en particulier la mer Morte à cause de la grande concentration en sel de l'eau et du fort ensoleillement), soit dans une ville d'eaux (décapage des lésions cutanées à l'aide de douches filiformes [jets d'eau très fins et très puissants]).

• Pronostic

Les traitements actuels blanchissent les lésions et contrôlent leur survenue pendant un temps limité sans assurer de guérison définitive. Les plaques réapparaissent souvent après un délai plus ou moins long, obligeant à renouveler le traitement.

RHUMATISME PSORIASIQUE

Inflammation articulaire associée au psoriasis.

Un tel rhumatisme survient chez 5 % des sujets atteints de psoriasis. Il peut prendre plusieurs formes :
– atteinte des articulations distales des doigts ;
– polyarthrite dite « séronégative » (inflammation de plusieurs articulations évoquant la polyarthrite rhumatoïde, mais sans facteurs rhumatoïdes) ;
– spondylarthropathie (atteinte des articulations intervertébrales).

Le traitement repose sur les anti-inflammatoires non stéroïdiens. Lorsque ceux-ci sont insuffisants, on peut faire appel au methotrexate, à la salazopyrine et, dans les formes résistantes, au leflunomide ou aux agents anti-TNF.

L'urticaire

L'urticaire est une maladie de la peau caractérisée par l'apparition de plaques rouges en relief, souvent très prurigineuses. On distingue les urticaires aiguës, ne durant parfois que quelques heures, des urticaires chroniques, qui persistent plus de 3 mois.

Une urticaire peut être déclenchée et/ou entretenue par plusieurs causes, si bien que, pour chaque patient, il est indispensable de rechercher tous les facteurs déclenchants possibles.

Urticaire aiguë

Elle peut être due à la prise de certains médicaments (analgésiques, anti-inflammatoires, aspirine), à une piqûre d'insecte (guêpe, abeille, moustique) ou avoir une origine alimentaire (fraises, condiments, crustacés, poissons).

Son mécanisme est variable : soit la substance en cause amène un excès d'histamine, soit elle déclenche la libération dans l'organisme de l'histamine contenue dans la paroi intestinale, soit encore elle provoque une réaction allergique (l'allergène en cause pouvant être une protéine alimentaire mais aussi un additif alimentaire ou de la pénicilline ajoutée par le fabricant, par exemple à un fromage fermenté).

Enfin, certaines maladies infectieuses (hépatite virale, mononucléose infectieuse, certaines maladies parasitaires) peuvent comporter une urticaire à leur phase initiale.

Urticaire chronique

Les causes de l'urticaire chronique sont beaucoup plus nombreuses que celles de l'urticaire aiguë.

> **Les urticaires chroniques physiques** (c'est-à-dire déclenchées par des facteurs physiques), héréditaires ou acquises, se classent en différents types :
– l'urticaire cholinergique, qui fait suite à la libération d'une substance appelée « acétylcholine », contenue normalement dans les cellules nerveuses ; ce phénomène est souvent consécutif à un effort physique intense, ou à une pression exercée par un objet lourd sur la peau, et il est favorisé par la sudation ;
– l'urticaire au froid, fréquente ;
– l'urticaire à l'eau, qui rend dangereux les bains en rivière ou dans la mer ;
– l'urticaire au chaud, exceptionnelle, qui n'apparaît qu'au point d'application d'une source de chaleur ;
– l'urticaire solaire, qui atteint toutes les régions du corps exposées au soleil.

> **Les urticaires chroniques allergiques** peuvent être dues à un médicament ou à un aliment, mais aussi à un pneumallergène (substance allergisante contenue dans l'atmosphère : pollens, poussières).

> **D'autres urticaires chroniques accompagnent une maladie générale** : vascularite (inflammation des vaisseaux sanguins), lupus érythémateux (taches rouges sur le visage), certaines affections endocriniennes (diabète, excès d'hormones thyroïdiennes) ou métaboliques (hyperuricémie).

Cependant, dans 30 à 40 % des cas, les causes de l'urticaire demeurent inconnues.

• Symptômes et signes

En règle générale, l'urticaire touche le derme superficiel ; on la reconnaît aisément grâce à la ressemblance des lésions avec les piqûres d'ortie. Les placards sont arrondis, un peu surélevés, rosés, entourés d'un liseré blanc plus ou moins marqué ; très mobiles et fugaces, ils disparaissent pour apparaître en d'autres endroits du corps, parfois en quelques heures.

Chez certains malades, on observe un dermographisme : une plaque d'urticaire apparaît à l'endroit où l'on a frotté la peau avec une pointe mousse. Les urticaires cholinergiques et les urticaires à l'eau sont caractérisées par des boutons de la taille d'une tête d'épingle. Les urticaires chroniques associées à une maladie générale se traduisent par l'apparition de placards souvent fixes, symétriques, peu ou pas pru-

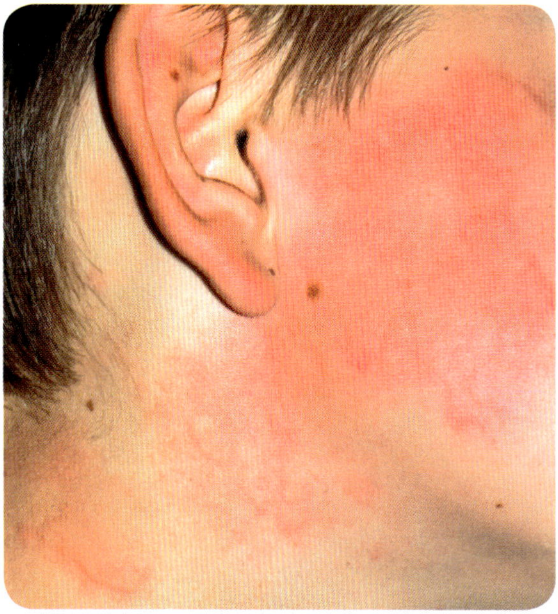

▲ **L'urticaire se caractérise par de larges taches rosées entourées d'un halo inflammatoire, légèrement en relief et très prurigineuses.**

rigineux ; elles peuvent s'accompagner d'une légère fièvre, de douleurs articulaires et d'un syndrome inflammatoire modéré.

Une forme particulière d'urticaire, l'œdème de Quincke, ne touche pas le derme superficiel mais les tissus sous-cutanés, ce qui se traduit essentiellement par un gonflement aigu. Celui-ci est particulièrement visible sur le visage (lèvres épaissies) ; il peut s'étendre à la muqueuse du larynx, d'où un risque de gêne respiratoire brutale.

• Diagnostic

Outre l'examen clinique des lésions et l'interrogatoire du malade (notamment pour savoir si celui-ci a pris des médicaments juste avant que la crise ne se déclenche), le diagnostic d'une urticaire repose sur cinq gestes simples :

– frottement de la région du dos avec une pointe mousse pour rechercher un dermographisme ;
– application d'un glaçon pendant 5 à 10 minutes pour chercher une urticaire au froid et, inversement, application d'un tube contenant de l'eau chaude pour dépister une urticaire au chaud ;
– épreuve d'effort pour faire transpirer le patient et voir si cette sudation provoque une crise ;
– épreuve à la pression en faisant porter au patient un poids de 5 kilogrammes sur l'épaule pendant 5 minutes et en regardant si une plaque d'urticaire apparaît à cet endroit ;
– recherche systématique de foyers d'infection mycosique ou microbienne et réalisation de tests allergiques.

• Traitement

Il vise à la fois à soigner les symptômes et la cause de la maladie. Le traitement symptomatique repose sur l'administration d'antihistaminiques par voie orale ou injectable, parfois associée à celle, orale, d'autres médicaments tels que le chromoglycate de sodium ou le kétotifène, qui inhibent la dégranulation des cellules appelées « mastocytes », phénomène libérant de l'histamine.

Les corticostéroïdes, administrés par voie orale ou injectable, ne s'utilisent que dans les urticaires sévères et les œdèmes du larynx (œdème de Quincke). Par ailleurs, les soins locaux de la peau comprennent des toilettes avec un savon acide ou de l'eau vinaigrée et des applications de laits adoucissants.

La cause de l'urticaire doit être traitée chaque fois que c'est possible : suppression de l'aliment ou du médicament responsable, voire désensibilisation. De plus, il existe souvent un facteur psychologique favorisant, dont on peut atténuer le rôle à l'aide d'anxiolytiques et d'une psychothérapie.

Le vitiligo

Cette affection cutanée est caractérisée par une perte localisée de la pigmentation. Fréquente, elle touche environ 1 % de la population.

Le vitiligo est une leucodermie (maladie se manifestant par une diminution ou une absence de mélanine [pigment de la peau]). La cause en est inconnue, mais un facteur héréditaire est retrouvé dans un cas sur trois. Le vitiligo est souvent associé à une autre maladie : atteinte thyroïdienne auto-immune, insuffisance surrénalienne, maladie de Biermer, pelade.

• Symptômes et signes

La forme la plus commune de vitiligo est caractérisée par des taches planes, blanc ivoire, à bords nets et convexes, à surface lisse, souvent bordées d'un liseré légèrement hyperpigmenté. Ces taches apparaissent sur les aisselles, les organes génitaux, les régions découvertes (visage, dos des mains), le pourtour des orifices ou les zones de frottement (genoux, chevilles); la disposition en est généralement grossièrement symétrique. Certains sujets n'ont que quelques taches de petite taille; d'autres présentent de grandes taches disséminées.

• Différents types de vitiligo

Il existe des formes particulières de vitiligo :

> **Le vitiligo trichrome** (lésions en cocarde avec une zone centrale dépigmentée entourée d'un halo hyperpigmenté, puis d'une zone dépigmentée).

> **Le vitiligo moucheté** (petites zones pigmentées centrées par un poil, entourées par une macule dépigmentée).

Selon que les lésions sont localisées à une seule zone de la peau ou le long du trajet d'une racine nerveuse, ou encore généralisées à l'ensemble du corps, on parle respectivement de vitiligo focal, segmentaire ou universel. Les taches peuvent également toucher les extrémités et le pourtour de la bouche.

Le vitiligo ne présente que des inconvénients esthétiques; toutefois, son retentissement psychologique n'est parfois pas négligeable. En outre, les lésions sont particulièrement sensibles à l'exposition solaire (coups de soleil).

• Évolution

Elle est capricieuse et imprévisible, les lésions apparaissant en général par poussées successives. Celles-ci sont fréquemment déclenchées par l'exposition au soleil, les traumatismes psychologiques (deuil), le contact avec certaines substances chimiques (composés aromatiques dérivés du benzène).

• Traitement et prévention

Il reste souvent décevant, bien que de nombreuses méthodes soient à l'étude.

> **Les traitements curatifs** sont représentés par l'application locale de corticostéroïdes, en cas de vitiligo récent et peu étendu la puvathérapie locale ou générale (badigeonnage ou ingestion de psoralènes, suivis d'une exposition aux rayons ultraviolets A). Le traitement par greffes reste expérimental.

> **Les traitements palliatifs** s'appliquent aux formes très étendues, lorsque la peau est presque entièrement dépigmentée. Ils consistent à dépigmenter à l'hydroquinone les zones pigmentées restantes pour aboutir à un aspect homogène de la peau; cette technique est surtout proposée aux personnes à peau sombre, chez lesquelles les lésions sont très visibles et très étendues. Une correction esthétique par des maquillages couvrants est également possible.

À titre préventif, il est recommandé aux sujets atteints de vitiligo de se protéger du rayonnement solaire.

Le zona

Cette infection de la peau, appelée aussi « herpès zoster », est due à la réactivation du virus de la varicelle, *Herpes virus varicellae*.

• Causes

Le zona atteint plus fréquemment l'adulte et le vieillard ayant eu la varicelle. Le virus, responsable de cette maladie, persiste à l'état latent dans les ganglions nerveux. Dans certains cas, et notamment lorsqu'il se produit une baisse des défenses immunitaires, ou sous l'effet d'un stress (traumatisme, par exemple), le virus peut se réactiver et infecter le nerf correspondant aux ganglions qu'il occupait. Le zona est une maladie contagieuse, par contact cutané avec les lésions; il peut provoquer la varicelle chez un sujet n'ayant jamais contracté le virus varicelle-zona.

• Symptômes et signes

Le zona atteint le plus souvent un nerf intercostal, mais tous les autres nerfs peuvent être touchés.

La maladie débute par une fièvre modérée et par une sensation de brûlure dans la zone d'émergence du nerf atteint. Après quelques jours apparaît une éruption de petites taches rouges surmontées de vésicules. Dans certains cas, l'éruption peut être très discrète (très peu de vésicules) et passer inaperçue – lorsqu'elle survient à l'aisselle, par exemple –, la maladie se révélant alors exclusivement par des douleurs. Signe caractéristique du zona, l'éruption est unilatérale et recouvre strictement le territoire d'un nerf sensitif – bien qu'on puisse rencontrer quelques vésicules ou quelques rougeurs en dehors de ce territoire. Sur le thorax en particulier, les lésions suivent un tracé grossièrement horizontal qui croise obliquement les côtes.

Les vésicules, d'abord translucides, se troublent rapidement. Vers le 6e jour, elles se dessèchent en formant des croûtes ou en se creusant, puis cicatrisent en 15 à 20 jours; de petites cicatrices déprimées peuvent persister. L'éruption s'accompagne d'une exacerbation de la douleur, qui devient souvent très difficilement supportable, et, dans certains cas, de sueurs et de maux de tête. Elle évolue en 2 ou 3 poussées sur 2 à 3 semaines.

• Complications

Elles sont surtout à redouter en cas de zona ophtalmique; en effet, celui-ci peut entraîner, outre des douleurs très intenses, une atteinte de la cornée (kératite), de l'uvée (uvéite), de la rétine (rétinite) ou des nerfs moteurs de l'œil (paralysie oculaire).

Chez les malades dont les défenses immunitaires sont très affaiblies (sujets atteints du sida, de leucémie, sous traitement immunosuppresseur, sous corticothérapie, etc.) existe le risque d'une généralisation de l'infection avec atteinte des viscères, nécrose hémorragique ou méningoencéphalite.

• Traitement, évolution et séquelles

Chez les sujets de moins de 50 ans ne souffrant d'aucun déficit immunitaire, le traitement est uniquement celui des symptômes : repos et, surtout, prise d'analgésiques le plus précocement possible. Chez les sujets plus âgés, les sujets immunodéprimés et ceux chez qui la maladie est très étendue ou entraîne des douleurs importantes, on prescrit en outre des antiviraux (valaciclovir) qui sont d'autant plus efficaces qu'ils sont prescrits tôt. En cas de zona ophtalmique, il peut être nécessaire de procéder à une tarsorraphie (suture des paupières) pour empêcher une ulcération ou une surinfection de la cornée.

Ce sont des douleurs, appelées « algies postzostériennes », souvent très pénibles, qui peuvent persister des années, surtout chez les personnes âgées ou après un zona ophtalmique. Il est souvent malaisé de les faire disparaître et les analgésiques usuels se révèlent peu opérants. L'efficacité des traitements est d'autant plus grande qu'ils sont prescrits précocement, en particulier les antiviraux qui vont limiter les séquelles douloureuses.

- Les calculs urinaires
  - Lithiase urinaire
  - Colique néphrétique
- L'incontinence urinaire
- Les infections urinaires
  - Cystite
  - Pyélonéphrite
- L'insuffisance rénale
- Les tumeurs bénignes de la vessie

Les reins et les voies urinaires

Les calculs urinaires

Les calculs urinaires sont des concrétions pierreuses qui se forment dans les reins. Ils peuvent migrer dans la vessie et dans les voies urinaires, occasionnant d'intenses douleurs, appelées « coliques néphrétiques ».

LITHIASE URINAIRE

Calculs qui se forment dans les reins et qui peuvent migrer dans les uretères et la vessie. Ils proviennent de la concrétion de substances présentes en solution dans l'urine. Les calculs urinaires sont composés le plus souvent d'oxalate de calcium ou de phosphate de calcium ; une minorité est formée d'acide urique.

• Causes

Quand une cause est retrouvée, il s'agit souvent d'un obstacle à l'écoulement des urines (malformation, adénome de la prostate) ou d'une infection urinaire. Dans d'autres cas, c'est un trouble métabolique de l'organisme : hypercalciurie, hyperuricémie (goutte) ou une maladie hormonale (hyperparathyroïdie, par exemple).

• Symptômes et diagnostic

Il arrive que les calculs ne produisent aucun symptôme. Mais ils sont parfois douloureux ou source de complications : colique néphrétique (douleur intense par blocage d'un calcul dans un uretère), hématurie (saignement dans les urines), infection grave du rein, insuffisance rénale.

Leur diagnostic est possible grâce à la radiologie (échographie, urographie intraveineuse).

• Traitement

Les calculs de moins de 5 millimètres s'éliminent spontanément par les voies naturelles. Les calculs d'acide urique trop gros sont dissous par des eaux minérales alcalines ou des médicaments qui rendent les urines alcalines (basiques). Pour les autres calculs, on dispose de plusieurs méthodes : l'ablation chirurgicale est beaucoup moins employée ; la lithotripsie extracorporelle pulvérise les calculs par des ondes de choc produites par un appareil externe (lithotriteur), l'endoscopie (utilisant un tube muni d'un système optique, introduit par l'urètre ou à travers la peau) permet de repérer le calcul, de l'enlever en bloc ou de pratiquer une lithotripsie.

Le traitement préventif des récidives comprend le traitement d'une cause éventuelle. Il faut boire abondamment, sauf en cas de colique néphrétique. Un régime alimentaire évitant les substances présentes dans les calculs du malade (par exemple, les aliments riches en calcium en cas de lithiase calcique) peut être suivi.

COLIQUE NÉPHRÉTIQUE

Douleur aiguë et violente de la région lombaire, irradiant vers les organes génitaux externes, due à une obstruction aiguë de l'uretère, entraînant une dilatation brusque des voies urinaires en amont de l'obstacle. La caractéristique majeure de la colique néphrétique est la répétition d'accès douloureux très violents entrecoupés d'épisodes d'accalmie.

• Causes

Le plus souvent, une colique néphrétique est la conséquence d'un calcul qui obstrue, complètement ou non, soit la jonction entre le bassinet et l'uretère, soit l'uretère lui-même à n'importe quel niveau jusqu'à son entrée dans la vessie.

Les autres causes, notamment le blocage d'un caillot sanguin dans l'uretère en cas de saignement abondant dans l'urine, sont beaucoup plus rares.

• Symptômes et signes

La colique néphrétique se traduit par une violente douleur, qui débute le plus souvent progressivement, s'intensifie rapidement et évolue par paroxysmes très violents, vite insupportables, et sans qu'aucune position la soulage. La douleur emprunte un trajet particulier, caractéristique de ce type d'affection : elle contourne le flanc et se propage vers le bas, descendant vers les organes génitaux externes. Très souvent, la douleur est associée à des troubles digestifs, à des nausées et à des vomissements. Quand l'obstacle est situé bas dans l'uretère, le patient se plaint souvent de troubles mictionnels se traduisant par de fréquents besoins d'uriner sans émission d'urine.

• Diagnostic

Dans la majorité des cas, les caractères de la colique néphrétique sont suffisamment typiques pour que le diagnostic soit immédiatement établi par le médecin, voire par le malade lui-même s'il a déjà souffert de cette affection. Le diagnostic peut être confirmé par une échographie rénale ou par une urographie intraveineuse, qui mettent en évidence la dilatation des voies urinaires en amont de l'obstacle.

• Traitement

Il comporte le traitement de la douleur et, dans certains cas, l'extraction du calcul.

> **Le traitement de la douleur** est une urgence, car il s'agit d'une affection difficilement supportable et qui peut durer des heures. Il consiste à supprimer toute boisson ou à arrêter une éventuelle perfusion, l'augmentation de la quantité d'urine aggravant ou perpétuant la douleur en accroissant la dilatation en amont de l'obstacle. On associe à cette mesure la prescription d'analgésiques et d'antispasmodiques ou d'anti-inflammatoires.

> **L'extraction du calcul** n'est pas toujours nécessaire. En effet, celui-ci est souvent expulsé spontanément et recueilli dans les urines. L'extraction est nécessaire en cas de douleur persistante – on parle alors de colique néphrétique hyperalgique – malgré l'administration d'analgésiques, ou si la colique néphrétique est associée à une infection urinaire fébrile, en raison des risques de septicémie encourus en l'absence de traitement ; dans ce cas, l'extraction est associée à l'administration d'antibiotiques.

LA LITHOTRIPSIE

Opération consistant à broyer ou à pulvériser des calculs urinaires, les fragments étant ensuite éliminés naturellement dans les urines. On parle aussi de « lithotritie ».

L'accès aux calculs se fait par voie et sous contrôle endoscopique (introduction par l'urètre d'un tube muni notamment d'un système optique). La pulvérisation des calculs peut se pratiquer au moyen d'une pince (lithotripsie mécanique), d'ultrasons (lithotripsie ultrasonique), d'ondes de choc répétées (lithotripsie électrohydraulique) ou encore d'un laser (lithotripsie au laser).

En outre, on recourt aujourd'hui de plus en plus souvent à une technique permettant la pulvérisation du calcul à distance sans aucune intervention chirurgicale (lithotripsie extracorporelle) et, la plupart du temps, sans hospitalisation ni anesthésie générale. Cette technique consiste à repérer le calcul à l'aide d'un examen radioscopique ou échographique, puis à le pulvériser au moyen d'ondes électrohydrauliques, piézoélectriques ou électromagnétiques, le sable obtenu étant ensuite éliminé spontanément dans les urines. Parfois, cette évacuation s'accompagne de douleurs comparables à celles occasionnées par la migration d'un calcul.

Aujourd'hui, l'emploi de cette méthode a été élargi aux calculs rénaux, vésiculaires et aux calculs du cholédoque, les meilleurs résultats étant obtenus pour les calculs du rein de moins de 2 centimètres de diamètre. Certains calculs volumineux ou très durs peuvent nécessiter plusieurs séances.

L'incontinence urinaire

L'incontinence urinaire est la perte incontrôlable et involontaire des urines qui se produit le jour ou la nuit. Elle peut se présenter sous deux formes : permanente ou ne survenir qu'à l'effort.

L'incontinence urinaire ne doit être confondue ni avec l'énurésie (perte involontaire d'urine pendant le sommeil) ni avec l'impériosité mictionnelle (miction involontaire lors d'une envie d'uriner trop pressante).

Incontinence urinaire permanente

La prévalence de l'incontinence urinaire permanente dans la population âgée de plus de 65 ans est élevée. Elle atteint environ 10 % des sujets âgés de 70 à 75 ans et 25 % des sujets après 85 ans. Sa fréquence augmente avec l'âge et elle est étroitement associée à la dépendance.

L'incontinence urinaire permanente est due à une déficience du sphincter de la vessie et de l'urètre provoquée par une maladie neurologique ou un traumatisme altérant les commandes nerveuses de la vessie et des sphincters :
- spina-bifida (malformation de la colonne vertébrale) ;
- sclérose en plaques ;
- fracture de la colonne vertébrale avec lésions de la moelle épinière.

Elle peut aussi apparaître après une fracture du bassin accompagnée d'une rupture de l'urètre ou à la suite d'une intervention chirurgicale sur la prostate. L'incontinence urinaire permanente se manifeste par un écoulement incontrôlable d'urine.

• Traitement

Le traitement repose sur la rééducation du sphincter et des muscles du périnée par la gymnastique ou à l'aide de stimulateurs musculaires, petites sondes électriques indolores qui, introduites dans le rectum par l'anus, permettent de stimuler ces muscles artificiellement. En cas d'échec, on peut pratiquer une intervention chirurgicale correctrice visant à renforcer le périnée et à soutenir le col de la vessie, voire poser un sphincter artificiel.

Incontinence urinaire d'effort

L'incontinence urinaire d'effort survient surtout chez la femme âgée ou après des accouchements nombreux ou traumatiques. Elle peut avoir pour cause soit une atrophie des muscles du périnée qui soutiennent la vessie, soit une descente du col de la vessie, soit encore une faiblesse du sphincter.

La perte d'urine survient à la suite de contractions brutales des muscles abdominaux dues, par exemple, au transport d'une charge lourde, à un éclat de rire ou encore à une crise violente de toux ou d'éternuements, qui, en comprimant la vessie, provoquent une fuite, parfois importante, d'urine.

• Traitement

Le traitement fait appel à une rééducation du sphincter et des muscles du périnée. En cas d'échec de la rééducation, la chirurgie donne de très bons résultats. La mise en place d'une bandelette sous-urétrale, par voie vaginale, va recréer un plancher physiologique à l'urètre et suppléer les ligaments de soutien défectueux. Ainsi, lors d'un effort quelconque augmentant la pression intra-abdominale (effort de toux ou de rire, par exemple), l'urètre va se trouver comprimé entre la poussée abdominale poussant par-dessus sur la vessie et l'urètre et la bandelette sous-urétrale qui fera contre-appui.

Par ce mécanisme, l'urètre sera fermé à chaque effort. Les résultats de la bandelette sous-urétrale dans cette indication sont très satisfaisants (supérieurs à 80% de guérison) avec un recul de près de 10 ans maintenant.

Les infections urinaires

Les infections de l'appareil urinaire sont fréquentes et dues, le plus souvent, à des bactéries. Elles se traduisent en particulier par des troubles de la miction, des brûlures lors de l'émission d'urine, des douleurs, des envies fréquentes d'uriner.

CYSTITE

Inflammation aiguë ou chronique de la muqueuse vésicale.

Une cystite témoigne le plus souvent d'une infection par des germes pathogènes, des bacilles (*Escherichia coli* [colibacillose], *Proteus mirabilis*) ou, plus rarement, par un champignon *(Candida albicans)*. Elle est beaucoup plus fréquente chez les diabétiques, les femmes jeunes en période d'activité sexuelle et les femmes enceintes (elle peut causer des contractions utérines avec menace d'accouchement prématuré). Elle est souvent liée à une maladie gênant l'évacuation vésicale des urines (rétrécissement ou diverticule de l'urètre, calculs vésicaux, tumeur vésicale) ou à des brides hyménéales entraînant, lors du coït, une inoculation dans l'urètre et la vessie de germes présents dans le vagin. Chez l'homme, elle peut être due à un obstacle prostatique (adénome).

• Symptômes et signes

La cystite se manifeste souvent brutalement par une douleur suspubienne, des brûlures à la miction, des mictions fréquentes et impérieuses avec émission de seulement quelques gouttes d'urine. Celle-ci est trouble, signe de la présence de pus (pyurie), malodorante et contient parfois du sang (cystite hématurique). La température demeure normale, l'apparition d'une fièvre signalant le passage à une infection des voies urinaires.

• Diagnostic

Le médecin peut, au cabinet ou en visite, réaliser un test urinaire à l'aide de bandelettes. La présence de leucocytes, de nitrites et de sang est très en faveur d'une infection urinaire. Si le test est positif, un traitement monodose (une seule prise d'antibiotique) peut être proposé aux femmes jeunes, en l'absence de fièvre et s'il ne s'agit pas d'une récidive. En cas de récidive, les germes en cause sont identifiés par un examen cytobactériologique des urines (E.C.B.U.), et un antibiogramme teste leur sensibilité aux antibiotiques usuels.

• Traitement

La cystite est traitée par administration d'antibiotiques à bonne élimination urinaire. Un contrôle de la stérilité des urines est réalisé 48 heures après la fin du traitement.

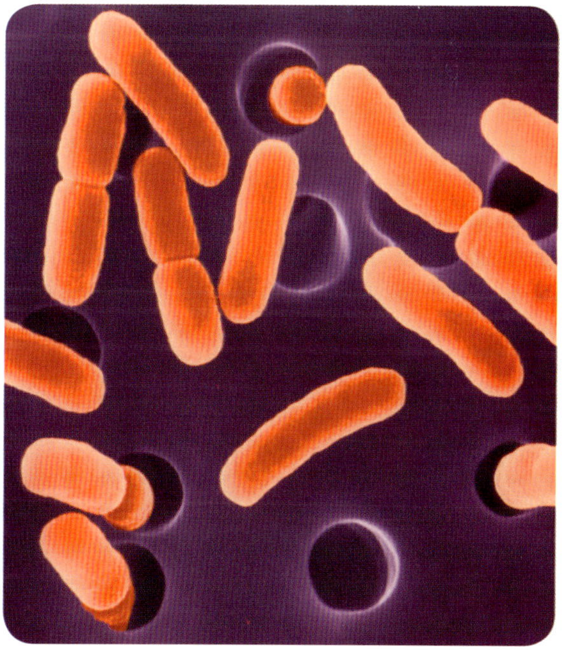

▲ **L'examen direct des urines après coloration, au microscope, permet d'identifier et de comptabiliser d'éventuels germes.**

Examen cyto-bactériologique des urines

Examen des urines au microscope permettant de détecter une infection urinaire et de déterminer le nombre de germes et de globules rouges et blancs par millilitre d'urine.

Un examen cytobactériologique des urines (E.C.B.U.) est prescrit dès que l'on soupçonne une infection de l'appareil urinaire (infection de la prostate, cystite bactérienne, etc.). Pour obtenir un résultat sûr et interprétable, il est important de respecter certaines conditions de prélèvement : les urines doivent être émises le matin à jeun après désinfection du méat urétral (orifice extérieur de l'urètre) et recueillies dans un flacon stérile.

> **Le nombre de germes** présents dans l'urine permet d'affirmer ou non l'existence de l'infection :
– s'il est inférieur à 1 000 par millilitre, il n'y a pas d'infection (une souillure a pu survenir lors du prélèvement) ;
– s'il est compris entre 1 000 et 100 000 par millilitre, il y a peut-être une infection, sans certitude absolue ;
– s'il est supérieur à 100 000 par millilitre, on sait de façon certaine qu'il y a une infection.
Les germes repérés sont mis en culture afin d'être identifiés. L'une des méthodes employées est la coloration de Gram. Normalement, plus de 90 % des germes présents dans l'urine sont Gram négatifs (ils ne fixent pas la coloration de Gram) : *Escherichia coli*, *Proteus*, *Klebsiella*, *Enterobacter*.

> **La culture des germes** permet aussi de réaliser un antibiogramme qui teste leur sensibilité ou leur résistance vis-à-vis des différents antibiotiques. Après résultat, le médecin sera à même de prescrire l'antibiotique le plus adapté. Un examen de contrôle doit toujours être pratiqué quelques jours après l'arrêt de la prise des antibiotiques pour s'assurer de la guérison de l'infection.

> **Le nombre des cellules sanguines** présentes dans l'urine apporte d'autres renseignements. Normalement, le nombre de globules rouges est inférieur ou égal à 2 000 par millilitre, de même que le nombre de globules blancs. En cas d'infection, le nombre de globules blancs augmente et leur aspect est altéré. Une augmentation du nombre de globules rouges définit une hématurie microscopique, révélant une infection urinaire, une tumeur de la vessie, un calcul du rein, etc.

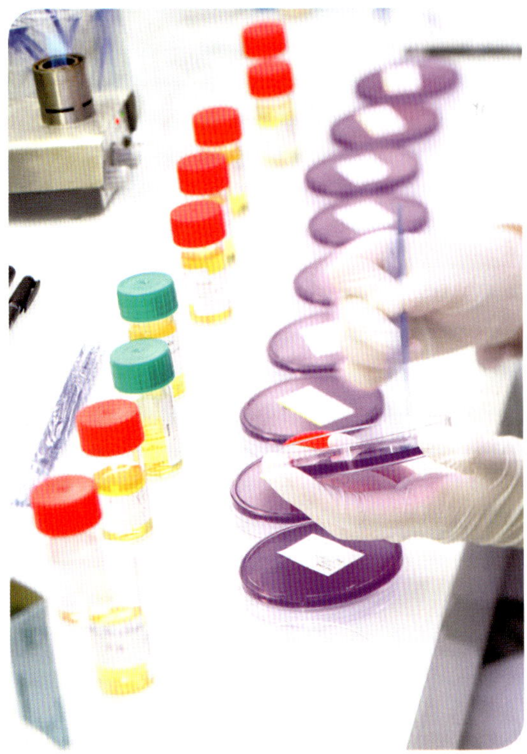

▲ La mise en culture des urines permet l'isolement et la numération des bactéries. Un antibiogramme est réalisé dans un deuxième temps.

• Prévention

Le traitement de la cause favorisante suffit généralement à prévenir de nouveaux accès de cystite. Dans de nombreux cas cependant, aucune cause ne peut être mise en évidence. La récidive est alors fréquente et la prévention repose sur le respect de règles hygiéniques et diététiques : boisson abondante (plus de 2 litres d'eau par jour), mictions fréquentes, hygiène génitale et périnéale parfaite, traitement d'une constipation.

PYÉLONÉPHRITE

Infection aiguë, subaiguë ou chronique du bassinet et du tissu interstitiel d'un rein, beaucoup plus rarement des deux.

La plus fréquente des pyélonéphrites est la pyélonéphrite aiguë. Elle est d'origine bactérienne, dont le germe responsable est le plus souvent *Escherichia coli*.

Pyélonéphrite aiguë

Cette infection aiguë du bassinet et du tissu interstitiel du rein atteint le plus souvent la femme jeune. La colonisation du tissu rénal par des bactéries s'effectue le plus souvent par voie ascendante, à partir de la vessie, plus rarement par voie hématogène (sanguine) au cours d'une septicémie.

Dans quelques cas, la pyélonéphrite aiguë se complique d'un choc septique, correspondant à la généralisation de l'infection (septicémie secondaire). Ce choc nécessite un transfert dans un service de réanimation.

• Causes

Une pyélonéphrite aiguë est en général due à une bactérie à Gram négatif (*Escherichia coli*, par exemple). Survenant le plus souvent sur des reins sains, elle peut aussi être favorisée par certaines maladies, telles qu'une lithiase urinaire, ou par des malformations congénitales des voies urinaires, comme une hydronéphrose (dilatation du bassinet et des calices) ou un reflux vésico-urétéral. Quand aucune cause n'est retrouvée, on parle de « pyélonéphrite idiopathique ».

• Symptômes et signes

Dans un premier temps, le malade se plaint de troubles mictionnels semblables à ceux d'une cystite : brûlures à la miction, pollakiurie (mictions fréquentes et impérieuses), urines troubles. Puis la pyélonéphrite se manifeste de manière brutale : douleurs lombaires unilatérales et d'intensité variable, modérées le plus souvent, fièvre de 39 à 40 °C, frissons, fatigue.

• Diagnostic

À la palpation, le rein est douloureux. La bandelette urinaire met en évidence la présence de leucocytes en grand nombre et souvent de nitrites qui témoignent de l'infection par une bactérie à Gram négatif.

L'examen cytobactériologique des urines (voir encadré ci-contre) permet d'isoler la bactérie responsable et d'adapter le traitement antibiotique qui a été débuté après la bandelette urinaire. Une échographie rénale doit être effectuée rapidement pour rechercher un obstacle sur les voies excrétrices rénales qui impose un traitement chirurgical.

• Traitement

Le traitement repose sur l'administration d'antibiotiques pendant 10 à 15 jours. Dans les formes simples, au bout de 2 ou 3 jours, la température se normalise, les douleurs disparaissent et les urines ne contiennent plus de germes.

En cas d'anomalie des voies urinaires, un traitement chirurgical d'urgence peut être nécessaire, par exemple en cas de calcul bloqué dans l'uretère ou pour corriger une malformation. Les récidives sont fréquentes.

• Prévention

La prévention des pyélonéphrites repose sur le traitement des infections des voies urinaires basses (cystites) et sur des mesures simples telles que de boire abondamment et de respecter une bonne hygiène périnéale ou vaginale.

L'insuffisance rénale

L'insuffisance rénale se caractérise par la réduction de la capacité des reins à assurer la filtration et l'élimination des produits de déchet du sang, à contrôler l'équilibre du corps en eau et en sels, et à régulariser la pression sanguine.

L'insuffisance rénale résulte d'affections des reins, caractérisées par une diminution du nombre des néphrons, ces unités fonctionnelles dont l'élément principal est le glomérule, petite sphère où s'effectue la filtration du sang et où s'élabore l'urine primitive. Elle se traduit par une élévation des taux sanguins de créatinine et d'urée.

Insuffisance rénale chronique

C'est l'aboutissement d'une maladie rénale quelle qu'en soit la cause.

• Causes

Elles sont multiples ; presque toutes les maladies atteignant les reins peuvent évoluer vers une insuffisance rénale chronique. Il peut s'agir de maladies du tissu rénal à proprement parler, qu'elles atteignent exclusivement les reins ou non (diabète, par exemple), ou de maladies des voies excrétrices (calices, bassinet, uretère, vessie), congénitales (malformation) ou acquises : des infections chroniques, ou une toxicité exercée par certains médicaments, peuvent ainsi, si elles ne sont pas traitées, entraîner une insuffisance rénale chronique.

• Symptômes et signes

Les insuffisances rénales chroniques minimes ou modérées n'entraînent en général que peu de signes. Elles sont souvent diagnostiquées de manière fortuite, par exemple à l'occasion d'un bilan pour hypertension artérielle, protéinurie (présence de protéines dans les urines) ou hématurie (présence de sang dans les urines), ou encore dans le cadre de la surveillance d'une autre affection, que l'insuffisance rénale chronique vient compliquer. Les insuffisances rénales chroniques plus avancées ont, au contraire, des conséquences cliniques et biologiques importantes et complexes.

Une insuffisance rénale chronique se complique presque toujours d'une anémie liée à la diminution de la sécrétion d'érythropoïétine (hormone stimulant la production des globules rouges par la moelle osseuse) par le rein et entraînant une fatigue, un essoufflement, des difficultés à réaliser des efforts physiques.

Une hypertension artérielle est fréquemment observée ; des complications osseuses, regroupées sous le terme d'« ostéodystrophie rénale », provoquent une déminéralisation osseuse ainsi que des complications nerveuses entraînant notamment des troubles sensitifs, voire une paralysie motrice ; une rétention de sodium à l'origine de conséquences cardiaques telles qu'une insuffisance cardiaque gauche se manifestant par un œdème pulmonaire aigu ; une augmentation du taux de potassium dans le sang, parfois à l'origine de troubles du rythme cardiaque. La taille des reins, observables en échographie, est souvent diminuée.

• Diagnostic

Le diagnostic de l'insuffisance rénale chronique repose sur la mise en évidence de la diminution de la filtration glomérulaire par une élévation du taux sanguin de créatinine. L'examen consiste à mesurer la clairance de la créatinine, c'est-à-dire le nombre de millilitres de plasma que les glomérules peuvent débarrasser de cette substance d'origine musculaire en une minute. La clairance normale de la créatinine est de 130 millilitres par minute.

Le suivi régulier des chiffres de clairance permet en outre de surveiller l'évolution d'une insuffisance rénale sous traitement.

Dialyse

Technique visant à suppléer une fonction rénale défaillante en éliminant à la fois les produits de déchet du sang et l'excès d'eau du corps. On parle aussi d'« épuration extrarénale » ou encore de « rein artificiel ».

• Indications

Les fonctions principales du rein sont d'éliminer les déchets de l'organisme (urée, créatinine), et de maintenir constants le volume hydrique et la teneur en électrolytes (sodium, potassium, calcium) du sang, ainsi que son équilibre acidobasique (pH). Quand la fonction rénale est perturbée, brutalement (insuffisance rénale aiguë) ou progressivement (insuffisance rénale chronique), ces processus sont mis en défaut : une dialyse s'impose. Celle-ci permet de traiter en urgence certaines complications de l'insuffisance rénale : hyperkaliémie (excès de potassium dans le sang), hyponatrémie (taux de sodium diminué dans le sang), acidose (sang trop acide), œdème pulmonaire (accumulation d'eau dans les poumons).

• Principe

Il existe deux méthodes de dialyse : l'hémodialyse et la dialyse péritonéale. Toutes deux font appel à une membrane semi-perméable, artificielle pour l'hémodialyse et naturelle (le péritoine) pour la dialyse péritonéale. Cette membrane agit comme un filtre entre le sang du patient et le dialysat, une solution dont la concentration est adaptée à chaque malade selon le degré d'épuration à obtenir et dont le rôle est notamment d'entraîner les substances toxiques accumulées dans le sang. Les échanges entre le dialysat, préparé à l'avance, et le sang se produisent à travers la membrane selon deux mécanismes : la diffusion et l'ultrafiltration.

> Lors de la diffusion, des substances toxiques passent du sang vers le dialysat en fonction de leur taille et, surtout, de la différence de concentration qui règne de part et d'autre de la membrane. En particulier, l'urée, lorsque sa concentration dans le sang du malade est excessive, est attirée vers le dialysat, qui en est dépourvu.

> Lors de l'ultrafiltration, l'eau en excédent dans l'organisme est éliminée grâce à un gradient de pression de part et d'autre de la membrane : gradient osmotique (du glucose en grande quantité dans le dialysat attire l'eau) ou gradient hydrostatique (différence de pression entre le sang et le dialysat).

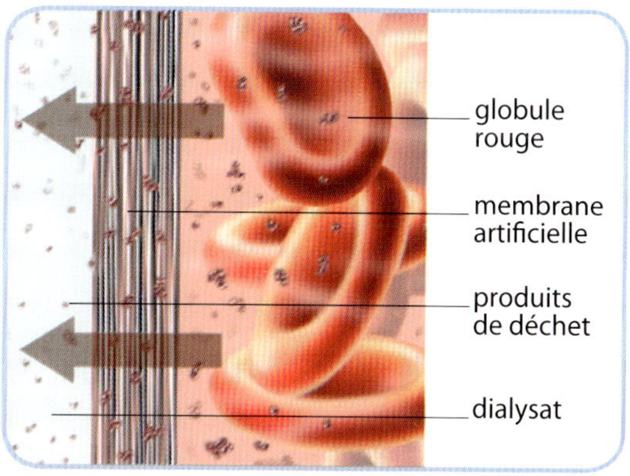

▲ Seules l'eau et les substances de petite taille contenues dans le sang (à droite) peuvent traverser la membrane semi-perméable vers le dialysat (à gauche).

• Traitement

Il vise à prévenir les complications de l'insuffisance rénale chronique. Le sujet doit suivre un régime pauvre en protéines et parfois en sodium (sel) ; les aliments riches en potassium (fruits, chocolat) doivent être évités, voire proscrits.

Les traitements médicamenteux luttent contre les symptômes de l'insuffisance rénale : antihypertenseurs, dérivés de la vitamine D, calcium, médicaments destinés à abaisser le taux de phosphore et de potassium dans le sang.

La dialyse devient indispensable lorsque la clairance de la créatinine est inférieure à 10 millilitres par minute ; il en existe deux types : l'hémodialyse, ou rein artificiel, où le sang est épuré au travers d'une membrane artificielle, et la dialyse péritonéale, lors de laquelle le péritoine du malade est utilisé comme membrane de filtration (voir encadré p. 313).

La greffe de rein est le seul traitement définitif de l'insuffisance rénale. Actuellement largement répandue, elle concerne des patients plutôt jeunes (jusqu'à 60 ans en moyenne) et dont la maladie n'est pas susceptible de se reproduire sur le greffon.

Insuffisance rénale aiguë

C'est une insuffisance rénale dans laquelle la perte de la fonction rénale est brutale mais généralement réversible. Selon les mécanismes en cause, on distingue trois types d'insuffisance rénale aiguë.

> **L'insuffisance rénale aiguë fonctionnelle** est due à une hypovolémie (diminution du volume sanguin circulant, entraînant un abaissement du débit de sang irriguant les reins), et peut donc résulter soit d'une baisse de la pression artérielle, provoquée par une hémorragie, une défaillance cardiaque ou un état de choc, soit d'une déshydratation importante liée à une diarrhée ou à des vomissements. Cette forme d'insuffisance rénale n'occasionne pas de lésion du tissu rénal et disparaît avec le trouble responsable.

> **L'insuffisance rénale aiguë organique** est due à des altérations anatomiques des tubules (nécrose tubulaire aiguë), du tissu interstitiel (néphrite interstitielle aiguë), des glomérules (glomérulonéphrites) ou des vaisseaux (néphropathies vasculaires) du rein. Ces lésions peuvent être dues à une intoxication (médicaments, produits iodés utilisés pour des examens radiographiques), à une réaction allergique, à un processus infectieux, immunologique, etc.

> **L'insuffisance rénale aiguë obstructive** est liée à la survenue d'un obstacle (calcul, tumeur) sur les voies excrétrices (bassinets, uretères, vessie).

• Symptômes et signes

Le signe clinique le plus révélateur de l'insuffisance rénale aiguë est l'anurie (arrêt de toute production d'urine par les reins). Cependant, le volume des urines peut n'être que diminué, voire rester normal : on parle, dans ce dernier cas, d'« insuffisance rénale aiguë à diurèse conservée ».

Certaines manifestations particulièrement graves peuvent survenir : hyperkaliémie (pouvant entraîner des troubles cardiaques graves), œdème pulmonaire aigu, acidose, hyponatrémie.

• Diagnostic

Il repose sur la mise en évidence de la diminution de la filtration glomérulaire par mesure de l'élévation du taux sanguin de créatinine chez des patients ayant eu auparavant des valeurs normales. En cas d'insuffisance rénale aiguë obstructive, il fait de plus appel à l'urographie intraveineuse, à l'échographie et au scanner afin de visualiser la dilatation des cavités rénales, et parfois l'obstacle. Le diagnostic d'une insuffisance rénale aiguë fonctionnelle peut nécessiter une ponction-biopsie.

• Traitement

> **L'insuffisance rénale aiguë fonctionnelle** disparaît rapidement après traitement de sa cause : transfusion en cas d'hémorragie, perfusion de sérum salé en cas de déshydratation, etc. Cependant, si ce traitement n'est pas entrepris assez tôt, elle peut se transformer en une insuffisance rénale aiguë organique, plus sévère.

> **L'insuffisance rénale aiguë organique** demande le traitement de l'affection en cause, celle-là déterminant également le pronostic. Des séances d'hémodialyse sont parfois nécessaires, durant plusieurs jours ou quelques semaines.

> **L'insuffisance rénale aiguë obstructive** est en général rapidement réversible après une intervention chirurgicale consistant à lever l'obstacle ou à dériver les urines de façon à assurer une reprise de la fonction rénale.

Cependant, chez certains malades, les désordres sanguins engendrés par l'insuffisance rénale sont tels qu'avant tout geste chirurgical une épuration du sang par hémodialyse est indispensable.

Les tumeurs bénignes de la vessie

Les tumeurs bénignes de la vessie naissent sur la muqueuse vésicale interne, au contact de l'urine. La forme la plus fréquente est le papillome, tumeur superficielle isolée semblable à une petite verrue.

• Symptômes et diagnostic

Une hématurie (présence de sang dans les urines) est le principal symptôme d'une tumeur bénigne de la vessie. La cystoscopie (examen endoscopique de la vessie) permet de voir la tumeur, puis de l'enlever pour l'étudier au microscope.

Le diagnostic doit être confirmé par d'autres examens tels que la cytologie urinaire (examen au microscope de cellules de la muqueuse vésicale et de la tumeur, desquamées et évacuées dans l'urine) et l'urographie intraveineuse (visualisation de la tumeur).

• Traitement et pronostic

Les tumeurs bénignes de la vessie doivent être enlevées par chirurgie endoscopique. Leur pronostic est bon, mais elles ont tendance à réapparaître localement et peuvent alors devenir cancéreuses. Une surveillance régulière, tous les 3 ou 4 mois, par cystoscopie et cytologie urinaire, est donc indispensable, de même que l'arrêt de la consommation de tabac.

En cas de récidives fréquentes, on pratique en outre des instillations vésicales régulières de vaccins tels que le B.C.G.

Urographie

Examen radiologique étudiant la morphologie et le fonctionnement de l'appareil urinaire.

• Indications et contre-indications

L'urographie intraveineuse (U.I.V.) tend à être remplacée par un examen sous scanner RX, après injection iodée intraveineuse. Elle est indiquée pour explorer les infections urinaires, les hématuries (présence de sang dans les urines), les coliques néphrétiques et les troubles de la miction.

• Technique et déroulement

L'U.I.V consiste à radiographier les voies urinaires, après injection d'un produit iodé par voie veineuse qui s'élimine dans les urines. Elle dure environ 1 heure et demie. Avant l'injection, on prend un cliché simple de l'abdomen de façon à repérer d'éventuels calculs urinaires radio-opaques.

Après injection intraveineuse du produit de contraste, des clichés des reins, des uretères, de la vessie et de l'urètre sont pris à des intervalles de temps bien déterminés.

En fin d'examen, des clichés sont de façon systématique réalisés avant, pendant et après une miction. D'autres clichés peuvent être pris 24 heures, voire 48 heures, après l'injection en cas de dysfonctionnement rénal.

• Effets secondaires

L'urographie intraveineuse peut entraîner une réaction d'intolérance à l'iode (nausées, vomissements, baisse de la tension artérielle), évitée par un traitement antiallergique prescrit préventivement. De plus, chez les sujets diabétiques, cet examen impose une perfusion de sérum physiologique afin de permettre une bonne hydratation et d'éviter la survenue d'une tubulopathie (atteinte des tubules rénaux).

- La dépression
- La maladie bipolaire
- Les névroses

Névrose obsessionnelle

Névrose phobique

- Les psychoses

Paranoïa

Schizophrénie

- Les troubles anxieux

Panique

Phobie

- Les troubles du sommeil

Insomnie

Hypersomnie

Parasomnie

La santé mentale

La dépression

Cet état pathologique est caractérisé par une humeur triste et douloureuse, associée à une réduction de l'activité psychomotrice et à un désintérêt intellectuel. Dans son usage familier, le terme de dépression peut recouvrir des états très divers allant du simple « passage à vide » à des troubles psychiatriques plus sévères.

• Causes

De nombreuses dépressions apparaissent à la suite d'un événement pénible (deuil, abandon conjugal, licenciement, etc.) ou d'un moment particulier de l'existence (passage de l'enfance à l'adolescence, de l'âge mûr à la sénescence, échec ou même succès). De telles dépressions sont parfois désignées comme « réactionnelles ». Une dépression peut aussi survenir au cours d'une maladie physique (accident vasculaire cérébral, hépatite, etc.), être déclenchée par un bouleversement hormonal (suite d'accouchement) ou un dérèglement endocrinien (hypothyroïdie). Dans certains cas, le syndrome dépressif apparaît en liaison avec l'évolution d'un trouble névrotique ou psychotique. Enfin, certaines dépressions très graves, comme la mélancolie (psychose caractérisée par une douleur morale intense avec désir de mort), ont une cause partiellement héréditaire : on parle dans ce cas de « dépression endogène » (ou encore de « maladie maniacodépressive »).

Le taux élevé d'atteinte conjointe chez les vrais jumeaux (lorsque l'un d'eux connaît un épisode dépressif, l'autre, le plus souvent, souffrira aussi de dépression) plaide en faveur d'un facteur génétique dans le déterminisme de la maladie. Le décès du père ou de la mère pendant l'enfance, les antécédents familiaux de dépression ou de psychose maniacodépressive sont également considérés comme des facteurs prédisposants. Cependant, il n'existe aucune certitude, sauf en ce qui concerne la maladie maniacodépressive.

• Symptômes et signes

Les traits spécifiques des troubles dépressifs sont à la fois psychiques et physiques. Ils atteignent leur maximum d'intensité en fin de nuit ou en début de journée.

Au plan psychique, le sujet est d'humeur triste avec perte des motivations, d'intérêt ou de plaisir pour presque toutes les activités, insomnie ou hypersomnie, fatigue, autodépréciation, difficulté à penser et à se concentrer, peur de l'avenir, anxiété intense. La souffrance morale peut l'amener à envisager le

FRÉQUENCE

La maladie dépressive est l'une des pathologies psychiques les plus fréquentes dans le monde. À l'échelle d'une vie entière, de 6 à 10 % des hommes et de 12 à 20 % des femmes seront, à un moment ou à un autre, confrontés à la dépression. C'est dire l'ampleur de ce phénomène qui peut aussi bien survenir après un événement traumatisant, comme un deuil, qu'à la ménopause, ou après un accouchement, ou sans raison ou situation particulière. Parfois, la dépression constitue l'un des deux temps d'une maladie maniacodépressive, alternance de moments d'excitation pathologique et d'épisodes dépressifs graves. Parfois encore, elle est liée à un manque d'ensoleillement (luminosité) et survient entre octobre et mars : c'est la « dépression saisonnière ». Personne ne peut donc prétendre y échapper.

Les déprimés sont plus nombreux chez les femmes jeunes, les hommes âgés, les femmes célibataires et les hommes mariés. Si la dépression peut être favorisée par des événements de vie « négatifs » tels qu'une maladie physique ou la perte d'un emploi, elle peut l'être aussi par la consommation excessive de drogue ou d'alcool, ainsi que par celle de médicaments psychotropes ou stimulants.

suicide, d'autant plus que la sensation d'écoulement du temps semble anormalement ralentie. Les dépressifs ont en commun un sentiment inconscient de « perte d'objet » qui les amène à retourner contre eux-mêmes les reproches et l'agressivité destinés normalement à l'objet perdu, ce qui leur donne un fort sentiment de culpabilité et d'impuissance.

Au plan physique, le dépressif souffre de troubles de l'appétit (avec perte ou gain de poids significatif), de désordres digestifs, de céphalées, de palpitations, de fatigabilité, d'insomnie et d'altération de la libido. On note aussi parfois l'abus d'alcool, de médicaments ou de toxiques dans le but de soulager les symptômes.

Il existe de multiples formes de dépression, allant d'un sentiment de tristesse jusqu'à la dépression majeure avec idées délirantes nommée « mélancolie ». C'est avec le médecin que le type de dépression sera défini et que le traitement adapté pourra être proposé. La « déprime » est un sentiment de malaise qui rend compte d'une tristesse passagère et pas toujours d'un état dépressif.

> Reconnaître une dépression. Il est très délicat d'en identifier les premiers signes, souvent confondus avec ceux d'un banal passage à vide, baisse de forme qui disparaît d'elle-même en quelques jours. La dépression s'annonce par une modification globale, mais le plus souvent insidieuse, du comportement. Au début, le déprimé devient anxieux, réagit de manière inhabituelle à des contrariétés banales ; il est sujet à de brefs accès de colère, de joie ou de pleurs. Il a des difficultés pour trouver le sommeil, puis se réveille en pleine nuit, généralement entre minuit et 2 heures du matin (chez certains, le sommeil est « haché » de rêves angoissants ou de réveils multiples). Enfin, il grossit ou maigrit involontairement. Il se désintéresse de son entourage familial, amical ou professionnel. Souvent, c'est seulement après plusieurs mois d'évolution, alors que le malade est en véritable situation de détresse morale, que l'entourage prend conscience de la gravité de son état. Cette « dépression confirmée » rassemble quatre types de troubles, toujours présents mais avec une intensité variable d'un malade à l'autre.

> Troubles de l'humeur et ralentissement. Le déprimé souffre d'une immense tristesse permanente ; il est pessimiste et se sent dévalorisé, incapable, inutile. L'idée du suicide le taraude, comme étant la solution qui mettrait un terme à sa souffrance et libérerait son entourage. Dans bien des cas, le déprimé tente effectivement de mettre fin à ses jours ; cette tentative impose une protection immédiate et, le plus souvent, une hospitalisation. Le ralentissement des activités intervient à tous les niveaux, qu'il s'agisse du psychisme, de la motricité, du langage ou des relations. Le malade, figé, parle lentement, de façon monotone, et semble avoir perdu toute spontanéité ; lorsqu'on l'interroge, il réfléchit longuement avant de répondre. Il s'exprime lentement, ce qui met en évidence sa difficulté à se concentrer. Incapable d'agir et de prendre une décision, le déprimé retrouve un semblant d'énergie en fin de journée, qu'il met à profit, par exemple, pour réaliser de simples actes de la vie quotidienne (comme se raser), tant cela lui est difficile le matin.

> Anxiété, troubles du sommeil et de l'état physique. Le malade est perpétuellement inquiet, préoccupé par des sujets personnels ou plus généraux. Ses insomnies s'aggravent et il se réveille souvent pendant la deuxième partie de la nuit ou avant le lever du jour ; c'est d'ailleurs pendant cette dernière période que se concentrent les idées dépressives qui favorisent les « suicides du petit matin ».

L'altération de l'état physique dépend de l'ancienneté de la dépression et de son évolution, mais aussi du sexe et de l'âge, de la négligence plus ou moins grande du régime alimentaire. Plus spécifiquement, le déprimé souffre de troubles du transit digestif, de maux de tête, d'une grande fatigue et d'un désintérêt pour l'activité sexuelle.

• Évolution et traitement

Le risque majeur de la dépression est le suicide, surtout à redouter dans les formes mélancoliques, les phases aiguës des troubles psychotiques et chez les personnes âgées. Il faut aussi redouter les complications évolutives d'un état dépressif caractérisé, les symptômes résiduels, voire une certaine chronicité. Outre un traitement par les antidépresseurs ou les stabilisateurs de l'humeur, qui ont considérablement réduit l'usage de l'électrochoc (sismothérapie), on préconise souvent un abord psychothérapique et parfois une approche familiale.

Vaincre une dépression en quelques mois est le plus souvent possible, et un traitement médical doit toujours être tenté. Non soigné, un épisode dépressif est beaucoup plus long à disparaître, le risque d'évolution au long cours n'étant pas négligeable, la possibilité de symptômes résiduels importante. Il expose en outre le patient à des souffrances inutiles, voire au suicide, alors que le déprimé mis sous traitement peut voir son état s'améliorer dès la 2e semaine. De plus, traiter une dépression permet souvent d'éviter les récidives, beaucoup plus difficiles à soigner. C'est ici qu'intervient le rôle primordial de l'entourage, qui doit engager le malade à se soigner, même si cela n'est pas toujours facile. Un premier entretien médical permet au praticien d'évaluer l'intensité et le type de la dépression, d'établir une relation de confiance avec le malade, de l'informer de son état et des perspectives thérapeutiques, y compris de la nécessité d'une hospitalisation.

> Le traitement psychologique. Il s'agit d'entretiens centrés au début sur les événements qui ont contribué à l'installation de la dépression. Une fois dépassée la phase aiguë, ils débouchent éventuellement sur la nécessité de faire un travail plus approfondi, faisant intervenir l'inconscient (psychothérapie d'inspiration analytique, voire psychanalyse). Les thérapies cognitivo-comportementalistes (T.C.C.), peuvent être envisagées; le thérapeute prodigue des conseils et des orientations.

> Les médicaments psychotropes. Dans le traitement de la dépression, l'année 1957 a marqué une étape décisive : c'est alors que l'on découvre les effets antidépresseurs de l'iproniazide – qui inhibe l'action biologique d'une enzyme, la monoamine oxydase, d'où son sigle (I.M.A.O.) – et d'un autre produit, l'imipramine; celle-ci sera dite « tricyclique » en raison de sa structure chimique. Depuis, d'autres substances (antidépresseurs d'action sérotoninergique ou mixte : sérotoninergique et noradrénergique) sont venues compléter cette gamme. Aujourd'hui, le traitement d'un déprimé passe le plus souvent par ces médicaments, efficaces dans deux tiers des cas. Les antidépresseurs tricycliques ont une action antidépressive puissante et n'induisent aucune accoutumance mais s'accompagnent d'effets secondaires tels que sécheresse de la bouche, tremblements, vertiges, prise de poids, palpitations, constipation. Aux I.M.A.O., également très actifs mais délicats à manier – leur association avec l'alcool, en particulier, doit être rigoureusement prohibée –, on préfère actuellement des produits, appelés « I.M.A.O. réversibles », au mécanisme d'action similaire mais dépourvus de tels risques. Les thymorégulateurs ou stabilisateurs de l'humeur sont parfois utilisés (lithium, carbamazépine, valproate). Quel que soit le traitement choisi, il est poursuivi pendant au moins 6 mois puis progressivement diminué sous surveillance médicale.

Dans certaines formes de la maladie ou en cas d'efficacité insuffisante des antidépresseurs, on peut également être amené à préconiser des séances de privation de sommeil, qui améliorent l'humeur du malade, voire d'exposition à la lumière (dans le cas des dépressions saisonnières). Pour traiter plus spécifiquement certains symptômes de la dépression, comme l'angoisse et les troubles du sommeil, on prescrit également, dans certains cas, des tranquillisants ou des somnifères pour une courte période. Quand la dépression s'inscrit dans l'évolution d'une maladie maniacodépressive, un traitement régulateur de l'humeur est nécessaire, le plus souvent à vie.

> L'électronarcose. Lorsque la dépression est grave – on parle alors de mélancolie – et que les autres traitements se révèlent inefficaces, on recourt encore à l'électronarcose, une technique qui a remplacé l'électrochoc. L'électronarcose est réalisée sous anesthésie et sous relaxant musculaire, afin de soulager l'appréhension du malade et d'éviter les complications. Elle permet, à raison de 6 à 8 séances, de guérir certaines dépressions résistant à tout autre traitement. La sismothérapie (traitement par les électrochocs) n'entraîne pas d'effets secondaires durables.

> Traitements originaux. La photothérapie, qui s'adresse le plus souvent aux patients atteints de dépression saisonnière, consiste à installer le patient pendant 1 ou 2 heures par jour devant une lampe censée reproduire le spectre de la lumière solaire. La physiothérapie (douches, massages subaquatiques, natation), réalisée avec la collaboration d'un kinésithérapeute ou d'une infirmière spécialisée, peut également être très bénéfique.

Dépression de l'adolescent

La dépression de l'adolescent, tout en se rapprochant de celle de l'adulte (anxiété, sentiment d'infériorité, humeur triste), en diffère par une moindre inhibition, une attitude plus distante qu'accablée, un sentiment de vide ou d'abandon plutôt que de déchéance. Par ailleurs, un état dépressif peut se cacher sous des symptômes trompeurs (dépression masquée) : troubles du comportement (fugue, colère, goût morbide pour le risque), anorexie, boulimie ; l'adolescent se plaint de douleurs (courbatures, maux de tête, d'estomac), a des problèmes scolaires. La principale complication des dépressions d'adolescent est le passage à l'acte (délinquance, toxicomanie, suicide).

• Traitement

Il ne saurait se limiter à l'administration de psychotropes (antidépresseurs, anxiolytiques), qui risquent de provoquer une dépendance et des passages à l'acte, et dont l'utilisation doit être la moins fréquente possible, réfléchie et de courte durée. Dans la plupart des cas, la psychothérapie apportera à l'adolescent ce qu'il recherche, l'aidant efficacement à mûrir et à mieux s'accepter. L'abord familial est indispensable.

Dépression de la personne âgée

Elle revêt des formes très diverses. La forme la plus grave en est la mélancolie, qui se traduit par une douleur morale intense avec idées de préjudice et de persécution, une hypocondrie (peur non justifiée d'être malade), une détérioration de l'état général. D'autres formes se manifestent par de l'insomnie, des troubles du caractère, un repli sur soi, des affections psychosomatiques diverses, parfois une pseudodétérioration intellectuelle pouvant simuler une démence (dépression pseudodémentielle).

• Traitement

Il faut d'abord bien comprendre de quel type de dépression il s'agit, évaluer les possibilités de réaction, repérer les possibles pathologies médicales en cours d'évolution. La prescription de psychotropes doit être régulièrement réévaluée, les effets secondaires mesurés périodiquement en fonction de la symptomatologie mais aussi en fonction de la vie quotidienne de la personne malade. Les antidépresseurs sont privilégiés, les anxiolytiques et les hypnotiques indiqués avec prudence pour une brève période. La sismothérapie est parfois utile et demeure sans danger. Enfin, l'écoute médicale est indispensable (maintien du statut social, retour de l'anticipation, stabilité de l'état physique).

• Aider un dépressif

C'est aussi à l'entourage d'engager le malade à prendre conscience de son état et à se soigner. En effet, l'une des caractéristiques de la dépression est d'être difficile à identifier, surtout quand le malade se plaint essentiellement de troubles physiques, d'où le qualificatif de dépression « masquée » : il a le plus grand mal à prendre lui-même conscience de son état, est réticent à l'idée d'aller voir un médecin ou un psychiatre et se culpabilise pour expliquer ses troubles. L'engager à rencontrer le médecin de famille est alors la meilleure solution. Le recours à une association d'usagers est souvent une aide précieuse. En revanche, demander au malade de faire preuve de bonne volonté, de se changer les idées en prenant des vacances, etc. va à contresens de la guérison.

LE MÉCANISME D'ACTION DES ANTIDÉPRESSEURS

Les travaux scientifiques s'appuient sur l'hypothèse selon laquelle les neurotransmetteurs, molécules dont le rôle est de transmettre les informations entre les cellules nerveuses (neurones), jouent un rôle important dans le déclenchement des dépressions, mais aussi dans leur traitement. En effet, les antidépresseurs ont en commun de maintenir un taux élevé de neurotransmetteurs dans le système nerveux en empêchant leur destruction physiologique. Les antidépresseurs tricycliques agissent globalement sur la dopamine, la noradrénaline et la sérotonine ; les antidépresseurs sérotoninergiques, plus électivement sur la sérotonine ; les antidépresseurs mixtes, sur la sérotonine et la noradrénaline. Les I.M.A.O. freinent l'activité de la M.A.O., enzyme de dégradation de la dopamine et de la noradrénaline. La sismothérapie modifie aussi le métabolisme des neuromédiateurs.

La maladie bipolaire

Cette maladie est caractérisée par l'alternance de crises d'excitation (manie) et d'épisodes dépressifs pouvant aller jusqu'à la mélancolie.

Ce trouble constitue moins une psychose à proprement parler qu'un trouble de l'humeur marqué d'épisodes psychotiques ; aussi emploie-t-on plutôt aujourd'hui les termes de « maladie maniacodépressive » ou « maladie bipolaire ».

Entre deux crises, le traitement de fond consiste en une psychothérapie associée à la prise régulière d'un stabilisateur de l'humeur (thymorégulateur, lithium, carbamazépine, lamotrigine). La continuité de soins est essentielle et l'aide des associations de patients est importante.

• Causes

La maladie bipolaire se manifeste en général à partir de 18-35 ans. Elle pourrait être déterminée par l'hérédité (génétique), la constitution physique (sujet pycnique, c'est-à-dire large et gros), le profil psychologique ou un dérèglement des centres cérébraux de l'humeur. Des bouleversements physiques ou psychiques importants (choc émotionnel ou chirurgical, grossesse, ménopause, etc.), les changements de saison ou une alcoolisation importante peuvent aussi être des facteurs déclenchants.

• Symptômes et signes

Le sujet passe périodiquement par des crises de manie (épisode d'excitation psychique et physique, avec des projets désadaptés) ou de mélancolie (dépression grave), entrecoupées de phases de normalité avec reprise des relations et activités habituelles. L'accès se traduit à la fois sur les plans psychique et physique : humeur triste ou euphorique, idées délirantes, troubles du comportement alimentaire et du poids, insomnie et, surtout, tendance suicidaire en phase mélancolique.

• Traitement

Les crises graves nécessitent le plus souvent une hospitalisation, l'administration de neuroleptiques (antipsychotiques), parfois d'antidépresseurs et, dans certains cas, en particulier lors des épisodes de mélancolie, le recours aux électrochocs (sismothérapie).

LES ÉLECTROCHOCS

Méthode thérapeutique visant à réduire certains troubles psychiatriques par l'effet de décharges électriques. On parle aussi d'« électroconvulsivothérapie » ou de « sismothérapie ».

L'électrochoc consiste à faire passer une décharge électrique de haute fréquence à travers le cerveau, de façon à provoquer une crise convulsive. Souvent contesté parce que considéré comme brutal, il reste d'une efficacité remarquable dans le traitement des dépressions graves, en particulier de la mélancolie, des états schizophréniques aigus et des confusions mentales persistantes. Il existe une recommandation officielle pour sa prescription.

L'électrochoc se pratique toujours sous anesthésie générale et curarisation, avec une surveillance médicale rigoureuse. Un bilan médical complet et standardisé est préalablement réalisé, afin de vérifier l'absence de toute maladie organique pouvant contre-indiquer l'emploi de cette méthode. Un consentement écrit doit être accordé par le patient ou, le cas échéant, par un proche. La cure, effectuée en milieu hospitalier, comporte en moyenne 12 séances, à raison de 2 ou 3 par semaine. L'effet thérapeutique est rapide. Ses effets indésirables (luxation, déchirure musculaire) sont bénins et peu nombreux. En règle générale, une amnésie lacunaire survient : revenu à lui, le patient ne garde aucun souvenir de la séance.

Les névroses

La névrose est un trouble mental n'atteignant pas les fonctions essentielles de la personnalité et dont le sujet est douloureusement conscient.

Le terme de névrose a été créé au XVIIIe siècle par le médecin écossais William Cullen. Ce terme tend aujourd'hui à être remplacé par celui de « trouble névrotique ».

L'étude de ce type de troubles a joué un rôle déterminant dans l'évolution de la psychiatrie et dans l'émergence de la psychanalyse.

• Différents types de névrose

> **Les névroses de transfert** sont liées à un conflit ancien : leur mécanisme serait un compromis défensif entre le désir infantile et son interdit. Elles se traduisent par des troubles mentaux (ceux de la névrose obsessionnelle, par exemple) ou des manifestations cliniques (celles de l'hystérie ou de la phobie, par exemple).

> **Les névroses actuelles** sont liées à une souffrance narcissique : névrose d'angoisse, hypocondrie (préoccupation excessive de son état de santé) ou névrose réactionnelle (à un traumatisme, au vieillissement, etc.).

On tend actuellement à associer sous le terme « troubles névrotiques », outre les névroses à proprement parler, les troubles liés au stress et les troubles somatoformes (associant pathologie psychique et symptômes physiques, réels ou redoutés). Sont ainsi rattachés aux troubles névrotiques, notamment, les troubles anxieux et phobiques, les troubles obsessionnels compulsifs (T.O.C.), ou névroses obsessionnelles, ou ceux consécutifs à un stress important ou à une difficulté d'adaptation. Ces différentes affections ont en commun une souffrance psychique importante, un maintien de la personnalité et des relations avec l'extérieur (qui les distingue des troubles psychotiques), et une tendance, de la part du sujet, à imputer son trouble à la réalité quotidienne, et donc à se montrer réfractaire au traitement, en particulier à la psychothérapie.

• Symptômes et signes

Une névrose se traduit habituellement par un sentiment d'angoisse, un infléchissement du jugement par la passion et l'imaginaire (phénomène de compensation), des perturbations de la vie sexuelle (absence de désirs, frigidité, impuissance) et sociale (manque d'assurance, agressivité). Cependant, à la différence du psychotique, le névrosé ne perd pas le contact avec le réel et reste relativement adapté, quoique difficilement, à son environnement et à la vie sociale.

• Traitement

Les anxiolytiques peuvent apporter un soulagement dans les moments difficiles mais ne constituent en aucun cas un traitement de fond et ne doivent pas être pris longtemps. Seule la découverte de soi, avec l'aide d'un thérapeute (psychothérapie, psychanalyse, thérapie comportementale, etc.), permet généralement d'obtenir la prise de conscience, et, par là même, l'amélioration du trouble.

NÉVROSE OBSESSIONNELLE

Névrose caractérisée par des obsessions associées à des rituels (compulsions) de conjuration de ces obsessions. Encore appelée « troubles obsessionnels compulsifs » (T.O.C.).

Décrite au début du XIXe siècle sous le nom de « folie du doute », la névrose obsessionnelle s'installe parfois très précocement à l'adolescence, le plus souvent après l'adolescence, chez des sujets en majorité de sexe masculin, de caractère à la fois inhibé et perfectionniste. Selon les psychanalystes, elle découle du refoulement d'exigences sexuelles et affectives œdipiennes (attachement à l'un des parents et culpabilité qui s'y rattache), entraînant une régression au stade anal. D'autres explications ont été avancées, d'ordre psychobiologique (perturbation précoce dans l'acquisition de la propreté et de la notion du temps) ou dans le cadre des théories comportementalistes.

Au sein des classifications des maladies, la névrose obsessionnelle fait partie des troubles anxieux, à côté de l'attaque de panique ou de l'agoraphobie, ceci dans un souci de cohérence relatif aux traitements.

• Symptômes et signes

Une ou plusieurs obsessions assaillent le sujet, qui s'efforce de les chasser par des moyens « magiques » (rites de conjuration, formules conjuratoires). L'obsessionnel, dont les capacités intellectuelles sont souvent supérieures à la moyenne, peut rester socialement bien adapté; dans les cas les plus graves, la lutte permanente qu'il livre contre ses obsessions envahit toute son existence, sans qu'il cesse d'être conscient de la nature pathologique de ses troubles, ce qui le conduit parfois au trouble dépressif. On rencontre des pensées de type obsessionnel au cours de certaines maladies psychiatriques.

• Traitement

Il repose sur une psychothérapie d'inspiration psychanalytique ou sur les techniques comportementales et cognitives (T.C.C.), complétées par l'administration temporaire d'anxiolytiques et d'antidépresseurs, selon l'évolution du trouble et pour une brève période.

NÉVROSE PHOBIQUE

Appréhension irraisonnée, peur morbide, concernant certains actes, situations ou objets, entraînant une inquiétude, une angoisse, qui entravent la vie personnelle et peuvent mener à une invalidité partielle ou totale.

La névrose phobique a été décrite par le psychanalyste autrichien Sigmund Freud sous le nom d'« hystérie d'angoisse ». Les psychanalystes l'expliquent par une angoisse d'origine sexuelle, comme dans le cas de l'hystérie, à cela près que les malades atteints de névrose phobique ont surtout peur de séduire ou d'être séduits. Pour les comportementalistes, c'est un trouble cognitif ou une difficulté rencontrée au cours de l'apprentissage des mécanismes constituant la personnalité.

Au sein des classifications des maladies, la névrose phobique fait partie des troubles anxieux, à côté de l'attaque de panique ou des T.O.C., ceci dans un souci de cohérence relatif aux traitements.

• Symptômes et signes

Cette névrose est caractérisée par des phobies, qui déplacent l'angoisse provoquée par un conflit intérieur sur une situation extérieure précise : phobies de situations (claustrophobie, agoraphobie, topophobie – ou peur d'un lieu –, phobies des moyens de transport ou de certaines situations naturelles comme l'orage), phobies concernant les objets symboliques animés ou inanimés (objets tranchants, poussière, animaux, aliments, etc.), phobies d'impulsion par la peur de nuire ou de se nuire en accomplissant une action, phobies concernant le fonctionnement du corps (nosophobie – ou peur des maladies –, cancérophobie).

En fait, toute situation ou objet peut déclencher une phobie. Le patient lutte contre sa phobie en évitant la situation redoutée ou en se faisant accompagner par une personne proche. Face à un danger réel, il peut en revanche témoigner d'un grand courage physique.

• Traitement

Les thérapies comportementales et cognitives (T.C.C.) sont aujourd'hui considérées comme l'un des traitements les plus efficaces, à court ou moyen terme, des névroses phobiques. La psychanalyse, ou une psychothérapie d'inspiration psychanalytique, présente une efficacité à plus long terme.

La prescription de médicaments anxiolytiques est associée, si les symptômes de la névrose phobique perturbent trop la vie sociale du patient et ce, pour une courte durée.

Les psychoses

La psychose est un trouble mental caractérisé par une désorganisation de la personnalité, la perte du sens du réel et la transformation en délire de l'expérience vécue.

Avant le début du xxe siècle, on regroupait sous ce terme toutes les atteintes graves du psychisme. Puis on a peu à peu écarté de cet ensemble les maladies résultant de lésions cérébrales (démence) ou d'une intoxication (démence alcoolique).

Aujourd'hui, le langage médical courant réserve le terme de psychose aux maladies mentales non lésionnelles, se caractérisant par des symptômes essentiellement psychologiques, que sont les psychoses aiguës (bouffée délirante [accès délirant survenant et disparaissant de façon brusque]), la schizophrénie, les délires chroniques (paranoïa, paraphrénie).

La maladie maniacodépressive est plutôt considérée aujourd'hui comme une maladie. Elle est marquée d'épisodes psychotiques, entre lesquels le patient reprend conscience de la réalité. En cela, ainsi que par la nature de ses symptômes, et les traitements qu'elle demande, elle constitue un trouble de l'humeur plutôt qu'une psychose à proprement parler.

• Causes

L'explication des psychoses demeure à l'état d'hypothèses, se référant à la psychanalyse (première étude psychanalytique d'un cas de psychose avec le cas du président Schreber, publié en 1911 par Sigmund Freud), à la phénoménologie et, depuis la mise au point, en 1952, des neuroleptiques, à la psychiatrie biologique, voire à la génétique. Plus récemment, les théories de la communication (école américaine de Palo Alto) ont à leur tour élargi le champ des connaissances. Mais il est certain que l'origine des psychoses ne remonte pas à une source unique mais découle d'un réseau complexe de facteurs, variable selon les individus.

• Traitement et pronostic

Dans l'ensemble, les thérapeutiques modernes ont beaucoup amélioré le pronostic des psychoses, autrefois pessimiste. Elles associent un traitement médicamenteux (antipsychotiques, lithium) à une psychothérapie individuelle ou collective dont les modalités sont très variées. Lors de l'entretien, le médecin doit rechercher la bonne distance relationnelle, ni trop proche ni trop lointaine. Dès que le patient accepte de parler de ses idées délirantes et de ses symptômes, on peut entrevoir, si ce n'est la guérison, du moins une stabilisation. Lorsqu'une hospitalisation est nécessaire, il est préférable qu'elle se fasse en accord avec le patient et sa famille. À côté de l'hospitalisation à temps complet, il existe aujourd'hui des structures de soins plus souples : hôpital de jour, hôpital de nuit, C.A.T.T.P. (centre d'accueil thérapeutique à temps partiel), groupe d'entraide mutuelle ou club.

Dans tous les cas, une relation thérapeutique suivie est indispensable (continuité des soins) : entretiens réguliers avec le thérapeute, existence d'un lieu d'accueil où le patient peut passer certains caps difficiles, dépistage et prévention des rechutes.

Le concours de la famille est toujours souhaitable dans la mesure où l'éclosion d'une psychose (surtout chez l'adolescent) est souvent la résultante de multiples causes génétiques ou acquises (souvent un conflit interne au groupe familial). L'entourage doit s'efforcer de ne pas paraître effrayé, de ne pas culpabiliser et de ne pas raisonner à tout prix le malade. Il s'agit avant tout de lui faire comprendre qu'on a ressenti sa souffrance, en sachant respecter ses convictions délirantes sans y adhérer par complaisance ni les contredire brutalement.

La plupart des personnes atteintes de psychoses vivent à l'extérieur des structures de soins (95 %). Mais leur autonomie est souvent précaire, car, d'une part, ils nient leur maladie (déni) et, d'autre part, ils ne demandent rien. Leur refus de la continuité des soins est habituel et il existe un risque de précarité. L'entourage est souvent malmené et exténué par l'ampleur de la charge. Il importe donc de prévenir les conséquences de la maladie, en particulier au niveau des familles (frères et sœurs).

PARANOÏA

Psychose caractérisée par un délire systématisé, en apparence cohérent, sans diminution des capacités intellectuelles.

La paranoïa apparaît le plus souvent chez des sujets prédisposés : surestimation du moi (orgueil, mégalomanie), rigidité psychique (méfiance, dogmatisme), erreurs de jugement dues à un raisonnement logique, mais reposant sur des a priori purement subjectifs. Le délire de la paranoïa se développe de façon cohérente, parfois plausible, suivant une série d'interprétations et de polarisations affectives : idéalisme passionné, jalousie, revendication pour un préjudice mineur ou imaginaire, érotomanie, etc. Ce délire finit par se constituer en système permanent et inébranlable, le fonctionnement de la pensée, de la volonté et de l'action demeurant clair et ordonné car le trouble paranoïaque ne touche qu'un « secteur de la pensée ». C'est ce qui le différencie du trouble schizophrénique (où toute la pensée est touchée) et de la maladie maniacodépressive (où le trouble de la pensée est temporaire).

• Symptômes et signes

Le comportement du paranoïaque est revendicatif, combatif. Son désir de vengeance, associé à son sens de la justice, le conduit parfois à réaliser des actes antisociaux (agression) et presque toujours à s'enfermer dans un cercle vicieux persécuté/persécuteur en recourant aux autorités officielles. Il cherche fréquemment à convertir autrui à ses idées.

• Traitement

Si toutes les tentatives d'évaluation et de proposition d'aide échouent, cette pathologie nécessite généralement l'hospitalisation, voire l'internement (hospitalisation sans consentement) du malade, surtout lorsque celui-ci désigne une personne précise comme son persécuteur. Il associe la prise de neuroleptiques pour une durée limitée et dans un souci d'apaisement (associée parfois à la prise d'antidépresseurs) à une psychothérapie non directive fondée sur la recherche des contenus émotionnels exprimés par le délire.

LES PSYCHOSES

La psychose est un trouble mental transitoire ou permanent, caractérisé par la perte du contact avec la réalité, une désorganisation de la personnalité et la transformation délirante du vécu.

Les psychoses chroniques regroupent les délires chroniques, la schizophrénie, la paranoïa, la psychose hallucinatoire chronique (les hallucinations psychiatriques), la psychose maniaco-dépressive.

Les psychoses aiguës se manifestent essentiellement par les bouffées délirantes aiguës, la manie aiguë et certains états schizophréniques.

Les psychoses se distinguent ainsi des névroses, dans lesquelles le patient garde la notion du réel, même si parfois il en maîtrise mal l'interprétation. Dans une névrose, le sujet garde un esprit critique vis-à-vis de sa maladie.

Paranoïa sensitive

Cette psychose, décrite par le psychiatre allemand Ernst Kretschmer (1888-1964), constitue une forme particulière de paranoïa, survenant chez des sujets vulnérables, scrupuleux, enclins au doute et dont la sexualité est mal assumée. L'accumulation des frustrations débouche sur un délire, le malade étant persuadé que son entourage le persécute. La paranoïa sensitive est vécue sur un mode dépressif : autodépréciation, sentiment d'impuissance, repli douloureux et angoissé du sujet sur lui-même. Cette affection se soigne en général très bien à l'aide de médicaments antidépresseurs associés à une approche psychothérapeutique.

SCHIZOPHRÉNIE

Psychose caractérisée par la désagrégation de la personnalité (et non son dédoublement) ainsi que par une perte du contact vital avec la réalité.

Le terme de schizophrénie a été créé par le psychiatre suisse Eugen Bleuler (1857-1939), qui le substitua à celui de démence précoce. La schizophrénie affecte le plus souvent l'adolescent ou l'adulte avant l'âge de 40-45 ans.

• Causes

Les causes de cette affection complexe, qui touche 1 % de la population mondiale, demeurent très controversées : perturbation des premières relations, dysfonctionnement des circuits et médiateurs cérébraux, disposition constitutionnelle (sujet grand et mince, caractère schizoïde – introverti, abstrait, avec repli sur soi), séquelles de pathologies infectieuses durant la grossesse (au cours du développement embryonnaire), ou de traumatismes physiques même modérés, origine génétique.

Chacune de ces hypothèses a été partiellement validée par l'expérience clinique, sans pour autant que l'on soit en mesure de fournir une explication globale de l'affection. Ainsi l'existence d'un dérèglement de certains systèmes neuromédiateurs (sérotonine, dopamine) est-elle démontrée. Celui-ci est traité par les antipsychotiques, mais ses causes ne sont pas connues. Une personne a d'autant plus de risques « d'entrer » dans la schizophrénie qu'elle présente une vulnérabilité plus grande aux nombreux facteurs qui contribuent à l'émergence de la maladie. La théorie qui a longtemps consisté à mettre en cause la famille est abandonnée.

• Symptômes, signes et traitement

Selon Bleuler, la schizophrénie est caractérisée par une dissociation mentale, ou « discordance », accompagnée d'un envahissement chaotique de l'imaginaire, se traduisant par des troubles affectifs, intellectuels et psychomoteurs : sentiments contradictoires éprouvés vis-à-vis d'un même objet (amour-haine), incapacité d'agir, autisme, sentiment de ne plus se reconnaître, délire, catatonie (ensemble de troubles psychomoteurs caractérisé par une absence de réaction aux stimulations extérieures, une immobilité absolue, un refus de parler, de manger).

On distingue plusieurs formes de schizophrénie : schizophrénie simple (inhibition, bizarrerie, marginalité) ; schizophrénie paranoïde (délire flou, peurs insolites s'organisant autour de certains thèmes – peur d'effectuer certains gestes, peur de certaines couleurs –, le malade ayant en outre l'impression que sa pensée est manœuvrée de l'extérieur) ; hébéphrénie et hébéphrénocatatonie (catatonie, répétition immotivée et automatique de mots, de gestes ou d'attitudes, pseudo-déficit intellectuel) ; schizophrénie désorganisée (incohérence) ; schizophrénie résiduelle (déficits intellectuel et moteur).

Le problème majeur, qui conditionne toute prise en charge, est le déni de toute maladie de la part du malade et, de ce fait, la non-demande de soin et d'aide. La marginalisation, la précarité et les conduites antisociales vont amener le malade à un isolement dangereux, même si l'entourage est désireux d'apporter de l'aide.

• Traitement

Les soins et l'accompagnement sont variables selon la période d'évolution. Le soin hospitalier est réservé aux périodes aiguës ; le dispositif extra-hospitalier s'occupe des 95 % de personnes malades vivant dans la cité. L'accompagnement est le plus souvent réalisé par les structures médico-sociales et sociales. La famille ou l'entourage jouent un rôle fondamental. Les aidants naturels que sont les familles doivent gérer l'initiation et la continuité des soins, veiller à la santé physique, aux ressources, au logement, à une éventuelle mesure de protection juridique, à la possibilité d'une activité ou à celle d'un travail. Tout ceci doit se dérouler en partenariat étroit entre tous les intervenants. Le recours à l'aide d'une association de patients ou de famille doit être recommandé. La maladie est de longue durée, le rétablissement est instable, le déni de la maladie est tenace.

Les possibilités thérapeutiques sont les antipsychotiques ou neuroleptiques dont les effets secondaires doivent êtres connus, ainsi que différentes formes de psychothérapie. Les structures d'accueil et d'accompagnement sont les hôpitaux de jour, les C.A.T.T.P. (centre d'accueil thérapeutique à temps partiel), les foyers et les G.E.M. (groupe d'entraide mutuelle). Le risque est l'isolement et le refus de la réalité. La permanence des prises en charge et l'aide à l'autonomisation permettent le retour d'une estime de soi. Le partenariat entre tous évite ou minimise les rechutes et récidives.

Le traitement de la schizophrénie est long, les symptômes peuvent varier et évoluer, le pronostic est souvent impossible à formuler. La prévention, la détection précoce de la maladie et l'aide à l'entourage, en particulier pour les frères et sœurs, sont des éléments indispensables qui visent à diminuer le poids personnel et social de la maladie et à éviter la discrimination et la stigmatisation.

Vaincre le stress et la dépression

Grâce à une meilleure connaissance des mécanismes cérébraux de la dépression, la recherche propose de nouveaux traitements efficaces. Antidépresseurs et psychothérapies forment le couple gagnant pour lutter contre ce trouble, considéré aujourd'hui comme une véritable maladie.

Mieux comprendre pour mieux vaincre

Chaque année, plus de 3 millions de personnes en France sont touchées par la dépression. Soucieuse de ces chiffres, l'Inpes (Institut national de prévention et d'éducation pour la santé), en association avec le ministère de la Santé, a lancé en 2007 une grande campagne d'information baptisée Dépression, en savoir plus pour en sortir.

Les progrès réalisés ces dernières années en imagerie médicale permettent de mieux visualiser les zones cérébrales touchées par la dépression et de dévoiler les origines de cette pathologie. Sur le banc des accusés : le stress. Chronique ou trop intense, il provoque des dégâts au sein de structures-clés dévolues à la régulation de l'humeur. Mieux comprendre comment le stress agit sur le cerveau permet d'améliorer les traitements actuellement disponibles pour vaincre la dépression.

De nouvelles molécules prometteuses

La découverte, il y a plus de 50 ans, des premiers antidépresseurs a permis de soulager quelques millions de dépressifs. Tous agissent sur les monoamines : ces neurotransmetteurs qui permettent aux neurones de communiquer entre eux et impliqués dans la régulation de l'humeur. Un cerveau dépressif est un cerveau qui manque de ces molécules, particulièrement de sérotonine, de noradrénaline et de dopamine.

La solution ? Éviter que le cerveau ne les détruise pour maintenir un niveau optimal de monoamines. Actuellement, les traitements visent à augmenter le taux de sérotonine dans certaines zones du cerveau. C'est le cas des I.M.A.O. (inhibiteurs de la monoamine oxydase) et des I.S.R.S. (inhibiteurs sélectifs de la recapture de la sérotonine). Avec comme chef de file le célèbre Prozac®, les I.S.R.S. ont pour avantage la précision d'action. Les dernières molécules arrivées sur le marché sont les I.S.R.S.N.A. (inhibiteurs sélectifs de la recapture de la sérotonine et de la noradrénaline), qui agissent à la fois sur la sérotonine mais aussi sur la noradrénaline.

Malgré tout, ces antidépresseurs présentent de nombreux inconvénients : il faut en effet patienter plusieurs semaines avant d'observer une amélioration de l'humeur. De plus, ils sont inefficaces chez 30 % des patients et génèrent des effets secondaires, comme des troubles du sommeil ou une perte de la libido.

Un nouvel antidépresseur devrait changer la donne. Il s'agit de l'agomélatine, vendu sous le nom de Valdoxan®. Il a été commercialisé en France à la fin de 2008 après avoir obtenu l'autorisation de l'Agence européenne des médicaments. Son mécanisme d'action est vraiment original : en mimant l'action de la mélatonine, cette hormone régulatrice de l'horloge interne, l'agomélatine, améliore le sommeil, diminue l'anxiété et évite une baisse de la libido, souvent observée chez les patients traités avec les I.S.R.S. D'autres pistes viennent étoffer le panel d'antidépresseurs disponibles. Il s'agirait de puiser directement dans le corps les composés susceptibles d'agir comme les antidépresseurs. C'est le cas notamment du BDNF *(brain derived neurotrophic factor)*, ou facteur neurotrophique, dont l'efficacité est actuellement testée en laboratoire. Naturellement sécrété par le cerveau, il protège les neurones. Selon les spécialistes, injecter du BDNF directement dans les zones touchées par la dépression participerait à la sécrétion de sérotonine, qui fait cruellement défaut chez les déprimés. Utilisée comme anesthésique,

la kétamine semble également intéresser les professionnels de la santé. Plusieurs études montrent que cet anesthésique diminue rapidement les symptômes de la dépression, mais son action s'estompe en quelques jours.
L'avenir des traitements antidépresseurs repose sur la découverte de nouveaux mécanismes qui modulent la sensibilité des récepteurs sur lesquels viennent se fixer les antidépresseurs, afin d'envisager de nouvelles voies thérapeutiques plus efficaces et mieux tolérées par les patients.

D'AUTRES PISTES

Soigner par stimulations magnétiques. Dans le cas de dépressions sévères ou résistant aux autres traitements, la stimulation magnétique transcrânienne (S.M.T.) semble prometteuse. L'objectif est d'induire, au moyen d'une bobine magnétique placée à même le crâne, un courant électrique de faible intensité dans une zone très précise du cerveau. Indolore, cette technique augmente l'activité électrique d'une partie de l'hémisphère gauche du cerveau, une activité qui se trouve être réduite chez les personnes dépressives. Contrairement à la sismothérapie (électrochocs), ce type de stimulations s'applique chez le patient éveillé. L'efficacité de la S.M.T. s'observe dès les premières séances de stimulation.

Et l'alimentation ? Pour les dépressions légères et modérées, la nutrition offre des possibilités intéressantes. Les fleurs du millepertuis, par exemple, contiennent une substance active qui mime l'action des antidépresseurs, sans les effets secondaires. Par contre, leurs prises peuvent provoquer des interactions avec d'autres médicaments. Associés aux antidépresseurs, les oméga-3 issus d'huiles de poissons gras participeraient aussi à l'amélioration des symptômes.
Enfin, les suppléments de tyrosine et de tryptophane, deux acides aminés, entraînent une augmentation des niveaux de dopamine, de noradrénaline et de sérotonine, toutes trois impliquées dans les troubles de l'humeur.

Les psychothérapies en soutien

Avec un traitement par antidépresseurs, une prise en charge psychologique est nécessaire. Il existe plusieurs professionnels de la santé mentale susceptibles d'aider les patients déprimés. Mais vers qui se tourner ? Le médecin généraliste est le premier interlocuteur. C'est lui qui va tout d'abord prendre en charge, informer et diriger le patient vers le type de psychothérapie qui correspond le mieux à son cas.
Aux côtés des psychothérapies classiques, dites « de soutien » ou « analytiques », ont émergé depuis quelques années déjà les thérapies comportementales et cognitives (T.C.C.). Troubles anxieux, dépression, phobies, troubles obsessionnels compulsifs (T.O.C.) : le rapport 2004 de l'Institut national de la santé et de la recherche est formel, les T.C.C. montrent leur efficacité dans bien des cas.
De quoi s'agit-il ? Ce sont des thérapies brèves, entre 10 et 25 séances, dont le but est d'éliminer les symptômes du trouble. Elles ne s'intéressent pas aux causes profondes, mais s'attaquent à la partie visible de l'iceberg. Grâce à des exercices concrets, comme les jeux de rôle, le patient apprend de nouveaux comportements et troque ses pensées négatives pour des pensées plus constructives.

L'EMDR, une technique en plein essor

Largement inspirée des T.C.C., la technique EMDR *(eye movement desensitization and reprocessing)* se popularise en France. Importée des États-Unis, l'EMDR se révélerait efficace face au stress post-traumatique, aux symptômes dépressifs et, plus généralement, sur les troubles de l'anxiété qui en découlent. Concrètement, le thérapeute demande au patient de se remémorer un événement douloureux en effectuant des mouvements répétés des yeux, notamment de gauche à droite. L'activation alternée des deux hémisphères permettrait de reconnecter dans le cerveau les informations, dissociées lors du traumatisme. En quelque sorte, une reconstruction des schémas de pensée. La famille des psychothérapies s'agrandit, mais la difficulté reste de trouver celles qui conviennent le mieux : à chaque symptôme et personnalité, sa thérapie.

Les troubles anxieux

Ce sont des troubles émotionnels se traduisant par un sentiment indéfinissable d'insécurité. S'il existe une anxiété « normale » qui améliore l'apprentissage et les performances, l'anxiété peut aussi devenir pathologique : le sujet se trouve alors si profondément conditionné qu'il ne peut plus la contrôler.

• Causes

Sigmund Freud relie l'anxiété à des besoins sexuels non satisfaits, mais la constatation de l'importance du « bonding » (processus par lequel un lien psychologique se crée entre parents et nouveau-né) a permis d'élaborer des théories reposant sur la peur de perdre les objets aimés. Parallèlement, les psychologues comportementalistes attribuent l'anxiété à une souffrance ou à un choc psychologique (accident, conflit, échec).

Banale au cours des états dépressifs, l'anxiété constitue le symptôme essentiel de la plupart des névroses (névrose d'angoisse, hystérie, phobie, obsession). Elle se rencontre aussi dans les troubles psychotiques et la maladie maniacodépressive. Enfin, elle peut être le signe d'une maladie organique : affection cardiaque (infarctus du myocarde, arythmie), insuffisance respiratoire, asthme, hyperthyroïdie.

L'abus de certains médicaments (amphétamines, barbituriques, anxiolytiques, hormones corticostéroïdes ou thyroïdiennes) ou de certains produits toxiques peut déclencher, surtout chez les sujets prédisposés, des états anxieux.

• Symptômes, signes et différents types d'anxiété

L'anxiété comporte trois caractères principaux :
– pressentiment d'un danger vague et imminent ;
– réactions physiques variées (sensation d'étouffement, palpitations, sueurs, sécheresse de la bouche, vertiges, tremblements, troubles du transit) ;
– impression pénible d'impuissance ou de faiblesse devant la menace, chaque symptôme venant renforcer le qui-vive. Classiquement, le terme d'anxiété est donné au versant psychique du trouble alors que l'on réserve celui d'angoisse au versant somatique.

Le malade peut s'agiter, marcher sans but ou rester cloué sur place par la panique qui grandit en lui. La durée d'une crise d'anxiété est en général de 1 ou 2 heures. Quand les crises se répètent chez un sujet présentant un fond anxieux permanent, on parle de névrose d'angoisse.

La classification des troubles anxieux permet d'envisager des traitements spécifiques adaptés. Elle comprend : le trouble panique avec ou sans agoraphobie, l'anxiété avec phobie (animal, situation, accident, phobies sociales, etc.), le trouble obsessionnel compulsif, l'état de stress post-traumatique, l'anxiété généralisée, le trouble anxieux en rapport avec une affection médicale ou un toxique.

• Traitement

L'objectif est de mettre en route les traitements psychothérapique ou médicamenteux qui permettront de diminuer les symptômes, de diminuer la morbidité et d'améliorer le fonctionnement psychologique et social du patient.

Une psychothérapie d'accompagnement, un soutien psychologique, une écoute attentive et des conseils à court terme sont systématiques.

Les thérapies comportementales et cognitives (T.C.C.) qui constituent une option thérapeutique dans les troubles anxieux ; d'autres sont centrées sur l'individu et ses conflits psychiques (psychothérapie d'inspiration analytique, psychanalyse, etc.) ; la thérapie « self help », ou gestion de l'anxiété par soi-même, met l'accent sur l'information du patient et les moyens de changer par lui-même.

Certains antidépresseurs sont recommandés en première intention dans l'un ou l'autre des cinq types de troubles anxieux. Les anxiolytiques sont indiqués lorsque le contrôle rapide de l'anxiété est crucial, car ils ont un effet anxiolytique significatif et rapide.

PANIQUE

Terreur soudaine et incontrôlable, individuelle ou collective, suivie d'une réaction psychomotrice de fuite.

Le trouble panique fait partie des troubles anxieux. La panique, due à un danger réel ou imaginaire (incendie, séisme, panique par suggestion collective, etc.), peut survenir chez tout sujet sain (par autosuggestion ou conditionnement). En psychopathologie, elle est le propre des crises suraiguës d'anxiété survenant, soit spontanément, soit lors d'une névrose d'angoisse ou d'une décompensation névrotique (dépression consécutive à une névrose).

> **L'attaque de panique** est une période de peur intense et de malaise survenant de manière brutale, entraînant souvent une sensation de mort imminente. Elle constitue un trouble anxieux, associant des palpitations, des tremblements, une sensation de suffocation, des douleurs thoraciques et musculaires, ainsi qu'une peur de chuter, une déréalisation et une crainte subite de perdre la raison. Elle peut survenir fortuitement, dans certaines situations particulières, ou à la perspective de ces situations.

> **Le trouble panique** est une succession d'attaques de panique, avec ou sans agoraphobie (peur des espaces). Ces attaques devenant pour le sujet une préoccupation permanente, ce dernier élabore des craintes pour sa vie ou sa santé mentale, et se trouve amené à modifier ses comportements habituels. Le trouble peut être accompagné d'agoraphobie et s'observe dans divers troubles anxieux, en particulier dans les situations de stress post-traumatique. Il est, dans un premier temps, nécessaire de rechercher une maladie physique (cardiopathie, hyperthyroïdie).

Le traitement du trouble panique doit être le plus précoce possible afin d'éviter l'agoraphobie secondaire et les autres conséquences (phobies multiples, dépression, etc.). Il est médicamenteux (tranquillisants, antidépresseurs pour une durée limitée) et psychothérapique (thérapie comportementale et cognitive, dont l'effet est parfois spectaculaire).

Le trouble panique peut aller jusqu'à une peur permanente de tout objet ou de tout événement (pantophobie) et nécessite une hospitalisation et un traitement dans un but d'apaisement et d'évaluation thérapeutique.

PHOBIE

Crainte angoissante et injustifiée d'une situation, d'un objet ou de l'accomplissement d'une action.

Les phobies font partie des troubles anxieux. Les plus communes sont la peur des espaces ouverts et de la foule (agoraphobie), la peur des lieux clos (claustrophobie), la peur de commettre un acte agressif ou choquant (phobie d'impulsion), la peur de rougir (éreutophobie) et la peur, banale chez l'enfant et même chez l'adulte, de certains animaux tels que les serpents ou les araignées. D'autres phobies sont proches des obsessions, comme la peur des maladies (nosophobie) ou la peur d'être atteint d'une difformité physique (dysmorphophobie), fréquente à l'adolescence.

Les phobies comptent parmi les symptômes les plus répandus des troubles névrotiques, notamment au cours de la névrose phobique. Parfois, elles peuvent masquer, un certain temps, le début d'un trouble psychotique. Elles s'expliquent en psychanalyse par un refoulement de la sexualité infantile, par un conditionnement lié à une éducation répressive, ou encore par les séquelles de traumatismes psychoaffectifs précoces.

TRAITEMENT DE LA PHOBIE

La thérapie cognitivo-comportementale (T.C.C.) est la principale forme de psychothérapie utilisée pour traiter les troubles d'anxiété. Elle peut se dérouler individuellement ou en petits groupes. La composante cognitive du traitement consiste à repérer les pensées et les schémas de pensée générateurs d'anxiété et à les remettre en question.

La composante comportementale de la T.C.C. consiste à se confronter aux situations, aux sensations et aux pensées que l'on en est venu à éviter par crainte de ressentir de l'anxiété. Cette démarche, appelée « exposition », s'accomplit graduellement. En s'exposant petit à petit, on apprend à ressentir de l'anxiété dans une situation particulière sans se sentir mal et à affronter certaines situations et sensations que l'on évitait, pour finalement être en mesure de dominer ses sentiments d'anxiété plutôt que de se laisser dominer par eux.

Les troubles du sommeil

Les troubles du sommeil désignent toute perturbation de la durée ou de la qualité du sommeil. Ils sont de trois sortes : insomnie (insuffisance de sommeil), hypersomnie (excès de sommeil), parasomnie (comportement anormal pendant le sommeil) ; par ailleurs, certains troubles du sommeil sont propres à l'enfant.

Des techniques de mesures électroencéphalographiques sur 24 heures permettent aux « laboratoires du sommeil » une meilleure appréciation de ces troubles.

INSOMNIE

Pour juger de la réalité d'une insomnie, on se fie peu à la durée de sommeil, trop variable d'une personne à l'autre ; en revanche, on tient compte d'une modification récente de la durée de sommeil et de ce que ressent le patient (fatigue au réveil, impression subjective de mal dormir).

> **L'insomnie transitoire** dure de quelques jours à quelques semaines. Elle est liée à des circonstances ou à un événement extérieur précis : stress ou tension émotionnelle, soucis professionnels, douleur, etc.

> **L'insomnie chronique** regroupe un grand nombre de troubles : difficultés d'endormissement, souvent liées à une anxiété ; réveils nocturnes trop fréquents, souvent liés, quant à eux, à une dépression s'ils se produisent au cours de la deuxième moitié de la nuit et si le sujet se rendort difficilement ou pas du tout ; insomnie complète, rare en dehors de maladies psychiatriques graves (manie, mélancolie, confusion mentale, démence). Il existe, de plus, des insomnies méconnues, au cours desquelles le sommeil semble normal alors qu'il est en fait entrecoupé de réveils et de cauchemars.

• Traitement

Il comprend des mesures simples : se coucher seulement lorsque l'on a sommeil, s'abstenir de stimulation intellectuelle ou émotionnelle (lecture, film violent) de 30 minutes à 1 heure avant le coucher, se lever et avoir une activité simple lorsque le sommeil ne vient pas plutôt que de rester couché, s'abstenir de repas trop riches le soir, etc. Les médicaments (hypnotiques ou anxiolytiques) constituent un appoint, mais de préférence en cure courte (4 semaines au maximum). Si les précautions d'emploi ne sont pas respectées, ils peuvent induire une somnolence le matin, une accoutumance – des doses de plus en plus élevées devenant nécessaires –, ou une dépendance – le malade ne pouvant plus trouver le sommeil sans médicaments. Leur prescription est donc le plus souvent limitée.

HYPERSOMNIE

L'hypersomnie peut être d'origine psychologique (anxiété, dépression) ou due à la prise d'anxiolytiques, à une maladie neurologique (sclérose en plaques, tumeur intracrânienne), à un traumatisme crânien, à une intoxication ou à une infection. La somnolence simple en est la forme la plus courante. Les autres formes d'hypersomnie sont plus rares. Parmi elles, la narcolepsie est caractérisée par la survenue, pendant la journée, de brusques accès de sommeil et de chutes brutales du tonus musculaire (cataplexie).

• Traitement

Hormis le traitement d'une maladie causale, il est assez limité ; les antidépresseurs, voire les amphétamines, sont parfois indiqués pour une période brève. Une nouvelle molécule qui maintient l'éveil, le modafinil, est également proposée depuis quelques années. Mieux tolérée et efficace chez plus de patients que les autres substances, elle n'entraîne en outre pas d'effets secondaires psychiques ni cardio-vasculaires.

PARASOMNIE

Le somnambulisme, forme la plus fréquente de parasomnie, s'observe principalement chez l'enfant entre 6 et 12 ans. De mécanisme mal connu, il persiste souvent plusieurs années, puis disparaît en général spontanément au fil du temps, mais peut aussi réapparaître chez l'adulte au cours d'une période de tension émotionnelle.

Ses manifestations consistent en un « réveil » apparent au cours des premières heures de la nuit, suivi d'une succession de comportements éventuellement complexes : le sujet peut se lever, s'habiller, marcher, ouvrir des portes, avant de se réveiller ou de regagner son lit au bout de quelques minutes. Il est difficile et inutile de le réveiller ou d'essayer de le faire.

• Traitement et prévention

Le somnambulisme est un trouble le plus souvent bénin du sommeil, qui ne justifie un traitement médicamenteux que dans de très rares cas.

La prévention d'éventuels accidents est primordiale ; elle consiste à assurer au somnambule un environnement dépourvu de risque (fenêtre ou porte ouvertes, escalier, objets dangereux).

Problèmes de sommeil

Sommeil peu réparateur, insuffisant, entrecoupé de réveils, éveils précoces, l'insomnie est multiple et constitue le plus fréquent des troubles du sommeil. Cependant, il en existe bien d'autres, en particulier ceux qui sont liés à des problèmes respiratoires ou qui surviennent pendant la journée (somnolence).

> **Somnolences diurnes et narcolepsie.** Somnoler pendant la journée peut être la conséquence d'un sommeil trop court, d'une grave insomnie, d'horaires de sommeil irréguliers ou de la prise de médicaments hypnotiques. Dans certains cas, la somnolence découle d'arrêts respiratoires (apnées) survenant pendant le sommeil. Beaucoup plus rarement, certaines personnes qui pensent souffrir de somnolence sont, en fait, atteintes d'une maladie appelée « narcolepsie » ou « syndrome de Gélineau ». Cette affection, qui se soigne aujourd'hui très bien, se caractérise par l'association de deux signes majeurs : des accès de « sommeil invincible » et une cataplexie – sous l'influence d'une émotion, le patient perd le contrôle de son tonus musculaire, sent ses jambes devenir molles et peut s'effondrer.

> **Les troubles respiratoires.** Certaines personnes, plus souvent lorsqu'elles sont obèses et ronflent, se plaignent d'un mauvais sommeil entrecoupé de réveils fréquents, de maux de tête en fin de nuit, parfois d'une importante transpiration nocturne. Elles souffrent en fait d'un syndrome d'apnée du sommeil, ou S.A.S., qui consiste en arrêts respiratoires à répétition de 20 à 30 secondes, survenant au cours du sommeil paradoxal ou du stade 2 du sommeil lent ; ce syndrome entraîne une diminution, parfois très importante, de la quantité d'oxygène dans le sang.
Un traitement est alors nécessaire et consiste dans certains cas en une ablation chirurgicale de la partie basse du palais et de la luette, ou uvulo-palato-pharyngoplastie.
Parfois, il est indiqué de faire respirer au patient de l'air par pression positive à travers un masque pendant le sommeil.

> **Le ronflement.** 80 % des hommes et 60 % des femmes ronflent. Le ronflement, ou roncopathie, est dû à la vibration du voile du palais. Dormir couché sur le dos entraîne un relâchement musculaire : l'air se fraye alors un passage en provoquant un tremblement sonore du voile. Lorsque le ronflement est bénin, il suffit parfois, pour l'éviter, d'empêcher le ronfleur de dormir sur le dos (par exemple en cousant un tissu du type Velcro à l'intérieur du dos de son pyjama).

- Les infections des dents et des gencives

Abcès

Carie

Gingivite

Parodontite

- Les maladies des glandes salivaires

Lithiase salivaire

Syndrome de Gougerot-Sjögren

- Les mastoïdites

- Les pathologies de l'oreille

Acouphènes

Cholestéatome de l'oreille moyenne

Hypoacousie

Vertige

- Les ulcérations de la bouche

Aphtose

Leucokératose

Leucoplasie

La sphère ORL

Les infections des dents et des gencives

La plaque dentaire est une accumulation de bactéries et de quelques débris alimentaires qui se forme sur la surface des dents. Elle devient de plus en plus néfaste si elle n'est pas éliminée chaque jour par le brossage des dents. Les bactéries de la plaque dentaire sont responsables de l'inflammation de la gencive, de la perte de l'os qui soutient les dents et de la fabrication du tartre.

ABCÈS

Collection de pus constituée sous forme d'une tuméfaction fluctuante aux dépens des tissus sains.

Les abcès peuvent se développer en n'importe quel endroit de l'organisme. Ils sont en général le témoin d'une infection par une bactérie qui provoque l'afflux des polynucléaires (globules blancs) et des cellules de l'inflammation, puis leur destruction. Ils contiennent des bactéries et des polynucléaires altérés ou morts.

• Différents types d'abcès

> **L'abcès superficiel,** accessible à la vue et au toucher, se développe dans les tissus de revêtement (peau). Dans la pulpe du doigt il porte le nom de panaris. Il est en général secondaire à l'inoculation d'un corps étranger (écharde).

> **L'abcès profond** peut siéger dans un organe (foie, poumons, cerveau). Les conséquences sont celles de l'infection et de l'effet de masse sur les organes voisins. Le diagnostic peut être fait par les examens radiologiques : échographie, scanner ou I.R.M.

Suivant leur mode de constitution et leur vitesse d'évolution, on distingue les abcès chauds des abcès froids :

> **Les abcès chauds** sont dus à une infection par des bactéries dites « pyogènes » (streptocoque, staphylocoque le plus souvent) qui se manifeste par des signes locaux inflammatoires (chaleur, rougeur, douleur pulsatile), et souvent des signes généraux (fièvre, frissons).

> **Les abcès froids,** dus au bacille de Koch (tuberculose), sont de constitution plus lente et n'entraînent pas de signes inflammatoires.

• Traitement

Le traitement des abcès repose sur le traitement antibiotique adapté au germe responsable auquel il faut éventuellement associer, selon la localisation et la cause, un traitement chirurgical (drainage, ponction ou évacuation).

CARIE

Maladie détruisant les structures de la dent, évoluant de la périphérie (émail) vers le centre de la dent (pulpe dentaire).

• Fréquence et causes

Selon les études conduites par l'Organisation mondiale de la santé (O.M.S.), la carie est aujourd'hui le 3e fléau mondial. Ainsi, en région parisienne, un adolescent de 12 ans présente en moyenne quatre caries. Cette importance est vraisemblablement due à la richesse croissante de l'alimentation en glucides.

CARIE DENTAIRE

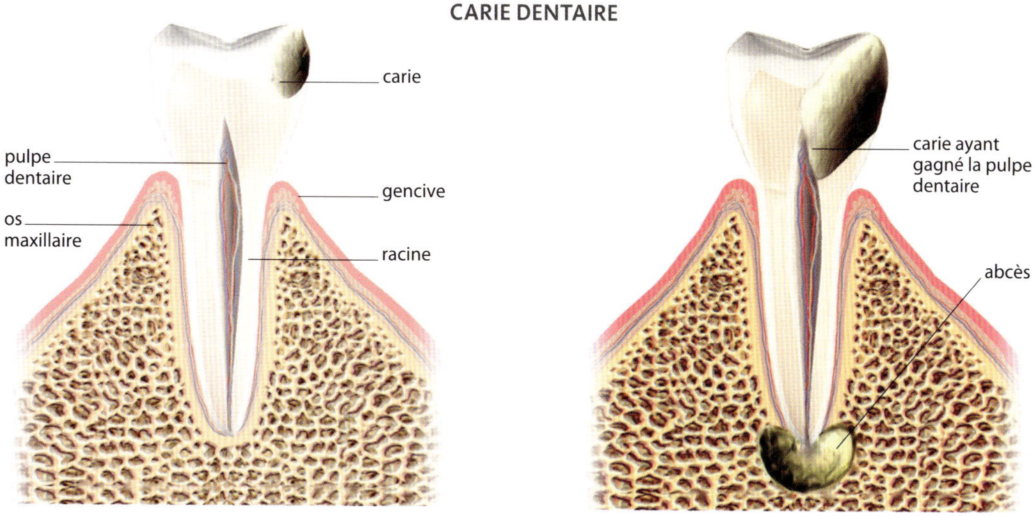

▲ **Les parties les plus exposées de la couronne, points de départ des caries, sont, avec le collet, les cuspides, protubérances situées sur la face masticatoire des prémolaires et des molaires.**

▲ **La carie, après avoir détruit l'émail, atteint l'ivoire, ouvrant une porte d'entrée aux bactéries, qui peuvent gagner la pulpe et provoquer une infection de l'os.**

Une carie est due à l'action combinée de trois facteurs : la plaque dentaire (substance qui se forme sur la dent, composée de débris alimentaires, de mucus salivaire et de bactéries), le terrain (constitution de la dent, hérédité) et l'alimentation. Les bactéries de la plaque dentaire assimilent les sucres rapides, prolifèrent et sécrètent un acide qui attaque la dent et entraîne la formation d'une cavité, cela d'autant plus facilement que les tissus durs de la dent sont déminéralisés.

• Symptômes et signes

La carie se loge de préférence dans les zones anfractueuses, difficiles à nettoyer. Elle commence par attaquer l'émail, créant une cavité. D'abord indolore, elle progresse dans le tissu calcifié recouvrant la pulpe (dentine), agrandissant la cavité et permettant aux bactéries d'envahir la pulpe mise à nu au centre de la dent. La dent devient alors sensible au contact du froid et du chaud, puis des sucres. Non traitée, la carie entraîne la destruction de la dent et l'infection de l'os sous-jacent par pénétration microbienne.

• Traitement

Une carie doit être soignée le plus tôt possible. Elle est nettoyée à la fraise et la cavité ainsi dégagée est obturée par un produit de restauration (amalgame, par exemple). En cas de caries avancées, la dévitalisation de la dent, ou son extraction, est nécessaire.

• Prévention

Elle doit jouer sur les trois causes de la carie : la plaque bactérienne doit être éliminée quotidiennement par un brossage minutieux complété par le passage du fil dentaire. Une alimentation équilibrée, pauvre en sucres rapides (que l'on peut remplacer par des sucres de substitution) est également efficace. Il ne faut pas, en particulier, encourager les enfants à consommer des sucreries, ni leur en donner avant le coucher.

Enfin, il est possible d'intervenir de façon précoce sur la constitution de la dent en renforçant l'émail par l'administration de fluor au cours des 12 premières années de la vie. Par ailleurs, une surveillance régulière (tous les ans environ) s'impose par consultation d'un dentiste.

GINGIVITE

Inflammation des gencives.

• Causes

Une gingivite peut être due à un mauvais brossage des dents, qui entraîne une accumulation de la plaque dentaire et du tartre. Des modifications hormonales temporaires peuvent aussi provoquer une gingivite, par exemple pendant la grossesse, l'inflammation disparaissant après l'accouchement. Enfin, la prise de certains médicaments antidépresseurs ou antiépileptiques est aussi susceptible de causer une gingivite. La gencive, rouge et gonflée, devient très sensible et saigne facilement, notamment lors du brossage.

Un détartrage complet, puis la reprise d'un brossage quotidien et méticuleux font disparaître les symptômes en quelques jours. En l'absence de traitement, la gingivite peut évoluer vers une parodontite, inflammation des tissus de soutien de la dent provoquant une fonte de l'os (amenuisement) dans lequel la dent est implantée. La fonte de l'os peut entraîner un déchaussement.

La gingivite ulcéronécrotique est une affection entraînant très rapidement des destructions massives de la gencive et de l'os sous-jacent. On la rencontre chez l'adolescent ainsi que chez les patients atteints d'une déficience immunitaire. Elle évolue rapidement vers une parodontite aiguë.

PARODONTITE

Inflammation du parodonte. On dit aussi « pyorrhée alvéolodentaire ».

Une parodontite est due à l'action néfaste de la plaque dentaire et du tartre, qui contiennent de nombreux germes, sur les tissus de soutien de la dent (gencive, os alvéolaire, cément).

• Symptômes et signes

Elle se traduit par une gencive rouge et gonflée qui saigne au moindre contact, notamment lors du brossage.

Les parodontites chroniques, très fréquentes, affectent habituellement l'adulte d'une trentaine d'années. Leur évolution est très lente, sur une durée de 20 à 30 ans, parfois entrecoupée d'épisodes aigus.

Il existe cependant chez l'adolescent une forme de parodontite d'apparition soudaine et à évolution rapide : la parodontite juvénile aiguë. Celle-ci peut être le signe d'une déficience immunitaire générale. Elle se traduit par des douleurs gingivales aiguës, lancinantes, accompagnées d'une altération de l'état général (fièvre, fatigue). La gencive, violacée et décollée, dégage une odeur fétide. Les dents les plus atteintes sont les incisives du bas et les premières molaires.

• Traitement

Quels que soient l'importance de la destruction du parodonte et le type de la parodontite, le traitement débute par un détartrage-surfaçage (polissage) des racines, afin de ralentir le processus de dépôt du tartre. La pratique d'un brossage correct permettant d'éliminer régulièrement la plaque dentaire est indispensable.

Quelques mois plus tard, on procède à une réévaluation de l'état des tissus et, le cas échéant, à un comblement des structures détruites (greffes de gencive, comblement des lésions osseuses à l'aide de corail, d'hydroxyapatite, de phosphates tri-calciques, etc.). En cas de parodontite juvénile aiguë, la prescription d'antibiotiques est souvent nécessaire.

LE BROSSAGE DES DENTS

Se brosser les dents chaque jour, après chaque repas, est indispensable. Le brossage permet de débarrasser les dents des débris alimentaires et de la plaque dentaire. Un brossage idéal dure environ 3 minutes et doit être plus minutieux qu'énergique. Il s'effectue sur toutes les surfaces des dents, dans un mouvement rotatif dirigé de la gencive vers la dent. La brosse à dents doit être régulièrement changée. Idéalement, elle est composée d'un manche souple et d'une tête de petite taille (pour atteindre les zones d'accès difficile), munie de poils synthétiques souples.

Implant dentaire

Petit cylindre en métal (titane), fixé chirurgicalement dans l'os maxillaire et destiné à remplacer la racine d'une dent arrachée et à servir de soutien à une prothèse.

• Indications et technique

La pose d'un ou de plusieurs implants dentaires est indiquée chez les personnes qui, à la suite de caries ou de déchaussements, ont perdu une dent, plusieurs dents ou la totalité de leurs dents et pour lesquelles le port d'un dentier est source d'inconfort.

Sous anesthésie locale, le chirurgien incise la gencive et en décolle un lambeau. Il perce un trou dans l'os et insère l'implant. Puis il rabat le lambeau de gencive et le suture. Cette opération est pratiquée pour un seul implant ou pour plusieurs. Le patient peut éprouver des douleurs dues à la cicatrisation des tissus durant une semaine.

Les implants sont laissés tels quels dans l'os pendant environ 6 mois pour qu'ils s'y intègrent bien. Après cette période, dite « de mise en nourrice », le chirurgien découvre la tête de chacun des implants et les prépare pour qu'ils puissent servir de support à la prothèse. Plusieurs semaines après, le chirurgien prend une empreinte de la mâchoire ou des mâchoires et réalise un appareil dentaire (prothèse) semblable à un bridge. Celui-ci est alors ajusté (par des vis, des clavettes ou des pivots) sur les supports placés sur les implants dentaires. Suivant leur mode de construction, certaines prothèses ne peuvent être retirées que par le praticien (prothèses fixées) ; d'autres peuvent l'être aussi par le patient (prothèses amovibles).

• Résultats

Cette technique a l'avantage d'éliminer définitivement tout phénomène de rejet et évite au patient de porter un dentier. Le pronostic (durée de vie de l'implant) est meilleur pour les implants situés sur le maxillaire supérieur que pour ceux situés sur le maxillaire inférieur.

L'IMPLANT DENTAIRE

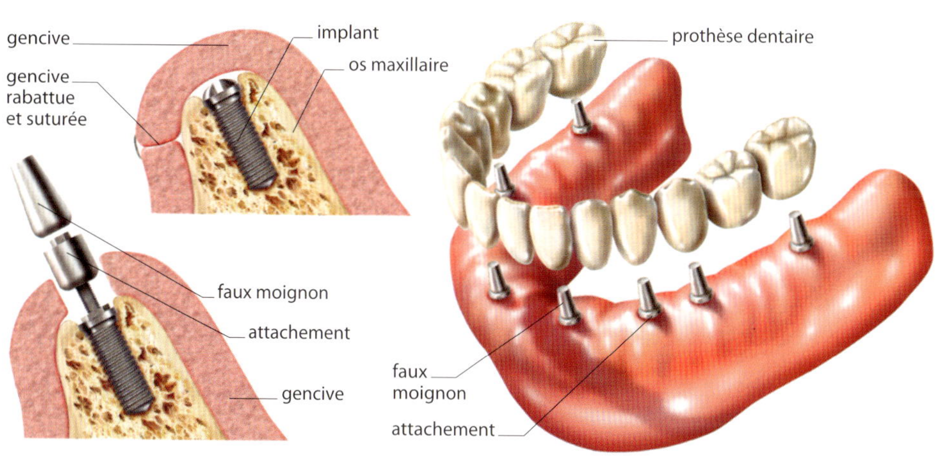

Les maladies des glandes salivaires

Les glandes salivaires fabriquent la salive. Elles sont subdivisées en glandes salivaires principales, telles la glande parotide, la glande sous-maxillaire (dans le cou sous l'angle de la mâchoire) et la glande sublinguale (sous la langue), et en glandes salivaires accessoires, de toute petite taille et très nombreuses (dans toute la cavité buccale).

LITHIASE SALIVAIRE

Calcul qui se forme dans un canal excréteur ou dans une glande salivaire. Les lithiases de la glande parotide sont les moins fréquentes.

La mucine (glycoprotéine), abondante dans la salive, favorise la précipitation des sels calciques et l'apparition de calculs.

• Symptômes, signes et traitement

Le calcul ainsi formé bloque le flux salivaire et provoque un gonflement de la glande en amont de l'obstacle. Lors de la salivation, stimulée au moment des repas, le gonflement s'accentue. Un calcul situé dans un canal excréteur peut être très douloureux.

Si le calcul ne se résorbe pas de lui-même, une intervention chirurgicale est nécessaire sous anesthésie locale. Elle consiste à enlever le calcul si celui-ci est situé dans le canal ou à exciser la glande salivaire.

SYNDROME DE GOUGEROT-SJÖGREN

Affection associant une sécheresse oculaire à une sécheresse buccale. Est connue aussi sous le nom de « syndrome sec ».

Le syndrome de Gougerot-Sjögren affecte surtout la femme à partir de 40 ans. Il est soit primitif, soit le plus souvent secondaire à une maladie systémique (polyarthrite rhumatoïde, lupus érythémateux disséminé, sclérodermie) ou à une affection auto-immune (thyroïdite, hépatite chronique active, cirrhose biliaire primitive).

L'atteinte oculaire se traduit par une sensation de brûlure (« sable » dans les yeux) ou de corps étranger, par une absence de larmes ou un larmoiement d'irritation. L'atteinte des glandes salivaires se traduit par une sécheresse buccale qui gêne la déglutition et l'alimentation et peut provoquer des brûlures de la bouche, des fissures des commissures des lèvres et de la langue et des troubles gingivodentaires (gingivite, caries); elle est souvent associée à une hypertrophie des parotides. Ces symptômes s'accompagnent couramment d'une sécheresse de la peau, de la vulve et du vagin, responsable de démangeaisons. Les manifestations extraglandulaires ne sont pas rares : adénopathie, pneumopathie interstitielle, atteinte rénale, polyarthrite, vascularite.

• Diagnostic et traitement

Le diagnostic s'appuie sur l'existence d'un syndrome inflammatoire (élévation de la vitesse de sédimentation et hypergammaglobulinémie à l'électrophorèse des protéines), sur la présence, inconstante, d'anticorps antinucléaires ou plus spécifiques et sur la mise en évidence d'une infiltration glandulaire par des lymphocytes (à l'examen histologique d'un prélèvement de glandes salivaires accessoires, effectué sous anesthésie locale, généralement à la face interne de la lèvre inférieure).

Le traitement s'adresse à la maladie systémique lorsqu'elle est à l'origine du syndrome (corticostéroïdes, immunosuppresseurs). Il vise en outre à traiter les symptômes : sialagogues augmentant la production de salive (pilocarpine), bonbons acidulés, chewing-gum, bonne hygiène dentaire, larmes artificielles (collyre mis dans les yeux plusieurs fois par jour). Les formes extraglandulaires graves nécessitent la prise de corticostéroïdes.

Les mastoïdites

La mastoïdite est une inflammation de l'os temporal (mastoïde). On distingue les formes aiguës et les formes chroniques.

Il existe deux formes de mastoïdite, la mastoïdite chronique, qui est l'extension à la mastoïde de l'inflammation due à une otite chronique, prolongée dans le temps, et la mastoïdite aiguë, dont on distingue deux sortes : la mastoïdite masquée, ou mastoïdite décapitée, la plus fréquente aujourd'hui, et la mastoïdite extériorisée.

Mastoïdite masquée

Mastoïdite aiguë qui se développe au cours d'une otite dont le traitement antibiotique est mal adapté.

• Symptômes et signes

Malgré la prise d'antibiotiques, le sujet, le plus souvent un enfant, a toujours de la fièvre ; l'otite persiste et l'examen otoscopique (examen direct par le conduit auditif externe) ne montre aucune amélioration de l'aspect du tympan. Mais, surtout, l'état général de l'enfant s'altère : celui-ci perd l'appétit et ne prend plus de poids.

• Diagnostic et traitement

Au moment du diagnostic, l'enfant est soigné pour une otite mais celle-ci ne guérit pas. Le diagnostic est difficile à établir car les antibiotiques pris pour combattre l'otite, même s'ils ne sont pas tout à fait adaptés au germe, atténuent d'une manière trompeuse la maladie, qui continue d'évoluer. Dans ce cas, il convient d'effectuer une paracentèse, au cours de laquelle on prélève dans l'oreille infectée un peu de pus, soumis ensuite à des examens bactériologiques avec antibiogramme.

Le traitement antibiotique est modifié en fonction des données de l'antibiogramme. S'il échoue de nouveau, une mastoïdectomie (incision chirurgicale sous anesthésie générale de la mastoïde et nettoyage des cavités mastoïdiennes visant à éliminer les foyers infectieux) est le plus souvent réalisée. En effet, les complications apparaissent vite : l'infection peut se propager aux organes voisins et provoquer une méningite, une labyrinthite (inflammation du labyrinthe de l'oreille interne), un abcès du cerveau, une encéphalite (inflammation de l'encéphale), une thrombophlébite cérébrale (formation d'un caillot à l'intérieur d'une veine cérébrale ou inflammation de cette veine) ou une paralysie du nerf facial. Désormais, les mastoïdites masquées sont rares.

Mastoïdite extériorisée

Inflammation aiguë de la mastoïde, qui s'extériorise dans la peau derrière l'oreille. Une mastoïdite extériorisée constitue une complication d'une otite aiguë, l'infection de l'oreille moyenne se propageant aux cavités mastoïdiennes.

• Symptômes et signes

L'enfant a de la fièvre, des frissons, des maux de tête, est fatigué, a mal à l'oreille et entend moins bien. Il existe une réaction inflammatoire à la hauteur de la mastoïde, située derrière le pavillon de l'oreille : la peau est rouge et sensible, parfois elle est gonflée par un abcès sous-cutané.

• Diagnostic et traitement

L'enfant présente une otite non soignée qui a enflammé la mastoïde. Le scanner contribue au diagnostic et celui-ci est confirmé par la découverte d'un microbe, en général une bactérie comme le pneumocoque, au cours d'examens de laboratoire.

Le traitement repose sur la prise d'antibiotiques adaptés et, souvent, sur une mastoïdectomie (curage chirurgical des cavités mastoïdiennes).

Les pathologies de l'oreille

L'oreille est l'organe de l'audition, mais elle joue également un rôle important dans l'équilibre. Les maladies du système auditif peuvent affecter les différentes parties de l'oreille. Les plus fréquentes sont le bouchon de cérumen, les otites externes et moyennes, l'otospongiose. Les maladies du système vestibulaire sont essentiellement représentées par les vertiges.

> **Les maladies du système auditif** peuvent affecter les différentes parties de l'oreille. Le trouble le plus fréquent de l'oreille externe est le bouchon de cérumen, traité par lavage d'oreille. Les infections du conduit auditif externe sont les otites externes, qui se manifestent par des douleurs et des écoulements et qui se traitent par instillation de gouttes antibiotiques dans l'oreille. Les principales maladies de l'oreille moyenne sont les otites aiguës et chroniques, les traumatismes du tympan, notamment par les Cotons-Tiges, et l'otospongiose. Ces affections se traduisent notamment par une baisse de l'acuité auditive ; leur traitement est médical et/ou chirurgical.

La pathologie de l'oreille interne est surtout provoquée par le vieillissement, les traumatismes liés au bruit, les médicaments ototoxiques, les traumatismes crâniens et les labyrinthites. Ces affections se traduisent par une baisse de l'acuité auditive, qui peut être corrigée par le port d'une prothèse auditive amplificatrice.

> **Les maladies du système vestibulaire** sont essentiellement représentées par la maladie de Menière, qui se manifeste par des vertiges et une baisse de l'audition. Le traitement, malaisé, repose essentiellement sur l'administration de médicaments antiémétiques et antivertigineux.

ACOUPHÈNES

Perception généralement erronée d'une sensation sonore (bourdonnement, sifflement, grésillement). On dit aussi « bourdonnement d'oreille ».

Les acouphènes sont un phénomène fréquent : ils affectent près de 15 % de la population adulte. Ils peuvent toucher une oreille ou les deux. Parfois, le patient ne peut préciser le côté atteint et semble percevoir l'acouphène au milieu du crâne.

• Causes et traitement

Toute lésion obstructive de l'oreille externe, toute lésion de l'oreille moyenne ou interne est susceptible d'entraîner des acouphènes : bouchon de cérumen, otite moyenne aiguë, otospongiose, presbyacousie (diminution naturelle de l'audition due à l'âge), tumeur du nerf auditif. Si le bruit est audible par un sujet extérieur, synchrone au pouls, il peut avoir une origine vasculaire : anévrysme carotidien, lésion jugulaire ou malformation vasculaire plus complexe.

Le traitement est difficile, car aucune méthode n'a jusqu'ici fait preuve d'une constante efficacité.

CHOLESTÉATOME DE L'OREILLE MOYENNE

Tumeur bénigne de l'oreille moyenne, le plus souvent localisée à la caisse du tympan.

Le cholestéatome est défini par la présence de cellules épidermiques, c'est-à-dire de peau, à l'intérieur des cavités de l'oreille moyenne, dans la caisse du tympan derrière la membrane tympanique et/ou dans la mastoïde. Cette accumulation de peau va progressivement grossir, entraînant une infection chronique de l'oreille moyenne et une destruction des structures osseuses environnantes. Il peut entraîner une surdité complète.

L'ablation chirurgicale est le seul traitement du cholestéatome. Des récidives sont possibles, ce qui justifie une surveillance à vie, même après ablation.

Physiologie de l'oreille

L'oreille comporte deux types de structure, le système auditif et le système vestibulaire.

> **Le système auditif** comprend un appareil de transmission, formé de l'oreille externe et moyenne, et un appareil de perception, formé par le labyrinthe antérieur (cochlée de l'oreille interne). L'appareil de transmission filtre et amplifie le message sonore, l'appareil de perception transforme le message en phénomène électrique (potentiel d'action) se propageant aux fibres nerveuses.

> **Le système vestibulaire** est formé du vestibule, qui renseigne sur l'accélération linéaire de la tête, et des canaux semi-circulaires, qui renseignent sur l'accélération angulaire de la tête.
Les informations provenant de ces structures sont transmises au système nerveux central par le nerf vestibulaire, puis intégrées avec les informations visuelles et proprioceptives dans un système complexe intervenant dans le maintien de la posture.

SCHÉMA DE L'OREILLE

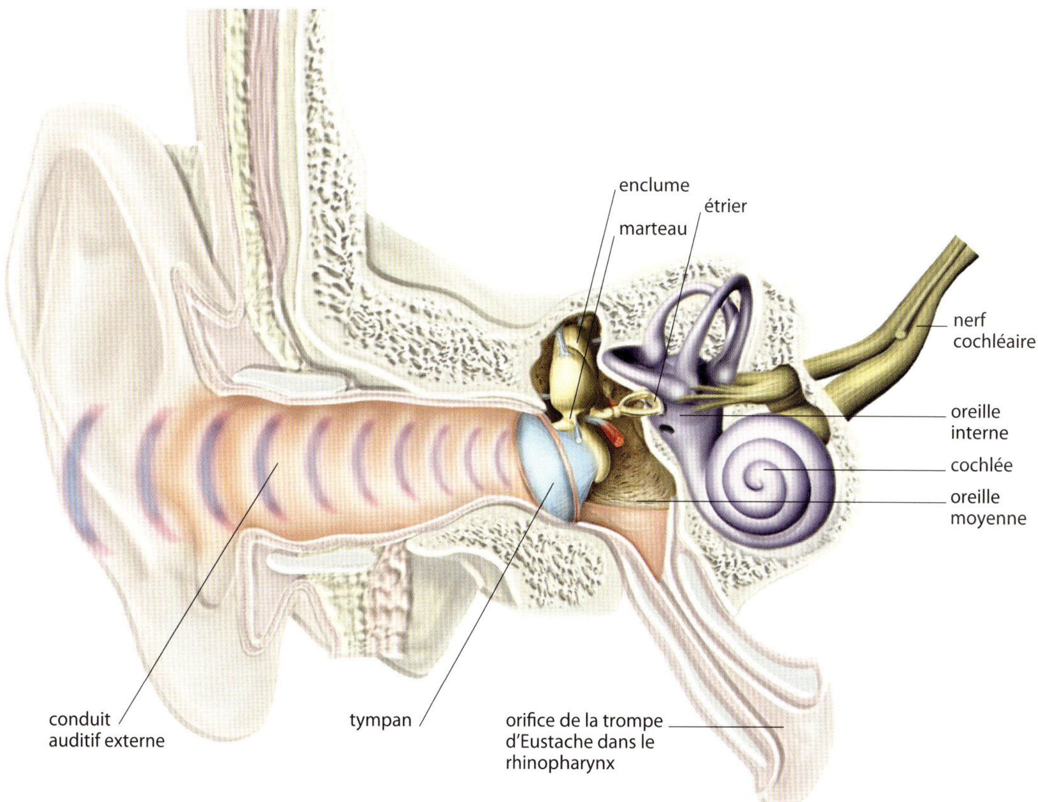

HYPOACOUSIE

Diminution de l'acuité auditive.

Lorsque l'acuité auditive diminue de façon très importante ou disparaît complètement, on parle de « surdité ».

L'organe de l'audition est constitué de deux parties : un appareil de perception et un appareil de transmission. Il en découle deux formes d'hypoacousie.

Hypoacousie de perception

Diminution de l'acuité auditive dans laquelle la transmission est bonne mais la perception, défectueuse.

• Causes et symptômes

L'hypoacousie de perception est due soit à une lésion de la cochlée (organe de l'audition situé dans l'oreille interne), soit à une atteinte des fibres nerveuses dans le nerf auditif ou sur les voies auditives centrales (qui vont de l'oreille interne jusqu'à l'encéphale).

Une atteinte de la cochlée peut avoir différentes causes : le sujet peut souffrir d'une presbyacousie (hypoacousie par vieillissement), d'une fracture du rocher (partie interne de l'os temporal) ou de la maladie de Menière, qui provoque des sifflements et des vertiges. Les bruits émis à plus de 90 décibels (traumatismes sonores) et la prise de médicaments toxiques (antibiotiques du type aminosides, aspirine, diurétiques) peuvent aussi léser la cochlée.

Quand les fibres nerveuses dans le nerf auditif ou sur les voies auditives centrales sont touchées, il faut rechercher principalement un neurinome de l'acoustique (tumeur bénigne du nerf auditif), une infection (méningite cérébrospinale) ou un accident vasculaire (thrombose artérielle ou spasme).

• Diagnostic

Une hypoacousie de perception se diagnostique sur un audiogramme (évaluation en décibels de la perte auditive). Les techniques d'audiométrie supraliminaire (plusieurs tests, dont l'étude du réflexe stapédien) permettent de différencier les atteintes de la cochlée de celles du nerf auditif.

L'I.R.M. permet de faire le diagnostic de fracture du rocher, de neurinome ou d'accident vasculaire cérébral.

• Traitement

Si l'hypoacousie de perception est due à un neurinome, l'ablation chirurgicale de celui-ci s'impose du fait même de sa situation contre le tronc cérébral. Pour une fracture du rocher, le traitement peut être chirurgical en cas de paralysie faciale ou de communication entre les méninges et l'oreille. L'essentiel du traitement dû à des médicaments toxiques doit être fondé sur la prévention de tels accidents par un emploi juste et contrôlé de ces médicaments.

Une prothèse auditive amplificatrice est posée lorsque l'hypoacousie de perception devient socialement gênante (perte auditive supérieure à 30 décibels).

La maladie de Menière, une infection ou un accident vasculaire sont traités par des médicaments. Lorsqu'elle est provoquée par un spasme vasculaire aigu de l'artère auditive interne, l'hypoacousie de perception survient brutalement et nécessite un traitement en urgence sous perfusion.

L'AUDIOGRAMME

Graphique représentant les capacités auditives de chaque oreille.

Un audiogramme s'établit grâce à un audiomètre, appareil électronique émettant des sons de diverses fréquences (graves, moyennes ou aiguës). En abscisse sont exprimées les fréquences en hertz (audiogramme tonal) ou les pourcentages d'intelligibilité (audiogramme vocal), en ordonnée apparaissent les pertes auditives en décibels.

L'audiogramme tonal consiste à rechercher les seuils auditifs d'un sujet pour diverses fréquences.

L'audiogramme vocal permet de préciser la compréhension des syllabes, donc d'évaluer la gêne entraînée par la perte auditive et, éventuellement, de prescrire une prothèse.

Prothèse auditive

C'est un appareil amplificateur permettant de corriger une perte auditive. La plupart des prothèses auditives sont des appareils électroniques constitués d'un embout auriculaire, d'un microphone (pour capter les sons) et d'un amplificateur. Le malade ajuste l'appareil aux conditions extérieures par l'intermédiaire d'un bouton de contrôle du son. La prothèse auditive est prescrite par un oto-rhino-laryngologiste et est délivrée par un audioprothésiste, qui adapte et règle l'appareil en fonction des besoins de chaque malade.

Il existe différents types de prothèse auditive :

> **La prothèse intra-auriculaire,** introduite dans le conduit auditif externe, est presque invisible. La transmission du son se fait par un tuyau qui relie un boîtier électronique, placé derrière l'oreille, au conduit auditif externe. Le mode de fonctionnement de cet appareil, couramment utilisé, est fondé sur l'amplification du son.

> **L'implant cochléaire** stimule les cellules sensorielles de l'oreille interne par des électrodes. L'indication de pose d'un tel dispositif se réduit actuellement aux surdités bilatérales profondes, d'origine congénitale ou non. Elle implique l'existence de cellules sensorielles saines. Des électrodes sont implantées dans la cochlée (partie de l'oreille interne) du malade en même temps qu'un récepteur est placé sous la peau, derrière l'oreille. Les électrodes sont reliées au récepteur par un fil. L'appareil est complété par un microphone, un amplificateur et un transmetteur externes, portés par le patient. Le coût de l'opération reste très élevé.

IMPLANT COCHLÉAIRE

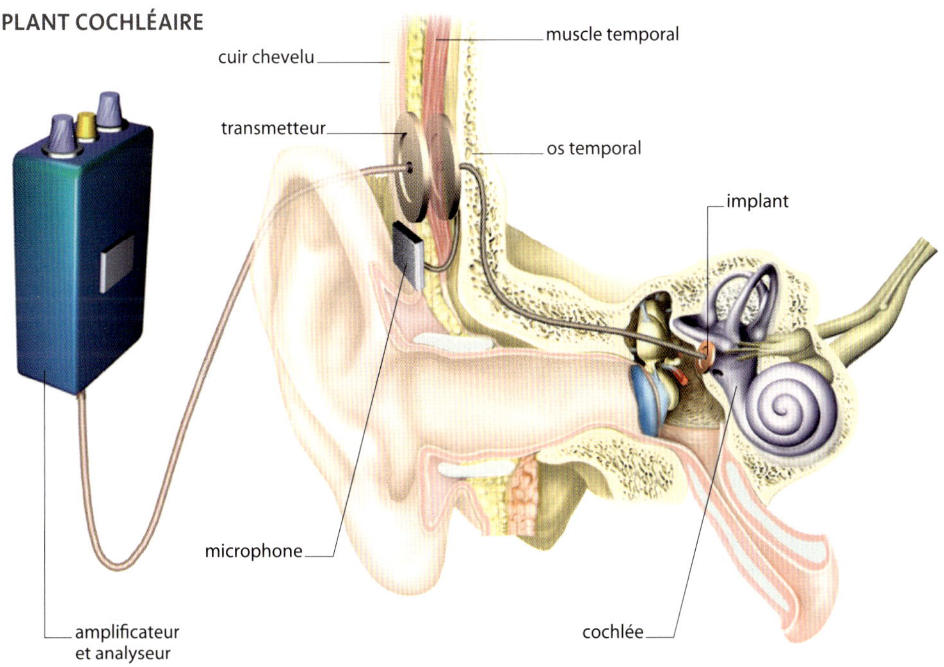

Hypoacousie de transmission

Diminution de l'acuité auditive due à une atteinte du conduit auditif externe, de l'oreille externe ou de l'oreille moyenne (qui contient les osselets).

• Causes et symptômes

Les causes d'une hypoacousie de transmission sont surtout les otites chroniques, qui peuvent affecter le tympan et/ou des osselets, et l'otospongiose (un des osselets, l'étrier, vibre de moins en moins jusqu'à devenir immobile).

Les otites aiguës touchent plutôt les enfants et l'otospongiose, les femmes.

• Diagnostic et traitement

Une hypoacousie de transmission se diagnostique par un examen acoustique qui se fait à la voix et au diapason (test de Rinne), complété par une otoscopie (examen du tympan avec un petit appareil muni d'une loupe et d'une source lumineuse), par une tympanométrie (mesure de la souplesse du tympan) puis par un audiogramme. L'audiogramme permet de classer l'hypoacousie de transmission, selon sa gravité, en légère, moyenne ou sévère.

Le traitement de l'otite aiguë, fondé sur des médicaments antibiotiques, est parfois accompagné d'une paracentèse. En cas d'otite moyenne aiguë récidivante, le traitement peut comprendre une ablation des végétations (adénoïdectomie), voire la pose d'aérateur transtympanique (yoyo).

Dans les autres cas, le traitement est souvent chirurgical : tympanoplastie (réparation du tympan et/ou des osselets) pour les otites chroniques ou remplacement de l'étrier par une prothèse pour l'otospongiose, sous anesthésie générale et à l'aide d'un microscope (microchirurgie).

VERTIGE

Sensation erronée de déplacement du corps par rapport à l'espace environnant, ou de l'espace par rapport au corps, liée à un déséquilibre entre les deux appareils vestibulaires.

Un vertige est une sensation de rotation du corps ou des repères extérieurs, parfois une sensation de déplacement latéral. Il est souvent accompagné de nausées, de vomissements et de sueurs, d'une pâleur et surtout d'une angoisse; des acouphènes (bourdonnements d'oreille) et une surdité unilatérale peuvent y être associés.

Dans le langage courant, on appelle improprement « vertiges » diverses sensations qui sont considérées par les médecins comme de « faux vertiges », avec absence de la sensation de rotation : dérobement des jambes, instabilité, flou visuel, vision double, peur de tomber, etc.

• Causes

Selon la localisation de l'atteinte, on distingue les vertiges périphériques et les vertiges centraux.

> **Les vertiges périphériques** sont provoqués par une atteinte de l'oreille interne (siège du vestibule et de la cochlée) ou du nerf vestibulaire (nerf s'unissant au nerf cochléaire pour former le nerf auditif). Les vertiges centraux témoignent d'une atteinte des centres vestibulaires à l'intérieur de l'encéphale.

> **Les vertiges périphériques dus à une atteinte de l'oreille interne** comprennent la maladie de Menière, de cause inconnue, qui affecte simultanément le vestibule et la cochlée. Cette affection se définit par des crises de vertige intense, associées à une surdité et à des bourdonnements d'une oreille, qui tendent à persister en dehors des crises. Le vertige paroxystique bénin de position, caractérisé par sa brièveté, déclenché par un brusque mouvement de rotation de la tête, se range également parmi les vertiges périphériques dus à une atteinte de l'oreille interne.

Une labyrinthite (inflammation du labyrinthe) par propagation d'une infection de l'oreille moyenne (otite aiguë ou chronique), certaines intoxications médicamenteuses (par les aminosides), un traumatisme crânien peuvent aussi être responsables de vertiges périphériques.

> **Les vertiges périphériques par atteinte du nerf vestibulaire** sont dus à un neurinome de l'acoustique (tumeur bénigne de la 8e paire de nerfs crâniens) ou à

une névrite vestibulaire (destruction brutale, d'origine probablement virale, du nerf vestibulaire).

> **Les vertiges centraux** sont d'origine vasculaire (accident vasculaire cérébral), tumorale, traumatique, infectieuse ou toxique. Ils peuvent être chroniques, révélant alors, dans certains cas, une affection grave (tumeur de la fosse postérieure [zone contenant le tronc cérébral et le cervelet] ou sclérose en plaques).

• Traitement

C'est avant tout celui de la cause, chaque fois que cela est possible : prescription d'antibiotiques contre une infection, arrêt d'une prise médicamenteuse, ablation chirurgicale d'une tumeur, etc. Le traitement des symptômes recourt au repos au lit, à la prise de médicaments antivertigineux, d'antiémétiques (contre les vomissements) et d'anxiolytiques (contre l'angoisse). La prévention des récidives et le traitement des vertiges chroniques comprennent des cures d'antivertigineux, une rééducation de l'équilibre – efficace pour les vertiges de position –, une psychothérapie mais aussi la correction de tout déficit visuel ou auditif pouvant aggraver les troubles.

Le vertige paroxystique bénin de position demande un traitement particulier, réalisé par l'oto-rhino-laryngologiste, consistant en une série de positions et de mouvements imprimés au patient, visant à déplacer de petits cristaux, qui, en adoptant certaines localisations dans l'oreille interne, sont à l'origine du symptôme vertigineux (manœuvres dites « de libération de la cupulolithiase »).

SCHÉMA DE L'OREILLE (ORGANE DE L'ÉQUILIBRE)

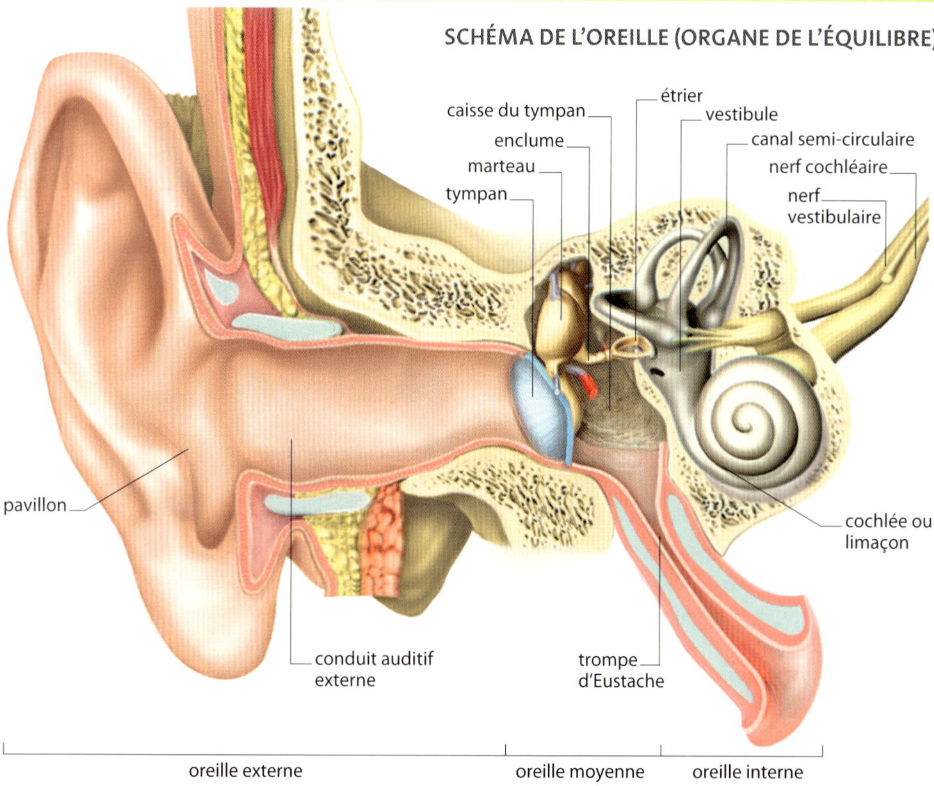

Le contrôle de la position du corps est assuré par trois systèmes sensoriels : le système visuel (qui renseigne sur l'environnement), le système proprioceptif (qui renseigne sur l'état de tension des muscles et la position des articulations) et le système vestibulaire situé dans l'oreille interne. Ce système comprend le vestibule et les trois canaux semi-circulaires.

Les ulcérations de la bouche

La cavité buccale peut être le siège de différentes affections. L'aphte est une petite ulcération superficielle et douloureuse. Les leucokératoses et les leucoplasies se présentent sous forme de plaques blanchâtres localisées sur la face interne des joues.

APHTOSE

Affection chronique caractérisée par des poussées d'aphtes buccaux et/ou génitaux.

Dans les aphtoses, les poussées d'aphtes sont associées à des signes extramuqueux (lésions oculaires, nerveuses ou vasculaires, fièvre, atteinte de l'état général) et récidivent à intervalles plus ou moins rapprochés.

• Différents types d'aphtose

> **L'aphtose buccale récidivante, ou stomatite aphteuse récurrente,** se caractérise par l'apparition, par poussées successives, d'aphtes buccaux de taille variable. Les plus petits, de diamètre inférieur à 1 centimètre, guérissent en 10 à 14 jours sans laisser de marques. Les ulcérations plus grandes peuvent durer plusieurs mois et laisser des cicatrices. Les récidives sont fréquentes. Les femmes sont plus souvent atteintes que les hommes. Le stress, les règles, une carence en fer ou en vitamine B12 sont des facteurs favorisant cette affection.

> **La maladie de Behçet** est une aphtose inflammatoire chronique qui touche la peau, les muqueuses (coexistence d'aphtes buccaux et génitaux), l'œil, les articulations, les vaisseaux, le système nerveux, l'appareil digestif, les reins et les poumons.

> **L'aphtose bipolaire, ou aphtose de Neumann,** est une forme mineure de la maladie de Behçet, avec présence simultanée d'aphtes buccaux et génitaux.

• Traitement

Il repose tout d'abord sur celui des aphtes. On a, de plus, souvent recours aux traitements anti-inflammatoires généraux (colchicine, anti-inflammatoires non stéroïdiens, corticothérapie générale).

Les mesures de prévention reposent sur une bonne hygiène buccodentaire et la suppression des aliments qui déclenchent des poussées.

L'APHTE

Petite ulcération superficielle, douloureuse, observée le plus souvent sur la muqueuse buccale et parfois sur la muqueuse génitale.

Les aphtes peuvent être isolés ou s'intégrer dans une maladie plus générale, l'aphtose. Si leur origine est inconnue, il n'est pas douteux que leurs récidives, très fréquentes, sont liées à des facteurs infectieux, hormonaux, alimentaires et au surmenage. Ils guérissent habituellement sans nécessiter de traitement en une dizaine de jours.

Évoluant par poussées, les aphtes peuvent être de très petite taille (aphtes miliaires) ou géants (aphtes nécrotiques de Sutton). Les aphtes buccaux sont des ulcérations arrondies ou de forme ovale, au fond jaunâtre, entourées d'un halo rouge inflammatoire. Ils touchent les gencives, le bord interne des lèvres et des joues, les bords de la langue. Les aphtes génitaux, rarement isolés, s'observent principalement dans la maladie de Behçet, où ils sont associés à de nombreux aphtes buccaux.

Le traitement repose sur des applications d'antiseptiques, d'anesthésiques locaux et d'antibiotiques (tétracyclines), des bains de bouche antiseptiques, l'apport de vitamines du groupe B.

Les mesures de prévention classiques sont importantes pour les aphtes buccaux : bonne hygiène buccodentaire et suppression des aliments qui déclenchent des poussées : gruyère, fruits secs ou acides (noix, noisettes, etc.) et épices.

LEUCOKÉRATOSE

Lésion blanchâtre, parfois kératosique (avec hypertrophie de la couche cornée), se développant aux dépens d'une muqueuse.

Les leucokératoses sont des lésions bénignes s'observant sous forme de plaques, surtout dans la bouche, à la face interne des joues ou des lèvres ou sur la langue. Elles sont soit congénitales, soit acquises. Dans ce dernier cas, on doit rechercher s'il existe une cause :
- tic de mordillement ;
- prothèses dentaires et plombages mal adaptés ;
- tabagisme ;
- maladie dermatologique (lichen) ;
- syphilis éventuellement.

L'examen au microscope d'un prélèvement de la lésion est nécessaire afin de s'assurer que celle-ci n'est pas une leucoplasie (lésion de même aspect mais précancéreuse).

• Traitement

Le traitement consiste d'abord à supprimer la cause identifiée (tabac, aliments trop chauds, traumatisme chronique à la suite de soins dentaires), lorsque c'est possible, ce qui se révèle parfois suffisant.

Il comporte au besoin la destruction de la lésion par électrocoagulation ou au laser au gaz carbonique.

LEUCOPLASIE

Plaque ou tache blanche apparaissant sur une muqueuse buccale ou génitale.

Leucoplasie buccale

C'est une plaque blanche se développant sur les muqueuses de la bouche, surtout sur les commissures buccales et à la face interne des joues, plus rarement sur la langue, le palais ou les gencives.

Son origine doit être recherchée dans l'intoxica tion tabagique. Les lésions comportent parfois des levures du type *Candida albicans*. Seule l'évolution sous traitement antifongique révèle si elles sont dues au champignon (en cas de disparition complète des lésions après traitement) ou si celui-ci s'est installé sur une lésion préexistante.

• Traitement

Il repose sur la suppression des facteurs déclenchants (tabac, chique). En cas de surinfection à *Candida albicans*, des bains alcalins de bicarbonate de soude et des antifongiques locaux sont prescrits. Les plages résiduelles peuvent aussi être détruites par chirurgie ou laser au gaz carbonique – une seule séance est nécessaire – afin d'éviter leur évolution en tumeur cancéreuse.

- Les calculs de la vésicule biliaire

Angiocholite

Cholécystite

Lithiase biliaire

- Les cirrhoses

- Les hépatites

Hépatite virale A

Hépatite virale B

Hépatite virale C

Hépatite virale D

Hépatite virale E

- Les hernies de la paroi abdominale

- L'insuffisance artérielle mésentérique

- Les maladies inflammatoires digestives

Maladie de Crohn

Rectocolite

Rectocolite hémorragique

- Les pancréatites

- Les maladies de l'intestin grêle et du côlon

Colite

Constipation

Diarrhée

Diverticulose colique

Maladie cœliaque

Météorisme

Occlusion intestinale

Syndrome de Koenig

Syndrome de malabsorption

Polypose digestive

Sigmoïdite

- Les pathologies anales

Fissure anale

Fistule

Hémorroïde

- Les pathologies de l'œsophage et de l'estomac

Gastrite

Hernie diaphragmatique

Ulcère gastroduodénal

Le système digestif

Les calculs de la vésicule biliaire

La vésicule biliaire peut être le siège de calculs de forme et de taille variables, dont la composition est faite de l'amalgame de structures cristallines de cholestérol, de sels de calcium, d'acides et de pigments biliaires, etc. Dans 80 % des cas, ces calculs sont asymptomatiques ; parfois, ils entraînent des complications.

ANGIOCHOLITE

Infection bactérienne de la voie biliaire principale.

• Causes

L'angiocholite est généralement due à la présence d'un corps étranger dans les voies biliaires. Le plus souvent, il s'agit de la migration d'un calcul vésiculaire dans le canal cholédoque (voie biliaire principale), rarement d'une tumeur et, parfois, d'une infestation par un ver.

• Symptômes, diagnostic et traitement

L'angiocholite se manifeste par une fièvre avec frissons, généralement associée à des douleurs abdominales, localisées à l'hypocondre droit, et à un ictère.

Le diagnostic est rendu possible par :

> **une numération sanguine,** qui révèle une augmentation des globules blancs, et plus particulièrement des polynucléaires neutrophiles ;

> **un examen biologique hépatique,** marqué par une augmentation des phosphatases alcalines et de la gammaglutamyl-transpeptidase, ainsi que par une augmentation plus ou moins importante des transaminases ;

> **des hémocultures,** qui se révèlent généralement positives ;

> **une échographie ou un scanner,** mettant en évidence une dilatation des voies biliaires.

L'angiocholite doit être traitée rapidement par antibiotiques, en raison des risques de septicémie, d'insuffisance rénale et de collapsus cardio-vasculaire. Une intervention, chirurgicale ou endoscopique, ayant pour but d'éliminer l'obstacle responsable doit être rapidement réalisée.

LA VÉSICULE BILIAIRE

C'est un petit sac allongé, qui sert de réservoir à la bile secrétée par le foie. Elle mesure 10 centimètres de long et a une capacité de 50 millilitres. Elle est située sous le foie et reliée à la voie biliaire principale, le canal cholédoque, par le canal cystique. Lors des repas, au passage des aliments dans la partie initiale de l'intestin grêle (le duodénum), la vésicule se contracte. Cette contraction permet l'évacuation de la bile nécessaire à l'absorption des aliments, en particulier celle des graisses.

CHOLÉCYSTITE

Inflammation de la vésicule biliaire.

Une cholécystite est due à une inflammation et/ou à une infection bactérienne de la vésicule biliaire. La plus fréquente, la cholécystite lithiasique, est liée à la présence de calculs dans la vésicule biliaire, mais il existe aussi des formes sans lithiase.

• Symptômes

Une cholécystite se manifeste par des douleurs de colique hépatique siégeant dans la région sous-hépatique, qui bloquent l'inspiration profonde et sont exacerbées par la palpation. Les nausées et vomissements sont fréquents. Un syndrome infectieux (fièvre, augmentation du nombre de globules blancs) est toujours présent.

• Diagnostic, évolution et traitement

Le diagnostic est confirmé par l'échographie, qui montre un épaississement de la paroi vésiculaire et révèle souvent la présence de calculs. L'évolution spontanée peut se faire vers la régression ou vers des complications : gangrène vésiculaire, péritonite.

La cholécystectomie (ablation de la vésicule) est indispensable, par méthode chirurgicale traditionnelle ou par cœlioscopie. L'opération est souvent réalisée après quelques heures ou quelques jours d'antibiothérapie. La pose de glace sur le ventre peut calmer les douleurs.

LITHIASE BILIAIRE

Calculs qui se forment dans la vésicule biliaire (réservoir de bile sous le foie) et qui peuvent migrer dans les voies excrétrices biliaires (les canaux sortant de la vésicule et du foie, qui se réunissent pour former le canal cholédoque).

• Causes

Suite à une variation de la composition chimique de la bile, des cristaux de matières organiques se réunissent et s'agrègent pour constituer les calculs. Ceux-ci ressemblent à de petites « pierres » de 1 à 25 millimètres. Ils sont composés le plus souvent de cholestérol plus ou moins calcifié, plus rarement de bilirubine.

L'hérédité (un marqueur génétique des lithiases sévères a été découvert), l'âge avancé, les grossesses multiples chez les femmes, l'obésité, le diabète, certains médicaments (pilule contraceptive, hypolipémiants) sont des facteurs favorisant leur apparition. Les femmes souffrent plus souvent de lithiase biliaire que les hommes.

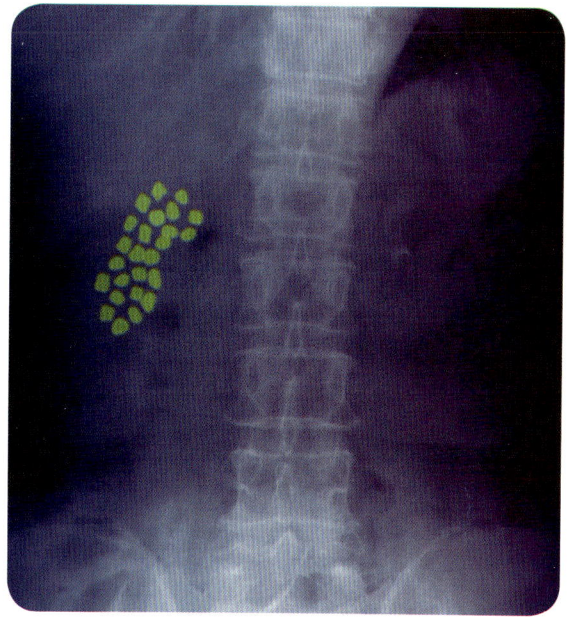

▲ La radiographie sans préparation de face de l'abdomen montre des calculs (en jaune), situés au niveau de la vésicule biliaire.

• Symptômes, diagnostic et traitement

La plupart des lithiases biliaires ne provoquent aucun symptôme. Parfois, elles donnent des douleurs sous les côtes en haut et à droite de l'abdomen.

Une lithiase biliaire est souvent découverte au cours d'un examen de routine. Le diagnostic se fonde sur l'échographie.

Sans symptômes, la lithiase de la vésicule ne doit pas être traitée car les traitements ont des effets indésirables ou n'ont pas prouvé leur intérêt.

Mais les calculs de la vésicule peuvent être source de complications telles qu'une cholécystite aiguë (inflammation de la vésicule), une colique hépatique (douleur intense par blocage d'un calcul dans le cholédoque), une angiocholite (infection dans le cholédoque au-dessus d'un calcul bloqué).

En cas de douleur et de cholécystite, le traitement est la cholécystectomie (ablation de la vésicule) ; les médicaments et la lithotripsie donnent des résultats limités. Les calculs du cholédoque doivent être retirés par chirurgie ou par endoscopie (un tube d'endoscopie est introduit par la bouche et poussé jusqu'à l'orifice du canal).

Les cirrhoses

Les cirrhoses sont des maladies au cours desquelles les cellules du foie se détruisent progressivement et sont remplacées par un tissu fibreux. Dans les pays industrialisés, la première cause en est l'alcoolisme.

Cette maladie chronique est donc caractérisée par une réorganisation tissulaire et une altération cellulaire.

La cirrhose est une des premières causes de mortalité dans les pays industrialisés. Elle se traduit par une sclérose du tissu hépatique, par le développement dans le foie d'un réseau de cicatrices fibreuses et par une régénération pathologique des cellules, qui forment des nodules de régénération, îlots de cellules viables séparées par du tissu cicatriciel. La mauvaise vascularisation de ces nodules aboutit à l'altération progressive des fonctions hépatiques. La sclérose gêne la circulation sanguine et entraîne une hypertension portale (élévation de la pression sanguine dans la veine conduisant la circulation intestinale et splénique vers le foie). Lors d'une cirrhose, le foie prend un aspect dur et bosselé. Il peut augmenter (cirrhose hypertrophique) ou diminuer (cirrhose atrophique) de volume.

• Causes

Les causes des cirrhoses sont multiples : l'alcoolisme est la plus fréquente dans les pays industrialisés, mais la cirrhose peut également être provoquée par une maladie virale (hépatites B, C, D), auto-immune (cirrhose biliaire primitive, hépatite chronique auto-immune), métabolique (hémochromatose, stéato-hépatite non alcoolique, maladie de Wilson, maladie cœliaque, fructosémie, galactosémie, tyrosinémie, mucoviscidose, déficit en agr1-antitrypsine, etc.). Certaines cirrhoses sont encore de cause inconnue.

• Symptômes et signes

L'évolution clinique d'une cirrhose passe par plusieurs phases. La maladie est d'abord totalement asymptomatique. Après un temps variable apparaissent les premiers troubles : asthénie (affaiblissement généralisé), amaigrissement, ascite (épanchement liquidien à l'intérieur du péritoine), hémorragies digestives dues à une hypertension par rupture des varices œsophagiennes. À un stade avancé, l'insuffisance hépatocellulaire se traduit par un ictère, des hémorragies diffuses, une encéphalopathie (somnolence, coma). Les cirrhotiques sont particulièrement sensibles aux infections : tuberculose, infections respiratoires et urinaires, infection du liquide d'ascite.

Au stade terminal apparaît une insuffisance rénale grave. Lorsque la cirrhose évolue sur plusieurs années, le foie peut devenir le siège d'un carcinome hépatocellulaire (tumeur maligne développée à partir des cellules hépatiques).

• Diagnostic

Le diagnostic d'une cirrhose ne peut être formellement établi qu'à partir d'une biopsie hépatique, transcutanée ou chirurgicale. Des tests biochimiques (tests de fibrose) ou physiques (échographie) permettent de faire le diagnostic de fibrose en évitant le recours à la biopsie.

• Traitement

Le traitement, complexe, vise essentiellement à prévenir ou à retarder la constitution de la fibrose, la cirrhose étant irréversible une fois installée. Cependant, le processus cirrhotique peut être ralenti par la suppression immédiate et complète de toute boisson alcoolisée ou par le traitement réussi d'une hépatite virale. La prévention et le traitement des principales complications (traitement des infections ; de l'hypertension portale, par des médicaments et, parfois, dérivation chirurgicale des vaisseaux malades ; de l'ascite, par administration de diurétiques et réduc-

Greffe de foie

Transfert d'une partie ou de la totalité du foie d'un donneur sur un malade receveur.

C'est, après celle de rein, la greffe d'organe la plus fréquente. La première transplantation chez l'homme a été réalisée en 1963 à Denver, aux États-Unis, par Thomas Starzl.

• Indications

> **Chez l'adulte,** où la limite d'âge peut aller jusqu'à 70 ans, les indications sont nombreuses : hépatopathies chroniques, cirrhoses biliaires primitives ou postvirales, alcoolisme, maladies métaboliques, tumeurs malignes trop étendues pour une exérèse localisée.

> **Chez l'enfant,** les atrésies des voies biliaires et les maladies métaboliques sont au premier rang. L'indication d'une greffe peut être soulevée en présence d'une insuffisance hépatique aiguë, qui, au même titre qu'un besoin de retransplantation, constitue une priorité.

• Différentes techniques

Après décision d'une greffe et détermination des caractéristiques immunologiques (groupe sanguin, groupe HLA) des patients, ceux-ci sont mis sur une liste d'attente selon un ordre de priorité qui varie en fonction de la gravité de leur cas.

> Le foie de remplacement provient d'un sujet en état de mort cérébrale. Après ablation du foie pathologique, le foie sain, préservé par un liquide adapté refroidi à 4 °C pour une durée maximale de 12 à 16 heures, est mis en place et la circulation sanguine rétablie par les anastomoses cave sus-hépatique, artérielle hépatique, portale et cave sous-hépatique. Le rétablissement de la voie biliaire par anastomose directe du canal cholédoque ou par dérivation dans le tube digestif termine l'opération, qui nécessite une large voie d'abord. C'est une opération très importante, parmi les plus lourdes en chirurgie.

> Dans certains cas, afin de faire bénéficier deux receveurs d'un même foie, le greffon hépatique est divisé en deux parties. C'est le principe de la bipartition.

> Enfin, on parle de « greffe en domino » lorsque le foie d'un sujet atteint d'une maladie métabolique spécifique peut être transplanté chez un autre patient sans dommage tandis que lui-même reçoit un nouveau greffon.

> Dans de rares cas, en raison du nombre insuffisant d'organes disponibles, une partie du foie provenant d'un donneur vivant apparenté peut être utilisé dans des conditions très réglementées. Lorsque le bénéficiaire est un enfant, le prélèvement chez le donneur n'intéresse que le lobe gauche du foie et peut être réalisé par vidéo-endoscopie.

• Suites opératoires

La mortalité opératoire est comprise entre 5 et 10 % selon l'état du receveur. Sous couvert d'un traitement immunosuppresseur à vie et d'une surveillance rigoureuse, la survie à 5 ans varie entre 70 et 80 % avec une qualité de vie satisfaisante. En cas d'insuffisance primaire ou secondaire du greffon, une nouvelle transplantation peut être réalisée.

tion des apports en sel) ont permis de prolonger considérablement la vie des cirrhotiques, mais les patients risquent alors de contracter un carcinome hépatocellulaire dont il faut surveiller l'apparition.

Dans certains cas, il est possible de réaliser l'ablation chirurgicale de cette tumeur. La transplantation hépatique constitue le seul traitement radical de la cirrhose.

Les hépatites

L'hépatite est une inflammation aiguë ou chronique du foie, le plus souvent causée par une infection virale, mais parfois par l'alcoolisme, une intoxication (par un médicament), un trouble du système immunitaire ou un produit chimique. La majorité des hépatites guérissent spontanément, sans laisser de séquelles. Parfois, la maladie persiste plusieurs mois. Quand elle dure plus de 6 mois, elle est considérée comme chronique ; elle peut alors se compliquer par une fibrose, une cirrhose, voire un cancer.

Hépatites aiguës

Évoluant sur moins de 3 mois, elles ont des causes nombreuses.

> **Les hépatites virales** sont les plus fréquentes. Les agents en sont essentiellement les virus A, B et C, mais parfois d'autres aussi, tels les virus D et E, le virus d'Epstein-Barr (hépatite se manifestant au cours de la mononucléose infectieuse) ou le cytomégalovirus.

> **Les hépatites toxiques et médicamenteuses** peuvent être dues à la prise d'antibiotiques, d'antituberculeux, de paracétamol ou de certaines hormones. Certains toxiques, comme l'amanitine de l'amanite phalloïde, peuvent détruire totalement le foie.

> **L'hépatite aiguë alcoolique** se rapproche des hépatites aiguës toxiques. Elle peut évoluer vers la destruction du tissu hépatique si l'intoxication se poursuit.

> **Les hépatites aiguës bactériennes ou parasitaires** résultent d'affections telles que la tuberculose, la brucellose, la leptospirose ou la bilharziose. On en rapproche certaines atteintes hépatiques au cours du sida, dues à des germes opportunistes tels que *Cryptococcus neoformans*.

• Symptômes et signes

Ils sont inconstants et d'intensité variable. Certains sont communs à toutes les hépatites : ictère, urines foncées, selles claires, nausées, foie sensible à la palpation. D'autres sont fonction de la cause : syndrome pseudogrippal en cas d'hépatite virale (fatigue intense, maux de tête, courbatures et douleurs articulaires) ; foie ferme et de volume accru avec des signes d'imprégnation alcoolique en cas d'hépatite alcoolique.

Enfin, certaines formes d'hépatite entraînent des symptômes particuliers. Ainsi, dans l'hépatite dite « cholestatique », l'ictère prédomine, souvent accompagné de démangeaisons cutanées très importantes, liées à l'accumulation de sels biliaires dans la peau. Mais certaines hépatites virales, notamment les hépatites virales A, B et C, peuvent ne pas donner de signes cliniques, ou n'en donner que peu, au point de passer inaperçues.

• Diagnostic

Il est confirmé par des prélèvements sanguins montrant une élévation souvent importante des transaminases (enzymes hépatiques), preuve de la destruction aiguë et transitoire des cellules du foie, ainsi qu'une élévation de la bilirubine conjuguée (produit de l'hémoglobine après sa liaison à l'albumine dans le foie) et des phosphatases alcalines, témoin biologique de l'ictère.

On recherche également dans le sang, notamment sur les facteurs de la coagulation sanguine, dont beaucoup sont élaborés par le foie, des signes d'insuffisance hépatocellulaire afin d'apprécier le retentissement de l'hépatite sur le fonctionnement du foie. L'étude des prélèvements sanguins oriente aussi vers la cause de l'hépatite (présence d'anticorps antiviraux, par exemple).

• Évolution et traitement

L'évolution est en grande partie liée à la cause, au terrain immunitaire et à l'état du foie avant la survenue de l'hépatite.

> **Les hépatites virales** évoluent spontanément de façon favorable dans la majorité des cas, sans séquelles. Quelques cas peuvent cependant évoluer vers la chronicité (virus B et C).

> **Les hépatites alcooliques** peuvent nécessiter le transfert du patient en réanimation lorsqu'il existe des signes associés d'insuffisance hépatique (hémorragies par troubles de la coagulation sanguine, encéphalopathie) ; le pronostic est essentiellement lié à l'arrêt de l'intoxication alcoolique.

> **Les hépatites médicamenteuses** régressent à l'arrêt du traitement mais, parfois, lentement.

> **Les hépatites bactériennes** guérissent habituellement rapidement après prescription de l'antibiotique adapté.

> **Les hépatites auto-immunes** répondent aux immunosuppresseurs.

Hépatites fulminantes

Les hépatites fulminantes sont des hépatites évoluant de façon très sévère quelle qu'en soit la cause, notamment les virus ou et les médicaments.

Elles se caractérisent par deux ordres de troubles : d'une part, des troubles de la conscience aboutissant au coma et, d'autre part, un syndrome hémorragique diffus dû à l'absence de facteurs de la coagulation. La mort est une issue très fréquente.

La transplantation hépatique est le seul traitement possible.

Hépatites chroniques

Une hépatite est dite « chronique » lorsqu'elle évolue depuis plus de 6 mois. Ce type d'évolution concerne les hépatites B et C.

HÉPATITE B ET GROSSESSE

Le virus de l'hépatite B ne traverse pas le placenta. La contamination se fait au moment de l'accouchement et dans les premiers jours de la vie. Elle est quasi constante, ce qui explique le taux élevé d'infection dans les pays pauvres. Cependant, la parade existe : les mères porteuses du virus sont dépistées avant l'accouchement. À la naissance, on injecte au bébé une dose d'anticorps anti-VHB et on pratique une vaccination. L'efficacité de cette technique appelée « sérovaccination » est totale.

HÉPATITE VIRALE A

Inflammation du foie due à l'infection par un virus à A.R.N. (type A).

L'hépatite A est une maladie ubiquitaire, c'est-à-dire qu'on la rencontre partout dans le monde. Elle se transmet par voie orofécale (eaux insalubres). L'incubation est courte (15 à 30 jours). Elle peut être symptomatique : syndrome pseudogrippal, troubles digestifs, jaunisse. La bilirubine et les transaminases sont élevées. Les formes fulminantes sont exceptionnelles. La plupart du temps, l'hépatite A est asymptomatique et passe inaperçue.

Le diagnostic repose sur la sérologie. Les anticorps IgG témoignent d'une maladie ancienne. Seuls des anticorps IgA témoignent d'une maladie en activité.

La guérison est spontanée, sans passage à la chronicité. Il existe un vaccin dont l'usage est recommandé aux voyageurs se rendant dans les pays où l'hygiène n'est pas rigoureuse.

HÉPATITE VIRALE B

Inflammation du foie due à une infection par un virus à A.D.N. (type B).

Le virus de l'hépatite B est un virus extrêmement répandu dans le monde. En effet, 5 % de la population mondiale (soit 350 millions de personnes) sont porteurs du virus, particulièrement présent dans les pays en développement. En France, cette fréquence est de 0,6 % de la population (350 000 personnes).

• Mode de contamination

Le virus B est présent dans toutes les sécrétions de l'organisme (sang, salive, sueur, sperme, sécrétions vaginales, etc.). La contamination se fait par des modalités variées : de la mère à l'enfant, au moment de l'accouchement, par injection avec du matériel infecté (toxicomanies), par voie sexuelle, par simple proximité sans rapports sexuels. Il faut rappeler que, de nos jours, la transfusion sanguine ne transmet pas le virus B.

• Hépatite aiguë

L'incubation (phase inapparente) dure de 1 à 3 mois après la contamination. Dans 30 % des cas survient une maladie cliniquement perçue, avec une fatigue, un ictère (jaunisse), une élévation de la bilirubine et des transaminases. La guérison survient spontanément en quelques jours. Dans 70 % des cas, la maladie est inapparente. Dans 1 % des cas survient une hépatite fulminante qui peut être mortelle.

• Évolution

Plus de 95 % des hépatites B aiguës guérissent spontanément et 2 à 5 % passent à la chronicité. Dans ce cas, le virus B persiste dans le sang et les transaminases sanguines peuvent être augmentées. On peut observer des phases d'activité et des phases d'accalmie.

Un très petit nombre d'hépatites B chroniques guérissent spontanément. La plupart évoluent de façon indéfinie. 20 % des hépatites constituent une cirrhose, 20 % des cirrhotiques (soit 5 % du total) souffrent d'un cancer primitif du foie.

• Diagnostic de l'infection

Le diagnostic de l'hépatite B est biologique. La nuisance envers le foie se manifeste par l'élévation des transaminases sanguines.

Le virus B lui-même est recherché de diverses façons. L'antigène HBs (HBsAg) témoigne de la présence du virus dans l'organisme. L'anticorps antiHBs (HBsAc) témoigne de l'éradication du virus si le sujet a été malade, ou de la protection par des anticorps en cas de vaccination. L'anticorps antiHBc (HBcAc) témoigne d'une maladie ancienne. L'antigène HBe (HBeAg) indique la phase de réplication du virus.

L'examen fondamental est la recherche et le dosage du virus B par la PCR (*Polymerase Chain Reaction*, une technique d'amplification génique très performante). Selon les niveaux de virémie (teneur du sang en virus) on peut prendre la décision de traiter la maladie.

• Diagnostic de cirrhose

L'existence d'une cirrhose marque une étape redoutable dans l'évolution de la maladie, notamment avec l'apparition d'un risque d'hémorragie digestive par rupture des varices œsophagiennes et la possibilité d'évolution vers un cancer primitif du foie.

Le diagnostic de cirrhose peut être évoqué par l'examen clinique, l'échographie ou le scanner. Mais c'est la ponction-biopsie hépatique qui demeure l'indicateur le plus précis. Cependant, il s'agit d'un examen désagréable et légèrement risqué. C'est la raison pour laquelle on a développé des techniques non agressives (fibrotest et fibroscan) pour mesurer la fibrose.

• Traitement

Quand les transaminases sont normales et la virémie basse ou nulle, le traitement n'est pas nécessaire. Dans le cas contraire, il faut traiter. Deux types de traitement s'offrent au patient.

> **L'interféron** agit sur les défenses immunitaires. Il est délivré par voie injectable et n'est pas très bien toléré. Le taux des succès est de 30 à 40 %, mais ces succès sont définitifs. Le virus disparaît.

> **Les autres traitements** reposent sur des médicaments (Lamivudine, Adefovir dipivoxil, Entécavir, Ténofovir) qui stoppent la réplication du virus. Pendant le traitement, les transaminases se normalisent, la maladie ne progresse pas et le virus devient

indétectable par la PCR. Des résistances peuvent apparaître. L'arrêt du médicament s'accompagne d'une reprise de la multiplication du virus.

• Surveillance

Un patient atteint d'hépatite chronique B doit faire l'objet d'une surveillance régulière, au moins une fois tous les 6 mois, avec un dosage des transaminases, et éventuellement la détermination des marqueurs viraux, un dosage de l'alpha-fœto-protéine et une échographie du foie, ces deux derniers examens visant à guetter l'apparition d'un carcinome hépatocellulaire.

LA VACCINATION

On utilise comme vaccin l'antigène HBs fabriqué par génie génétique (pas de risque de contagion). On réalise 3 injections à la naissance, à 1 et à 6 mois. L'injection de rappel est en général inutile. L'immunité est forte.

Les complications postvaccinales sont comparables à celles des autres vaccins. Le vaccin contre l'hépatite B a été accusé de provoquer des encéphalopathies démyélinisantes, et notamment la sclérose en plaques. Cette accusation a été démentie par plusieurs études incontestables. Cependant, en France, les pouvoirs publics ont supprimé le caractère obligatoire de la vaccination, donnant du crédit à la rumeur. Il en a résulté une dangereuse désaffection du public vis-à-vis de cette vaccination.

La vaccination est recommandée particulièrement pour les personnes présentant un risque de contamination élevée : les usagers de drogues, les candidats au tatouage ou au piercing, les sujets à partenaires sexuels multiples, les porteurs d'infections sexuellement transmissibles, les détenus, les voyageurs en pays d'endémie, les proches des sujets infectés, les patients atteints du V.I.H. (virus du sida) et du V.H.C. (virus de l'hépatite C), les hémodialysés, les transfusés chroniques, les candidats à la transplantation d'organe.

• Prévention

Parmi les règles d'hygiène générale, l'utilisation de matériel à usage unique est indispensable. Le virus n'étant détruit qu'à 170 °C, il ne faut pas compter sur la stérilisation courante. Le sang et les produits d'origine sanguine sont tous vérifiés pour écarter la présence de virus B.

HÉPATITE VIRALE C

Inflammation du foie due à l'infection par un virus à A.R.N. (type C).

Le virus de l'hépatite C est très répandu dans le monde et, outre l'inflammation du foie, il est responsable de nombreuses pathologies.

• Épidémiologie

Le virus C est présent dans le monde entier : 3 % de la population mondiale en est atteinte. Sa distribution ressemble à celle du virus de l'hépatite B mais ne s'y superpose pas. Certains pays, comme l'Égypte, battent des records de fréquence. En France, environ 1 % de la population est porteuse du virus C, soit quelque 600 000 personnes.

Il existe plusieurs génotypes (variantes génétiques) du virus. Les principales sont numérotées de 1 à 6. Leur sensibilité au traitement est variable. Les types 1 et 4 résistent beaucoup au traitement, le 2 et le 3 y sont sensibles, le 5 et le 6 sont très rares.

Parmi les porteurs de virus C, 20 % atteignent le stade de la cirrhose et 5 % développent un carcinome hépatocellulaire.

• Modes de contamination

Il y a deux grandes sources de contamination.

> **La transfusion sanguine** a infecté beaucoup de personnes (chirurgie cardio-vasculaire, chirurgie orthopédique). Depuis 1990, les donneurs de sang sont testés et écartés s'ils sont porteurs du virus. Il n'y a donc plus de nouveaux cas, mais beaucoup de patients transfusés sont encore vivants.

> **La toxicomanie par injection** est une seconde source de contamination. Le virus C se transmet très facilement et peut être contracté après de très brèves expériences d'injection. Le partage des pailles à sniffer la cocaïne est également infectant.

Plus rares sont les transmissions par endoscopie ou par instruments chirurgicaux mal stérilisés (les normes de stérilisation sont maintenant draconiennes). Dans 10 à 15 % des cas, le mode de contamination est inconnu. Il n'y a pratiquement pas de transmission par voie sexuelle. La transmission de la mère à l'enfant est exceptionnelle (femmes enceintes immunodéprimées par le V.I.H.).

• Diagnostic de l'infection

Le diagnostic des hépatites C aiguës est rarissime. En général, l'hépatite initiale passe inaperçue. Si elle est diagnostiquée, un traitement antiviral peut être appliqué. La plupart du temps la maladie n'est pas diagnostiquée. Le passage à la chronicité s'établit dans plus de 70 % des cas. L'évolution est très longue et peut s'étendre sur des dizaines d'années. La maladie se traduit par un certain degré de fatigabilité. Les transaminases sont très légèrement élevées.

Le dépistage se fait sur la découverte d'anticorps antivirus C dans le sang. Ce test ne suffit pas au diagnostic (il peut s'agir d'une immunité ancienne après guérison). Il convient de faire une recherche de l'A.R.N. du virus par PCR (une technique virologique très sensible). On obtient un dosage quantitatif du virus et on établit son génotype (variante génétique du virus).

CAS PARTICULIERS

> **Alcool.** L'interdiction des boissons alcoolisées est la seule prescription diététique, mais elle est stricte. Au-delà d'un verre de vin par jour, le pronostic de l'hépatite C est significativement aggravé. La plupart des buveurs ayant contracté le virus C développent une cirrhose.

> **Sida.** La plupart des patients toxicomanes atteints par le V.I.H. (virus du sida) sont également atteints par le virus C. La coinfection par les deux virus accélère considérablement l'évolution vers la cirrhose, d'autant plus que beaucoup de ces patients sont en même temps buveurs. Outre la lutte contre la boisson, il convient de les débarrasser du virus C et ce, avant que l'on en vienne à un traitement antiviral V.I.H. En effet, au stade précoce de l'infection par le V.I.H., les patients ont une meilleure immunité. Par ailleurs, les médicaments anti-V.I.H. et la ribavirine ne sont pas toujours compatibles.

• Diagnostic de cirrhose

La biopsie hépatique est la meilleure mesure de l'évolution de la maladie vers la cirrhose. Cependant, il s'agit d'un examen désagréable et un peu dangereux. On lui a substitué des méthodes non invasives, le fibrotest et le fibroscan. La conclusion de ce bilan permet de mesurer la gravité de la maladie et de porter l'indication d'un traitement.

• Manifestations extra-hépatiques

Le virus C entraîne de nombreux troubles en dehors des manifestations hépatiques. La fatigue chronique est un symptôme très fréquent et parfois très pénible de l'hépatite. On peut observer des arthralgies et des myalgies (douleurs musculaires). Des maladies de la thyroïde peuvent survenir.

Quand l'hépatite évolue depuis longtemps, il apparaît dans le sang des cryoglobulines qui, la plupart du temps, ne donnent aucun trouble mais sont parfois responsables de lésions cutanées, de vascularite, de neuropathies, d'atteinte rénale (glomérulonéphrites).

Peuvent encore survenir, des lymphomes non hodgkiniens (tumeurs malignes développées à partir des lymphocytes), une porphyrie cutanée tardive (maladie bulleuse de la peau), un lichen plan (toujours la peau) ainsi que d'autres maladies auto-immunes.

• Traitement

Il n'y a qu'un seul traitement : l'association d'interféron alpha retard (combiné au polyéthylène glycol) injectable une fois par semaine (il existe deux formes commerciales identiques par l'efficacité) et d'un médicament antiviral, la ribavirine.

Les indications du traitement sont données par la constatation d'une activité sensible du virus (élévation des transaminases) et l'existence d'une fibrose significative. La durée du traitement est variable selon le génotype et la concentration virale. Elle est de 24, 48 ou, plus rarement, 72 semaines.

La réponse des patients est variable. Dans les meilleurs cas, la disparition du virus est rapide et le virus ne réapparaît pas à l'arrêt du traitement (la réponse virologique prolongée est synonyme de guérison). Dans d'autres cas moins heureux, le virus réapparaît à l'arrêt du traitement (répondeur-rechuteur), voire persiste sous traitement. Le taux des succès thérapeutiques varie de 30 à 70 %. Le traitement est plus efficace chez les Asiatiques. En cas d'échec, il faut recommencer après un temps de repos.

La tolérance du traitement est souvent médiocre et la liste des effets délétères est très longue. Les principaux sont les syndromes dépressifs, les maladies de la thyroïde, l'anémie (manque de globules rouges), la thrombopénie (manque de plaquettes). Une surveillance mensuelle est nécessaire.

HÉPATITE VIRALE D

Inflammation du foie due à une infection par un virus à ARN (type D).

Le virus de l'hépatite D est un virus incomplet qui ne devient virulent que lorsque le patient est porteur du virus de l'hépatite B. L'antigène HBs, qui constitue l'enveloppe du virus B, devient celle du virus D. Ainsi, sans virus B, il ne peut y avoir d'hépatite D. La contamination peut se faire simultanément (B+D) ou bien par surinfection (B puis D). Le virus D se transmet exactement comme le B. Le virus D se rencontre surtout dans le sud de l'Europe.

La présence du virus D aggrave l'évolution de l'hépatite B et augmente le risque de cirrhose. Les traitements sont les mêmes que pour l'hépatite B. L'association B+D est moins sensible aux traitements que le virus B seul.

HÉPATITE VIRALE E

Inflammation du foie due à l'infection par un virus à A.R.N. (type E).

Le virus de l'hépatite E est très proche du virus de l'hépatite C dont il partage les caractéristiques cliniques. La seule différence réside en sa gravité chez les femmes enceintes, qui peuvent mourir d'hépatite fulminante.

On le rencontre en Asie centrale et en Asie du Sud-Est, en Afrique du Nord et de l'Ouest ainsi qu'au Mexique. Quelques cas ont été détectés au sud de la France. Il n'y a pas de vaccin.

Les hernies de la paroi abdominale

La hernie de la paroi abdominale est une saillie d'une petite partie du contenu de l'abdomen à travers la paroi de celui-ci.

La hernie est constituée, d'une part, du « sac herniaire » formé par la portion du péritoine faisant saillie hors de l'abdomen, dont la base est appelée le « collet », et, d'autre part, de son contenu viscéral : fragments d'épiploon, d'intestin, parfois de côlon, exceptionnellement l'appendice ou un ovaire.

• Différents types de hernie

Les hernies sont distinguées les unes des autres d'après leur localisation.

> **La hernie crurale,** plus fréquente chez la femme obèse, est caractérisée par une petite saillie au niveau de l'aine, sous l'arcade en dessous de laquelle l'artère et la veine fémorales passent de l'abdomen à la cuisse.

> **La hernie inguinale,** fréquente et touchant surtout l'homme, se localise dans la région de l'aine, au-dessus du pubis.

La hernie, dite « directe » ou « acquise », est due à un affaiblissement de la paroi musculaire, du fait de l'âge ou d'une dénutrition ; elle est favorisée par l'obésité, et peut être causée par un effort.

La hernie congénitale, dite « oblique externe », s'observe à tout âge, y compris chez le nourrisson ; elle est due à une persistance ou à un rétablissement de la perméabilité du canal qui livre passage au cordon spermatique chez l'homme, au ligament rond chez la femme.

Chez l'homme, la hernie descend parfois vers les bourses et est alors dite « inguinoscrotale ».

> **La hernie ombilicale** de l'adulte, fréquente chez les femmes et les sujets obèses, est caractérisée par une saillie souvent volumineuse d'une portion de l'intestin au niveau du nombril. Chez l'enfant, elle est souvent petite et a tendance à disparaître spontanément.

• Symptômes et signes

La hernie forme une tuméfaction plus ou moins volumineuse sur la paroi de l'abdomen, dans la région inguinale ; elle peut être à peine visible ou ne faire saillie qu'à certains moments. Elle sort ou augmente de volume quand la pression abdominale augmente (efforts de toux). Elle est réductible : on arrive facilement à la rentrer. Souple au toucher, elle est le plus souvent indolore. La hernie risque cependant de se compliquer brutalement par un étranglement ; la compression des tissus et des vaisseaux au niveau du collet peut alors provoquer une occlusion intestinale (arrêt du transit, vomissements, ballonnement) si la hernie est formée par un fragment d'intestin. La hernie, dans ce cas, sort en permanence, est douloureuse, ne peut plus être réduite et demeure dure et sensible à la palpation, signes auxquels s'ajoutent ceux d'une occlusion intestinale (vomissements d'aliments, puis de bile verdâtre, ballonnement, arrêt des selles).

• Traitement

Les bandages herniaires sont peu ou pas efficaces. L'intervention chirurgicale, appelée « herniorraphie », est le seul traitement de la hernie.

L'insuffisance artérielle mésentérique

Cette maladie est caractérisée par un déficit de l'apport sanguin dans les artères cœliaque et mésentériques irriguant l'intestin grêle et le côlon (gros intestin).

Le tube digestif est vascularisé par trois grosses artères : l'artère cœliaque et ses branches, l'artère mésentérique supérieure et l'artère mésentérique inférieure. Elles sont abondamment reliées entre elles, assurent un débit sanguin important (1 litre par minute) et sont capables de suppléer la baisse de débit sanguin en cas d'obstruction de l'une d'elles.

L'insuffisance artérielle mésentérique, peu fréquente, ne se manifeste qu'en cas d'obstruction de deux des trois artères et est essentiellement due à la présence de plaques d'athérome sur leurs parois.

> Dans l'intestin grêle, l'insuffisance artérielle se manifeste par un angor abdominal (douleurs intenses survenant lors de la digestion) entraînant rapidement une réduction de l'alimentation. Une mauvaise assimilation des nutriments par l'intestin peut survenir. Dans certains cas, l'insuffisance se révèle d'emblée par un infarctus mésentérique (nécrose de la paroi intestinale).

Une artériographie des artères abdominales permet d'établir le diagnostic.

Le traitement consiste en un rétablissement chirurgical du calibre vasculaire par angioplastie ou intervention directe sur l'artère.

> Dans le côlon, l'insuffisance vasculaire se manifeste par des douleurs abdominales accompagnées de diarrhée sanglante. Il peut s'agir d'une colite ischémique (atteinte de la muqueuse) ou d'une gangrène colique (atteinte de toute l'épaisseur de la paroi).

Le diagnostic repose sur l'examen radiologique et sur la coloscopie. La colite ischémique évolue en général favorablement sans traitement ; la gangrène colique, en revanche, nécessite une intervention d'urgence (résection chirurgicale du segment atteint).

INTESTINS

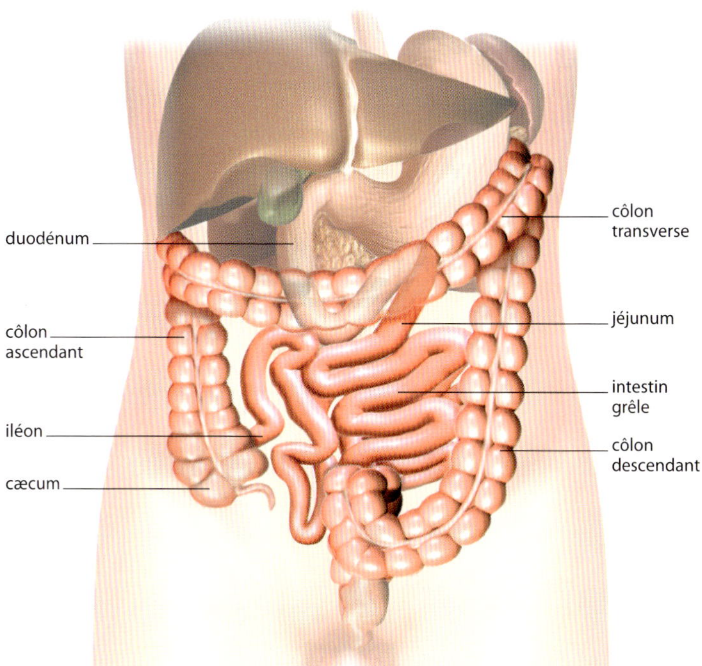

◀ L'intestin est un long segment du tube digestif constitué par le jéjunum, l'iléon, le cæcum, le côlon et le rectum. Son rôle est d'achever la digestion commencée lors de la mastication et poursuivie dans l'estomac.

Les maladies inflammatoires digestives

Ces maladies sont caractérisées par une inflammation chronique du tube digestif et évoluent par poussées. La maladie de Crohn peut toucher l'ensemble du tube digestif. La rectocolite hémorragique est localisée uniquement au rectum et au côlon.

MALADIE DE CROHN

Maladie inflammatoire chronique de l'intestin d'origine inconnue.

La maladie de Crohn, qui atteint entre 15 et 20 personnes sur 100 000, se rencontre à tout âge, mais surtout chez l'adolescent, l'adulte jeune et les sujets de plus de 60 ans. Elle évolue par poussées successives et lèse des segments de l'intestin avec une prédilection pour l'iléon (intestin grêle terminal), le côlon et l'anus. Cependant, tous les segments du tube digestif, de la bouche à l'anus, peuvent être atteints. Les lésions comportent un épaississement de la paroi et des ulcérations.

• Symptômes et diagnostic

La maladie se révèle le plus souvent par une diarrhée aiguë ou chronique avec perte de l'appétit, amaigrissement et anémie. Elle se complique de fistules et, parfois, d'abcès siégeant en général à l'anus, d'occlusions intestinales et de fistules internes. Elle peut s'associer à d'autres maladies inflammatoires comme une uvéite (inflammation oculaire sévère) ou une spondylarthropathie (affection inflammatoire chronique caractérisée par une atteinte articulaire vertébrale). Directement ou indirectement, la maladie retentit sur d'autres organes.

Le diagnostic repose sur l'examen clinique, qui révèle une distension abdominale douloureuse et permet parfois de percevoir des masses dans l'abdomen, ainsi que sur des examens biologiques et morphologiques (radiographies intestinales, coloscopie, scanner) permettant de constater l'épaississement de la paroi intestinale, avec la présence d'ulcérations.

• Évolution et complications

L'évolution est faite d'une succession de poussées et d'accalmies (rémissions). Il n'y a jamais de guérison définitive.

Les complications sont nombreuses : occlusions intestinales, hémorragies, fistules à la peau ou entre plusieurs organes de l'abdomen.

Le retentissement général est important : dénutrition, retard de croissance chez les enfants, déminéralisation osseuse avec des risques de fracture, complications thromboemboliques (phlébites, embolies pulmonaires).

• Traitement

Il est complexe. Les formes légères répondent bien aux dérivés salicylés. Dans les formes moyennes, la corticothérapie (traitement par des corticostéroïdes) est inévitable. Elle est efficace mais a de nombreux inconvénients et doit être relayée très rapidement par des immunosuppresseurs : azathioprine ou méthotrexate. Si ces traitements échouent, on recourt aux médicaments antagonistes du TNF *(tumor necrosis factor)* qui s'administrent par perfusions espacées de plusieurs semaines. Le traitement dure plusieurs années.

La chirurgie est un recours indispensable en cas d'occlusion de perforation ou d'hémorragie. Cependant il faut être très économe d'actes chirurgicaux, car la maladie récidive dans 75 % des cas après l'intervention.

• Alimentation

La diète complète, avec alimentation par voie veineuse, stoppe la maladie dans les formes graves.

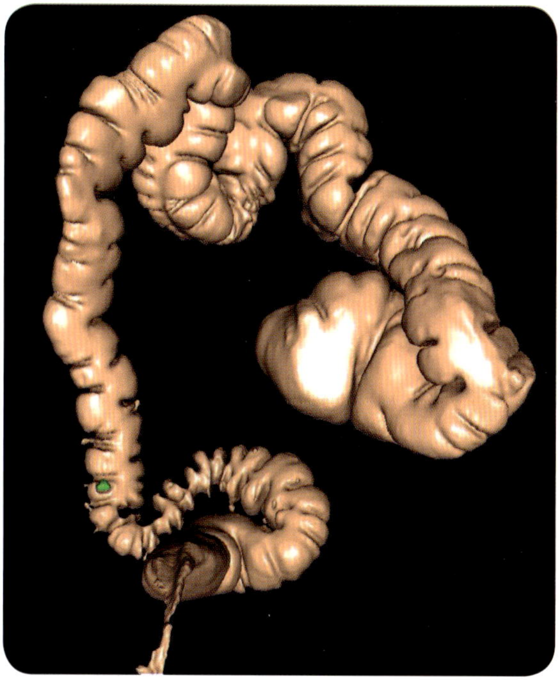

▲ **Le coloscanner permet de visualiser l'ensemble du côlon. À partir de coupes scanographiques, une exploration virtuelle du gros intestin est réalisée informatiquement.**

Lors des poussées habituelles, on recommande un régime pauvre en résidus. En dehors de ces cas, l'alimentation doit être normale.

RECTOCOLITE

Inflammation simultanée du rectum et du côlon.

• Causes, symptômes et signes

L'origine d'une rectocolite est très variable : infectieuse (shigellose, salmonellose), parasitaire (bilharziose), vasculaire (colite ischémique, suites d'une radiothérapie), médicamenteuse (laxatifs, antibiotiques, anti-inflammatoires) ; elle demeure parfois inconnue, comme dans le cas de la rectocolite hémorragique.

Les symptômes sont des douleurs abdominales et une diarrhée parfois sanglante, pouvant s'accompagner d'une perte de poids et de fièvre.

• Diagnostic et traitement

La coloscopie (exploration visuelle directe du côlon à l'aide d'un tube muni d'un système optique) permet d'évaluer l'étendue des lésions et d'opérer des prélèvements pour en préciser la cause. Celle-ci détermine le choix du traitement, qui est en général médicamenteux (administration d'antibiotiques, d'anti-inflammatoires), plus rarement chirurgical (ablation d'un segment du côlon dans certaines colites ischémiques, par exemple). Dans la plupart des cas, la rectocolite est définitivement guérie. Seules la rectocolite hémorragique et les séquelles d'une radiothérapie nécessitent un traitement au long cours.

RECTOCOLITE HÉMORRAGIQUE

Inflammation chronique de la muqueuse du côlon et du rectum, de nature probablement auto-immune, caractérisée par des émissions de mucus et de sang par l'anus.

La rectocolite hémorragique (R.C.H.) est une affection atteignant le plus souvent les femmes et qui débute à la fin de l'adolescence. Elle est associée de façon significativement élevée à une spondylarthropathie (affection inflammatoire chronique caractérisée par une atteinte articulaire vertébrale).

• Symptômes et signes

Le principal symptôme est l'apparition d'émissions rectales, généralement fréquentes, de mucus et de sang. Celles-ci s'accompagnent souvent de douleurs abdominales, de troubles du transit digestif, de fièvre et d'une altération de l'état général. Dans quelques rares cas, il existe des manifestations extradigestives, notamment des éruptions cutanées et une uvéite (inflammation oculaire de la choroïde, de l'iris et du corps ciliaire). La spondylarthropathie atteint les grosses articulations des membres, les articulations sacro-iliaques et le rachis.

• Diagnostic et évolution

L'exploration directe du rectum et du côlon par coloscopie permet de constater une atteinte diffuse,

Coloscopie

Examen qui permet d'explorer tout ou partie de la muqueuse du côlon et, dans certains cas, la dernière anse de l'intestin grêle.

• Indications

Les coloscopie permet de rechercher la cause d'une diarrhée, d'un saignement digestif, de douleurs abdominales et de diagnostiquer un polype ou un cancer du côlon ; elle permet aussi la surveillance des patients ayant été opérés d'un cancer du côlon ou du rectum. On peut, pendant l'examen, pratiquer une polypectomie (ablation de polype) et un prélèvement biopsique à des fins diagnostiques.

• Déroulement

La coloscopie peut se faire avec ou sans anesthésie générale, en ambulatoire ou lors d'une hospitalisation de quelques heures. Trois jours avant la coloscopie, le patient doit suivre un régime sans résidus. Dans les heures qui précèdent l'examen, le côlon est nettoyé à l'aide d'une purge, associée ou non à un lavement. Il est très important d'observer scrupuleusement le protocole prescrit ; en effet, si le côlon est encore encombré de matières, l'examen ne se fait pas correctement. Quand le protocole est bien suivi, les dernières selles avant l'examen sont claires. Lors de l'examen, le patient est allongé. Le médecin effectue un toucher rectal, puis introduit dans l'anus un coloscope, long tuyau flexible muni à son extrémité d'une caméra vidéo. Le coloscope progresse dans le côlon grâce à une insufflation d'air. L'examen dure environ 20 minutes. En cas d'anesthésie, le patient demeure sous surveillance médicale pendant 3 heures après l'examen, 24 heures dans les cas particuliers d'extraction de polypes volumineux. Lors de l'examen pratiqué sans anesthésie, l'insufflation d'air nécessaire à la progression du coloscope est parfois douloureuse.
La perforation, très rare, est le seul accident grave. Ce risque impose des examens très prudents en cas de côlon pathologique (colite ulcéreuse, diverticules). L'ablation d'un polype peut entraîner, exceptionnellement, une hémorragie.

hémorragique ou congestive, de la muqueuse rectale ; la région atteinte remonte plus ou moins haut dans le côlon sans qu'il y subsiste de zone saine. La coloscopie permet d'évaluer l'étendue des lésions et de prélever des tissus. Le lavement baryté est abandonné mais le scanner peut être utile.

La maladie évolue par poussées de plus en plus graves et fréquentes. Après une longue évolution (10 ans), il existe un risque de dégénérescence des lésions en cancer du côlon, qui impose un examen clinique et endoscopique annuel.

Les complications sont les hémorragies digestives, les perforations du côlon et la colectasie (dilatation gazeuse du côlon). Ces deux dernières complications nécessitent un traitement chirurgical d'urgence.

Il existe aussi des formes suraiguës qui imposent un traitement chirurgical rapide.

• Traitement

Le traitement médicamenteux est complexe. Lors des poussées de la maladie, il repose sur une courte antibiothérapie, suivie d'une prescription de salicylés et/ou de corticoïdes. En cas de résistance au traitement, on a recours à des immunosuppresseurs. Si la poussée est sévère, un régime alimentaire dit « sans résidus » (excluant principalement les fibres) est aussi prescrit.

En dehors des poussées, un traitement (salicylés ou immunosuppresseurs) permet de prévenir les récidives. Dans les formes très sévères et au cours des pancolites, on recourt à la chirurgie par colectomie subtotale ou totale, et dans ce dernier cas par anastomose colo-anale avec réservoir.

La colectomie totale est également indiquée dans les complications graves ou aiguës (colectasie, perforation) et lors des dégénérescences cancéreuses.

Les pancréatites

La pancréatite est une inflammation aiguë ou chronique du pancréas : la première se manifeste par des douleurs violentes au niveau du creux épigastrique, la seconde par des douleurs chroniques épigastriques et un amaigrissement.

Pancréatite aiguë

Inflammation aiguë du pancréas, qui correspond à un œdème et/ou à une nécrose d'intensité et de gravité variables.

La pancréatite aiguë frappe les sujets de tout âge, avec une prédominance autour de 40 ans. Les principales causes en sont l'alcoolisme et la migration de calculs dans les voies biliaires.

• Symptômes et signes

La crise est souvent déclenchée par un repas lourd et copieux. Elle se traduit par une douleur violente et résistant aux calmants, qui siège dans la moitié supérieure de l'abdomen. À la douleur s'associent des troubles digestifs et une altération de l'état général (angoisse, pouls filant, difficulté à respirer, sueurs froides, etc.). Un état de choc peut survenir en cas d'atteinte sévère.

• Diagnostic et traitement

Le diagnostic repose sur la mesure des enzymes pancréatiques (lipase, amylase) dans le sang, leur taux étant alors anormalement élevé, et sur l'échographie et le scanner abdominal, qui étudient le parenchyme (tissu fonctionnel) pancréatique et les voies biliaires.

Une hospitalisation en urgence est préférable, afin de confirmer le diagnostic et de débuter rapidement le traitement. Il est d'abord médical : soulagement de la douleur par des analgésiques, arrêt de l'alimentation, réduction des sécrétions pancréatiques par administration d'inhibiteurs enzymatiques, rééquilibration hydro-électrolytique, traitement de l'état de choc et prescription d'antibiotiques en cas d'infection.

Un traitement chirurgical peut être nécessaire, par exemple l'ablation de la vésicule biliaire en cas de lithiase biliaire.

Pancréatite chronique

Inflammation chronique du pancréas qui se traduit par une sclérose progressive de la glande pancréatique et entraîne à la longue une destruction complète de celle-ci.

Cette maladie est surtout observée dans les pays développés, où elle a pour cause la plus fréquente l'alcoolisme chronique, la maladie se manifestant après de nombreuses années d'intoxication.

Un petit nombre de pancréatites ne sont ni alcooliques, ni biliaires (non A, non B). Elles sont dues à l'hypercalcémie, à des facteurs familiaux ou à des phénomènes auto-immuns.

• Symptômes, signes et traitement

Le principal symptôme est une douleur épigastrique, associée à un amaigrissement. Au début, les crises sont intermittentes avec de longues rémissions, puis se rapprochent. Pour lutter contre la douleur, le malade adopte une position assez caractéristique : cuisses fléchies, menton aux genoux. La destruction du pancréas exocrine entraîne un syndrome de malabsorption (diarrhée chronique et amaigrissement); celle du pancréas endocrine entraîne un diabète insulinodépendant.

Le traitement n'est chirurgical qu'en cas de complication (ictère persistant, hémorragie digestive, etc.). Le traitement médical comprend la suppression de l'alcool et des graisses cuites, la compensation de la dénutrition (2 500 calories par jour), le traitement des carences, la prescription d'extraits pancréatiques et d'analgésiques, la prise en compte d'un éventuel diabète.

Explorer le corps et le soigner en même temps

Au plus profond du corps, on peut visualiser un problème et le résoudre sur-le-champ grâce aux progrès de l'imagerie interventionnelle. Plusieurs techniques qui combinent images et soins évitent la lourdeur d'une intervention chirurgicale et réduisent la durée d'hospitalisation. Des méthodes actuelles qui ont de l'avenir.

Endoscopie : le précurseur

L'endoscopie est la première technique d'imagerie interventionnelle qui a permis, dès les années 1960, l'observation interne du corps, sans ouvrir l'abdomen, et la réalisation d'actes chirurgicaux dans la foulée. Obtenues en introduisant une sonde constituée de fibres optiques souples dans le tube digestif, les images permettent d'observer les canaux qui relient le foie ou le pancréas à l'intestin. Après vient l'étape interventionnelle. Prenons l'exemple des calculs, principale cause d'obstruction de la voie biliaire principale, qui touchent environ 10000 personnes par an en France. Une fois repérés, les calculs sont immédiatement évacués par sphinctérotomie endoscopique (section du sphincter à l'aide d'un bistouri électrique) s'ils sont petits. Ceux d'une taille supérieure à 15 millimètres sont pulvérisés par des ondes soit directement à l'intérieur, soit en extracorporel avec un laser classique.

À l'avenir, on espère pouvoir utiliser une méthode plus douce consistant à dissoudre les calculs. L'idée : apporter des solvants adéquats directement au contact du calcul.

L'arthroscopie au secours des articulations

Si elle est particulièrement bien adaptée aux explorations et aux interventions sur les voies digestives, l'endoscopie actuelle est aussi largement utilisée pour prendre soin des articulations. Appelée, dans ce cas, « arthroscopie », elle permet de visualiser et de traiter dans le même temps des lésions du cartilage, de la synoviale, des ligaments croisés ou des ménisques, par exemple. Après une ouverture minuscule, un tube rigide (arthroscope) est introduit avec toute une batterie d'instruments optiques et chirurgicaux miniaturisés, et donne accès à la plupart des composants de l'articulation : un corps étranger peut être ôté, un cartilage endommagé, remodelé, ou encore un ménisque, recousu ou enlevé. L'ablation de la synoviale, le tissu qui recouvre l'os de l'articulation, se pratique à l'aide d'un rasoir-aspirateur. Quant aux ligaments, ils peuvent faire l'objet de gestes chirurgicaux directs.

Grâce à l'arthroscopie, les affreuses balafres d'autrefois pour des opérations équivalentes ont laissé place à des cicatrices de quelques millimètres à peine.

À cœur « fermé »

À l'image de l'endoscopie interventionnelle, la cardiologie interventionnelle ne cesse d'évoluer. Il semble en effet loin le temps du ballonnet, introduit dans l'artère puis gonflé à une pression très élevée pour remodeler le vaisseau localement rétréci, et enfin retiré. Cette technique mise en place en 1977, l'angioplastie, était déjà belle, mais, 6 mois après l'intervention, l'artère coronaire s'était rebouchée chez la moitié des patients. Depuis 1995, le « stent » complète le dispositif. Une fois l'artère coronaire dilatée par le ballonnet, cette prothèse endocoronaire permet de la maintenir ouverte et délivre aussi aujourd'hui des médicaments (« stent actif »), empêchant un nouveau rétrécissement de l'artère. Et, dans ce cas, les études comparatives ont démontré que les résultats de la chirurgie de pontage ou du stent sont équivalents. Concrètement, les vaisseaux sont rendus opaques par un produit de contraste et visualisés grâce aux rayons X. C'est la phase de diagnostic, qui est suivie du geste thérapeutique. L'intervention se déroule toujours sous contrôle angiographique. Comme pour les autres organes, la rapidité et la sécurité du traitement permettent de trancher en faveur de l'imagerie interventionnelle.

Chirurgie cardiaque pilotée par ordinateur

Le centre de cardiologie de l'hôpital Haut-Lévêque du C.H.U. de Bordeaux est le premier établissement en France à être équipé, depuis décembre 2007, d'un nouveau système robotique d'exploration et de traitement des troubles du rythme cardiaque. Cette technologie permet d'opérer les troubles liés à la fibrillation ou à la tachycardie, là encore « à cœur fermé » et à distance par ondes magnétiques.

En pratique, le patient est placé sur une table à rayons X qui permet ainsi d'envelopper le thorax dans un champ magnétique faible. Après administration d'un sédatif et sous anesthésie locale, on introduit par les vaisseaux un cathéter porteur de plusieurs électrodes. Une cartographie du cœur est alors réalisée, permettant de localiser précisément les cellules anormales. L'intervention, pilotée à distance et par ordinateur par le praticien, consiste à détruire ou à isoler les cellules perturbatrices du rythme cardiaque à l'aide de la radiofréquence. La durée de l'intervention varie entre 2 et 4 heures. Dans la majorité des cas, le patient est valide dès le lendemain.

Prévenir la rupture d'anévrysme

Cette sécurité est fondamentale lorsqu'il s'agit du cerveau. Choquante, imprévisible, la rupture d'anévrysme touche chaque année 1 adulte sur 1 000 dans le monde. Il faut agir vite pour arrêter le saignement. Aujourd'hui, avec 70 % des actes, la technique d'embolisation, qui permet de ne pas ouvrir la tête du patient, a pris le pas sur la neurochirurgie. Le principe de l'embolisation : après une longue période de captation d'images en trois dimensions pour localiser l'anévrysme, celui-ci est comblé, sous contrôle par imagerie, par plusieurs petites spirales métalliques (*coils*, en anglais), guidées jusqu'au cerveau via l'artère fémorale. Cette technique fiable, qui a démontré sa supériorité pour les anévrysmes rompus, pourrait bientôt être élargie aux anévrysmes non rompus.

De fait, quelque 2 à 5 personnes sur 100 seraient porteuses d'un anévrysme cérébral. La rupture n'est pas systématique, mais, comme elle est mortelle ou engendre des séquelles gravissimes, l'idée est de ne pas en courir le risque. Autre argument : avec la multiplication des examens au scanner, on détecte de plus en plus d'anévrysmes cérébraux qui inquiètent les porteurs. Une vaste étude, qui s'achèvera en 2017, déterminera donc l'opportunité de traiter, de façon préventive, ces patients par embolisation.

Coloscopie : gare aux polypes !

La coloscopie utilise également la technique endoscopique pour explorer le côlon, notamment pour repérer les polypes responsables du cancer colorectal.

Ce cancer, qui est en passe de prendre le premier rang des cancers dans les pays occidentaux, nécessite une surveillance accrue, notamment chez ceux connaissant des antécédents familiaux. Le long tube, muni d'une caméra à son extrémité, est introduit par l'anus pour traquer les indésirables. Par ce même tube, on peut engager tout un arsenal d'instruments afin d'éliminer les excroissances précancéreuses sur-le-champ, etc. et bien plus encore : pince diathermique qui sectionne le pied du polype et coagule la plaie par chauffage, électrocoagulation des lésions responsables d'hémorragies digestives, photocoagulation au laser, ou encore dilatation des sténoses (rétrécissements) du côlon par un ballonnet.

Enfin, pour parfaire l'exploration dans les moindres méandres de l'intestin, un système de commande permet de faire pivoter l'extrémité de l'endoscope.

Les maladies de l'intestin grêle et du côlon

Ces maladies peuvent se manifester par de nombreux symptômes : douleurs abdominales, troubles du transit, ballonnements, présence de sang ou de glaires dans les selles, nausées, vomissements. Une consultation médicale est souhaitable. Elle peut se conclure par la prescription de conseils hygiéno-diététiques et/ou de médicaments, ou par des examens complémentaires afin de préciser l'étiologie des troubles.

COLITE

Inflammation aiguë ou chronique du côlon.

Le terme de « colite » recouvre des affections très variées, à l'exception des tumeurs et des malformations du côlon. Il est parfois employé à tort pour désigner des troubles du fonctionnement de l'intestin dans lesquels il n'existe pas d'inflammation.

• Causes

> **Une colite aiguë** peut avoir une origine infectieuse (bactérienne, virale ou parasitaire), médicamenteuse (laxatifs irritants, traitement prolongé par les antibiotiques), être la conséquence d'une radiothérapie ou d'une ischémie (insuffisance circulatoire de la paroi intestinale).

> **Une colite chronique** peut être due à une maladie inflammatoire de l'intestin (maladie de Crohn, rectocolite hémorragique).

• Symptômes et signes

Une colite se traduit essentiellement par une diarrhée, associée ou non à des douleurs abdominales.

• Diagnostic et traitement

Le diagnostic repose sur la coloscopie, qui permet, en outre, d'effectuer une biopsie pour rechercher une cause bactériologique ou virale de la colite et en préciser les caractéristiques histologiques. La coloscopie est toutefois contre-indiquée dans les cas de colite grave, de sigmoïdite diverticulaire et de colite ischémique évoluée.

Le traitement est le plus souvent médicamenteux (antibiotiques pour les colites infectieuses, corticostéroïdes pour la maladie de Crohn et la rectocolite hémorragique), parfois chirurgical lors des sigmoïdites diverticulaires ou postradiothérapiques.

CONSTIPATION

Émission anormalement rare des selles.

Il n'existe pas de rythme « normal » de la défécation, la fréquence moyenne des selles étant, selon les individus, de 2 par jour à 3 par semaine. Aussi ne parle-t-on généralement de constipation qu'à moins de 3 selles par semaine.

• Différents types de constipation

Les mécanismes en jeu sont divers. Certaines constipations sont dues à la lenteur de la progression des fèces le long du cadre colique. Dans d'autres cas, la progression est normale, mais il existe des troubles de l'évacuation dus à un mauvais fonctionnement du rectum et de l'anus. La constipation peut être occasionnelle, provoquée par un alitement, une fièvre, un régime restrictif, des médicaments ralentisseurs, une grossesse, etc., ou chronique et permanente.

• Causes

Si l'on excepte les rares cas liés à une maladie organique (cancer, maladie inflammatoire), la plupart des constipations sont purement fonctionnelles, aucune maladie organique n'étant retrouvée. Elles sont favorisées par l'alimentation occidentale, pauvre en fibres, par la sédentarité et par le stress.

• Diagnostic

On ne multiplie les investigations que pour les constipations d'apparition récente et accompagnée de signes généraux (amaigrissement, fièvre, anémie) ou d'anomalies de l'examen clinique. Une analyse clinique de la situation digestive aboutit le plus souvent au diagnostic de constipation fonctionnelle bénigne. Il importe alors de convaincre le patient qu'il ne s'agit pas d'une véritable maladie et que la raréfaction des selles n'implique aucune nuisance : ni intoxication par les fèces ni risque d'occlusion ou de majoration de poids (une selle pèse 100 grammes environ).

• Traitement

Le traitement consiste à adopter certaines règles d'hygiène de vie : une alimentation variée comportant en proportion suffisante des fibres alimentaires (son, haricots verts, farine complète, céleri, etc.), des crudités et des fruits; la pratique d'un exercice physique, etc.

L'usage des laxatifs en automédication est déconseillé; s'ils sont prescrits, ils le sont de façon limitée pour éviter leurs effets nocifs : diarrhée, dépendance, crampes intestinales, flatulences.

DIARRHÉE

Émission, aiguë ou chronique, de selles trop fréquentes.

Dans le langage courant, le mot « diarrhée » évoque l'existence de selles liquides. Selon la définition médicale, la diarrhée est définie par un poids quotidien de selles supérieur à 300 grammes; quand le volume de selles liquides ne dépasse pas cette limite, on parle de « fausse diarrhée ».

Diarrhée aiguë

Cette émission de selles liquides et fréquentes est caractérisée par un début brutal et une durée limitée.

Les diarrhées aiguës sont dues à des germes (salmonelles, shigelles, *Campylobacter, Yersinia,* colibacilles entéropathogènes, anaérobies, staphylocoques), à des parasites (amibes) ou à des virus (rotavirus, adénovirus, entérovirus, coronavirus, etc.). Elles se contractent par ingestion d'eau ou d'aliments infectés ou par transmission des fèces contaminées à la bouche par l'intermédiaire des mains. Certaines diarrhées infectieuses, pour la plupart d'origine microbienne, sont contagieuses par transmission orofécale directe ou indirecte; la plus connue en est la toxi-infection alimentaire qui frappe plusieurs personnes à partir d'un aliment contaminé (épidémies de crèches ou de villages de vacances). Le syndrome dysentérique (selles glaireuses et sanglantes) est une variante sévère de la diarrhée aiguë.

Le danger des diarrhées aiguës tient essentiellement au risque de déshydratation, particulièrement grand chez les nourrissons et les personnes fragiles. Le traitement consiste en une réhydratation adéquateet en un traitement de la cause. Il est souvent utile de ne pas enrayer la diarrhée trop tôt, de façon à faciliter l'élimination des germes. Les antibiotiques ne sont nécessaires que dans certaines circonstances et chez les sujets fragiles.

Dans les cas de diarrhées contagieuses, surtout lorsque l'infection prend un tour épidémique, le lavage fréquent des mains, en particulier avant chaque repas, permet de limiter les risques de contamination.

Diarrhée chronique

Cette émission de selles liquides et fréquentes s'étend sur une période excédant 3 semaines.

Les diarrhées chroniques peuvent être liées à une lésion de la paroi intestinale (tumeur, maladie inflammatoire), à un phénomène de malabsorption (intolérance au gluten), à une hyperactivité du transit intestinal (résultant d'une hyperthyroïdie) ou à une sécrétion pathologique de l'épithélium de l'intestin (diarrhée sécrétoire).

Au cours de diarrhées chroniques, le risque de dénutrition est souvent important. L'identification de la cause de la diarrhée est le préliminaire du traitement et décide de sa nature : ablation d'une tumeur, régime sans gluten dans le cas d'une maladie cœliaque, etc. Simultanément, une renutrition correcte doit être assurée.

DIVERTICULOSE COLIQUE

Anomalie du côlon qui consiste en la présence de diverticules dans la paroi de celui-ci, la muqueuse colique réalisant une petite hernie en passant à travers la couche musculaire.

La fréquence des diverticuloses augmente avec l'âge : 80 % d'entre elles sont observées après 50 ans. Dans une population de plus de 70 ans, de 30 à 40 % des sujets sont porteurs de diverticules.

• Cause

Elle tient certainement à l'alimentation. En effet, pratiquement inconnue au sein des populations dont l'alimentation est riche en fibres alimentaires, l'anomalie est très fréquente dans les pays industrialisés habitués à un régime pauvre en résidus.

• Symptômes et évolution

Les diverticules, en nombre variable, ont la taille d'un noyau de cerise. Dans 80 % des cas, ils siègent au niveau du sigmoïde (dernier segment du côlon), mais peuvent se rencontrer en n'importe quel point du côlon. La plupart des diverticuloses sont sans symptômes et sans complications. Leur diagnostic repose sur la radiologie et la coloscopie. Les complications, rares, se produisent essentiellement dans les diverticuloses du sigmoïde.

La sigmoïdite diverticulaire, ou diverticulite, est la plus fréquente ; elle se traduit par une douleur vive à gauche de l'abdomen, avec troubles du transit et fièvre, et régresse le plus souvent sous traitement antibiotique, mais peut aussi entraîner une péritonite par perforation, une occlusion, un abcès ou une pseudotumeur inflammatoire. La fistulisation (formation d'un canal infectieux) dans la vessie est possible. Plus rarement, les diverticules peuvent donner lieu à des hémorragies. En revanche, la diverticulose ne prédispose pas au cancer du côlon.

• Traitement

Il fait appel à un régime riche en fibres. Les médicaments sont peu utilisés, sauf en cas de diverticulite, où l'antibiothérapie s'impose. La répétition des crises de diverticulite, les abcès, les pseudotumeurs et les fistules imposent un traitement chirurgical : c'est la résection du sigmoïde.

Effectuée en période d'infection, elle comporte en général deux temps : colostomie avec établissement d'un anus artificiel transitoire, puis abouchement des segments coliques, après traitement antibiotique. En l'absence d'infection, elle se fait en un seul temps, avec rétablissement immédiat de la continuité colique.

MALADIE CŒLIAQUE

Maladie héréditaire caractérisée par une atrophie des villosités de la muqueuse de l'intestin grêle et provoquée par l'absorption de gluten (protéine présente dans le blé, le seigle et l'orge). On parle aussi d'« atrophie villositaire primitive », d'« intolérance au gluten » ou de « sprue nostras ».

La maladie cœliaque touche surtout les enfants, parfois les adultes entre 40 et 60 ans. Le rôle pathogène du gluten sur la muqueuse intestinale est vraisemblablement lié à un mécanisme immunologique. La fréquence de la maladie est assez grande, de l'ordre de 1 sur 300. Il existe un grand nombre de formes peu apparentes.

• Symptômes et signes

Chez le nourrisson, les symptômes apparaissent environ 6 mois après l'introduction du gluten dans l'alimentation : perte de poids, selles graisseuses, pâles et nauséabondes, pâleur et fatigue signalant une anémie. Chez l'adulte, la maladie se révèle progressivement sous la forme d'une diarrhée chronique et de carences diverses provoquant une anémie, des douleurs osseuses (dues à la carence en vitamine D et en calcium), un amaigrissement, une fatigue, une anorexie. L'apparition clinique peut être tardive et la symptomatologie très discrète.

• Diagnostic

Le diagnostic repose sur l'étude de la muqueuse de l'intestin grêle, en général celle du duodénum, dont un fragment est prélevé par biopsie lors d'une fibroscopie gastrique. L'absorption intestinale du début de l'intestin grêle (duodénum et jéjunum) peut être évaluée chez l'adulte au moyen du test au D-xylose, non pratiqué chez le petit enfant ainsi que par l'examen coprologique (analyse des selles).

La maladie cœliaque possède des marqueurs biologiques spécifiques. Dans le sang, on retrouve des anticorps antiendomysium et antitransglutaminase, tous deux parfaitement spécifiques.

• Évolution

Chez environ 10 % des patients, la maladie cœliaque dégénère en cancer : pour la moitié, il s'agit de cancers de l'épithélium, notamment de l'œsophage, du pharynx et des premiers segments de l'intestin grêle ; l'autre moitié est représentée par des lymphomes.

• Traitement

Le traitement est diététique : régime sans gluten, excluant les farines de blé, de seigle et d'orge et tous les aliments qui en contiennent (pain, biscottes, pâtes, etc.). Ce régime, contraignant, doit être poursuivi à vie, mais il apporte une amélioration rapide : réduction de la diarrhée en quelques jours, reprise de poids en quelques semaines.

La repousse des villosités, plus lente, demande quelques mois. On la contrôle, à la fin de la première année de régime sans gluten, par une biopsie de la muqueuse intestinale.

MÉTÉORISME

Accumulation de gaz dans l'intestin se traduisant par une augmentation du volume de l'abdomen.

Le météorisme se distingue du ballonnement abdominal, qui correspond à une sensation subjective de tension intra-abdominale ne traduisant pas toujours une réelle augmentation des gaz dans l'intestin.

Un météorisme peut s'observer aussi bien dans les maladies organiques digestives (occlusion colique, syndrome de Koenig) que dans les maladies fonctionnelles, où seule la fonction digestive, et non l'organe, est détériorée (colopathie spasmodique).

Le diagnostic repose sur la percussion abdominale, qui révèle une sonorité plus importante que la normale, traduisant la distension intestinale gazeuse. Au moindre soupçon d'occlusion, une radiographie de l'abdomen sans préparation s'impose. Le traitement du météorisme est celui de sa cause.

OCCLUSION INTESTINALE

Obstruction partielle ou totale de l'intestin grêle ou du côlon.

• Causes

Les occlusions intestinales peuvent être mécaniques (liées à un obstacle organique) ou fonctionnelles (par spasme ou paralysie de la musculature lisse intestinale).

> **Les occlusions mécaniques** comprennent les occlusions par strangulation et les occlusions par obstruction. Les premières se caractérisent par l'existence de lésions vasculaires, liées à l'écrasement ou à la torsion des vaisseaux. La compression entraîne un arrêt de l'irrigation sanguine pouvant conduire à la gangrène. Il peut s'agir de l'étranglement brutal d'une anse intestinale au contact d'une bride (adhérence consécutive à une intervention chirurgicale) ; de l'étranglement d'une hernie inguinale ou crurale ; de la torsion d'une boucle trop longue du côlon sigmoïde sur elle-même, ou volvulus.

Les occlusions par obstruction sont, quant à elles, provoquées par le développement d'une tumeur de l'intestin, maligne ou bénigne, qui rétrécit le conduit intestinal, ou par une maladie inflammatoire ou une diverticulite (infection des diverticules intestinaux).

> **Les occlusions fonctionnelles** se caractérisent par une paralysie de l'intestin déclenchée par une lésion d'un organe voisin : appendicite, abcès, hématome, pancréatite, ou par la prise à l'excès de certains médicaments.

• Symptômes et signes

Dans tous les cas d'occlusion intestinale, les aliments et les sécrétions s'accumulent en amont de l'obstruction ou de la paralysie en créant une importante distension de l'intestin. Les symptômes comprennent des douleurs fortes, évoluant par crises et suivies d'accalmies, des vomissements, l'arrêt des matières et des gaz, et un météorisme (distension localisée de l'abdomen). L'accumulation de liquide en amont de l'obstacle et les vomissements provoquent une déshydratation importante pouvant entraîner un état de choc, avec chute de la tension artérielle et insuffisance rénale.

• Diagnostic et évolution

Le diagnostic doit être confirmé sans délai par la radiographie sans préparation de l'abdomen, qui montre une ou plusieurs clartés gazeuses surmontant un ou des niveaux liquidiens. Le scanner donne des renseignements plus précis, notamment sur la cause de l'occlusion.

Il faut alors préciser le mécanisme, le siège, voire la cause, de l'occlusion, en tenant compte des antécédents (intervention ancienne), de la brutalité d'installation en cas de strangulation et des signes radiologiques, notamment du résultat du scanner. En effet, une occlusion intestinale est mortelle si elle n'est pas soignée.

• Traitement

Il nécessite une hospitalisation et consiste d'abord à placer une sonde gastrique pour aspirer le liquide en amont de l'occlusion et à rétablir l'équilibre physiologique par des perfusions. Une occlusion par strangulation nécessite une intervention chirurgicale rapide (dans un délai de quelques heures). En cas d'occlusion par obstruction, l'intervention est moins urgente et peut attendre 1 ou 2 jours. Les modalités du traitement chirurgical dépendent da la cause de l'occlusion.

SYNDROME DE KOENIG

Syndrome caractérisé par une douleur abdominale localisée et dû à une affection de l'intestin grêle.

Le syndrome de Koenig traduit la distension de l'intestin grêle, qui résiste à un obstacle qui le rétrécit. Ce dernier peut être d'origine inflammatoire (maladie de Crohn), infectieuse (tuberculose), tumorale (lymphome) ou ischémique (rétrécissement consécutif à une radiothérapie). Le syndrome de Koenig se manifeste par une douleur fixe, brutale, autour de l'ombilic, qui dure de quelques secondes à quelques minutes et cède en même temps que le patient perçoit un gargouillement abdominal. La palpation abdominale révèle un ballonnement localisé au siège de la douleur et des ondulations traduisant des contractions intestinales amplifiées.

Le traitement dépend de la cause : administration d'antituberculeux ou d'anti-inflammatoires, chimiothérapie anticancéreuse ou ablation chirurgicale de la partie rétrécie.

SYNDROME DE MALABSORPTION

Trouble de l'absorption intestinale des nutriments (glucides, lipides, protéines, etc.) lié à une atteinte de la paroi de l'intestin grêle.

Un syndrome de malabsorption peut être global ou partiel, dû à une atteinte de la totalité ou d'une partie de l'intestin grêle ; il peut également être d'intensité variable et porter sur tous les nutriments ou sur un seul.

• Causes

Elles sont nombreuses : atrophie de la muqueuse intestinale, en particulier maladie cœliaque, infection ou inflammation de l'intestin grêle (maladie de Crohn, tuberculose), infiltration tumorale (lymphome),

Polype

Tumeur le plus souvent bénigne, généralement pédiculée, qui se développe sur les muqueuses des cavités naturelles de l'organisme. Les polypes, qui peuvent être uniques ou multiples, font plus ou moins saillie sur la paroi de l'organe : ils sont souvent pédiculés (reliés à l'organe par un axe conjonctif revêtu de muqueuse), plus rarement sessiles (peu saillants). Ils siègent de préférence dans le tube digestif (côlon, estomac, rectum), sur la muqueuse utérine, dans le nez et dans le larynx. Les polypes de la vessie sont improprement appelés « polypes » : ce sont des papillomes. Les polypes coliques et rectaux sont soit du type dit « hyperplasique » ou « juvénile », et ne dégénérant pas, soit adénomateux et pouvant dégénérer en cancer. Un cancer peut également prendre l'aspect d'un polype.

• Symptômes et signes

Les symptômes varient suivant la localisation des polypes, qui passent parfois inaperçus et sont révélés par hasard. Les plus volumineux peuvent obstruer un conduit.

• Évolution

Certains polypes sont considérés comme des formations précancéreuses. Les polypes du côlon, en particulier, sont sujets à évolution maligne. Leur risque de cancérisation est directement lié à leur taille, à leur nombre et à la présence de foyers dysplasiques (anomalies du développement du tissu visibles au microscope).

• Traitement

Il consiste en l'ablation chirurgicale des polypes, généralement par voie endoscopique, suivie de leur examen histologique. Certains polypes, comme ceux des fosses nasales, récidivent souvent et doivent faire l'objet d'une nouvelle intervention. L'ablation d'un polype utérin doit être associée à un contrôle de la cavité utérine par hystéroscopie. En effet, celle-ci permet parfois de mettre en évidence un cancer du corps utérin.

Les polypes intestinaux, quant à eux, sont toujours enlevés sans délai : cette intervention fait partie des mesures de prévention du cancer du côlon.

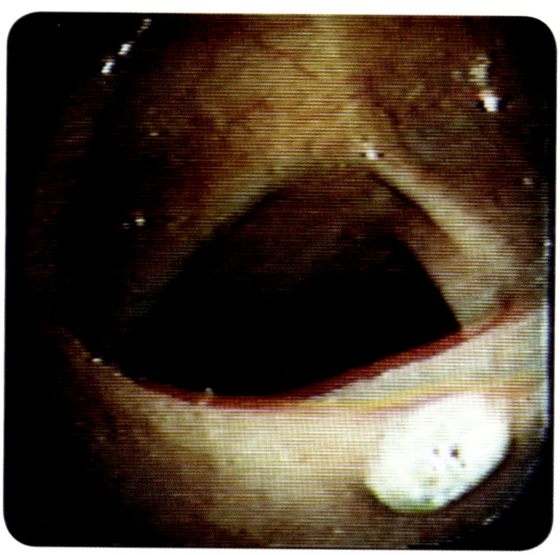

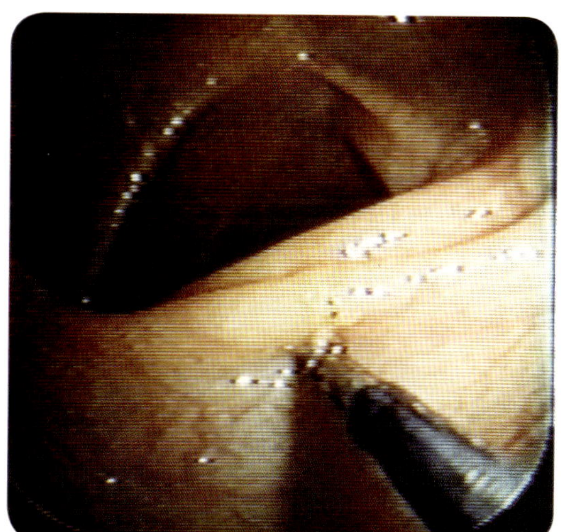

▲ La partie inférieure de l'image de gauche de la coloscopie montre (en blanc) un polype. Sur l'image de droite, on procède à l'ablation du polype.

parasitose (lambliase), maldigestion par insuffisance de la sécrétion externe du pancréas.

• Symptômes et signes

Un syndrome de malabsorption se manifeste souvent, mais pas obligatoirement, par une diarrhée graisseuse et, toujours, par plusieurs carences dues à une mauvaise assimilation des aliments. En effet, l'intestin grêle joue un rôle fondamental dans l'absorption du fer, du calcium, des protéines, de l'acide folique et des vitamines K et B12. Ces carences se traduisent par un amaigrissement, des œdèmes des membres inférieurs, une anémie, des troubles du métabolisme du phosphore et du calcium avec crises de tétanie et douleurs osseuses et, enfin, des hémorragies par déficit en vitamine K.

• Diagnostic

Certains examens permettent de contrôler la fonction de l'intestin grêle : dosage des graisses dans les selles (stéatorrhée) – un taux élevé témoignant alors d'un défaut d'absorption –, test au D-xylose.

D'autres examens permettent de préciser la cause exacte de la malabsorption : examen parasitologique des selles, dosage des immunoglobulines dans le sang, radiographie de l'intestin grêle, prélèvement de la muqueuse intestinale lors d'une endoscopie haute.

• Traitement

Le traitement consiste à remédier aux différentes carences nutritionnelles et à traiter la cause des troubles, par exemple par un régime sans gluten pour la maladie cœliaque, par l'administration d'un médicament antiparasitaire pour la lambliase et par chimiothérapie en cas de lymphome.

POLYPOSE DIGESTIVE

Maladie caractérisée par la présence de multiples polypes sur la muqueuse qui tapisse le tube digestif.

Polypose rectocolique familiale

Appelée aussi « polyadénomatose familiale », c'est la plus fréquente des polyposes digestives (0,03 % de la population). C'est une maladie héréditaire, de transmission autosomique (par les chromosomes non sexuels) dominante : il suffit que le gène en cause soit reçu de l'un des parents pour que l'enfant développe la maladie. Ce gène a été identifié sur le bras long du chromosome 5. Les polypes sont des adénomes ou des polyadénomes (association de plusieurs adénomes); il y en a des centaines, voire des milliers, prédominant dans le côlon et dans le rectum.

La maladie se traduit par une diarrhée, des pertes de sang dans les selles et des douleurs abdominales. Elle débute en général autour de l'âge de 15 ans et évolue toujours vers la cancérisation des polypes.

Son diagnostic repose sur la coloscopie. Le seul traitement connu est la colectomie totale (ablation du côlon), suivie d'une anastomose iléoanale ou iléorectale. Une surveillance ultérieure s'impose afin de dépister la survenue éventuelle de polypes de l'estomac et de l'intestin grêle. Une coloscopie pratiquée chez les proches (frères, sœurs, enfants) du malade permet de dépister des polyposes non encore manifestées. Il est possible de dépister les sujets porteurs du gène anormal et de les surveiller régulièrement.

Syndrome de Peutz-Touraine-Jeghers

Il a la même transmission héréditaire que la polypose rectocolique. Les polypes sont alors des hamartomes (petites malformations ayant l'aspect d'une tumeur) et prédominent dans l'estomac et l'intestin grêle.

Ce syndrome se traduit par des hémorragies digestives, des douleurs, une lentiginose périorificielle : apparition de lentigos (grains de beauté) autour de la bouche, de l'anus et sur le dos des mains.

Le risque de dégénérescence cancéreuse étant très faible, l'ablation des polypes, par chirurgie conventionnelle ou endoscopique (à l'aide d'un tube muni d'un système optique et d'instruments de petite taille), est réservée aux polypes volumineux, qui risquent de provoquer une occlusion intestinale.

Polypose juvénile

Très rare, cette maladie est de cause inconnue, bien qu'il en existe des formes familiales. Les polypes sont des hyperplasies (multiplications de cellules non tumorales) prédominant dans le côlon et le rectum.

Les symptômes digestifs et le traitement de cette maladie sont identiques à ceux du syndrome de Peutz-Touraine-Jeghers.

SIGMOÏDITE

Inflammation du sigmoïde (dernière partie du côlon). La cause principale d'une sigmoïdite est l'inflammation et l'infection d'un ou de plusieurs diverticules.

• Symptômes

La maladie se traduit par une douleur située dans la fosse iliaque (partie latérale inférieure de l'abdomen) gauche, accompagnée ou non de fièvre. Les troubles du transit, constipation ou diarrhée, sont fréquents. Des complications telles qu'un abcès, une occlusion intestinale ou une péritonite par perforation peuvent survenir.

• Diagnostic

Le diagnostic repose sur l'examen clinique, qui révèle un sigmoïde dur et douloureux ; il peut être aidé par le scanner. L'infection est mise en évidence par des examens sanguins (vitesse de sédimentation élevée, augmentation du nombre de globules blancs).

• Traitement

Le traitement fait appel à l'administration d'antibiotiques. Si les crises se répètent, il est préférable de procéder à l'ablation du sigmoïde, ou sigmoïdectomie. La continuité digestive est alors rétablie par anastomose (abouchement des deux segments restants), soit au cours de l'intervention, soit de 3 à 6 mois plus tard ; dans ce cas, on pratique une colostomie provisoire (anus artificiel).

Les pathologies anales

L'anus est la partie terminale du tube digestif. Les selles, parfois dures, entraînent des microtraumatismes qui, si les tissus sont fragilisés, favorisent certaines pathologies (fissure, fistule, hémorroïdes).

FISSURE ANALE

Type d'ulcération allongée, en forme de crevasse, siégeant au niveau du canal anal.

La fissure anale est d'origine mal connue, sans doute liée à la présence d'une plaie minime survenue lors de la défécation et induisant une contracture musculaire qui gêne la cicatrisation. Elle se manifeste le plus souvent par l'apparition d'une douleur violente après la défécation (syndrome fissuraire).

Le diagnostic se fonde sur l'inspection de l'anus ; il importe de s'assurer que la douleur ne révèle pas une autre affection (chancre syphilitique, cancer).

Le traitement fait appel à l'application locale de médicaments (pommades anesthésiques et cicatrisantes). En cas d'échec, le tissu sclérosé est enlevé chirurgicalement sous anesthésie générale, et quelques fibres musculaires sont sectionnées, ce qui permet la cicatrisation.

FISTULE

Canal pathologique mettant en communication anormale deux viscères (fistule interne) ou un viscère et la peau (fistule externe).

Les fistules sont soit congénitales, soit acquises. Dans ce dernier cas, elles peuvent être dues à un traumatisme ou à une intervention chirurgicale, à une inflammation, à une infection (abcès), à une tumeur ou encore à un calcul.

• Différents types de fistule

Parmi les multiples variétés de fistules, certaines sont plus caractéristiques ou plus fréquentes.

> **Les fistules anales**, les plus communes, sont dues à l'infection d'une petite glande de la paroi du canal anal (portion du rectum qui se termine à l'anus). Elles apparaissent entre la glande et la marge de l'anus et se manifestent par un suintement de matières purulentes entraînant des démangeaisons.

> **Les fistules digestives** peuvent être congénitales, reliant une cavité intestinale (intestin grêle, côlon) à la peau, ou acquises. La plus fréquente est la fistule biliodigestive, fistule interne entre la vésicule biliaire et le duodénum, plus rarement le côlon ou une anse de l'intestin grêle ; elle est due à un calcul de la vésicule.

> **Les fistules digestives externes acquises,** donnant lieu à l'émission, par une incision chirurgicale ou un orifice de drainage, de bile, de gaz ou de matière, sont en général dues à un défaut de cicatrisation d'une anastomose ; elles sont graves.

> **Les fistules urinaires** peuvent être congénitales, affectant l'uretère et/ou la vessie, ou acquises : elles sont alors dues à l'évolution d'une affection inflammatoire ou tumorale, à une plaie opératoire ou à un traumatisme (fistules vésicovaginales survenant après un accouchement difficile ou/une hystérectomie).

> **Les fistules respiratoires** sont surtout représentées par les fistules trachéo-broncho-œsophagiennes, liées à l'évolution d'une tumeur (dans les cancers de l'œsophage notamment), et les fistules pancréatico-pleurales, dues à une pancréatite chronique.

• Symptômes et signes

Une fistule peut ne présenter aucun symptôme ou provoquer un écoulement du premier viscère vers le second ou vers l'extérieur, à travers la peau : écoulement du contenu digestif par la peau ou dans les urines, par exemple. On peut aussi observer un passage de gaz intestinal vers les voies urinaires (pneumaturie) ou d'urine vers le vagin. Parfois, les signes sont moins évidents : diarrhée due à une fistule entre deux segments du tube digestif, par exemple. Plus rarement, une fistule perturbe directement le fonctionnement des organes concernés. Ainsi, une fistule de l'oreille se traduit parfois par une surdité et des vertiges.

• Diagnostic

Il repose sur les signes cliniques précédents et sur l'exploration radiologique des organes concernés. De plus, il est souvent nécessaire de connaître le trajet exact de la fistule à travers les tissus, en vue de la traiter. Ce diagnostic de localisation est fait par l'exploration chirurgicale ou encore par fistulographie, grâce à un produit de contraste iodé et hydrosoluble qui, injecté dans la fistule, la rend visible sur les radiographies.

• Traitement

Médical ou chirurgical, le traitement d'une fistule est d'une complexité très variable selon la nature et la localisation de celle-ci, et selon les viscères concernés.

HÉMORROÏDE

Varice des veines situées autour de l'anus.

Les hémorroïdes, pathologie courante et banale chez l'adulte, se divisent, selon leur emplacement, en hémorroïdes internes et hémorroïdes externes. Leur apparition est favorisée par l'hérédité, la constipation et la grossesse, par le biais de l'hypertension veineuse qu'elle entraîne.

• Symptômes et signes

Parfois sans symptômes, les hémorroïdes peuvent néanmoins se manifester par des douleurs et/ou par des saignements.

> **Les douleurs** peuvent aller d'une sensation de pesanteur anale, en cas d'inflammation locale (anite hémorroïdaire), à une douleur violente et intolérable en cas d'étranglement d'un prolapsus hémorroïdaire (hémorroïde extériorisée et visible), appelé « procidence hémorroïdaire ». Les thromboses hémorroïdaires (tuméfactions bleutées, arrondies et dures provenant de la formation de caillots sanguins), le plus souvent externes, sont également responsables de douleurs importantes.

> **Les saignements, ou rectorragies hémorroïdaires,** proviennent de lésions du réseau capillaire adjacent à la zone hémorroïdaire interne. Le saignement, de couleur rouge vif, est le plus souvent peu abondant et déclenché par la défécation. Néanmoins, tout saignement doit mener à une coloscopie de manière à pouvoir exclure l'hypothèse d'un cancer.

• Diagnostic

Le diagnostic, aisé, se fait au cours d'un examen, dit « proctologique », qui comprend le toucher rectal, l'examen de la marge anale et l'anuscopie.

• Traitement

Le traitement commence par l'administration de laxatifs non irritants, l'absorption de médicaments destinés à améliorer la circulation et la tonicité veineuse et l'application locale d'antiseptiques et d'anesthésiques. Les hémorroïdes peuvent également être soignées par des interventions réalisables par voie endoscopique : injections sclérosantes, ligature élastique qui serre la base de l'hémorroïde et entraîne sa nécrose, cryothérapie. En cas d'échec du traitement médical ou de pathologie sévère, on pratique une hémorroïdectomie (ablation chirurgicale).

Le traitement symptomatique des hémorroïdes repose sur des médicaments antihémorroïdaires. Ils peuvent être d'origine végétale (flavonoïdes) et ont un mode d'action inconnu. Ils sont administrés par voie orale et sont prescrits en cures brèves, au besoin associés à des analgésiques. Les antihémorroïdaires locaux (suppositoires et pommades) sont des mélanges de substances agissant chacune sur un symptôme : inflammation (corticostéroïdes), douleur, démangeaison (anesthésique local). Ces différents médicaments sont en général utilisés en traitement d'appoint.

Les pathologies de l'œsophage et de l'estomac

L'œsophage transporte les aliments solides et les liquides déglutis vers l'estomac grâce au péristaltisme de sa musculature lisse. L'estomac est la portion du tube digestif en forme de haricot, entre l'œsophage et le duodénum. Il brasse et prédigère les aliments.

GASTRITE

Inflammation de la muqueuse de l'estomac. Les gastrites peuvent être aiguës ou chroniques.

Gastrites aiguës

Ces inflammations aiguës de la muqueuse de l'estomac ont des causes très diverses : médicaments (notamment anti-inflammatoires), allergie, stress, agents infectieux. Parfois, la cause d'une gastrite aiguë n'est pas retrouvée.

Les symptômes de la maladie, inconstants, sont essentiellement des douleurs gastriques (brûlures d'estomac) déclenchées ou exacerbées par la prise d'aliments.

Le diagnostic se fait par gastroscopie (examen direct de l'œsophage et de l'estomac) avec biopsies. Le principal risque de cette maladie est l'hémorragie digestive, dont l'importance est imprévisible.

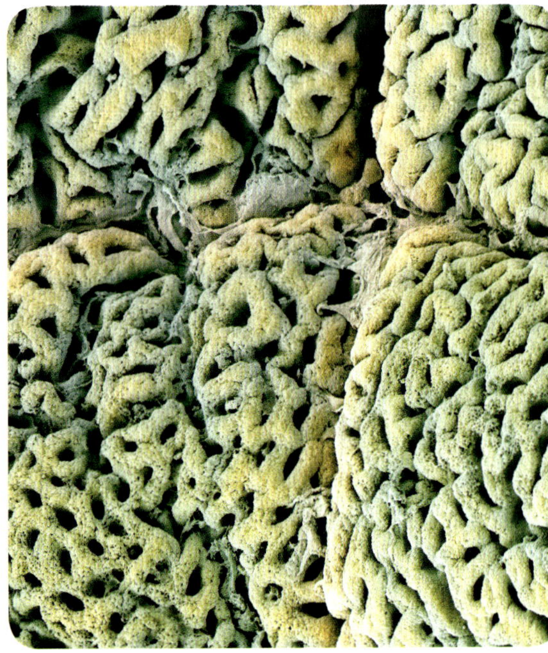

▲ L'épithélium superficiel de l'estomac est irrégulier : il forme des cryptes où s'abouchent les glandes participant à la digestion.

• Traitement

Il fait appel à un régime alimentaire peu irritant (sans épices ni alcool), à des pansements gastriques et à des médicaments antisécrétoires (réduisant l'acidité gastrique). Les gastrites aiguës guérissent en quelques jours.

Gastrites chroniques

Ces inflammations chroniques de la muqueuse de l'estomac sont dues à des agents irritants, en particulier le tabac et l'alcool, à la prise de médicaments anti-inflammatoires ou encore à des phénomènes d'auto-immunité (fabrication d'anticorps dirigés contre ses propres organes), comme dans la maladie de Biermer. Une gastrite chronique peut également être due à la présence du germe *Helicobacter pylori*, qui favorise, par ailleurs, la survenue d'ulcères gastroduodénaux et de cancers gastriques. Une gastrite chronique peut se manifester par des douleurs, mais elle est souvent asymptomatique.

Le diagnostic repose sur la gastroscopie, accompagnée de nombreuses biopsies. L'évolution des gastrites chroniques est longue et conduit en général à l'atrophie de la muqueuse de l'estomac et à la réduction de la sécrétion gastrique. Ce processus n'a pas de conséquence digestive significative. Il existe un risque faible d'évolution tumorale.

• Traitement

Il consiste essentiellement à soulager les symptômes, quand ils existent (pansements gastriques, régime sans alcool). Dans les cas où l'on peut craindre une évolution tumorale, une surveillance gastroscopique est nécessaire.

Le traitement de la gastrite chronique de la maladie de Biermer consiste à combler par des injections régulières de vitamine B12 le déficit de cette vitamine, dont l'absorption digestive est perturbée.

HERNIE DIAPHRAGMATIQUE

Saillie d'organes ou de parties d'organes abdominaux dans le thorax à travers un orifice du diaphragme.

Il existe deux types de hernies diaphragmatiques, de gravité très différente : la hernie diaphragmatique congénitale et, chez l'adulte, la hernie hiatale.

Hernie diaphragmatique congénitale

Une hernie diaphragmatique congénitale est due à la montée, à travers une brèche du diaphragme liée à une malformation congénitale, des viscères abdominaux, qui viennent comprimer plus ou moins fortement les poumons et le cœur. Elle se traduit par une hypoplasie des poumons (ceux-ci sont insuffisamment développés) et par des malformations cardiaques. L'échographie permet de diagnostiquer une hernie diaphragmatique congénitale pendant la grossesse et d'assurer au mieux sa prise en charge en période postnatale.

À la naissance, cette hernie se manifeste par une détresse respiratoire (insuffisance grave et aiguë de la respiration). Le traitement comporte en général une réanimation immédiate, surtout respiratoire, suivie d'une suture chirurgicale du diaphragme. Mais le pronostic des formes qui sont diagnostiquées seulement au moment de la naissance reste assez sévère.

Hernie hiatale

Une hernie hiatale est due à la montée, à travers l'orifice du diaphragme normalement réservé à l'œsophage, de la partie inférieure de l'œsophage (proche du cardia) et de la partie supérieure de l'estomac. Sa cause est inconnue, mais l'obésité est un facteur favorisant. La hernie elle-même ne provoque pas de symptômes.

Cependant, elle peut être une cause de reflux gastro-œsophagien, se traduisant parfois par des brûlures remontant plus ou moins haut vers la bouche, déclenchées par la position penchée en avant ou couchée et risquant d'évoluer vers une œsophagite (inflammation) et un rétrécissement de l'œsophage. Elle peut se compliquer d'ulcérations responsables de saignements aigus ou chroniques, en particulier au niveau de l'orifice œsophagien du diaphragme, et, plus rarement, de troubles cardiorespiratoires. L'œsophagite peut favoriser l'apparition d'un cancer.

• Traitement

Il repose sur des mesures diététiques traitant le reflux, ainsi que sur des médicaments antiacides et des pansements gastriques.

Le traitement chirurgical n'est envisagé qu'en cas d'échec d'un traitement médical ou en cas de complications. Il consiste à replacer le bas œsophage et l'estomac dans la cavité abdominale, puis à mettre en place un dispositif empêchant le reflux ; l'intervention peut être réalisée par voie chirurgicale ou vidéo-endoscopique.

ULCÈRE GASTRODUODÉNAL

Destruction localisée de la muqueuse de l'estomac et du duodénum (segment initial de l'intestin grêle).

L'ulcère gastroduodénal est très fréquent, touchant 10 % de la population. La grande efficacité des traitements médicamenteux qui sont aujourd'hui

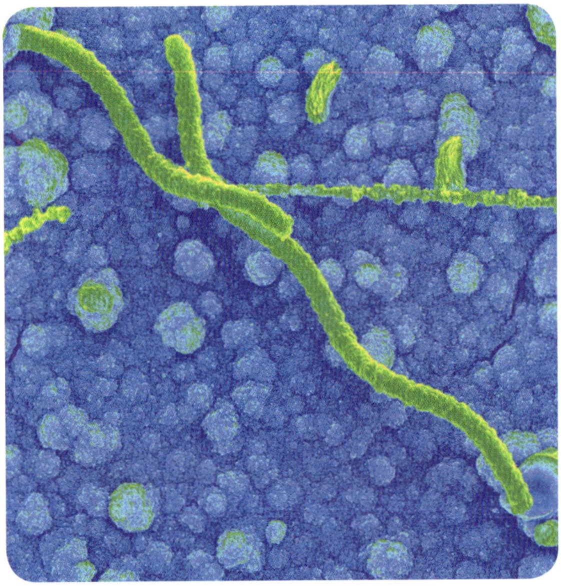

▲ ***Heliobacter pylori*, une bactérie longtemps méconnue, vit à la surface de la muqueuse de l'estomac. Elle s'y implante au cours de l'enfance et y demeure de longues années. Chez certaines personnes, elle peut entraîner une infection, laquelle favorise l'apparition d'un ulcère.**

disponibles fait espérer une forte réduction du nombre de cas dans l'avenir.

> **L'ulcère duodénal** est le plus fréquent; il touche préférentiellement les individus mâles et ne présente pas de risque de cancérisation.

> **L'ulcère gastrique,** moins fréquent, touche indistinctement les individus des deux sexes. Il évolue vers un cancer dans 3 % des cas.

• Causes

La principale cause de l'ulcère gastroduodénal est la bactérie *Helicobacter pylori (Hp)*. L'infection, contractée au cours de l'enfance, se localise dans le mucus tapissant la muqueuse gastrique. La présence du microbe entraîne notamment une sécrétion excessive d'acide chlorhydrique par l'estomac, qui favorise l'ulcération.

Le germe *Hp* est impliqué dans 90 % des ulcères duodénaux, et dans 70 % des ulcères gastriques.

D'autres causes existent, moins fréquentes, telles que la prise d'anti-inflammatoires ou, plus rarement encore, une tumeur du pancréas. L'apparition d'un ulcère gastroduodénal ou sa mauvaise cicatrisation sont par ailleurs favorisées par le stress et le tabagisme.

• Symptômes et signes

Le symptôme majeur de l'ulcère gastroduodénal est une douleur semblable à une crampe ou à une brûlure, qui peut être très intense. Située dans l'épigastre (partie haute de l'abdomen), cette douleur apparaît entre 2 et 3 heures après les repas et elle est calmée par l'alimentation. Des crises douloureuses survenant pendant quelques semaines font place à des périodes plus ou moins longues de rémission. D'autres symptômes, tels que des nausées, des vomissements, un manque d'appétit, peuvent également être associés.

• Diagnostic

L'endoscopie œso-gastro-duodénale confirme le diagnostic et permet de visualiser l'ulcère, de préciser son siège, de faire des prélèvements de muqueuse afin de vérifier qu'il ne s'agit pas d'un cancer et de rechercher le germe *Hp*.

• Évolution

Quelle que soit sa localisation, l'ulcère gastroduodénal évolue vers la chronicité, par poussées successives, aussi longtemps que le germe *Hp* n'a pas été éradiqué. L'ulcère gastrique prédisposant au cancer de l'estomac, il nécessite une surveillance endoscopique régulière. Les complications des ulcères sont fréquentes, notamment les hémorragies digestives (hématémèse [émission de sang par la bouche], méléna [émission de sang digéré dans les selles]) spontanées ou consécutives à la prise d'aspirine. Ces hémorragies peuvent être importantes et menacer la vie du patient.

Une perforation de l'ulcère peut également survenir, entraînant une péritonite aiguë. Plus rarement, l'ulcère peut, en absence de traitement, provoquer un rétrécissement (sténose) du pylore.

L'ULCÈRE GASTRODUODÉNAL

Actuellement, 10 % de la population des pays occidentaux a souffert, souffre ou souffrira, à un moment donné de son existence, d'un ulcère gastroduodénal. Toutefois, cette affection tend à disparaître. Cela est dû à la diminution de la fréquence de l'infection par le germe *Heliobacter pylori*. Cette diminution est elle-même liée aux progrès de l'hygiène, au large usage des antibiotiques et à l'administration systématique d'un traitement anti *Heliobacter pylori* aux personnes souffrant d'un ulcère gastroduodénal. Dans l'avenir, ces différentes mesures vont réduire, sans doute considérablement, la fréquence des ulcères, tout comme celle des cancers de l'estomac.

• Traitement

Le traitement des ulcères gastroduodénaux est médicamenteux, et varie selon que le germe *Hp* est impliqué ou non dans l'ulcère. Le traitement de l'infection à *Hp* repose sur l'association de deux antibiotiques, à quoi est associée une forte dose d'antisécrétoires (médicaments supprimant la production d'acide chlorhydrique par l'estomac). La durée de ce traitement est de 7 à 14 jours. Le traitement d'un ulcère gastroduodénal n'impliquant pas le germe *Hp* repose sur l'administration de puissants antisécrétoires, sur une durée allant de 2 à 4 semaines.

La prise d'aspirine ou d'anti-inflammatoires est absolument proscrite (à l'exception des faibles doses d'aspirine prescrites en traitement préventif des thromboses), ainsi que la consommation de tabac. L'ulcère ne nécessite aucun régime alimentaire particulier. Une surveillance endoscopique est nécessaire au suivi du traitement de l'ulcère gastrique, mais inutile pour un ulcère duodénal.

Les traitements médicamenteux aujourd'hui disponibles sont généralement très efficaces et ont rendu exceptionnelles les indications d'une intervention chirurgicale : perforation de l'ulcère, hémorragie très importante ou cancérisation. Les techniques chirurgicales alors employées sont la gastrectomie partielle et/ou la vagotomie (destruction des nerfs inducteurs des sécrétions gastriques). Une éradication du germe *Hp* entraîne une guérison définitive de l'ulcère.

- Les adénomes

Adénomes endocriniens

- Les maladies de l'hypophyse

Acromégalie

Craniopharyngiome

Hypopituitarisme

- Les maladies des surrénales

Insuffisance surrénale chronique

Maladie d'Addison

Syndrome de Cushing

- Les maladies de la thyroïde

Goitre

Hypothyroïdie

Hyperthyroïdie

Maladie de Basedow

Nodule de la thyroïde

Thyroïdite

Thyroïdite de Hashimoto

- La néoplasie endocrinienne multiple

Le système hormonal

Les adénomes

L'adénome est une tumeur bénigne qui se développe sur une glande et qui reproduit sa structure. Il peut atteindre la plupart des organes (rein, sein, prostate, foie, pancréas), ainsi que les glandes endocrines et certaines muqueuses (côlon, muqueuse utérine).

ADÉNOMES ENDOCRINIENS

Ces tumeurs bénignes se développent sur une glande endocrine.

Les adénomes endocriniens peuvent sécréter une hormone (adénomes sécrétants) ou ne pas en sécréter (adénomes non sécrétants).

• Différents types d'adénome endocrinien

> **Les adénomes sécrétants** sont des tumeurs bénignes dont les plus fréquentes sont : les adénomes parathyroïdiens, qui entraînent une élévation de la sécrétion de parathormone avec hypercalcémie ; les adénomes thyroïdiens, qui entraînent une hyperthyroïdie ; les adénomes hypophysaires. Ceux-ci peuvent causer, selon leur localisation et leur nature, une stérilité féminine réversible ou une acromégalie (développement anormal des extrémités). Les adénomes des glandes corticosurrénales peuvent sécréter un excès de cortisol (syndrome de Cushing), d'aldostérone (syndrome de Conn) ou d'androgènes. Il existe aussi des adénomes sécrétants pancréatiques.

> **Les adénomes non sécrétants** sont fréquents sur la thyroïde, sur l'hypophyse et, dans une moindre mesure, sur les glandes corticosurrénales. À l'examen, les glandes apparaissent plus grosses ; cette augmentation de volume peut entraîner des désordres fonctionnels par compression des organes proches.

• Diagnostic

L'examen clinique et/ou l'imagerie médicale permettent d'identifier l'adénome. Seule l'histologie (biopsie) permet d'affirmer le diagnostic.

• Évolution et traitement

L'évolution est variable selon les localisations. Les adénomes des glandes endocrines peuvent demeurer asymptomatiques et sans danger ; les adénomes sécrétants peuvent nécessiter une ablation ; les adénomes digestifs ont pour seul risque la transformation en adénocarcinome. Des schémas de surveillance et de traitement rigoureux leur sont appliqués.

LA PROLACTINE

Hormone sécrétée par les cellules de l'antéhypophyse (partie antérieure de l'hypophyse, glande située à la base du cerveau) et responsable de la lactation.

La sécrétion de la prolactine est régulée par la dopamine, hormone d'origine hypothalamique, qui inhibe les cellules lactotropes.

Le rôle de la prolactine chez la femme est de favoriser la lactation. La glande mammaire ayant été préparée par la sécrétion abondante d'œstrogènes et de progestérone pendant la grossesse, la montée laiteuse se produit après l'accouchement sous l'action de la prolactine. Chaque tétée stimule ensuite la fabrication de prolactine et la sécrétion lactée. Aucun rôle physiologique n'a encore été attribué à la prolactine chez l'homme.

Une hyperprolactinémie (augmentation du taux sanguin de prolactine, sécrétée en excès) peut être due à la prise de certains médicaments ou à la présence d'un adénome hypophysaire. Cette augmentation de prolactine peut entraîner un hypogonadisme (insuffisance de sécrétion des ovaires ou des testicules), réversible sous traitement. Un déficit en prolactine entraîne une absence de montée laiteuse après l'accouchement et l'impossibilité d'allaiter.

Les maladies de l'hypophyse

L'hypophyse est une glande endocrine de petite taille, située à la base du crâne dans une loge hypophysaire appelée la « selle turcique ». Elle est attachée au cerveau (diencéphale) par la tige pituitaire. Elle peut être le siège de tumeurs, généralement bénignes, entraînant souvent un fonctionnement exagéré de l'hypophyse ; rarement, elle fonctionne insuffisamment et est responsable d'un hypopituitarisme.

ACROMÉGALIE

Affection caractérisée par des modifications morphologiques hypertrophiques des mains, des pieds et de la tête, associées à des troubles cardiaques.

• Causes

L'acromégalie est une maladie rare, non congénitale, affectant environ 40 individus sur 1 million, essentiellement des femmes âgées de 30 à 40 ans.

Cette affection est due à une hypersécrétion de l'hormone de croissance (somathormone) par un adénome (tumeur bénigne) de l'antéhypophyse, lobe antérieur de l'hypophyse. Chez le sujet jeune pouvant encore grandir, ce dérèglement hormonal provoque un gigantisme. Chez l'adulte, la croissance osseuse étant terminée, il entraîne une acromégalie.

• Symptômes et signes

L'acromégalie se caractérise par une hypertrophie des viscères (cœur, thyroïde), des mains, des pieds, du crâne et du nez, associée à un épaississement des traits, au décollement des oreilles, à un écartement des dents et à une saillie des arcades sourcilières et de la mâchoire. Cette transformation progressive de l'aspect physique entraîne, outre des problèmes d'ordre psychologique, des déformations de la colonne vertébrale (cyphose, scoliose) et des douleurs articulaires, dues à l'arthrose, notamment dans les hanches.

À ces manifestations s'ajoutent fréquemment une hypertension artérielle et une hyperglycémie. De plus, la croissance de l'adénome peut comprimer les nerfs optiques et, par conséquence, occasionner des troubles de la vue, ou comprimer les parois osseuses de la loge hypophysaire et surtout l'hypophyse elle-même, causant une insuffisance hypophysaire.

• Traitement et pronostic

Le traitement de l'acromégalie est neurochirurgical, par ablation de l'adénome. Il peut éventuellement être complété par une radiothérapie externe. La prescription de somatostatine ou de substances dopaminergiques permet d'attendre les effets bénéfiques de la radiothérapie.

En l'absence de traitement, la dysmorphie (anomalies morphologiques) s'aggrave très progressivement, et l'insuffisance cardiaque conditionne le pronostic.

CRANIOPHARYNGIOME

Tumeur de la région de l'hypophyse.

Le craniopharyngiome est, dans la moitié des cas, une tumeur de l'enfant, chez qui il représente 15 % des tumeurs cérébrales. Ses symptômes sont des maux de tête importants et des vomissements dus à une hypertension intracrânienne (augmentation de pression du liquide céphalorachidien) ainsi que des troubles visuels (amputation du champ visuel, baisse de l'acuité visuelle) provoqués par la compression des nerfs optiques.

On observe par ailleurs une insuffisance de sécrétion des hormones hypophysaires, responsable notamment d'un retard de la croissance et de la puberté. Le diagnostic est habituellement aisé grâce au scanner et à l'imagerie par résonance magnétique (I.R.M.).

• Traitement

Le traitement d'un craniopharyngiome est l'ablation chirurgicale de la tumeur, éventuellement complétée par une radiothérapie. De plus, un traitement hormonal définitif de remplacement doit être institué. Les tumeurs de petite taille peuvent être également traitées par la technique *gamma knife* (irradiation par une dose unique et intense).

Bien que cette tumeur soit de nature bénigne, son évolution est assez grave du fait de sa localisation près du cerveau, de sa tendance à infiltrer les tissus voisins et de l'impossibilité fréquente de la retirer complètement.

HYPOPITUITARISME

Affection caractérisée par un déficit global en hormones hypophysaires, essentiellement celles de l'antéhypophyse (corticotrophine, thyréostimuline, somathormone, gonadotrophines et prolactine). Cette affection s'appelle aussi « insuffisance hypophysaire ».

Ce déficit peut atteindre l'ensemble des sécrétions de l'hypophyse (panhypopituitarisme) ou concerner seulement certaines sécrétions (hypopituitarisme dissocié).

• Causes

L'hypopituitarisme est une maladie rare, dont les causes sont diverses. La plupart des hypopituitarismes sont acquis. Ils succèdent habituellement à une tumeur ou à une irradiation de l'hypothalamus et de l'hypophyse, à une hémochromatose (surcharge de fer dans l'organisme) ou à un syndrome de Sheehan (nécrose de l'antéhypophyse d'origine vasculaire).

La forme congénitale est très rare, souvent marquée par un déficit isolé en somathormone (hormone de croissance), et de cause inconnue.

• Symptômes et signes

Ils s'installent très progressivement, ce qui rend le diagnostic parfois long à établir.

Le sujet est pâle et fatigable. Les zones normalement pigmentées (mamelons, organes génitaux) se décolorent progressivement. La peau devient fine et ridée, froide et sèche. Les cheveux prennent un aspect fin et soyeux ; le système pileux diminue, avec disparition de la barbe chez l'homme, des poils du pubis et des aisselles pour les deux sexes. Chez l'enfant, on observe une cassure de la courbe de croissance et un arrêt ou une absence du développement pubertaire. Chez la femme, l'hypopituitarisme entraîne une absence de règles. Sur le plan psychique, il apparaît souvent un ralentissement intellectuel, parfois des troubles de la mémoire et toujours une perte de la libido.

L'hypopituitarisme s'accompagne d'une hypotension artérielle et d'un ralentissement du rythme cardiaque.

• Diagnostic

Les examens biologiques montrent une anémie (diminution de la quantité d'hémoglobine dans le sang) et une hypoglycémie (baisse du taux de glucose dans le sang). Les examens hormonaux décèlent un déficit en hormones antéhypophysaires et un déficit associé en hormones thyroïdiennes, corticosurrénaliennes et gonadiques, qui ne sont plus stimulées.

Des examens radiologiques et l'étude du champ visuel sont nécessaires pour rechercher une compression des voies optiques cérébrales par une tumeur.

• Évolution

Non traité, l'hypopituitarisme peut s'aggraver brutalement à l'occasion d'un stress, d'une infection ou d'un acte chirurgical, par exemple. La phase aiguë se traduit par une hypoglycémie, une hypotension artérielle, une diminution de la température corporelle et des troubles de la conscience pouvant aller jusqu'au coma profond.

• Traitement

Il consiste à remplacer les hormones manquantes par des médicaments : thyroxine, hydrocortisone, 9-alpha-fludrocortisone, hormone de croissance et

Hypophyse

Petite glande endocrine (sécrétant des hormones), reliée à la partie antérieure du cerveau.

• Description

L'hypophyse, ou glande pituitaire, est située sous l'hypothalamus, auquel elle est appendue par une petite tige, la tige pituitaire. Elle repose dans la selle turcique (petite cavité médiane de l'os sphénoïde). Au-dessus et en avant de l'hypophyse se trouve le chiasma optique, contenant des fibres nerveuses venues des deux rétines. La structure interne de l'hypophyse se compose de deux portions, séparées l'une de l'autre et fonctionnant indépendamment : l'antéhypophyse en avant et la posthypophyse en arrière.

• Fonctionnement

L'antéhypophyse produit cinq hormones appelées « stimulines » : la thyréotrophine, ou TSH, la corticotrophine, ou A.C.T.H, les gonadotrophines (FSH et LH) et la somatotrophine, ou STH (responsable de la croissance chez l'enfant). Ces sécrétions sont elles-mêmes commandées par des hormones de l'hypothalamus. L'antéhypophyse sécrète aussi la prolactine (responsable de la lactation chez la femme).

La posthypophyse sert de lieu de stockage provisoire à deux hormones de l'hypothalamus, l'hormone antidiurétique, ou ADH (qui empêche l'eau d'être éliminée par le rein quand il n'y en a pas assez dans l'organisme), et l'ocytocine (qui stimule les contractions à l'accouchement).

HYPOPHYSE

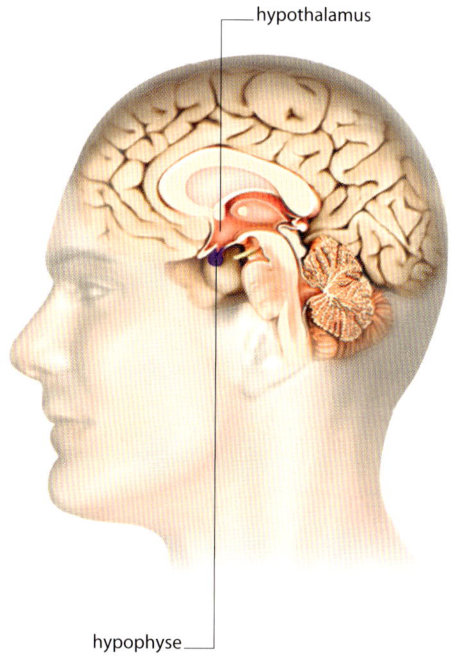

hormones sexuelles (œstroprogestatifs ou testostérone) ou gonadotrophines (hormones folliculostimulante et lutéinisante). Une tumeur hypophysaire doit être opérée ou irradiée.

VOIR AUSSI
Diabète insipide p. 231.

Les maladies des surrénales

Les surrénales sont deux glandes situées au-dessus des reins. Les maladies des surrénales sont des maladies rares. Il existe des pathologies d'excès de sécrétion ou, au contraire, d'insuffisance de sécrétion.

INSUFFISANCE SURRÉNALIENNE CHRONIQUE

Insuffisance de sécrétion des glandes corticosurrénales entraînant un déficit en hormones glucocorticostéroïdes et minéralocorticostéroïdes.

• Causes

Une insuffisance surrénalienne chronique peut être due à une atteinte des deux glandes surrénales (maladie d'Addison) ou à une insuffisance de sécrétion d'une hormone produite par l'hypophyse, la corticotrophine, qui assure normalement une stimulation permanente des corticosurrénales (insuffisance corticotrope). En l'absence de cette stimulation, les glandes surrénales s'atrophient et ne fonctionnent plus.

La maladie d'Addison est une maladie rare le plus souvent d'origine auto-immune. Les autres causes, rares, sont : la tuberculose, l'hémorragie bilatérale des surrénales, un déficit enzymatique du métabolisme des acides gras ; il existe d'autres causes exceptionnelles.

L'insuffisance corticotrope, quant à elle, peut être consécutive à une corticothérapie prolongée ou, plus rarement, à une maladie hypophysaire (adénome,

GLANDES SURRÉNALES

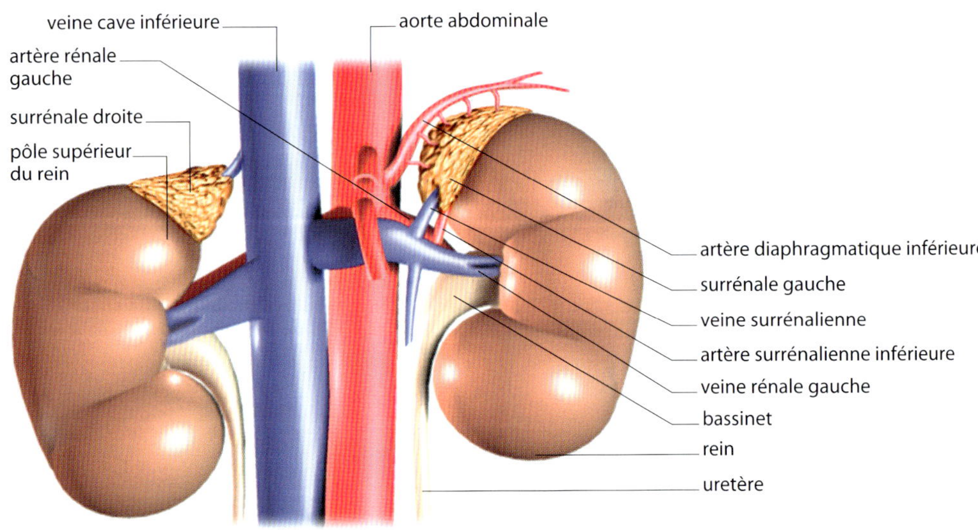

▲ Chaque surrénale est composée de deux parties : une partie externe, appelée la « cortico-surrénale », qui sécrète le cortisol, l'aldostérone et les androgènes surrénaliens ; une partie interne, appelée « la médullo-surrénale », qui sécrète des catécholamines (noradrénaline, adrénaline et dopamine).

nécrose, séquelles de radiothérapie, syndrome de Sheehan). S'y associent souvent les symptômes d'une insuffisance antéhypophysaire globale (fatigue, peau blanche et fine, dépilation, hypotension artérielle).

• Symptômes et signes

Le principal symptôme de l'insuffisance surrénalienne chronique est un affaiblissement physique et psychique (fatigue, difficultés de concentration, diminution de la capacité de travail), qui s'aggrave au cours de la journée et après l'effort. Il s'y associe souvent une anorexie, un amaigrissement, une hypotension artérielle et une tendance à l'hypoglycémie à jeun. Une pigmentation brunâtre de la peau dans les plis de flexion et une exagération de celle des zones normalement pigmentées (mamelon, par exemple) sont caractéristiques de la maladie d'Addison mais n'existent pas au cours de l'insuffisance corticotrope.

• Diagnostic

Il repose sur les dosages plasmatiques du cortisol et de l'aldostérone, qui sont bas et ne s'élèvent pas après stimulation par la corticotrophine (test au synacthène).

• Complications

L'insuffisance surrénalienne aiguë est la complication essentielle de l'insuffisance surrénalienne chronique. Responsable d'une déshydratation sévère, de troubles digestifs et de troubles de la conscience (apathie, coma), elle survient à l'occasion d'un arrêt du traitement de l'insuffisance surrénalienne chronique ou d'un stress (infection, intervention chirurgicale). Le traitement, urgent, est d'une efficacité spectaculaire : corticostéroïdes injectables, réhydratation.

• Traitement

Le traitement de l'insuffisance surrénalienne chronique associe l'administration par voie orale d'hydrocortisone et de 9-alpha-fluorohydrocortisone. Ce traitement, qui restitue un équilibre physiologique, doit être suivi à vie; les doses sont augmentées par le patient lui-même en cas de stress.

MALADIE D'ADDISON

Maladie rare due à une atteinte des glandes corticosurrénales conduisant à un déficit total en aldostérone et en cortisol.

Cette maladie fut décrite en 1855 par un médecin anglais, Thomas Addison, comme l'association d'une anémie, d'une langueur et d'une pigmentation anormale de la peau par atteinte des glandes surrénales.

• Causes

Autrefois, la maladie était due surtout à la tuberculose. Aujourd'hui, la cause la plus fréquente est la rétraction corticale (involution des corticosurrénales). Celle-ci, qui atteint les deux surrénales, peut survenir isolément, dans le cadre d'un syndrome polyendocrinien auto-immun (les anticorps produits par le système immunitaire attaquant les glandes surrénales) associant thyroïdite lymphocytaire chronique, insuffisance ovarienne, diabète insulinodépendant, ou être liée à un déficit enzymatique du métabolisme des acides gras à longue chaîne.

• Symptômes et signes

Ils s'installent très progressivement : fatigue physique et psychique, ressentie surtout le soir, pigmentation brunâtre de la peau des plis de flexion, des zones de frottement et des muqueuses, hypotension artérielle, anorexie, tendance à l'hypoglycémie et goût prononcé pour le sel.

• Diagnostic

Il repose sur l'absence d'augmentation du taux de cortisol et d'aldostérone une heure après injection de corticotrophine (ACTH), et sur l'élévation spontanée du taux d'ACTH. Il comporte une recherche d'anticorps antisurrénaliens, un bilan endocrinien (thyroïde, parathyroïde, ovaires) et général (recherche d'une maladie de Biermer, d'un vitiligo) et un scanner de la région surrénalienne.

• Évolution

Une insuffisance surrénale aiguë peut être déclenchée par une agression infectieuse, psychique ou traumatique, ou par une intervention chirurgicale. Elle est marquée par une déshydratation, des troubles digestifs (douleurs abdominales, vomissements et diarrhée). Elle nécessite un traitement en urgence.

• Traitement

Le traitement substitutif à vie associe un régime normalement salé, de l'hydrocortisone et de la fludrocortisone. Ces hormones sont augmentées en cas de stress (fièvre, intervention chirurgicale) afin de prévenir une insuffisance surrénale aiguë.

Chez les femmes, un traitement par DHEA peut être associé pour traiter le déficit en androgènes.

SYNDROME DE CUSHING

Ensemble de troubles liés à une hypersécrétion de corticostéroïdes (hormones produites par les glandes corticosurrénales).

• Causes

Les causes du syndrome de Cushing sont hypophysaires, surrénaliennes ou extraendocriniennes. Les trois quarts des syndromes de Cushing sont dus à une maladie décrite en 1932 par le neurochirurgien américain Harvey Williams Cushing et appelée « maladie de Cushing ». Celle-ci est provoquée par une hypersécrétion de corticotrophine par l'hypophyse, généralement due à un adénome hypophysaire. Elle s'observe surtout chez la femme entre 20 et 40 ans.

Les autres causes du syndrome de Cushing sont moins fréquentes. Il peut s'agir d'un adénome surrénalien, tumeur le plus souvent bénigne d'une glande surrénale : la sécrétion surrénalienne ne répond alors plus au contrôle physiologique par la corticotrophine. Enfin, le syndrome de Cushing peut être lié à la sécrétion extraendocrinienne (dite « ectopique ») de corticotrophine par une tumeur, souvent carcinoïde, dont la petite taille rend parfois la localisation difficile.

La prise excessive de corticostéroïdes entraîne des manifestations d'hypercorticisme (hypersécrétion de corticostéroïdes) semblables à celles du syndrome de Cushing.

• Symptômes et signes

Le syndrome de Cushing est caractérisé par une obésité localisée à la face, au cou et au tronc, une hypertension artérielle, une atrophie musculaire avec asthénie et une ostéoporose.

On observe également des vergetures pourpres sur l'abdomen, les cuisses et la poitrine ainsi qu'un développement excessif du système pileux sur le visage. Environ 20 % des malades souffrent de diabète sucré.

• Diagnostic et évolution

Le diagnostic doit être confirmé par des dosages hormonaux (corticotrophine et cortisol), sanguins et urinaires, à la fois statiques (spontanés) et dynamiques (par administration de substances médicamenteuses ou hormonales freinant ou stimulant la sécrétion corticosurrénalienne). Les examens radiologiques hypophysaires et surrénaliens recherchent la présence d'adénomes.

L'évolution spontanée se fait vers l'aggravation progressive.

• Traitement

Il dépend de la cause du syndrome et peut être soit médical (administration d'anticortisoliques), soit chirurgical (exérèse d'un adénome ou d'une tumeur). La surrénalectomie totale (ablation des deux glandes surrénales) peut également être envisagée ; elle doit être suivie d'un traitement hormonal substitutif qu'il conviendra de poursuivre à vie.

Le pronostic de cette maladie, diagnostiquée et traitée à temps, est favorable.

Les maladies de la thyroïde

Les maladies de la thyroïde sont nombreuses. Elles peuvent conduire à un manque de sécrétions d'hormones (hypothyroïdie) ou, au contraire, à un excès (hyperthyroïdie). Dans certains cas, la thyroïde peut augmenter de volume et former un goitre. Elle peut également être le siège du développement de nodules qui correspondent le plus souvent à un kyste ou adénome bénin et plus rarement à un cancer de la thyroïde. La thyroïde peut être le siège d'inflammation (thyroïdite).

GOITRE

Augmentation de volume, souvent visible, de la glande thyroïde.

Le goitre est une affection extrêmement fréquente : 800 millions de personnes en sont atteintes dans le monde. Cette maladie est souvent familiale et sa fréquence augmente avec l'âge. Elle atteint plus souvent les femmes que les hommes. Certaines régions sont connues comme étant particulièrement touchées par la fréquence du goitre : la Kabylie, par exemple, ou, en France, le Massif central et le centre de la Bretagne, en raison d'un déficit en iode.

THYROÏDE

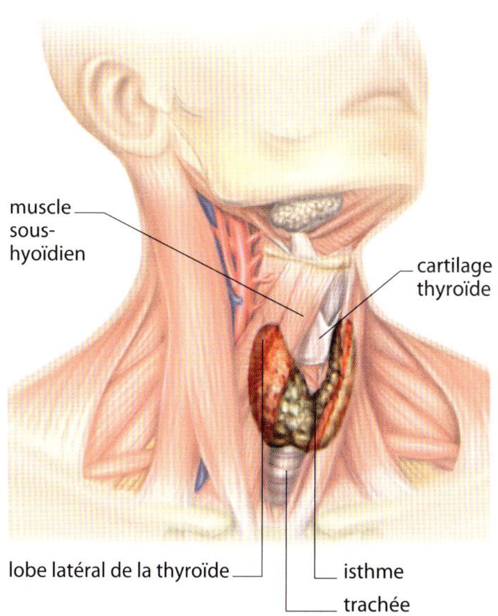

▲ **La glande thyroïde est située à la base de la face antérieure du cou.**

• Causes

Plusieurs types d'anomalie peuvent favoriser l'apparition d'un goitre. Un déficit en iode, constituant obligatoire des hormones thyroïdiennes, entraîne un goitre par carence iodée. La synthèse des hormones thyroïdiennes peut aussi se faire de façon imparfaite par suite d'un déficit enzymatique congénital. Certaines maladies thyroïdiennes provoquent également des goitres : la maladie de Basedow, la thyroïdite de Hashimoto ainsi que d'autres thyroïdites.

• Symptômes et diagnostic

Un goitre se manifeste par un gonflement de la région antérieure du cou. Dans la plupart des cas, il est isolé. Parfois, il est accompagné de troubles consécutifs à un excès d'hormones thyroïdiennes dans la maladie de Basedow (amaigrissement, tachycardie, tremblements) ou de troubles dus à une insuffisance de ces hormones dans certaines thyroïdites (peau épaissie, constipation, frilosité).

Le diagnostic repose sur la palpation du cou. Lors de l'examen, on évalue la taille du goitre ainsi que son caractère vasculaire nodulaire, plus ou moins sensible. Surtout, on recherche des signes de compression des organes de voisinage, c'est-à-dire une dysphagie (gêne à la déglutition), une dysphonie (modification de la voix) ou une dyspnée (gêne respiratoire). On étudie parfois le goitre par une échographie cervicale qui visualise les lobes thyroïdiens et les nodules, précisant leur taille et leur aspect liquidien (kyste) ou solide. Une scintigraphie thyroïdienne peut se révéler nécessaire pour étudier le fonctionnement de la glande. Une étude cytologique des nodules par cytoponction (aspiration à l'aide d'une aiguille fine) est parfois aussi réalisée. Enfin, le dosage des hormones thyroïdiennes révèle une éventuelle augmentation ou une diminution de celles-ci.

• Évolution et traitement

Spontanément, le goitre peut rester de petite taille ou augmenter de façon régulière et entraîner à terme des signes compressifs. Un goitre peut en outre devenir toxique (en sécrétant des hormones thyroïdiennes de façon excessive) et entraîner une hyperthyroïdie.

Le traitement est proposé en fonction de cette évolution et de la cause du goitre : apport d'iode exogène en cas de carence, administration d'hormones thyroïdiennes en cas de synthèse déficiente de celles-ci ou thyroïdectomie (ablation de la thyroïde) partielle en cas de maladie thyroïdienne.

HYPOTHYROÏDIE

Affection caractérisée par un déficit en hormones thyroïdiennes (thyroxine et triiodothyronine).

L'hypothyroïdie, assez fréquente chez l'adulte d'un certain âge, touche davantage la femme que l'homme.

• Causes

L'hypothyroïdie a trois causes principales. D'abord, le tissu thyroïdien peut être absent (ablation de la thyroïde ; très rarement, absence congénitale de celle-ci) ou devenu improductif après une irradiation du cou ; encore plus souvent, il s'agit d'une thyroïdite de Hashimoto.

Ensuite, le tissu thyroïdien, normal, peut ne pas être stimulé suffisamment par la thyréostimuline (ou TSH, hormone hypophysaire qui stimule la production des hormones thyroïdiennes) en raison d'une atteinte de l'hypothalamus ou de l'hypophyse.

Enfin, le tissu thyroïdien est parfois insuffisamment productif par déficit en aliments iodés, fréquent dans le monde, ou par bloc enzymatique thyroïdien (absence d'une enzyme, qui empêche la formation des hormones thyroïdiennes).

• Symptômes et signes

L'hypothyroïdie du nouveau-né n'existe plus dans les pays développés, car un dépistage systématique est fait à la naissance et le déficit thyroïdien est traité avant qu'un retard psychomoteur ne s'installe. Chez l'adulte, l'hypothyroïdie, ou myxœdème, apparaît de façon progressive : épaississement de la peau du visage et du cou, teint pâle, cireux, paume des mains parfois orangée. La peau est sèche et froide (hypothermie à l'origine d'une frilosité), les cheveux sont secs et cassants et les sourcils, clairsemés, perdent leur pointe.

Ces signes s'accompagnent d'une prise de poids variable, d'une constipation et d'un épaississement des muqueuses qui provoque une raucité de la voix et une diminution de l'acuité auditive. L'hypothyroïdie peut entraîner la formation d'un goitre. Sur le plan psychique apparaissent un ralentissement intellectuel, des troubles de la mémoire et, dans certains cas, une dépression importante.

L'hypothyroïdie se manifeste également par un ralentissement du rythme cardiaque, des signes d'angor parfois (angine de poitrine) et par des troubles des règles et une baisse de la libido chez la femme.

• Diagnostic

Il est établi sur l'abaissement du taux sanguin de thyroxine et de triiodothyronine. En revanche, le taux de thyréostimuline est très élevé, sauf dans les cas d'origine hypophysaire. On constate une élévation du cholestérol dans le sang et souvent une anémie (diminution de la quantité d'hémoglobine dans le sang).

• Traitement

Le traitement substitutif par L-thyroxine, administrée par voie orale, doit être poursuivi à vie. Chez le sujet âgé, ce traitement débute à doses très progressives, sous surveillance cardiaque, car il risque de réveiller une insuffisance coronarienne.

HYPERTHYROÏDIE

Affection caractérisée par un excès d'hormones thyroïdiennes.

Les causes les plus fréquentes d'une hyperthyroïdie sont la maladie de Basedow, d'origine auto-immune, une surcharge iodée, habituellement d'origine médicamenteuse, et un nodule thyroïdien ou un goitre (phase initiale d'une thyroïdite subaiguë). Beaucoup plus rarement, il s'agit d'une anomalie congénitale (syndrome de résistance aux hormones thyroïdiennes), d'un adénome hypophysaire sécrétant de la thyréostimuline ou de la prise médicamenteuse de thyroxine (hormone thyroïdienne).

Les symptômes comprennent un tremblement des extrémités, une tachycardie, une sensation de chaleur excessive et une perte de poids.

Le diagnostic repose sur les dosages d'hormones thyroïdiennes et de leurs précurseurs dans le sang, complétés par divers examens (scintigraphie, échographie, dosage des anticorps antithyroïdiens).

• Traitement

Le traitement dépend essentiellement de la cause : chirurgie (ablation partielle de la thyroïde), administration d'antithyroïdiens de synthèse, ou d'iode 131.

Exophtalmie

Saillie du globe oculaire hors de son orbite. Une exophtalmie provient d'une modification soit du « contenant » (rétrécissement de l'orbite), soit du « contenu » (augmentation du volume des éléments de l'œil ou développement d'une tumeur à cet endroit). Elle peut être bilatérale ou unilatérale.

> **L'exophtalmie bilatérale** est le plus souvent associée à une maladie thyroïdienne auto-immune (maladie de Basedow, thyroïdite de Hashimoto).

> **L'exophtalmie unilatérale** peut avoir plusieurs origines : infectieuse (cellulite orbitaire, notamment liée à une sinusite), vasculaire (fistule carotidocaverneuse d'origine traumatique, angiome orbitaire), traumatique (hématome intraorbitaire ou emphysème sous-cutané après fracture d'un sinus), tumorale.

La saillie de l'œil est variable et peut être mesurée par l'exophtalmomètre de Hertel ou au scanner. Elle peut être associée à une rougeur de la conjonctive, à un œdème des paupières, parfois à une vision double avec un strabisme passager.

• Diagnostic

Il repose sur l'examen clinique, qui détermine si l'exophtalmie est unilatérale ou bilatérale, si elle peut être réduite (le globe oculaire peut être repoussé partiellement en arrière) ou non, si la saillie est dans l'axe de l'orbite ou oblique, s'il y a des signes vasculaires. L'échographie orbitaire et le scanner permettent de confirmer l'exophtalmie, de la mesurer et, bien souvent, d'en découvrir la cause. L'I.R.M. et d'autres examens (bilan de la fonction thyroïdienne, artériographie) contribuent à la recherche de causes plus spécifiques ou à la détermination d'un éventuel retentissement sur le champ visuel, dû à une atteinte du nerf optique.

• Traitement

Il est d'abord celui de la cause : il est hormonal pour une exophtalmie basedowienne, antibiotique et anti-inflammatoire pour les exophtalmies infectieuses, chirurgical, radiothérapique ou chimiothérapique pour les exophtalmies tumorales, neurochirurgical ou neuroradiologique en cas d'anomalies vasculaires. Si une exophtalmie majeure menace le nerf optique, une décompression orbitaire chirurgicale peut être envisagée.

MALADIE DE BASEDOW

Maladie auto-immune de la glande thyroïde. Est aussi appelée « maladie de Graves ».

Décrite par le médecin allemand Karl von Basedow en 1840, cette maladie concerne surtout les jeunes femmes. Elle est parfois familiale ou associée à un diabète sucré. Un événement marquant dans la vie du patient (surmenage, changement familial ou professionnel, etc.) peut être un facteur déclenchant.

La maladie de Basedow est la plus fréquente des causes d'hyperthyroïdie (augmentation de la production d'hormones thyroïdiennes) : elle est due à l'action d'autoanticorps sur les récepteurs thyroïdiens de la thyréostimuline (hormone hypophysaire qui stimule la thyroïde). En se fixant sur ces récepteurs, qu'ils stimulent continuellement, ces anticorps entraînent une hyperactivité de la thyroïde.

• Symptômes et signes

Trois sortes de signes sont observés.

> **Les signes d'hyperthyroïdie,** très fréquents, motivent souvent la consultation : amaigrissement, bien que l'appétit soit conservé, tremblement, fatigue et agitation.

> **Le goitre,** augmentation diffuse et bénigne de la thyroïde qui provoque un gonflement du cou, est constant. La palpation permet d'en estimer la taille, l'étendue et le caractère soufflant (hypervascularisé).

> **Les signes oculaires** se manifestent avec une importance très variable : rétraction de la paupière supérieure, qui rend le regard plus éclatant ; signes inflammatoires (rougeur, œdème) ; exophtalmie (yeux exorbités), éventuellement bilatérale ; paralysie des muscles oculomoteurs. L'atteinte oculaire peut précéder ou suivre de plusieurs années l'apparition d'une hyperthyroïdie.

• Diagnostic et traitement

Le diagnostic de la maladie de Basedow est clinique, fondé sur l'association des symptômes. Il est confirmé par des examens sanguins révélant un faible taux de thyréostimuline et une augmentation du taux des hormones thyroïdiennes, et par la scintigraphie au technétium, qui révèle une hyperfixation diffuse de cette substance dans l'ensemble de la glande thyroïde, et permet d'exclure les autres causes possibles.

Le traitement peut être médicamenteux (antithyroïdiens de synthèse), chirurgical (thyroïdectomie partielle) ou faire appel à la médecine nucléaire (injection d'une dose individualisée d'iode 131 radioactif qui va se fixer sur la glande thyroïde et la détruire à proportion de son hyperfonctionnement).

La guérison sans séquelles est habituelle, mais les rechutes sont possibles.

NODULE DE LA THYROÏDE

Tuméfaction localisée de la glande thyroïde.

La présence d'un ou de plusieurs nodules de la thyroïde est très fréquente, surtout chez la femme. Ils sont dans la plupart des cas bénins.

• Symptômes et signes

Un nodule de la thyroïde n'entraîne le plus souvent aucun symptôme et est découvert fortuitement, à la palpation ou lors d'une échographie cervicale. S'il est volumineux, il provoque une gêne cervicale ou, plus rarement, des troubles de la voix ou de la déglutition, et, exceptionnellement, une gêne respiratoire.

• Diagnostic et traitement

L'échographie peut être utile pour préciser la nature solide, kystique ou mixte (semi-liquidienne) du nodule. Elle permet surtout de mettre en évidence d'autres petits nodules impalpables.

La scintigraphie, toujours nécessaire, apprécie la fixation de l'iode sur le ou les nodules palpés et l'aspect du reste du parenchyme (tissu fonctionnel thyroïdien). Un nodule qui fixe moins bien l'iode que le tissu environnant est dit « froid » ; à l'inverse, un nodule qui fixe mieux l'iode est dit « chaud ».

> **Un nodule froid, solide ou mixte** est le plus souvent bénin, mais se révèle malin dans environ 10 % des cas. L'examen microscopique du nodule après cytoponc-

tion permet le diagnostic. L'ablation chirurgicale n'est pas systématique pour tout nodule froid et dépend de son caractère, malin ou non.

> **Un nodule chaud** entraîne un risque d'hyperthyroïdie (augmentation de la sécrétion des hormones thyroïdiennes, se traduisant par une tachycardie, un tremblement, une sensation permanente d'avoir trop chaud et un amaigrissement). Le traitement est systématique : ablation du nodule, radiothérapie métabolique (administration d'une dose unique d'iode 131).

• Surveillance et pronostic

La surveillance clinique ou échographique du nodule est régulière (annuelle). Le pronostic des nodules, traités ou non, est excellent.

THYROÏDITE

Inflammation de la glande thyroïde.

• Différents types de thyroïdite

Elles se distinguent surtout par leur origine, leurs symptômes, leurs caractéristiques anatomopathologiques et leur évolution. Le diagnostic repose principalement sur l'examen clinique et la scintigraphie.

> **La thyroïdite lymphocytaire chronique, ou thyroïdite « de Hashimoto »,** est la plus fréquente ; elle touche principalement les femmes. D'origine auto-immune, elle est caractérisée par un goitre très ferme, la présence d'anticorps antithyroïdiens et l'évolution possible vers l'hypothyroïdie (diminution de la sécrétion des hormones thyroïdiennes se traduisant par un ralentissement du rythme cardiaque, un ralentissement psychique, un épaississement de la peau du visage et du cou, un teint pâle). Le traitement fait appel à la prise quotidienne de thyroxine.

> **La thyroïdite subaiguë de De Quervain** est probablement d'origine virale. Elle apparaît brutalement, et est marquée par de vives douleurs à l'avant du cou, souvent associées à un syndrome grippal (fièvre, fatigue), et par une hyperthyroïdie (augmentation de la sécrétion des hormones thyroïdiennes) transitoire. La thyroïde est enflée, dure et douloureuse à la palpation. Le goitre est variable d'un sujet à l'autre et d'un examen à l'autre. Le traitement repose sur l'aspirine ou, dans les formes sévères, sur la corticothérapie. Cette affection évolue spontanément vers la guérison en 6 semaines environ.

> **La thyroïdite indolore du post-partum,** d'origine auto-immune, est rare et se caractérise par l'apparition, après un accouchement, d'une hyperthyroïdie modérée avec goitre et d'une absence de fixation de l'iode par la glande thyroïde. La guérison se produit spontanément en 2 à 4 mois avec parfois une phase d'hypothyroïdie transitoire.

> **La thyroïdite aiguë d'origine infectieuse** est très rare. Elle est consécutive à une infection par un staphylocoque, un streptocoque ou le bacille de Koch (agent de la tuberculose). Elle se traduit par un abcès de la thyroïde, douloureux, qu'il est nécessaire de drainer chirurgicalement et de traiter par antibiothérapie.

> **La thyroïdite fibreuse de Riedel,** d'origine inconnue, est exceptionnelle et peut évoluer vers l'asphyxie (par compression de la trachée) en l'absence de geste chirurgical (ablation de la zone de compression).

THYROÏDITE DE HASHIMOTO

Maladie thyroïdienne bénigne d'évolution chronique, entraînant souvent une hypothyroïdie (insuffisance de la sécrétion hormonale thyroïdienne).

Plus fréquente chez la femme que chez l'homme, la thyroïdite de Hashimoto survient généralement entre 30 et 50 ans. Il s'agit d'une maladie familiale, auto-immune, qui se manifeste par un goitre ferme, de volume modéré, et par des signes d'hypothyroïdie (épaississement de la peau, bradycardie, frilosité, constipation). Le diagnostic est confirmé par un prélèvement sanguin qui met en évidence la présence d'anticorps antithyroïdiens, en particulier celle d'antimicrosomes ou d'antiperoxydase.

En l'absence de traitement, la thyroïdite de Hashimoto évolue par poussées vers une hypothyroïdie profonde. Le traitement par la thyroxine compense la fonction défaillante de la thyroïde et permet la disparition des symptômes.

Scintigraphie

Technique d'imagerie médicale fondée sur la détection des radiations émises par une substance radioactive (radioélément) introduite dans l'organisme et présentant une affinité particulière pour un organe ou un tissu. On parle aussi de « cartographie isotopique » ou d'« exploration radio-isotopique ».

> **La scintigraphie thyroïdienne** peut mettre en évidence des nodules de la glande thyroïde. Elle apporte également des renseignements sur le fonctionnement de la glande : sécrétion insuffisante (hypothyroïdie) ou excessive (hyperthyroïdie).

> **La scintigraphie osseuse** explore le métabolisme du squelette. Qu'elles soient d'origine infectieuse, traumatique, inflammatoire ou tumorale, la plupart des affections qui touchent le squelette se traduisent par une accélération de l'élaboration de la trame osseuse. La scintigraphie met précocement ce trouble en évidence, quelques semaines à quelques mois avant que n'apparaissent les premiers signes radiologiques.

> **La scintigraphie pulmonaire** comprend deux volets : étude de la perfusion (irrigation) des poumons, notamment pour rechercher une embolie ; exploration de la ventilation à l'aide de gaz ou d'aérosols radioactifs, mettant en évidence les troubles des échanges gazeux dans les bronches et les alvéoles pulmonaires.

> **La scintigraphie cérébrale** étudie l'irrigation du cerveau et son métabolisme. Elle permet également de visualiser le liquide cérébrospinal, dans lequel baignent le cerveau et la moelle épinière.

> **La scintigraphie rénale** permet d'observer le fonctionnement des reins, ensemble ou séparément, en étudiant comment une substance radioactive est captée par le tissu rénal, puis éliminée par les voies urinaires. Cet examen est particulièrement utile chez les jeunes enfants, parfois même les nourrissons.

> **La scintigraphie cardiaque** comporte deux types d'examen : la scintigraphie myocardique, souvent réalisée après une épreuve d'effort, explore les parois du muscle cardiaque et met en évidence le manque d'apport sanguin en cas d'angine de poitrine ou d'infarctus du myocarde, par exemple ; la scintigraphie cavitaire permet d'évaluer l'efficacité de la pompe cardiaque, notamment par la mesure de la quantité de sang expulsée à chaque battement par les ventricules. Des examens scintigraphiques des artères, des veines et des vaisseaux lymphatiques sont également réalisables.

• Technique

Le principe de la scintigraphie consiste à administrer au patient une substance radioactive qui se fixe électivement sur l'organe ou le tissu à explorer. Une caméra spéciale (caméra à scintillation, ou gamma-caméra) enregistre ensuite le rayonnement émis par l'organe ou par le tissu. L'image de la région explorée est alors obtenue sur l'écran de l'ordinateur de la gamma-caméra. En enregistrant la succession de plusieurs images, il est possible de visualiser une transformation, une évolution, un mouvement.

Le radioélément à administrer est choisi en fonction de l'organe ou de la pathologie à étudier. Il peut être :
– employé seul (technétium 99m ou iode 123 pour la glande thyroïde, thallium 201 pour le muscle cardiaque, gallium 67 en cas de réaction inflammatoire) ;
– fixé sur une molécule plus complexe (tel le pentétréotide, utilisé dans la détection des néoplasies endocriniennes multiples) ;
– sur une cellule dont le métabolisme est spécifique d'un organe ou d'une fonction ;

en raison de ses propriétés physiques et chimiques, c'est alors le technétium 99m qui est le plus souvent utilisé. Il sert notamment à marquer des molécules de diphosphonate pour l'examen du squelette, des particules d'albumine pour l'étude de la perfusion (irrigation) des poumons, des globules rouges pour l'évaluation de l'efficacité des ventricules cardiaques, des globules blancs destinés à mettre en évidence une maladie inflammatoire de l'intestin ou des substances dites « nanocolloïdes » pour le repérage du premier ganglion lymphatique atteint (dit « ganglion sentinelle ») dans une éventuelle extension de certains cancers (sein, mélanome, utérus, etc.). Selon l'organe et la pathologie, le tissu malade apparaîtra comme un foyer de fixation augmentée par rapport au tissu sain (zone « chaude ») ou, à l'inverse, diminuée, voire nulle (zone « froide »).

• Préparation et déroulement

En général, aucune préparation n'est nécessaire. Rares sont les examens qui doivent s'effectuer à jeun. Les produits sont injectés en très petite quantité, le plus souvent dans une veine du bras. Certains examens sont réalisés après inhalation ou ingestion du traceur radioactif, qui peut également – dans de rares cas (examen de la vessie) – être introduit au moyen d'une sonde. Selon le type d'examen, la prise des clichés se fait immédiatement après l'introduction du produit dans l'organisme ou dans un délai de quelques minutes à plusieurs jours ; elle dure de 5 à 30 minutes. Le patient est assis ou allongé sur un lit d'examen ; la gamma-caméra est placée devant la région à étudier ou bien tourne autour du patient à la manière d'un scanner (tomoscintigraphie).

Les examens scintigraphiques ne peuvent être réalisés que dans les services de médecine nucléaire, seuls autorisés à détenir des radioéléments en vue de leur administration à l'homme.

Le produit n'entraîne aucune allergie ni somnolence, ni malaise. Le patient peut reprendre ses activités immédiatement après l'examen.

• Contre-indications

La dose de rayonnements reçue est très faible, comparable à celle d'une radiographie thoracique, et n'augmente pas avec le nombre de clichés réalisés. Les quantités de radioélément injectées sont toujours minimes et adaptées à chaque patient ; en outre, les radioéléments choisis ont une durée de vie très courte. Aussi, tous les patients, quel que soit leur âge, peuvent-ils bénéficier d'une scintigraphie. La grossesse et la période d'allaitement sont habituellement les seules circonstances où des précautions particulières sont observées. Celles-ci varient en fonction du radioélément employé ; ainsi, pour le technétium 99m, on demandera à une patiente qui allaite d'arrêter de nourrir son enfant au sein pendant 24 heures alors que, si l'on utilise le gallium 67 ou l'iode 131, la durée d'arrêt de l'allaitement sera plus longue.

• Perfectionnement

La tomographie par émission de positons (T.E.P., ou PET scan en anglais) est une variété de scintigraphie qui fait appel à des radioéléments particuliers, notamment le fluor (18F) et, plus spécialement, le glucose marqué (18FDG). Elle permet de détecter de petites tumeurs cancéreuses, ou leurs métastases, qui consomment beaucoup de glucose. La T.E.P. a permis d'améliorer le diagnostic de ces tumeurs ainsi que d'optimiser la stratégie des traitements anticancéreux. Elle nécessite des appareils spécifiques qui sont de plus en plus nombreux dans les services de médecine nucléaire.

La néoplasie endocrinienne multiple

Cette maladie héréditaire est caractérisée par un fonctionnement anormalement important de plusieurs glandes endocrines (simultanément ou successivement) touchées par une hyperplasie (augmentation du tissu glandulaire), un adénome (tumeur bénigne) ou un carcinome (tumeur maligne).

Les néoplasies endocriniennes multiples (N.E.M.) sont transmises sur le mode autosomique (par les chromosomes non sexuels) dominant : il suffit que le gène de la maladie soit reçu de l'un des parents pour que l'enfant développe la maladie. Les gènes impliqués sont aujourd'hui connus.

• Différents types de néoplasie endocrinienne multiple

Ces maladies sont classées en trois types : I, IIa et IIb.

> **La néoplasie endocrinienne multiple de type I, ou syndrome de Werner,** est caractérisée par l'association d'atteintes parathyroïdienne, pancréatique, hypophysaire et surrénalienne. L'augmentation de l'activité des glandes parathyroïdes y est très fréquente (85 % des cas) et entraîne une hypercalcémie. L'atteinte du pancréas, de nature humorale, est responsable de l'hypersécrétion d'une hormone de l'estomac, la gastrine (gastrinome), qui provoque des ulcères récidivants (syndrome de Zollinger-Ellison), et/ou de celle d'une hormone pancréatique, l'insuline (insulinome), à l'origine d'hypoglycémie. Les lésions pancréatiques sont souvent multiples, bénignes ou malignes.

L'atteinte antéhypophysaire, présente dans 50 à 60 % des cas, se traduit par un adénome sécrétant l'hormone de croissance (responsable d'une acromégalie) et la prolactine (entraînant une aménorrhée et une galactorrhée) ou par un adénome non sécrétant.

Enfin, l'atteinte surrénalienne est plus rare (30 % des cas) et le plus souvent sans symptômes car non sécrétante.

> **La néoplasie endocrinienne multiple de type IIa, ou syndrome de Sipple,** associe un carcinome médullaire (tumeur maligne) de la thyroïde à un phéochromocytome (tumeur d'une ou des deux glandes médullosurrénales, généralement bénigne), donnant des accès d'hypertension artérielle sévère avec malaises, sueurs, palpitations et maux de tête, et, dans 30 % des cas, à une augmentation de l'activité des glandes parathyroïdes entraînant une hypercalcémie.

> **La néoplasie endocrinienne multiple de type IIb, ou de type III,** se caractérise par les mêmes symptômes que celle de type IIa, mais sans augmentation de l'activité des glandes parathyroïdes et avec, beaucoup plus rarement, des lésions cutanées et muqueuses, accompagnées d'anomalies morphologiques : lèvres épaisses et négroïdes, aspect longiligne.

• Diagnostic et traitement

Le diagnostic repose sur la reconnaissance du caractère familial de la maladie et sur des tests biologiques mettant en évidence les différentes anomalies endocriniennes. Une confirmation génétique est possible, par recherche directe de mutations sur les gènes impliqués dans la maladie (gène NEM1 pour le type I, gène RET pour les types II).

Il n'existe pas de traitement spécifique de ces affections ; seul le traitement successif de chacune des lésions peut être effectué. Des traceurs radioactifs, utilisés dans le diagnostic de la maladie (pentétréotide et méta-iodo-benzyl-guanidine), peuvent également être employés à des fins thérapeutiques, lors d'une radiothérapie interne.

Maladies héréditaires

Altération de l'état de santé transmissible aux descendants par les gamètes (cellules reproductrices) et résultant de la mutation (modification pathologique) d'un ou de plusieurs gènes. Les maladies héréditaires peuvent être classées selon leur type de transmission, leur degré de gravité, l'organe essentiel ou la fonction physiologique principale qu'elles touchent.

• Différents types de transmission

La transmission des maladies héréditaires se fait soit par les chromosomes non sexuels (autosomes), soit par les chromosomes sexuels. De plus, les maladies héréditaires se transmettent soit sur un mode récessif, pouvant alors sauter plusieurs générations, soit sur un mode dominant (la probabilité de transmettre la maladie est alors de 50 % pour chacun des parents atteints).

• Fonctions et organes atteints

Les fonctions physiologiques et les organes essentiels peuvent aussi servir de support au classement des maladies héréditaires, même si ces dernières sont souvent responsables d'atteintes qui touchent plusieurs organes ou fonctions. Parmi les exemples de maladies les plus significatifs, on peut citer :
– pour l'appareil digestif, la mucoviscidose, l'ictère chronique non hémolytique ;
– pour la peau, l'albinisme, la dysplasie hypodermique, l'ichtyose ;
– pour les yeux, l'aniridie, la rétinite pigmentaire, le daltonisme, certaines cataractes ;
– pour l'appareil génito-urinaire, le syndrome de Fanconi ou le diabète insipide néphrogène ;
– pour le sang, la drépanocytose, les thalassémies, la maladie de Willebrand, la thrombasthénie de Glanzmann ou encore le déficit en facteur Stuart (facteur X) de la coagulation ;
– pour le système nerveux, la maladie de Friedreich et certaines variétés d'épilepsie ;
– pour le système endocrinien, le diabète insipide hypophysaire ou l'hyperplasie surrénalienne virilisante congénitale ;
– pour l'appareil musculosquelettique, des maladies myotoniques, des paralysies périodiques et diverses dystrophies ;
– comme troubles du métabolisme, le diabète insulinodépendant, l'intolérance au fructose et au lactose, la lithiase oxalique, les hyperlipidémies, la phénylcétonurie ou les maladies lysosomales.

Parmi les maladies héréditaires, certaines ont une issue fatale, tandis que d'autres, les intolérances héréditaires à certaines substances médicamenteuses par exemple, ne s'expriment que dans des conditions particulières et peuvent même passer inaperçues. Selon les cas, une même maladie peut d'ailleurs revêtir des formes légères ou très graves : transmise par un seul des deux parents, une anomalie de l'hémoglobine est souvent bénigne, mais la même anomalie transmise par les deux parents peut être très grave.
À côté des maladies héréditaires bien définies, il existe une hérédité de terrain, dite « multifactorielle », car dépendant de nombreux variants génétiques dont les effets s'additionnent : terrain allergique favorable à l'asthme ou à l'eczéma, terrain propice à la goutte, prédisposition aux maladies infectieuses, aux affections cardio-vasculaires ou aux proliférations tumorales.

• Perspectives

La connaissance détaillée de l'ensemble des gènes humains transmis aux descendants a pour objectif la prévision des maladies génétiques, le conseil génétique aux couples susceptibles de transmettre une maladie héréditaire à leur enfant et le diagnostic prénatal des maladies héréditaires. Par ailleurs, les thérapies géniques sont susceptibles de corriger ou de remplacer le gène altéré par la maladie.

- L'allergie
  - Asthme
  - Choc anaphylactique
  - Œdème de Quincke
  - Rhinite
- Le lupus érythémateux disséminé
- La maladie de Horton
- La maladie de Raynaud
- La myasthénie
- Le pemphigus
- La polymyosite
- La sclérodermie
- Le sida
- Le syndrome de Gougerot-Sjögren
- Le syndrome de Guillain-Barré

VOIR AUSSI

Diabète p. 228

Eczéma p. 286

Maladie de Basedow p. 396

Maladie de Biermer p. 212

Maladie de Crohn p. 364

Polyarthrite rhumatoïde p. 259

Rectocolite hémorragique p. 365

Sarcoïdose p. 454

Thyroïdite de Hashimoto p. 397

Urticaire p. 300

Le système immunitaire

L'allergie

L'allergie est une réaction anormale et spécifique de l'organisme au contact d'une substance étrangère, appelée « allergène », qui n'entraîne pas de trouble chez la plupart des sujets.

Pour que se développe une allergie, il est indispensable qu'un premier contact ait eu lieu entre l'allergène et l'organisme du sujet. C'est cette sensibilisation du système immunitaire qui est anormale, car la manifestation allergique qui lui succède n'en est que la conséquence.

• Causes

Les allergies surviennent chez des sujets génétiquement prédisposés : il est fréquent que des manifestations allergiques aussi diverses que l'asthme, l'eczéma atopique, la rhinite allergique ou l'urticaire touchent plusieurs membres d'une même famille. Le mode de transmission de cette prédisposition est complexe car il n'y a pas qu'un seul gène en cause. D'autres facteurs favorisent le développement des réactions allergiques : l'environnement (présence d'un animal ou de pollens), les infections virales et les facteurs émotionnels.

L'ALLERGIE ALIMENTAIRE

Réaction immunitaire anormale (allergie) induite par un aliment.

Ce terme est à différencier de l'intolérance alimentaire, où le système immunitaire ne joue aucun rôle. La fréquence et la sévérité des allergies alimentaires ne cessent d'augmenter, et certaines allergies, comme celles à l'arachide, représentent un problème de santé publique mondial. Les autres aliments le plus souvent incriminés sont l'œuf, le lait, le poisson, les crustacés, le soja et la noisette.

Les symptômes et signes sont ceux de toute allergie : éruption cutanée, réaction asthmatique, voire choc anaphylactique.

Une allergie alimentaire se traite de la même façon que tout phénomène allergique. La prévention consiste à exclure absolument de l'alimentation l'aliment responsable.

• Mécanisme

Le rôle du système immunitaire est de reconnaître les antigènes qui se trouvent à la surface des particules ou des micro-organismes et, en réponse, de produire des anticorps (immunoglobulines) et des globules blancs (lymphocytes). Ceux-ci entreront en contact avec ces antigènes afin de détruire les micro-organismes qui les portent. Un processus semblable se déclenche dans le mécanisme de l'allergie, mais le système immunitaire produit alors des anticorps et des lymphocytes sensibilisés à des substances inoffensives, les allergènes, qui sont considérés comme des antigènes particuliers et, de ce fait, dangereux. Mais ce n'est pas le cas : c'est la réaction à ces antigènes qui est particulière et, possiblement, dangereuse.

• Différents types d'allergie

Les réactions inappropriées ou exagérées qui se manifestent dans les allergies sont appelées « réactions d'hypersensibilité ».

> **L'hypersensibilité de type I, ou hypersensibilité immédiate,** est la plus fréquente. Les allergènes en cause proviennent :
- des pollens (graminées, arbres, herbes) ;
- des acariens contenus dans la poussière domestique et les squames d'animaux (infimes particules de peau ou de poil) ;
- des moisissures atmosphériques ;

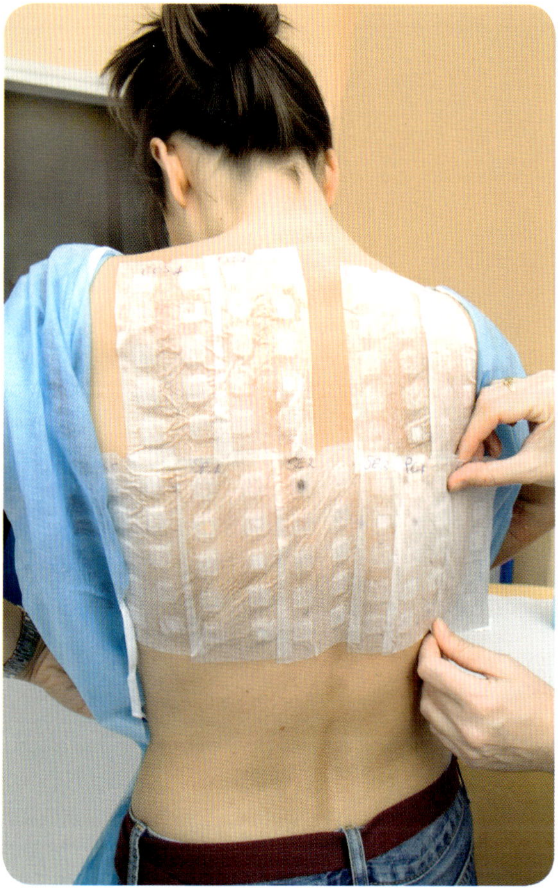

▲ **Les tests cutanés d'allergie ont pour intérêt de simuler de façon visible, sur la peau, le conflit généré par la sensibilisation allergique à l'intérieur de l'organisme.**

– de certains médicaments (par exemple, pénicilline);
– d'aliments (œufs, lait, poissons, crustacés, fruits secs);
– du venin d'insectes (abeille, guêpe);
– de colorants alimentaires (tartrazine).

Certaines réactions succédant à l'ingestion de fraises ne relèvent pas obligatoirement de l'allergie mais sont dues à une substance qui favorise la libération d'histamine, sans qu'il y ait pour autant d'anticorps contre cette substance. Lorsqu'il y a contact avec l'un de ces allergènes, les anticorps, immunoglobulines E (IgE), élaborés se fixent sur les mastocytes, cellules de la peau et des muqueuses dont les granulations contiennent de l'histamine (substance responsable des symptômes de l'inflammation et qui provoque également la contraction des muscles bronchiques). Lors d'un second contact, l'allergène s'unit aux IgE, ce qui entraîne la dégranulation des mastocytes, c'est-à-dire la libération de l'histamine et, par là, les divers symptômes de l'allergie : éruption, démangeaisons, gonflement, écoulement nasal, obstruction nasale, éternuements, toux spasmodique, conjonctivite, difficulté respiratoire, diarrhée. Il en résulte des manifestations comme l'asthme, le rhume des foins, l'urticaire, l'œdème de Quincke, le choc anaphylactique et de nombreux types d'allergie alimentaire.

> **L'hypersensibilité de type II,** moins fréquente, est de nature cytotoxique; elle fait intervenir les anticorps IgG et IgM et est responsable des réactions transfusionnelles, de l'incompatibilité fœto-maternelle et d'anémies hémolytiques. Cette réaction contre d'autres présentations du même antigène s'appelle une « allo-immunisation ». Certains médicaments peuvent se fixer à un antigène (de groupe sanguin par exemple) et le transformer en un allo-antigène artificiel.

> **L'hypersensibilité de type III** fait intervenir les anticorps IgG. Elle est responsable de glomérulonéphrites, du lupus érythémateux disséminé et d'une forme de maladie pulmonaire, la pneumopathie d'hypersensibilité (alvéolite allergique extrinsèque, poumon de fermier, maladie des éleveurs d'oiseaux), ainsi que du gonflement de la peau lors des rappels de vaccination. Ces anticorps se fixent à leurs antigènes pour constituer des complexes immuns qui, en se déposant, vont provoquer les lésions de la maladie.

> **L'hypersensibilité de type IV** est une réaction cellulaire retardée responsable de dermatoses allergiques consécutives au contact de la peau avec certaines matières (nickel, caoutchouc, détergents, cosmétiques) et de granulomes (tuberculose, sarcoïdose), ainsi que du rejet d'un organe greffé.

• Diagnostic

Évoqué à partir des antécédents personnels et familiaux du sujet, de ses habitudes de vie, des signes cliniques (eczéma, urticaire, conjonctivite, rhume des foins, rhinite, asthme, diarrhée, etc.), le diagnostic est étayé par des tests cutanés, et, dans certains cas, confirmé par des examens de laboratoire.

• Traitement

Le meilleur traitement consiste à éviter, dans la mesure du possible, tout contact avec l'allergène en cause. La désensibilisation est utile pour les allergies aux venins d'insectes, aux acariens et à certains pollens : en administrant, sous une surveillance médicale stricte, des doses infinitésimales et très progressivement croissantes d'allergène, on favorise la formation d'anticorps, qui bloqueront par la suite les réactions allergiques.

Ce traitement réussit dans environ 2 cas sur 3 mais doit être poursuivi pendant 3 ans au moins. Il peut provoquer des effets indésirables (démangeaisons, œdèmes, éruptions), rarement sérieux (asthme, choc anaphylactique). Les antihistaminiques soulagent les symptômes (démangeaisons dues à une piqûre d'insecte, par exemple).

VOIR AUSSI
Eczéma p. 286.
Urticaire p. 300.

ASTHME

Affection inflammatoire chronique des bronches, caractérisée par des crises de dyspnée (gêne respiratoire) paroxystique sifflante témoignant d'une contraction brutale des muscles commandant l'ouverture et la fermeture des bronches, auxquelles s'associent un œdème et une hypersécrétion des muqueuses des voies aériennes (fosses nasales, pharynx, larynx, trachée, bronches).

• Fréquence

L'asthme est une affection fréquente, qui touche de 2 à 5 % de la population générale et qui débute habituellement à un âge se situant entre 5 et 15 ans.

• Causes

L'hérédité est l'un des éléments du développement de l'asthme. Celui-ci est la conséquence d'une réactivité anormale des voies aériennes à certains allergènes (pollens, acariens contenus dans les squames d'animaux et la poussière domestique, les moisissures). Ceux-ci, lorsqu'ils pénètrent dans les voies aériennes, agressent les cellules du revêtement intérieur des bronches, qui libèrent des substances chimiques agissant directement sur la contraction des muscles bronchiques ; d'autres substances, d'action plus tardive, sont responsables de l'œdème et de l'hypersécrétion.

Les réactions immunitaires, génétiquement programmées pour nous défendre contre les nombreuses infections qui auparavant affectaient l'homme, deviennent inadaptées lorsque l'organisme n'est plus normalement stimulé, entraînant asthme et allergies. Le terrain génétique prédisposant résulte de nombreuses petites variations du génome (hérédité multifactorielle).

ASTHME ET SPORT

L'exercice physique, surtout à l'air froid, peut entraîner une crise d'asthme. Lors d'un exercice d'intensité modérée et de courte durée, celle-ci se déclenche généralement après l'arrêt de l'effort pour s'apaiser spontanément en 30 minutes. Parfois, elle peut survenir pendant un effort prolongé, obligeant le sportif à relâcher son rythme, voire à interrompre son activité. Dans ce cas, la crise s'apaise alors en quelques minutes.

La pratique régulière d'un sport est souhaitable dans la majorité des cas. La natation en atmosphère chaude et humide est le sport privilégié pour les personnes asthmatiques. Certains sports d'endurance (course à pied, ski de fond) sont mal tolérés si une période d'échauffement n'est pas respectée. En revanche, les sports de combat, le cyclotourisme, les sports de ballon sont le plus souvent bien tolérés. Un traitement médicamenteux avant l'effort est conseillé ; les bêtamimétiques et le cromoglycate de sodium sont plutôt efficaces.

Certains facteurs peuvent aussi déclencher des crises : les infections respiratoires, l'exercice physique (particulièrement à l'air froid), l'inhalation de polluants (fumée de tabac), les contrariétés ou la prise de certains médicaments (comme l'aspirine).

Asthme de l'adulte

Les crises d'asthme sont de gravité variable, allant d'un simple essoufflement à une insuffisance respiratoire importante (asthme aigu grave). Elles surviennent le plus souvent le soir ou la nuit. Certains signes avant-coureurs peuvent se manifester : maux de tête, pesanteur digestive, éternuements, démangeaisons sur tout le corps.

Après quelques quintes de toux sèche, l'expiration devient sifflante et difficile, provoquant des sueurs et une tachycardie. Le malade tousse un peu, ramenant une expectoration visqueuse. Cette crise s'apaise progressivement au bout de plusieurs dizaines de minutes. Le retour au calme peut être total, mais, après une forte crise, il persiste fréquemment une respiration sifflante, accentuée par l'expiration forcée.

• Traitement

Le traitement de l'asthme dépend de sa sévérité et du contrôle des crises. Dans tous les cas, il faut supprimer les facteurs déclenchants (allergènes, produits chimiques).

Le traitement de la crise simple fait appel aux bêtamimétiques en aérosol-doseur. Si le traitement n'est pas suffisamment efficace ou si la crise est sévère, on a recours aux corticoïdes par voie générale et à l'hospitalisation pour oxygéner le malade, lui administrer des médicaments par nébulisation ou par voie injectable et le surveiller.

En traitement de fond de l'asthme modéré, on conseille des corticoïdes inhalés.

En cas d'asthme sévère, les corticoïdes inhalés sont prescrits à forte dose, associés aux bêtamimétiques inhalés à longue durée d'action. La corticothérapie générale n'est prescrite que si elle est indispensable et à la dose le plus faible possible. D'autres médicaments comme les antileucotriènes ou les anti-IgE sont disponibles.

Asthme de l'enfant

L'asthme de l'enfant peut différer de celui de l'adulte par ses manifestations cliniques et son traitement. Il survient rarement avant 2-3 ans, souvent dans des familles prédisposées et chez des enfants qui présentent d'autres manifestations de type allergique (eczéma du nourrisson, rhinite allergique, etc.). Son évolution est variable : tantôt il reste limité à deux ou trois crises isolées, tantôt il persiste pendant toute la deuxième enfance, disparaissant à 7 ans ou à la puberté, mais pouvant resurgir à l'âge adulte. Ce risque est d'autant plus élevé que la première crise est survenue plus tardivement.

La gravité de l'asthme infantile tient au fait qu'il gêne souvent la vie familiale et scolaire.

• Traitement

Le traitement de l'asthme infantile diffère quelque peu de celui de l'adulte : les bronchodilatateurs ne doivent être administrés que par nébulisation avant l'âge de 5 ans, les corticostéroïdes doivent être utilisés à la dose minimale efficace ; le cromoglycate et le kétotifène sont souvent plus efficaces que chez l'adulte. L'hygiène de vie (élimination des allergènes, exercice physique adapté avec éventuelle prévention d'un asthme d'effort, absence de tabagisme passif) est aussi importante que le traitement médicamenteux.

Asthme grave

Si la crise d'asthme est la plus impressionnante mais la plus bénigne des dyspnées aiguës, les asthmes évolués et rebelles sont souvent graves. C'est le cas de l'asthme à dyspnée continue et de l'asthme aigu grave, déficience respiratoire aiguë pouvant survenir chez tout asthmatique. Son apparition est favorisée par une insuffisance du traitement de fond par les corticoïdes inhalés. Le malade est en proie à une succession de crises asthmatiques intenses pouvant conduire à l'asphyxie. L'asthme aigu grave s'installe généralement en quelques heures ou quelques jours, mais peut parfois survenir sans signes avant-coureurs. La mesure des gaz du sang révèle une hypoxie (diminution du taux d'oxygène sanguin), voire une hypercapnie (augmentation du taux de gaz carbonique sanguin).

Une hospitalisation en urgence est indispensable. Le traitement repose sur la mise sous oxygène, la prise à fortes doses de bronchodilatateurs et l'injection de corticostéroïdes. Dans les cas les plus graves, une ventilation assistée peut être nécessaire.

• Prévention et surveillance

Chaque fois que cela est possible, il faut tenter d'éviter tout contact avec l'allergène : utilisation d'une literie synthétique, de produits acaricides en cas d'allergie aux acariens, dépoussiérage soigneux du lieu d'habitation. Quand l'éviction de l'allergène est impossible et si cet allergène est unique, une désensibilisation spécifique peut être proposée (par injections de doses croissantes d'allergène). Un bilan allergologique est donc souhaitable (tests cutanés).

La surveillance des patients asthmatiques est réalisée par la mesure du volume expiratoire maximal par seconde (V.E.M.S.), qui permet d'apprécier le degré d'obstruction bronchique, d'évaluer la sévérité d'une crise, d'adapter le traitement de fond au patient, de prévenir les rechutes. Les patients se surveillent à l'aide d'un débitmètre de pointe *(peak flow)*.

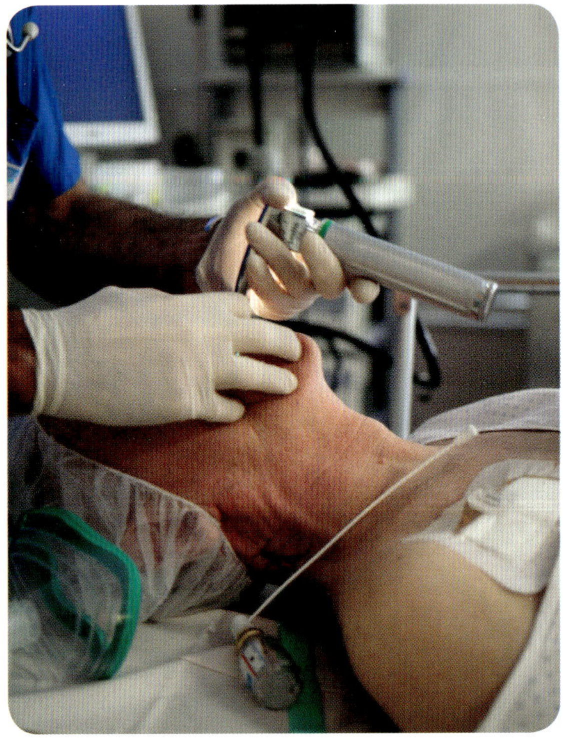

▲ L'intubation trachéale consiste à placer dans la trachée, à travers l'orifice glottique et à l'aide d'un laryngoscope, une sonde dont l'extrémité supérieure émerge par la bouche.

• Pronostic de l'asthme

La fréquence et la gravité des crises d'asthme sont variables selon l'âge du patient. Les traitements actuels permettent la plupart du temps de mener une vie normale à condition de maintenir un traitement de fond, même en l'absence de crise.

CHOC ANAPHYLACTIQUE

Manifestation la plus sévère de l'allergie aiguë entraînant une grave défaillance circulatoire et des difficultés respiratoires.

Le choc anaphylactique est dû à un mécanisme d'hypersensibilité immédiate (type I), déclenché par une substance avec laquelle un sujet allergique a déjà été en contact antérieurement ; sa conséquence est la libération dans la circulation sanguine d'histamine et d'autres substances entraînant la dilatation des vaisseaux sanguins et la constriction des bronches. Les substances en cause sont parfois des aliments (lait, œufs, poisson, fruits de mer) ou des médicaments (sérums, antibiotiques, analgésiques, anesthésiques locaux). Il existe parfois des réactions initiales aussi graves lors du tout premier contact avec certaines substances (piqûres d'insectes).

• Symptômes et signes

Le choc anaphylactique se déclenche dans les minutes ou dans l'heure qui suivent le contact et est annoncé par une intense sensation de malaise. Il s'accompagne de démangeaisons débutant à la paume des mains, de frissons, de sueurs, d'une pâleur suivie d'une rougeur diffuse, d'une éruption d'urticaire. Peu après apparaissent une gêne respiratoire sévère, une chute de la tension artérielle, tandis que le pouls devient imperceptible. Parfois surviennent des vomissements ou une diarrhée sanglante, une crise d'asthme, un œdème de Quincke (gonflement du visage).

Dans les formes les plus graves et en l'absence de traitement, l'importance du choc et de la gêne respiratoire peut entraîner la mort.

• Traitement

Le traitement nécessite une hospitalisation d'urgence en service de réanimation et repose principalement sur l'administration immédiate par voie intraveineuse d'adrénaline, un remplissage vasculaire, éventuellement l'injection de corticostéroïdes et d'antihistaminiques, d'efficacité moins immédiate.

Dans les cas extrêmes, une intubation trachéale peut être nécessaire.

• Prévention

La prévention est la même que pour les autres troubles allergiques : empêcher le contact avec les substances en cause, si cela est possible, ou pratiquer une désensibilisation (injections répétées de doses infinitésimales et très progressivement croissantes de ces substances), en particulier dans les cas d'allergie à un venin d'insecte. De plus, on conseille au sujet chez qui le risque persiste d'avoir en permanence de l'adrénaline à portée de main, qu'il peut s'administrer facilement en attendant l'arrivée d'un médecin.

ŒDÈME DE QUINCKE

Réaction allergique caractérisée par une éruption œdémateuse sous la peau et sous les muqueuses, en particulier celles du larynx. Se dit aussi « angio-œdème » ou « œdème angioneurotique ».

• Causes

Comme l'urticaire, l'œdème de Quincke peut être déclenché essentiellement par l'absorption d'aliments (crustacés, fraises, fruits de mer, sardines, etc.), par une piqûre d'insecte ou par la prise de médicaments (antibiotiques, surtout pénicillines, aspirine, etc.). Souvent, aucune cause n'est trouvée.

• Symptômes et évolution

Un œdème de Quincke touche les muqueuses de la bouche et des voies respiratoires supérieures (lèvres, langue, pharynx, larynx) ainsi que les tissus sous-cutanés lâches du visage (paupières). Il se manifeste par un gonflement bien délimité, ferme, rose pâle, non prurigineux mais produisant une sensation de cuisson.

Du fait de sa localisation possible à la gorge, l'œdème de Quincke entraîne un risque grave d'asphyxie pouvant survenir de plusieurs minutes à quelques heures après la première manifestation. Il peut également provoquer un arrêt circulatoire lorsqu'il est associé à un choc anaphylactique (insuffisance circulatoire aiguë, d'origine allergique).

• Traitement et prévention

Un œdème de Quincke impose un traitement d'urgence, surtout en cas de gêne respiratoire, par des corticostéroïdes injectables à action rapide, associés au chlorhydrate d'adrénaline. Si l'œdème continue à évoluer, le transfert du malade en service de réanimation est impératif.

La prévention de nouvelles crises réside en la suppression des causes qui ont déclenché la réaction, lorsqu'elles ont pu être identifiées.

RHINITE

Inflammation de la muqueuse des fosses nasales.

Il existe deux formes de rhinite : la rhinite aiguë, communément appelée « rhume de cerveau » ou « coryza », et la rhinite chronique, qui comprend la rhinite non allergique et la rhinite allergique.

Rhinite aiguë

Inflammation infectieuse des fosses nasales, survenant par épidémies.

• Causes et symptômes

La rhinite aiguë est en général virale dans un premier temps, mais se complique souvent d'une infection bactérienne. Après une incubation de quelques jours, le nez se met à couler. L'écoulement est clair et fluide; en cas de complication (surinfection), il devient épais et jaune. Le nez est alors bouché; la personne éternue et éprouve une sensation de brûlure dans les fosses nasales.

• Traitement

Il n'existe pas de traitement permettant de stopper l'évolution de la maladie; celle-ci guérit le plus souvent spontanément en quelques jours. Le traitement ne sert qu'à soulager les symptômes et reste souvent local : lavages des fosses nasales au sérum physiologique, pulvérisations de vasoconstricteurs (médicaments qui rétrécissent les vaisseaux sanguins de la muqueuse) dans le nez.

Rhinite chronique

Inflammation récidivante ou plus ou moins permanente des fosses nasales. Son origine peut être allergique ou non.

> **La rhinite chronique non allergique** n'a pas de cause bien définie. Elle est favorisée par divers facteurs : fragilisation de la muqueuse par des rhinites aiguës à répétition, tabagisme, exposition à la pollution aérienne, abus de médicaments locaux vasoconstricteurs.

Parmi les différentes variétés, on distingue les rhinites atrophiques, encore fréquentes dans les pays en voie de développement et en particulier en Afrique du Nord : certaines sont consécutives à une autre maladie (syphilis, tuberculose, syndrome de Gougerot-Sjögren), d'autres non, telles que l'ozène (rhinite atrophique primitive), caractérisé par l'apparition de croûtes et la perception par le malade d'une odeur fétide.

Le traitement des rhinites chroniques non allergiques est difficile. Il comprend la prise de médicaments locaux, soigneusement choisis en fonction de la variété de rhinite – dans certains cas, les vasoconstricteurs sont contre-indiqués -, des applications de substances sur la muqueuse par le médecin spécialiste et des cures thermales.

> **La rhinite chronique allergique** se manifeste par un écoulement nasal, une obstruction nasale et des salves d'éternuements qui surviennent par crises.

On distingue les rhinites saisonnières – dont une variété est le coryza spasmodique, ou rhume des foins –, qui se produisent tous les ans à la même date et qui sont dues à des pollens, et les rhinites perannuelles (l'influence de la saison étant nulle ou peu marquée), dues aux acariens et à la poussière des maisons ou aux phanères (poils, plumes, etc.) des animaux domestiques.

Le diagnostic peut être confirmé par des dosages d'anticorps sanguins et par des tests cutanés appelés « épidermotests ». Le traitement repose, si possible, sur la suppression de tout contact avec l'allergène, sur la prise de médicaments antihistaminiques par voie orale et parfois sur une désensibilisation à l'allergène en cause.

Le lupus érythémateux disséminé

Le lupus érythémateux disséminé (L.E.D.) est une maladie inflammatoire d'origine auto-immune touchant un grand nombre d'organes. On le nomme aussi « lupus systémique » ou « maladie lupique ».

Le lupus érythémateux disséminé fait partie des maladies systémiques (autrefois appelées « connectivites » ou « collagénoses »). C'est une maladie à forte prédominance féminine (8 femmes pour 2 hommes), dont la fréquence maximale se situe entre 20 et 30 ans. Il apparaît, estime-t-on, de 2 à 5 nouveaux cas annuels pour 100 000 femmes.

• Causes

Cette affection auto-immune, non spécifique d'un seul organe, est probablement causée par de multiples facteurs, le terrain génétique étant sans doute le plus important. En effet, elle est plus fréquente chez les personnes porteuses des groupes HLA *(Human Leucocyte Antigen)*, DR2 et DR3, caractérisés par la présence d'antigènes spécifiques sur les globules blancs du sang, et chez les sujets atteints d'un déficit congénital des fractions C2 ou C4 du complément (système enzymatique intervenant dans la réponse immunitaire participant à la destruction des antigènes).

• Symptômes et signes

Ils varient beaucoup d'un malade à un autre. Les signes généraux, présents pendant les poussées de la maladie, associent une fièvre, une perte de l'appétit et un amaigrissement. Les manifestations articulaires (arthrite aiguë, subaiguë ou chronique, ou encore simples douleurs articulaires) s'observent chez 90 % des malades.

En revanche, une ostéonécrose (nécrose osseuse) ne se développe que chez 5 % d'entre eux.

Les manifestations cutanées sont très diverses : érythème du visage en ailes de papillon ou en forme de « loup » (masque couvrant le haut du visage – d'où le nom donné à la maladie), lésions de lupus érythémateux chronique (plaques rouges comportant des croûtes), vascularite, urticaire, sensibilité à la lumière, chute des cheveux, lésions de type engelure, augmentation ou diminution de la pigmentation. L'atteinte rénale est une complication fréquente (plus de 50 % des cas) ; elle se manifeste soit par des anomalies urinaires simples (protéinurie, hématurie microscopique), soit par un syndrome néphrotique et

LE COMPLÉMENT

Système enzymatique participant aux réactions antigènes/anticorps et, en particulier, à la destruction des antigènes.

Le complément se compose de 11 protéines circulantes, susceptibles d'exercer une activité enzymatique, ainsi que des inhibiteurs de ces protéines. L'activation de ces protéines se fait de façon séquentielle, chacune étant activée par la précédente et devenant par là même capable d'activer la suivante. Cette cascade est initiée soit par la présence d'un anticorps lié à son antigène, soit par la seule présence d'un antigène bactérien. Le déroulement de cette séquence jusqu'à son terme entraîne la destruction de l'antigène et, s'il était porté par une cellule, la lyse de cette dernière.

Par ailleurs, les enzymes du complément libèrent, lors de leur activation, des fragments protéiques qui interviennent dans l'inflammation et dans l'activation des cellules impliquées dans la phagocytose.

Le complément joue un rôle fondamental dans la lutte contre les maladies infectieuses et leurs vecteurs. Un déficit, inné ou acquis, d'un des composants du complément entraîne un plus grand risque de développer certaines maladies.

correspond à une destruction des glomérules (glomérulonéphrite) ; elle peut évoluer vers une insuffisance rénale. La biopsie rénale est souvent utile pour préciser les lésions.

Le système nerveux peut aussi être touché : crises convulsives, paralysie, migraine, troubles du comportement.

Enfin, on observe également des troubles cardiovasculaires (péricardite, myocardite, endocardite, thrombose artérielle ou veineuse, hypertension), respiratoires (pleurésie) et hématologiques (leucopénie, thrombopénie, anémie hémolytique, voire hypertrophie ganglionnaire, augmentation de volume de la rate). La grossesse et la période suivant l'accouchement favorisent les poussées de la maladie. Les avortements spontanés sont fréquents.

• Diagnostic

L'établissement du diagnostic repose sur l'association de manifestations cliniques (extrêmement variables, pouvant aller de quelques lésions cutanées à une atteinte sévère et généralisée) et d'anomalies immunobiologiques telles que la présence d'anticorps antinucléaires (dirigés contre les noyaux des cellules), d'anticorps anti-A.D.N., ou encore une diminution des taux plasmatiques des fractions C3 et C4 du complément.

On retrouve parfois des anticorps (antiphospholipides) dirigés contre les facteurs de la coagulation et qui favorisent les thromboses et les avortements spontanés. Une biopsie des lésions cutanées ou une biopsie rénale peuvent également contribuer au diagnostic.

• Évolution

L'évolution est lente, le plus souvent imprévisible, pouvant s'étendre sur 20 ou 30 ans. Elle procède spontanément par poussées entrecoupées de rémissions complètes de durée variable (de plusieurs mois à plusieurs années).

• Traitement et pronostic

Le lupus érythémateux disséminé nécessite une prise en charge globale du malade. Le repos est utile pendant les poussées de la maladie et l'exposition au soleil, contre-indiquée. Les indications thérapeutiques sont adaptées en fonction des symptômes.

> **Les formes bénignes** (essentiellement cutanées, articulaires et pleurales) sont traitées par des anti-inflammatoires non stéroïdiens ou par l'aspirine, associés à des antimalariques de synthèse. Parfois, une courte corticothérapie est nécessaire.

> **Les formes les plus sévères** (atteinte du système nerveux central ou atteinte rénale grave) sont traitées par de fortes doses de corticostéroïdes, parfois associés à des médicaments immunosuppresseurs.

Certaines lésions du rein évoluent vers l'insuffisance rénale et obligent à un traitement par hémodialyse, voire à une transplantation rénale. Toute grossesse chez une femme souffrant de lupus doit être considérée comme à haut risque et nécessite une surveillance particulière. Les progrès dans les traitements permettent une augmentation constante de l'espérance de vie.

La maladie de Horton

Cette maladie est caractérisée par l'inflammation d'une ou des deux artères temporales. Relativement rare, elle touche les personnes âgées et plus souvent les femmes.

La maladie de Horton, appelée aussi « artérite temporale », peut atteindre d'autres artères (celles de la tête, du cou, artères coronaires, branches de l'aorte). Sa cause est inconnue ; toutefois, la maladie est souvent associée à une pseudopolyarthrite rhizomélique (atteinte inflammatoire des épaules et des hanches).

• Symptômes et signes

La maladie de Horton se manifeste par des maux de tête intenses, localisés à une tempe ou aux deux et dus à l'inflammation de la paroi artérielle. Parfois, ces douleurs sont accompagnées d'une fièvre et d'un mauvais état général avec perte d'appétit et amaigrissement.

• Diagnostic, évolution et traitement

Le diagnostic repose sur un examen sanguin révélant une vitesse de sédimentation élevée, signe de l'inflammation, et sur l'examen histologique du tissu artériel après biopsie de l'artère temporale, effectuée à l'hôpital sous anesthésie locale.

Le principal risque de la maladie réside dans l'extension rapide de l'inflammation à l'artère ophtalmique, entraînant une oblitération des vaisseaux de la rétine ou de la papille et la cécité.

Un traitement d'urgence par les corticostéroïdes à fortes doses doit être entrepris. Ce traitement est poursuivi à doses lentement décroissantes pendant plusieurs années sous surveillance régulière de la vitesse de sédimentation et de la protéine C-réactive.

LA VITESSE DE SÉDIMENTATION

Vitesse à laquelle les globules rouges se séparent du plasma et se déposent au fond d'un tube à essai posé verticalement.

La mesure de la vitesse de sédimentation (V.S.) est un examen de routine qui, en dépit de son imprécision, conserve un intérêt certain dans le diagnostic de nombreuses affections et dans la surveillance des maladies inflammatoires ; dans ce dernier cas, en effet, elle reflète généralement assez bien l'évolution de la maladie. Toutefois, cet examen ne suffit pas pour établir un diagnostic, dans la mesure où certains troubles bénins accélèrent la sédimentation, alors qu'au contraire beaucoup de maladies sérieuses ne l'affectent pas.

La vitesse de sédimentation dépend de nombreux facteurs, érythrocytaires, d'une part, plasmatiques, d'autre part. Elle est d'autant plus lente que les globules rouges sont plus nombreux ; à l'inverse, en cas d'anémie et encore plus lorsque ceux-ci ont une forte tendance à s'agglutiner – ce qui est le cas si des anticorps se présentent à leur surface –, elle est d'autant plus rapide. Dans le plasma, l'augmentation du taux de certaines protéines (fibrinogène, globulines) l'accélère de manière parfois considérable.

La vitesse de sédimentation se mesure au terme de 1 heure. La valeur normale est inférieure à 20 millimètres de sédimentation de globules rouges au fond du tube à essai, mais les explorations ne sont justifiées que si elle est supérieure à 30 après 1 heure.

En pratique, devant une vitesse de sédimentation accélérée, en l'absence d'infection, deux examens sont indispensables : la mesure de la protéine C-Reactive (CRP), qui s'élève en cas d'inflammation, et l'électrophorèse des protides sériques, qui permet de mettre en évidence une éventuelle augmentation des gammaglobulines, polyclonales ou monoclonales.

Comprendre et traiter la douleur

La douleur du fait de son intensité ou de sa persistance est, pour tout individu, un phénomène extrêmement agressif et destructeur. Or, celle-ci peut être, dans la plupart des cas, soulagée ou atténuée. Aujourd'hui, il existe une véritable prise de conscience de la nécessité de mieux combattre la douleur en utilisant tous les moyens disponibles.

Comprendre la douleur

La douleur assure une fonction de signal d'alarme en informant l'organisme de la présence d'un désordre susceptible de lui nuire. Il existe plusieurs types de douleur, selon la durée d'évolution, le mécanisme, la localisation, l'intensité, l'origine, les répercussions physiques, psychologiques et sociales, etc.
La durée d'évolution d'une douleur est une donnée importante, qui influence la prise en charge du malade. Une douleur chronique, présente au-delà de 3 ou 6 mois, ne peut être appréhendée comme une douleur aiguë (durant moins de 3 mois) qui persiste. En effet, d'une douleur initialement « simple symptôme », celle-ci devient un « syndrome » à part entière (douleur maladie), qui affecte physiquement, psychologiquement et socialement le malade.

Diversité des mécanismes. On distingue également les douleurs selon leur origine.
La douleur par excès de stimulation des nocicepteurs (récepteurs nerveux spécifiques des sensations douloureuses) est une douleur symptôme, signal d'alarme d'un dommage tissulaire, lié à un traumatisme chirurgical, par exemple. Elle est dite « nociceptive ».
La douleur neurogène résulte d'une lésion nerveuse responsable d'un dysfonctionnement dans la transmission et le contrôle des messages douloureux. Les principales causes de douleurs neurogènes sont l'amputation (membre fantôme), le zona, les lésions des nerfs, la paraplégie, etc.
La douleur psychogène, ou fonctionnelle, est une douleur sans cause organique identifiée. La liste de ce type de douleur est longue : douleurs par contraction musculaire, fibromyalgie (douleurs diffuses ressenties dans différentes parties du corps), céphalée, migraine, etc. Souvent, c'est lorsqu'elle devient chronique que l'origine psychogène d'une douleur est évoquée, devant les résultats négatifs du bilan clinique et des examens biologiques ou radiologiques.

Évaluer la douleur

La douleur est un phénomène subjectif, individuel, donc difficilement communicable. C'est un phénomène nouveau que d'envisager d'évaluer la douleur comme on le ferait pour une autre variable biologique (température, pression artérielle, etc.).
Évaluer la douleur permet d'identifier les malades qui ont une douleur, ces derniers n'osant pas toujours l'exprimer ou refusant de la soigner (par exemple, crainte des

Aspects psychologiques de la douleur

La douleur s'accompagne généralement d'angoisse, d'anxiété et, parfois, de peur. La cause et les circonstances de sa survenue peuvent aussi influencer la façon dont elle est perçue par le patient. La douleur liée à un cancer, en raison de la peur occasionnée par cette maladie, peut apparaître comme beaucoup plus intense et causer plus de souffrance qu'une douleur similaire résultant d'une maladie bénigne. Par ailleurs, la sensation douloureuse peut être réduite dans les situations d'excitation (par exemple, lors dune compétition sportive) ou d'émotion intense. Certains pensent qu'une préparation mentale à la douleur (par exemple, en vue de l'accouchement) réduit considérablement la sensation et la réaction qu'elle déclenche.

effets secondaires et de la dépendance aux morphiniques, désir de faire face à la douleur, volonté de ne pas alarmer les proches). Cela permet aussi d'adapter le traitement à son intensité, de contrôler l'efficacité des traitements, d'améliorer la communication entre le malade et les soignants.

Les échelles d'évaluation. Différentes échelles sont utilisées pour apprécier l'intensité de la douleur.
L'échelle verbale simple se présente sous la forme de 4 ou 5 catégories, chacune de celles-ci correspondant à un adjectif qui qualifie la douleur : absente, faible, modérée, intense, extrêmement intense. Le patient entoure la catégorie qui caractérise la douleur au moment présent, la douleur habituelle depuis les 8 derniers jours, la douleur la plus intense depuis les 8 derniers jours.
L'échelle numérique (EN) permet au patient de donner, pour les 3types de douleurs précédentes, une note de 0 (« douleur absente ») à 10 (ou à 100, « douleur maximale imaginable »).
L'échelle visuelle analogique (EVA) se présente sous la forme d'une ligne horizontale de 100 millimètres, orientée de gauche à droite. Les deux extrémités de la ligne sont définies par « douleur absente » et « douleur maximale imaginable ». Le patient trace une croix sur la ligne, au niveau qui caractérise sa douleur pour les 3 types de douleurs précédentes.

Savoir expliquer sa douleur au médecin

La description minutieuse d'une douleur à son médecin apporte des renseignements irremplaçables pour le diagnostic. Il est utile que le patient décrive les différentes caractéristiques de la douleur : la localisation (en montrant du doigt le trajet de la douleur), le type (à quoi comparer la douleur : pression, brûlure, décharges électriques, etc.), l'évolution (depuis quand la douleur a débuté ? était-ce de manière brutale, progressive ?), les circonstances déclenchantes initiales (effort, traumatisme, accident de travail, etc.), les facteurs qui la soulagent, l'aggravent (position, mouvement, horaire, émotions, etc.) ?

Traiter la douleur

L'utilisation d'analgésiques associée au traitement de la cause de la douleur apporte un soulagement dans de nombreux cas, notamment dans les douleurs aiguës. Le traitement des douleurs chroniques prend en compte les différents aspects de ce type de douleur : physique, psychologique, social. Il fait donc appel à des moyens très divers : médicamenteux, mais aussi physiques, psychologiques, chirurgicaux.

Les analgésiques (ou antalgiques) peuvent être classés en trois paliers. L'absence d'efficacité d'un analgésique de l'un des paliers conduit à l'utilisation d'un analgésique du palier supérieur. Le niveau I correspond au paracétamol, à l'aspirine et aux anti-inflammatoires non stéroïdiens (AINS). Ces médicaments sont utiles pour traiter les douleurs légères et modérées (maux de tête ou de dents). Le niveau II correspond à l'association des médicaments du niveau I à des morphiniques mineurs (codéine, dextropropoxyphène). Les médicaments de cette classe peuvent soulager des douleurs plus intenses (arthrose, traumatismes sportifs). Le niveau III correspond surtout à la morphine, analgésique puissant, indispensable pour traiter les douleurs très intenses et rebelles. Pour les douleurs aiguës (douleurs postopératoires), la morphine est utilisée sous forme d'injections contrôlées par le patient. Pour les douleurs chroniques, telles celles liées au cancer, il existe de nombreuses possibilités d'administration.

Les traitements complémentaires. La kinésithérapie est essentielle dans le traitement de nombreuses douleurs chroniques touchant l'appareil locomoteur, utile dans le cas de douleurs « secondaires », souvent liées à des mauvaises positions ou attitudes, à des contractures musculaires, à des limitations articulaires. Elle peut être associée à des techniques de relaxation (utilisées aussi par d'autres spécialistes), qui aident le patient à mieux contrôler sa douleur et à mieux réagir face aux situations stressantes susceptibles de l'augmenter. Parallèlement à ces méthodes, il existe d'autres techniques (neurostimulation transcutanée, applications de chaud/froid, etc.) utiles pour traiter la douleur, notamment quand celle-ci est d'origine neurogène.

La maladie de Raynaud

La maladie de Raynaud est caractérisée par une constriction douloureuse des petites artères, surtout au niveau des doigts. Cette maladie, à prédominance féminine, est fréquente puisqu'elle touche de 5 à 6 % de la population.

Cette affection, qui peut être héréditaire, survient sans cause décelable. La constriction brutale des artérioles des doigts ou des orteils entraîne une pâleur, un refroidissement et une douleur des doigts concernés. On l'appelle aussi « phénomène de Raynaud primitif ».

Ce trouble vasomoteur atteint essentiellement les doigts des mains, de façon bilatérale et symétrique.

L'extrémité des doigts (les 2 ou 3 premiers doigts de chaque main ou la totalité des doigts) devient pâle, froide et douloureuse (sensation de picotement, d'engourdissement ou de brûlure).

Lorsque le sujet retourne dans un lieu où la température est plus élevée, la crise prend fin et les extrémités se cyanosent (se colorent en bleu) ; les douleurs s'accentuent alors pendant quelques minutes.

• Symptômes et signes

Toutes les artérioles des doigts se contractent, souvent sous l'effet du froid, parfois sous l'effet d'un choc émotionnel, ce qui interrompt l'arrivée du sang.

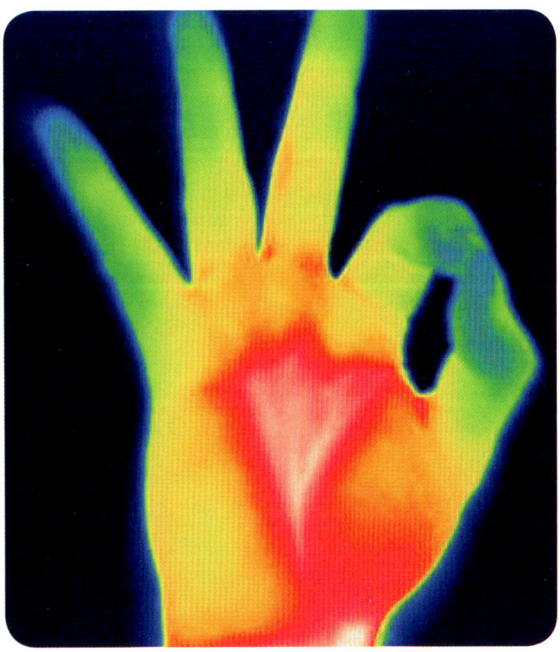

▲ **La thermographie permet de visualiser les différences de température dans les tissus (en bleu, les zones malades).**

• Diagnostic

Le diagnostic de la maladie de Raynaud se fonde sur l'interrogatoire, qui retrouve la décoloration des doigts liée au froid. Cette maladie est plus fréquente que le phénomène (ou syndrome) de Raynaud (dit « secondaire », souvent lié à une maladie systémique).

Différents éléments permettent de confirmer le diagnostic de maladie de Raynaud : l'âge (jeune), l'examen clinique normal, la négativité des examens complémentaires, l'absence d'autres causes (médicaments, causes professionnelles).

• Évolution et traitement

La maladie de Raynaud est habituellement une affection bénigne. Mais, dans ses formes graves, lorsqu'un épaississement des parois artérielles réduit en permanence la circulation sanguine, elle peut occasionner des ulcérations localisées qui se cicatrisent difficilement.

Le traitement dépend de son retentissement. Dans les formes peu sévères, des mesures simples (protection contre le froid) peuvent suffire. Si la gêne est plus importante, on peut utiliser des médicaments (vasodilatateurs et inhibiteurs calciques) en période de froid.

La myasthénie

La myasthénie est une affection rare (2 à 5 cas par million d'individus) d'origine auto-immune, se traduisant par une atteinte des muscles striés, sollicités lors du mouvement volontaire.

Les symptômes cliniques de cette maladie neurologique apparaissent ou sont aggravés par l'effort physique. Les anticorps en cause se fixent sur la plaque motrice, zone de contact de la cellule musculaire avec la fibre nerveuse qui la commande, ce qui empêche l'acétylcholine, substance sécrétée par la fibre nerveuse, de s'y fixer et bloque la transmission des messages. Sans en savoir les raisons, on observe diverses affections (tumeur) du thymus chez 75 % des personnes souffrant de myasthénie.

• Symptômes et signes

Dans la majorité des cas, la maladie débute avant 35-40 ans avec deux pics de survenue, autour de 30 ans et autour de 70 ans ; les premiers signes sont le plus souvent oculaires, les patients se plaignant d'une diplopie (vision double) ou d'un ptôsis (chute de la paupière supérieure) d'un ou des deux yeux.

Mais il peut s'agir également de troubles de la voix (voix nasonnée), de gêne à la mastication, de troubles de déglutition, de faiblesse des membres, d'une sensation de fatigue générale.

La variabilité des troubles et leur accentuation à la fatigue sont caractéristiques de la maladie. Le plus souvent, la myasthénie s'étend à d'autres muscles dans les 3 ans qui suivent son apparition.

L'évolution est fréquemment émaillée de poussées susceptibles de mettre la vie du sujet en danger du fait des paralysies des muscles de la respiration et de la déglutition.

• Diagnostic et traitement

Le diagnostic peut être étayé par divers examens : par un test pharmacologique, l'injection intraveineuse d'un anticholinestérasique, qui provoque une régression passagère des signes ; par la recherche d'anticorps antirécepteurs de l'acétylcholine, présents chez 85 à 90 % des patients atteints de myasthénie généralisée ; par une électromyographie.

Le traitement se fonde sur l'administration d'anticholinestérasiques, qui favorisent l'action de l'acétylcholine, souvent sur l'ablation chirurgicale du thymus, et, en dernier lieu, sur les immunosuppresseurs. Dans la majorité des cas, un traitement suivi à long terme permet au sujet de mener une vie normale ou au moins autonome.

Certains médicaments sont contre-indiqués, surtout dans les formes généralisées : des antibiotiques, quinidine, antiépileptiques, bêtabloquants même en collyre, etc., car ils peuvent provoquer des poussées de myasthénie.

LES MUSCLES STRIÉS

Également appelés « muscles rouges » ou « muscles squelettiques », ils unissent les os et permettent la mobilité. Leur contraction est volontaire, soumise au contrôle cérébral : chaque fibre musculaire est connectée à une terminaison nerveuse qui reçoit les ordres en provenance du cerveau ; l'impulsion nerveuse stimule le muscle en libérant une substance sécrétée par certains neurones pour transmettre l'influx nerveux vers d'autres cellules, appelée « neurotransmetteur chimique » : l'acétylcholine ; celle-ci, par l'intermédiaire d'une chaîne de réactions chimiques, entraîne à son tour la contraction du muscle par l'intermédiaire de la plaque motrice (zone de la cellule musculaire avec laquelle la fibre nerveuse qui la commande entre en contact). Ces muscles sont constamment maintenus dans un état de contraction modérée : le tonus musculaire.

Le pemphigus

Cette maladie dermatologique est caractérisée par l'apparition de bulles à l'intérieur de l'épiderme, se rompant pour laisser place à des érosions douloureuses.

• Causes

Le pemphigus est une affection rare, de cause mal connue. On évoque un mécanisme auto-immun (sécrétion par le système immunitaire du sujet d'anticorps dirigés contre des constituants de sa propre peau).

Certains cas sont causés par la prise de médicaments (inhibiteurs de l'enzyme de conversion, D-pénicillamine). Il existe aussi un facteur héréditaire (la fréquence de cette affection est plus élevée dans certaines populations).

• Différents types de pemphigus

> **Le pemphigus vulgaire** débute par des lésions bulleuses sur les muqueuses, surtout celles de la bouche. Les bulles se rompent rapidement, laissant des érosions (pertes de substance superficielle), très douloureuses et gênant l'alimentation. Des localisations cutanées peuvent également survenir sur le visage, la poitrine et les membres. Elles sont caractérisées par l'absence de démangeaison avant la sortie des bulles ; la simple pression des doigts en périphérie de ces bulles donne lieu à un décollement immédiat de la peau.

> **Le pemphigus foliacé,** encore plus rare, évolue en deux phases. De petites bulles flasques touchent d'abord le visage, la poitrine et le dos. Puis les bulles disparaissent et sont remplacées par de vastes plaques rouges, suintantes, desquamant en grands lambeaux cutanés.

• Traitement

Le traitement est local et général. Les soins locaux consistent en l'ouverture des bulles et en bains antiseptiques. Le traitement général a transformé le pronostic de cette maladie autrefois mortelle. Il repose sur l'administration de corticostéroïdes à fortes doses pendant une période de 6 mois à 1 an. Les immunosuppresseurs, la ciclosporine et les plasmaphérèses ont également été proposés.

• Évolution

L'évolution après traitement est variable : certains patients ne rechutent jamais ; chez d'autres sujets, l'administration constante de faibles doses de corticostéroïdes est nécessaire sous peine de récidive immédiate.

La polymyosite

La polymyosite est une maladie inflammatoire auto-immune (lors de laquelle l'organisme produit des anticorps dirigés contre ses propres tissus) caractérisée par une atteinte, isolée ou non, des muscles striés.

De cause inconnue, les polymyosites surviennent à tout âge, avec une fréquence maximale entre 20 et 40 ans et une prédominance féminine. Dans de rares cas, elles s'associent à un cancer : on parle alors de « polymyosite paranéoplasique ». Elles peuvent aussi faire partie d'une maladie auto-immune diffuse comme le lupus érythémateux.

• Symptômes et signes

Les symptômes des polymyosites sont très variables. Les muscles atteints, en général ceux des cuisses et des épaules, sont douloureux et manquent de force : le malade a du mal à se lever d'une chaise, à se redresser d'une position allongée, à marcher, à se coiffer puis, enfin, à avaler.

À cette atteinte musculaire peuvent s'associer des lésions purpuriques touchant surtout la peau des paupières, des mains, des doigts, des coudes et des genoux (on parle alors de « dermatomyosite »), des douleurs articulaires, une fièvre parfois élevée, une hypertrophie des ganglions.

• Diagnostic

Outre les signes inflammatoires (augmentation de la vitesse de sédimentation, du taux sanguin de protéine C-réactive), le diagnostic est confirmé par l'augmentation du taux d'enzymes musculaires dans le sang, par l'électromyogramme (enregistrement électrique de l'activité musculaire), qui montre une atteinte musculaire inflammatoire, et par la biopsie musculaire, qui montre une dégénérescence des fibres et une réaction tissulaire inflammatoire.

• Évolution et traitement

L'évolution peut être aiguë et atteindre le muscle cardiaque ; subaiguë, avec un risque d'atteinte respiratoire ; ou chronique.

Le traitement repose sur la prescription d'anti-inflammatoires (corticostéroïdes, notamment) et d'immunosuppresseurs. Les polymyosites paranéoplasiques guérissent en même temps que le cancer qu'elles accompagnent.

La sclérodermie

Cette maladie auto-immune est caractérisée par une sclérose progressive du derme et, dans certains cas, des viscères. Il existe deux grands types de sclérodermie : la forme localisée et la forme systémique.

La sclérodermie est une maladie rare, le nombre de nouveaux cas chaque année étant d'environ 2 à 16 par million d'adultes. Elle est plus fréquente chez la femme et débute le plus souvent entre 40 et 50 ans.

• Mécanisme

La cause de la sclérodermie est inconnue mais son mécanisme est en partie élucidé : il consiste en une altération du tissu conjonctif, dont les faisceaux de fibres de collagène augmentent en taille, et en une atteinte des artérioles et des capillaires, ce qui entraîne une fibrose, ou sclérose.

Sclérodermie localisée

C'est une fibrose atteignant essentiellement le derme, dans certains cas les tissus sous-jacents (aponévroses et muscles), mais respectant les viscères.

• Différents types de sclérodermie localisée

> **La sclérodermie en bandes** forme des bandes bien limitées de tissu scléreux, ferme et induré, d'un blanc nacré limité par une fine bordure lilas, qui siègent surtout sur les membres, le visage ou le cuir chevelu ; on parle dans ces derniers cas de « sclérodermie en coup de sabre ».

Les lésions peuvent laisser d'importantes séquelles esthétiques et fonctionnelles (limitation des mouvements articulaires).

> **La sclérodermie en gouttes** se traduit par de petits éléments arrondis, d'un blanc nacré, qui touchent surtout la nuque, le cou, les épaules et le haut du thorax.

> **La sclérodermie en plaques** forme des plaques cutanées ou morphées, de couleur et de consistance identiques aux lésions de la sclérodermie en bandes.

Les plaques peuvent persister durant plusieurs années avant de guérir en laissant des cicatrices peu marquées.

• Diagnostic

Il repose essentiellement sur l'examen clinique, les examens biologiques étant normaux. L'examen histologique confirme le diagnostic, montrant l'amincissement de l'épiderme et surtout la sclérose du derme.

• Traitement

Il est assez peu efficace, qu'il s'agisse des corticostéroïdes locaux ou des traitements par voie générale visant à lutter contre la sclérose (vitamine E, extraits d'huile d'avocat, corticostéroïdes dans les formes extensives).

Une rééducation active (kinésithérapie) est nécessaire en cas de séquelles fonctionnelles (rétractions musculaires, retard de croissance) occasionnées par les lésions aponévrotiques et musculaires.

Sclérodermie systémique

La sclérodermie systémique touche 6 femmes pour 1 homme. Elle associe, à des signes cutanés variables mais tous caractérisés par un épaississement induré du tégument, des manifestations viscérales multiples.

• Symptômes et signes

La première manifestation en est presque toujours un syndrome de Raynaud : par temps froid, les vaisseaux sanguins irriguant les doigts se contractent brusquement ; les doigts deviennent alors blancs comme du marbre, puis violets, avant de revenir à leur couleur normale. L'évolution se fait ensuite vers deux formes différentes, la forme limitée ou la forme diffuse.

> **La forme limitée** associe au syndrome de Raynaud une ou plusieurs autres anomalies :
– sclérodactylie (sclérodermie des doigts) – la peau devient lisse, rigide, impossible à pincer, les doigts prennent une forme effilée et se fixent progressivement en flexion irréductible ;
– télangiectasies (dilatation des petits vaisseaux sanguins cutanés) siégeant sur le visage, les mains et les pieds ;
– calcinose (petites masses dermiques calcifiées favorisant l'ulcération de la peau sus-jacente) sur les mains et les pieds ;
– atteinte motrice de l'œsophage, confirmée par la manométrie œsophagienne, altérant la motricité de cet organe et entraînant une dysphagie (gêne à la déglutition).

L'ensemble de ces troubles est parfois dénommé C.R.E.S.T. syndrome (abréviation anglo-saxonne de calcinose, Raynaud, atteinte œsophagienne, sclérodactylie, télangiectasies). Des arthralgies et une péricardite s'observent dans certains cas. Le pronostic est assez favorable, mais un passage vers la forme diffuse est possible.

> **La forme diffuse** se caractérise par l'extension de la sclérodermie à un ou plusieurs viscères, principalement les reins, ce qui entraîne 2 fois sur 3 une hypertension artérielle de pronostic sévère. Cette forme atteint aussi le péricarde et, plus rarement, le myocarde, les poumons (fibrose interstitielle gênant la respiration) et le tube digestif, avec œsophagite et malabsorption des aliments.

Le diagnostic, essentiellement clinique, peut s'aider de la capillaroscopie unguéale et de la recherche dans le sang de certains auto-anticorps (anticorps sécrétés par l'organisme contre un de ses propres constituants). Cette forme est grave mais son évolution peut se stabiliser après quelques années.

• Traitement

Il est essentiellement celui des symptômes et donc adapté à chaque cas :
– inhibiteurs calciques contre le syndrome de Raynaud et la sclérodactylie ;
– inhibiteurs de l'enzyme de conversion contre l'hypertension ; régime alimentaire adapté, pansements digestifs, antihistaminiques ou cures d'antibiotiques (tétracyclines) contre les troubles digestifs.

Indépendamment des symptômes, des corticostéroïdes (prednisone) sont prescrits de manière très prolongée. Ce traitement a une efficacité certaine mais partielle et variable d'un malade à un autre ; il est réservé aux formes graves de la maladie en raison de ses effets indésirables potentiels. De nombreuses autres substances peuvent être prescrites, notamment la D-pénicillamine et la colchicine.

Le sida

Le sida est la phase ultime de l'infection par le virus d'immunodéficience humaine (V.I.H. 1 et V.I.H. 2). Abréviation de syndrome d'immunodéficience acquise.

Les virus V.I.H. 1 et 2 infectent certains globules blancs, les lymphocytes T4, ou CD4, qui constituent la base active de l'immunité anti-infectieuse. Les lymphocytes infectés contiennent le génome viral dans leur noyau. La multiplication du virus dans les lymphocytes T4 provoque leur destruction et donc, après une phase de latence plus ou moins longue, une déficience du système immunitaire.

On réserve le nom de sida aux formes majeures de cette déficience immunitaire : baisse du taux des lymphocytes T4 au-dessous de 200 par millimètre cube de sang – le taux normal étant de 500 à 1 000 lymphocytes T4 par millimètre cube – et complications infectieuses ou tumorales du déficit immunitaire (pneumonies, abcès cérébral, rétinite à CMV, etc.).

HISTORIQUE

Isolé en 1983 à l'Institut Pasteur de Paris par l'équipe du professeur Luc Montagnier, le V.I.H. fait partie de la famille des rétrovirus (virus à A.R.N., capables de copier celui-ci en A.D.N. proviral grâce à une enzyme qu'ils contiennent, la transcriptase inverse) ; un premier rétrovirus humain, responsable de leucémies chez l'homme, avait été isolé dès 1979 par le Pr Robert Gallo aux États-Unis. Cependant, l'existence du virus remonte à une date largement antérieure : des sérums sanguins contaminés par le virus et stockés en 1954 aux États-Unis, en 1959 au Zaïre et au Royaume-Uni, en 1963 en Ouganda ont été retrouvés.

En 1986, des chercheurs français ont démontré l'existence d'un deuxième virus, baptisé V.I.H. 2, de structure proche du V.I.H. 1, dont l'origine géographique se situe essentiellement en Afrique de l'Ouest. Il n'y a à ce jour aucune certitude quant à l'origine du V.I.H. 1, même si sa prévalence (nombre de cas par rapport à la population totale) est très importante en Afrique centrale.

• Progression du sida

Les premières manifestations diagnostiquées de sida remontent à 1981. Elles touchaient en particulier la population masculine homosexuelle et bisexuelle de certaines zones d'Amérique et d'Europe occidentale, ainsi que les hommes et les femmes à partenaires sexuels multiples de certaines régions des Caraïbes et d'Afrique.

Le nombre de personnes vivantes (adultes et enfants) infectées par le V.I.H. est estimé par l'Organisation mondiale de la santé (O.M.S.) à environ 33 millions à la fin de l'année 2007 (elles étaient 22,6 millions en 1996), parmi lesquelles plus de 22 millions vivent en Afrique subsaharienne, dont 13,2 millions de femmes. Le nombre de nouveaux cas d'infection par le V.I.H. au cours de l'année 2007 est estimé à près de 2,7 millions : 2,3 millions d'adultes et 370 000 sujets de moins de 15 ans ; 95 % d'entre eux résident dans un pays en développement. Le nombre de décès dans le monde depuis le début de l'épidémie s'élèverait en 2007 à plus de 25 millions, dont 2 millions pour l'année 2007.

En France, le nombre estimé de personnes vivantes atteintes de sida est de 27 944 (2007) ; le nombre total de décès depuis le début de l'épidémie est évalué à plus de 34 000 ; le nombre de personnes séropositives pour le V.I.H. est de 150 000 en 2006.

• Mode de contamination

La transmission du virus se fait selon trois modes principaux : par voie sexuelle, par voie sanguine et par transmission de la mère à l'enfant pendant la grossesse ou après l'accouchement (voie transplacentaire, ou lors de l'accouchement, ou lors de l'allaitement).

Voie sexuelle

C'est la voie de contamination la plus fréquente. Toutes les pratiques sexuelles sont à risque de transmission, mais les rapports anaux sont le plus à risque. À l'échelle mondiale, de 75 à 85 % des infections par le V.I.H. ont été contractées à l'occasion de rapports sexuels non protégés.

La transmission se fait par la mise en contact des muqueuses (du vagin ou du rectum) avec des sécrétions sexuelles (sperme, glaire cervicale) ou avec du sang contenant le virus. La probabilité de transmission est estimée, en moyenne, à 0,1 % pour chaque acte sexuel. Ce risque est néanmoins variable selon la nature de l'acte ; un rapport anal réceptif avec un sujet séropositif présente ainsi un risque plus grand de contamination (0,5 à 3 %). Le risque est en outre augmenté par divers autres facteurs, notamment l'existence d'une infection génitale chez l'un des partenaires. Le risque de transmission du virus par la femme est plus grand si le rapport a lieu pendant les règles et, globalement, le risque de transmission dans le sens homme-femme est plus élevé que dans le sens femme-homme. C'est pourquoi, dans les pays où la transmission hétérosexuelle est prédominante, les femmes sont plus nombreuses que les hommes parmi les personnes infectées.

Voie sanguine

La transmission du virus par voie sanguine peut se faire selon trois modalités.

> **Transfusion de sang ou de dérivés du sang** (facteurs de coagulation administrés aux individus hémophiles par exemple). Depuis 1985, des mesures préventives (dépistage systématique du V.I.H. lors des dons de sang, technique d'inactivation virale) ont permis de rendre le risque de transmission du V.I.H. par cette voie pratiquement nul en France et dans les pays d'Europe de l'Ouest.

> **Piqûres accidentelles** avec une aiguille souillée par du sang contaminé. Ce risque est globalement estimé à 0,32 % et varie en fonction de la profondeur de la piqûre, du type d'aiguille et de la charge virale du patient.

> **Toxicomanie par voie veineuse avec partage de seringue** : la probabilité de contamination est estimée à 0,67 %.

Transmission de la mère à l'enfant

La transmission du V.I.H. de la mère à l'enfant peut survenir pendant toute la durée de la grossesse, mais surtout pendant l'accouchement et pendant la période de l'allaitement. L'utilisation de médicaments antirétroviraux pendant la grossesse et la modification des pratiques obstétricales ont permis de diminuer le taux de transmission maternofœtale du V.I.H. de type 1 de 20 % à moins de 1 %.

Le risque de transmission virale par l'allaitement est estimé à 6 %. Aussi celui-ci est-il contre-indiqué aux mères séropositives non traitées.

• Évolution de la maladie

Sans traitement, l'évolution va se dérouler en plusieurs phases.

Phase initiale

Une fois entré dans l'organisme, le virus peut infecter différentes cellules, principalement des cellules du système immunitaire (les lymphocytes T CD4, dits « T4 », les macrophages et les cellules de même origine) et certaines cellules du cerveau. La pénétration du virus dans la cellule se fait principalement par l'interaction de la protéine gp120 présente à la surface du virus et d'un récepteur membranaire (la molécule CD4) de la cellule cible. D'autres interactions d'ordre moléculaire sont impliquées.

Après une période de quelques jours, le virus se multiplie ; il devient détectable dans le sang à partir du 10e jour. La réponse immunitaire de l'organisme est ensuite mise en œuvre ; les anticorps anti-V.I.H., notamment, sont détectables à partir du 20e jour suivant la contamination. Ces anticorps ne peuvent pas détruire le virus. Une fois infectée, la personne est dite « séropositive pour le V.I.H. » (l'usage est de restreindre cette formulation à « séropositivité » ou « séronégativité » par abus de langage).

Des signes cliniques apparaissent, dans 50 à 80 % des cas, entre le 5e et le 30e jour qui suivent la contamination ; ce sont principalement une fièvre, une angine, des courbatures, une éruption cutanée. D'autres manifestations plus rares peuvent survenir (méningite lymphocytaire, paralysie faciale). Cette phase de l'infection, nommée « primo-infection », guérit spontanément en un mois environ.

Phase secondaire d'infection chronique

Cette phase dure plusieurs années et se caractérise par une multiplication du virus, en particulier au niveau des ganglions, et par des symptômes souvent peu importants.

Des infections mineures peuvent apparaître, témoignant d'une atteinte modérée du système immunitaire.

> **Les infections cutanées ou muqueuses mineures,** virales ou mycosiques, ne sont pas spécifiques de l'infection à V.I.H. mais prennent chez les sujets qui en sont atteints une forme chronique récidivante : candidoses buccales (muguet) ou anogénitales, dermite séborrhéique de la face, folliculites, prurigo, zona, verrues, etc.

> **Les signes généraux** tels qu'une altération de l'état général, une forte fièvre prolongée, des sueurs, un amaigrissement, une diarrhée persistante sont parfois présents mais peuvent manquer totalement jusqu'au sida.

Sida

Il s'agit de la forme évoluée de l'infection à V.I.H., due à une immunodépression majeure.

Cette phase se manifeste par des infections dites « opportunistes » liées à des micro-organismes (bactéries, virus, microchampignons ou parasites) qui « profitent » de l'état défaillant des défenses immunitaires pour se développer. Ces infections peuvent être dues à une contamination récente, ou à une réactivation de l'agent infectieux (notamment d'un virus, ou du parasite responsable de la toxoplasmose), présent à l'état latent dans l'organisme.

Les malades du sida peuvent également développer des tumeurs caractéristiques : le sarcome de Kaposi et les lymphomes malins.

> **Les infections bactériennes** sont surtout dues à des mycobactéries, notamment le bacille de Koch responsable de la tuberculose. Ses formes extrapulmonaires sont plus fréquentes chez les patients atteints de sida que dans la population générale.

Les infections à mycobactéries non tuberculeuses peuvent atteindre les poumons ou le cerveau. Mais d'autres infections bactériennes peuvent se déclarer.

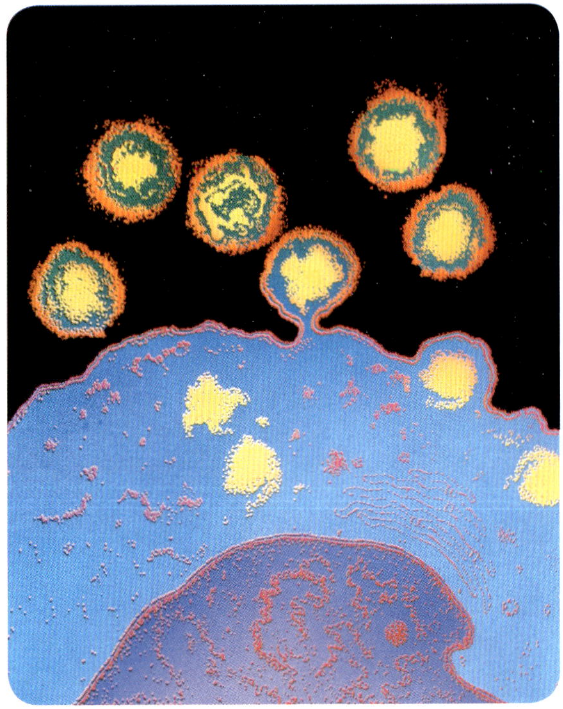

▲ **Le virus du sida (cellules sphériques) se fixe spécifiquement aux lymphocytes T4, puis pénètre dans leur cytoplasme (en bleu).**

> **Les infections parasitaires** par des micro-organismes tels que *Toxoplasma gondii*, responsable de la toxoplasmose, peuvent se réactiver et entraîner des troubles neurologiques en cas de localisation cérébrale. Une infection par *Pneumocystis jiroveci* (anciennement *Pneumocystis carinii*) provoque une atteinte pulmonaire grave conduisant à une insuffisance respiratoire en l'absence de traitement approprié. Des atteintes parasitaires digestives (microsporidiose, cryptosporidiose) entraînent des diarrhées et une altération de l'état général.

> **Les infections fongiques** les plus fréquentes sont les candidoses, dues au champignon *Candida albicans*. Celui-ci se manifeste par un muguet, parfois associé à une atteinte de l'œsophage entraînant une difficulté à avaler lors de la déglutition.

> **Les infections virales** observées au cours du sida sont dues à des réactivations de virus présents à l'état latent dans l'organisme. Ainsi, une réactivation du virus varicelle-zona entraîne un zona. Un papova-

virus (virus JC) est responsable d'une leucoencéphalite multifocale progressive (L.E.M.P.), forme grave d'encéphalite.

> **Le sarcome de Kaposi,** plus fréquent chez les malades homosexuels, est dû à un virus Herpes (HHV8) transmis par voie sexuelle et qui s'exprime en cas de déficit immunitaire. La forme cutanée, avec lésions planes, violacées, indolores, en est l'expression fréquente. Des localisations viscérales sont possibles, surtout en cas d'immunodépression majeure.

> **Les lymphomes malins** sont dus à une prolifération cancéreuse des précurseurs des lymphocytes, les lymphoblastes T et B.

• Diagnostic

Le diagnostic de l'infection à V.I.H. se fait par la mise en évidence dans le sang des anticorps dirigés contre le virus, grâce à la technique dite « ELISA ». Deux tests ELISA utilisant des méthodes distinctes sont réalisés. En cas de positivité, un test de confirmation, appelé « Western-Blot », doit être effectué car le test ELISA peut donner des résultats faussement positifs.

Les anticorps anti-V.I.H. apparaissent à un niveau détectable dans le sang à partir de la 3e semaine et, au plus tard, au 3e mois suivant la contamination. Aussi, lorsque la suspicion d'infection par le virus V.I.H. est élevée, d'autres tests, permettant de détecter le virus plus tôt, peuvent être utilisés : recherche de la protéine virale p24, et surtout de l'A.R.N. du virus (dont le taux sanguin est appelé « charge virale »). Ces deux composants du virus sont détectables respectivement environ 15 jours et 10 jours après la contamination. En tout état de cause, et si aucun signe évoquant une primo-infection n'est observé, la réalisation d'un nouveau test ELISA 3 mois après la date de l'exposition est nécessaire pour confirmer avec certitude l'absence d'infection par le V.I.H.

• Traitement

Il existe plusieurs types de traitement : les deux principaux sont d'une part le traitement dirigé contre le virus, d'autre part les traitements dirigés contre les conséquences infectieuses et tumorales du V.I.H. Une dernière voie thérapeutique consistait à tenter d'amplifier les défenses immunitaires. Cette voie thérapeutique est actuellement abandonnée.

> **Le traitement contre le virus** repose sur des médicaments s'opposant à la multiplication du virus. Plus de 30 molécules sont actuellement utilisées. Elles se répartissent en 3 principaux groupes, selon leur mode d'action et leur nature chimique : les inhibiteurs nucléosidiques de la transcriptase inverse – dont un représentant, l'AZT (ou zidovudine), fut le premier antirétroviral utilisé (1987) –, les inhibiteurs non nucléosidiques de la transcriptase inverse (1998), et les inhibiteurs de protéase (1996). Plus récemment, de nouvelles familles d'antiviraux (antirétroviraux) ont été développées (anti-intégrase, inhibiteurs d'entrée).

Les objectifs sont d'une part de bloquer la multiplication du virus (évaluée par la charge virale, quantité d'A.R.N. viral présente dans le sang), ce qui doit conduire à une charge virale indétectable, et, d'autre

CE QUI NE TRANSMET PAS LE VIRUS DU SIDA

La plupart des actes de la vie quotidienne ne comportent absolument aucun risque d'infection par le virus du sida ; il est donc parfaitement injustifié de craindre ou d'éviter la fréquentation de personnes porteuses de ce virus. Une poignée de main, un baiser sur la joue sont inoffensifs, de même que la fréquentation de lieux publics (locaux de travail, école, piscine, transport en commun, cinéma), le contact avec des objets tels que poignée de porte, toilettes publiques ou téléphone, ou encore une piqûre d'insecte (moustique, pou). Seuls les ustensiles pouvant couper la peau (aiguilles pour acupuncture, injections, perçage d'oreilles, tatouages, lames de rasoir, matériel de soins dentaires et de manucure) doivent faire l'objet d'une stérilisation soigneuse avant chaque utilisation.

Par ailleurs, les donneurs de sang ne courent rigoureusement aucun risque de contracter la maladie, le matériel utilisé étant stérile et à usage unique.

part, de reconstituer des défenses immunitaires (augmentation, consécutive au traitement, du nombre des lymphocytes T4).

Une association de trois molécules antirétrovirales (trithérapie) est aujourd'hui habituellement prescrite. La trithérapie a ainsi permis de diminuer de 70 % l'incidence des infections opportunistes, et de plus de 75 % le risque de déclaration du sida chez une personne positive. Elle a permis de réduire la fréquence des décès mais n'entraîne pas une guérison définitive : le virus est toujours présent dans l'organisme. Ces médicaments présentent souvent des inconvénients. Le nombre de comprimés ou de gélules à prendre chaque jour peut être important (parfois plus de 14), mais il diminue actuellement. Les inhibiteurs de protéase, en particulier, peuvent présenter une toxicité à long terme, 60 % des patients étant sujets à des effets secondaires au terme de 2 années de traitement (modification de la répartition des graisses, apparition d'un diabète ou d'une hypercholestérolémie). Compte tenu de sa puissance, l'association synergique de 3 molécules est souvent appelée HAART *(highly active antiretroviral therapy).* La régularité de la prise des médicaments, qui doit être continue, sans oubli, et à vie est essentielle pour maintenir une charge virale indétectable et l'absence de mutation de résistance. Certaines souches virales peuvent en effet devenir résistantes à ces molécules, ces résistances conduisant à un échec thérapeutique.

Néanmoins, l'espérance de vie des sujets infectés par le V.I.H. et traités, dont le nombre de lymphocytes CD4 est supérieur à 500, est équivalente à celle des sujets non infectés. La tendance récente est donc de proposer un traitement antirétroviral à un très grand nombre de patients et dont le niveau de lymphocytes CD4 est relativement élevé.

> **Le traitement des infections opportunistes** repose sur des molécules dirigées contre des bactéries, des parasites, des virus, ou des champignons. Ces traitements sont curatifs mais aussi préventifs.

> **Le traitement des conséquences tumorales** associe la chimiothérapie, la chirurgie et la radiothérapie.

VIRUS DE L'IMMUNODÉFICIENCE HUMAINE

Virus responsable du sida. En anglais, *Human Immunodeficiency Virus (HIV).*

Les virus de l'immunodéficience humaine (V.I.H.) constituent la sous-famille des lentivirus, appartenant elle-même à la famille des rétrovirus. Ces derniers sont des virus à A.R.N., capables de rétrotranscrire leur A.R.N. en A.D.N., c'est-à-dire de copier l'information génétique contenue dans leur A.R.N. sous la forme d'un A.D.N., grâce à une enzyme qu'ils contiennent, la transcriptase inverse. Cet A.D.N., dit « proviral », s'intègre ensuite à l'A.D.N. de la cellule infectée pour y demeurer en attente ou pour se faire copier (reproduire) par l'A.D.N. de la cellule. On connaît actuellement deux virus de l'immunodéficience humaine. Le V.I.H. 1, découvert en 1983, et le V.I.H. 2, découvert en 1986. Le V.I.H. 2 est actuellement limité à l'Afrique occidentale.

• Prévention et dépistage

Le dépistage du V.I.H. par un test sanguin, réalisé de manière anonyme ou non (dans un centre de dépistage anonyme et gratuit [C.D.A.G.], par exemple), est un élément fondamental de la prévention. En outre, la prise en charge précoce, en cas d'une forte suspicion de contamination, est essentielle.

> **La prévention de la transmission par voie sexuelle** consiste, lors des rapports sexuels entre partenaires de statuts sérologiques inconnus, à utiliser le préservatif masculin. Celui-ci constitue la seule protection efficace contre le sida et contre les maladies sexuellement transmissibles en général. L'utilisation du préservatif doit respecter son mode d'emploi (mise en place avant toute pénétration, pas de lubrification à la vaseline, retrait avant la détumescence). Toute personne infectée qui a des relations sexuelles non protégées, hétérosexuelles ou homosexuelles, doit être consciente des risques qu'elle fait courir à ses partenaires. Le préservatif féminin (sorte de petit tunnel souple et transparent fermé à une extrémité) permet une protection de 95 % contre les maladies sexuellement transmissibles, dont le V.I.H. L'utilisation de gelées spermicides ou de microbicides vaginaux n'est pas efficace.

PERSPECTIVES

Il n'existe pas encore, à l'heure actuelle, de médicament permettant d'interrompre totalement et définitivement la progression de la maladie.

Des vaccins sont en cours d'étude chez l'animal et chez l'homme, mais, pour le moment, on ne dispose pas d'un candidat-vaccin fiable. En dehors des modes de contamination mentionnés (sang, rapports sexuels, grossesse, allaitement), il n'existe pas de possibilité de transmission du virus du sida d'une personne séropositive à son entourage. C'est donc la prévention qui, à l'heure actuelle, demeure la meilleure arme contre cette infection redoutable.

Les réactions d'exclusion vis-à-vis des personnes séropositives et des malades du sida tendent à disparaître lorsqu'une information correcte est diffusée dans la population générale, même si les malades du sida se heurtent encore régulièrement à l'incompréhension.

Le traitement antirétroviral chez la personne infectée réduit considérablement le risque de transmettre l'infection, car ce risque est très dépendant de la charge virale. Ce fait ne doit pas conduire pour le moment à relâcher les pratiques préventives dans les couples dont l'un est infecté.

> La prévention de l'infection par contamination sanguine repose sur l'analyse systématique des produits sanguins avant leur utilisation. Un risque résiduel de transmission persiste, du fait de l'existence d'une « fenêtre sérologique », période durant laquelle les résultats de dépistages sérologiques sont négatifs alors que le sang du donneur, récemment infecté, est potentiellement infectieux. Une technique de détection de l'A.R.N. viral a cependant permis de restreindre la durée de cette fenêtre sérologique, réduisant ainsi le risque de transmission résiduel, de 1 sur 1,7 million de dons (estimé sur la période 1997-1999) à 1 pour 3,5 millions.

Les piqûres et les coupures accidentelles faites avec des matériels contaminés ou soupçonnés de l'être doivent être immédiatement désinfectées. Les précautions standards (port de gant, emballage des déchets médicaux dans des récipients étanches, etc.) doivent être respectées. En cas de blessure ou de piqûre contaminante, un nettoyage à l'eau courante ou au savon puis un rinçage doivent être réalisés, ainsi qu'une antisepsie (5 minutes au moins) par du dakin ou de l'eau de Javel à 12° diluée au 1/10, ou, à défaut, par de l'alcool à 70° ou du polyvidone iodé. La prise en charge doit être poursuivie rapidement dans un service d'urgence hospitalier.

La prévention chez l'usager de drogue injectable par voie intraveineuse est basée sur une politique de réduction des risques : sevrage avec ou sans substitution, accès aux seringues à usage unique, etc.

> La prévention de la contamination de la mère à l'enfant consiste en premier lieu à proposer un dépistage du V.I.H. à toute femme enceinte. Si la femme enceinte est séropositive, le type et la date de commencement du traitement antirétroviral sont fonction de la charge virale, éventuellement du stade de la maladie. En France, le risque résiduel moyen de transmission virale durant la grossesse est inférieur à 2 %. Le risque de transmission virale par le lait maternel étant de 6 %, l'allaitement est contre-indiqué dans les pays industrialisés.

> Après exposition à une situation à risque (relation sexuelle, partage du matériel d'injection de drogue, blessure avec du sang possiblement contaminé, etc.), un traitement antirétroviral peut être proposé. Son objectif est d'inhiber précocement la réplication du virus ayant pu pénétrer dans l'organisme, et donc d'empêcher l'infection de s'installer. L'opportunité de cette prescription est fonction de l'importance du risque de transmission, estimée par le médecin, et du délai écoulé entre la consultation et la contamination éventuelle : celui-ci doit être inférieur à 48 heures pour que le traitement soit efficace. On parle maintenant de « traitement post-exposition ».

VOIR AUSSI

Leucémies p. 214

Lymphomes p. 218

Maladie de Biermer p. 212

Thyroïdite de Hashimoto p. 397

Le syndrome de Gougerot-Sjögren

Le syndrome de Gougerot-Sjögren est une affection associant une sécheresse oculaire à une sécheresse buccale. Appelée aussi « syndrome sec », cette maladie affecte surtout la femme à partir de 40 ans.

Le syndrome de Gougerot-Sjögren est soit primitif, soit le plus souvent secondaire à une maladie systémique (polyarthrite rhumatoïde, lupus érythémateux disséminé, sclérodermie) ou à une affection auto-immune (thyroïdite, hépatite chronique active, cirrhose biliaire primitive).

• Symptômes et signes

L'atteinte oculaire se traduit par une sensation de brûlure (« sable » dans les yeux) ou de corps étranger, par une absence de larmes ou un larmoiement d'irritation.

L'atteinte des glandes salivaires se traduit par une sécheresse buccale qui gêne la déglutition et l'alimentation et peut provoquer des brûlures de la bouche, des fissures des commissures des lèvres et de la langue et des troubles gingivodentaires (gingivite, caries) ; elle est souvent associée à une hypertrophie des parotides.

Ces symptômes s'accompagnent couramment d'une sécheresse de la peau, de la vulve et du vagin, responsable de démangeaisons.

Les manifestations extraglandulaires ne sont pas rares : adénopathie, pneumopathie interstitielle, atteinte rénale, polyarthrite, vascularite.

• Diagnostic

Il s'appuie sur l'existence d'un syndrome inflammatoire (élévation de la vitesse de sédimentation et hypergammaglobulinémie à l'électrophorèse des protéines), sur la présence, inconstante, d'anticorps antinucléaires ou plus spécifiques et sur la mise en évidence d'une infiltration glandulaire par des lymphocytes (à l'examen histologique d'un prélèvement de glandes salivaires accessoires, effectué sous anesthésie locale, généralement à la face interne de la lèvre inférieure).

• Traitement

Il s'adresse à la maladie systémique lorsqu'elle est à l'origine du syndrome (corticostéroïdes, immunosuppresseurs). Il vise en outre à traiter les symptômes : sialagogues augmentant la production de salive (pilocarpine), bonbons acidulés, chewing-gum, bonne hygiène dentaire, larmes artificielles (collyre mis dans les yeux plusieurs fois par jour).

Les formes extraglandulaires graves nécessitent la prise de corticostéroïdes.

Le syndrome de Guillain-Barré

Le syndrome de Guillain-Barré est la plus fréquente des polyradiculonévrites, affections qui ont en commun une inflammation des racines des nerfs à leur point d'émergence de la moelle épinière.

Inflammation aiguë et démyélinisation (destruction de la gaine de myéline entourant les fibres nerveuses) des nerfs périphériques, responsables de paralysies. On parle aussi de « paralysie ascendante », « polyradiculonévrite aiguë ».

• Causes

Le mécanisme de ce syndrome est auto-immun, l'organisme fabriquant des anticorps contre ses propres constituants. Ce dérèglement survient à tout âge, dans deux cas sur trois après une infection d'origine virale, souvent une fièvre éruptive.

• Symptômes et signes

La maladie comprend trois phases. La première, qui dure moins de 4 semaines, est caractérisée par l'apparition d'une paralysie des membres inférieurs. Celle-ci s'étend ensuite symétriquement aux membres supérieurs (tétraplégie) et aux nerfs crâniens, provoquant une paralysie faciale, des troubles oculomoteurs et des troubles de la déglutition.

Ces signes s'associent fréquemment à des manifestations sensitives : fourmillements, douleurs des muscles, du dos, le long des nerfs. Au cours de cette phase peut apparaître une paralysie des muscles respiratoires nécessitant un traitement en réanimation.

La deuxième phase est caractérisée par la persistance, en plateau, des signes précédents, parfois pendant plusieurs mois.

La troisième phase, qui dure de plusieurs semaines à plusieurs mois, est celle de la récupération, les signes disparaissant progressivement.

• Diagnostic

Le diagnostic repose sur l'examen du liquide céphalorachidien, obtenu par ponction lombaire, qui révèle une hyperprotéinorachie (augmentation du taux de protéines), et sur l'électromyogramme (mesure de l'activité électrique musculaire), qui révèle un ralentissement, le plus souvent important, de la vitesse de conduction des impulsions nerveuses.

• Traitement et pronostic

Le traitement consiste tout d'abord à assurer la respiration (ventilation assistée au besoin). Certains traitements visent à diminuer l'extension et la durée des paralysies, surtout dans les cas les plus graves, en recourant à différents moyens : échanges plasmatiques (soustraction des anticorps anormaux du plasma du malade), injection intraveineuse à fortes doses d'immunoglobulines humaines plasmatiques.

Dans la majorité des cas, aucune séquelle n'est à déplorer ; les rechutes sont rares.

- L'atélectasie
- Les bronchites

Bronchite aiguë

Bronchopneumopathie chronique obstructive

- L'embolie pulmonaire
- L'hypertension artérielle pulmonaire
- L'insuffisance respiratoire

Emphysème pulmonaire

Syndrome de détresse respiratoire aiguë

- La mucoviscidose
- L'œdème pulmonaire
- La pleurésie
- Les pneumonies

Légionellose

- Le pneumothorax
- La sarcoïdose

Les voies respiratoires

L'atélectasie

L'atélectasie est un état du parenchyme pulmonaire caractérisé par la diminution de volume du parenchyme et la disparition du contenu gazeux. Physiologiquement, la ventilation pulmonaire est interrompue, alors que la circulation sanguine est normale. Une obstruction bronchique en est la cause la plus fréquente.

L'atélectasie se caractérise par l'affaissement des alvéoles d'une partie du poumon ou d'un poumon entier, dû à une absence de ventilation consécutive à l'obstruction totale ou partielle d'une bronche.

L'atélectasie est l'état normal des poumons du fœtus jusqu'au premier cri de la naissance, qui provoque leur déplissement. Chez l'adulte, elle n'est pas mortelle, si les parties saines du poumon (ou, si nécessaire, l'autre poumon) compensent la perte de fonction de la partie affaissée. En revanche, elle peut mettre la vie du nouveau-né en danger si le déplissement ne se fait pas.

• Causes

L'obstruction d'une bronche peut être aiguë : inhalation accidentelle d'un corps étranger (cacahuète), asthme, formation d'un bouchon de mucus ou, plus rarement, complication de l'anesthésie générale ; ou chronique : maladie de la paroi bronchique (tumeur maligne ou bénigne le plus souvent) ou compression des voies aériennes normales par une anomalie avoisinante, par exemple par des ganglions lymphatiques, dont l'origine est le plus souvent cancéreuse ou tuberculeuse.

• Symptômes

Le symptôme principal d'une atélectasie est la gêne respiratoire (essoufflement). On peut également constater une toux et une douleur thoracique, liées en général à la cause sous-jacente.

• Diagnostic

Le diagnostic est établi par un examen clinique et par la radiographie thoracique, qui montre une opacité bien limitée à un lobe ou à un segment pulmonaire.

• Traitement

C'est celui de la cause de l'affection : retrait d'un corps étranger par fibroscopie bronchique, kinésithérapie respiratoire ou fibro-aspiration en cas de bouchon de sécrétions, destruction d'une tumeur. Une fois l'obstruction disparue, la partie affaissée du poumon se regonfle en général peu à peu, mais certaines régions peuvent rester lésées de façon irréversible.

Les bronchites

Les bronchites sont des inflammations des bronches le plus souvent secondaires à des germes, essentiellement des bactéries ou des virus. Ce sont soit des bronchites aiguës, soit des bronchites chroniques.

BRONCHITE AIGUË

Inflammation aiguë des bronches.

La bronchite aiguë, l'une des affections respiratoires les plus fréquentes, est due à une infection virale ou bactérienne des bronches (bronchite) ou des bronchioles (bronchiolite). D'apparition brutale et de durée brève, elle est favorisée par le tabagisme et la pollution atmosphérique et survient surtout en hiver.

• Symptômes et signes

Les signes cliniques sont une toux quinteuse, rauque, des expectorations (crachats) et une fièvre dont la manifestation varie selon le virus mais ne dépasse pas 39 °C. Le diagnostic ne nécessite pas d'examens complémentaires.

• Évolution

Les symptômes peuvent disparaître spontanément en moins de 2 semaines. Toutefois, l'évolution peut aussi se faire vers la surinfection bactérienne, l'expectoration devenant alors purulente (épaisse, jaunâtre ou verdâtre). Des complications, comme une pneumonie ou une pleurésie, sont exceptionnelles. Par ailleurs, il y a un risque d'insuffisance respiratoire chez les sujets fragiles (nourrisson, vieillard, personne atteinte d'une bronchite chronique).

• Traitement

Le traitement d'une bronchite aiguë porte uniquement sur les symptômes : médicaments contre l'infection et l'excès de sécrétions bronchiques, administrés par voie orale. Les antibiotiques sont indiqués en cas de surinfection et chez les sujets fragiles.

BRONCHOPNEUMOPATHIE CHRONIQUE OBSTRUCTIVE

Obstruction chronique des bronches et des bronchioles.

• Différents types

> Bronchite chronique simple : le patient présente une toux et une expectoration quotidienne au moins 3 mois par an et au moins 2 années consécutives, sans autre cause. Les principales causes sont le tabagisme et la pollution atmosphérique. La bronchite chronique touche plusieurs millions de Français.

> Bronchite chronique obstructive : c'est une complication évolutive de certaines bronchites chroniques liées à l'apparition d'une obstruction (rétrécissement du diamètre) des bronches. Le patient présente, en plus de la toux et de l'expectoration, une dyspnée (essoufflement) pour des efforts variables. Le diagnostic repose sur l'interrogatoire et les explorations fonctionnelles respiratoires qui montrent un trouble bronchique obstructif (baisse du V.E.M.S., volume expiratoire maximum seconde).

> Emphysème pulmonaire centrolobulaire : c'est la complication évolutive de la bronchite chronique obstructive par destruction des bronchioles terminales respiratoires. Le patient présente une dyspnée plus sévère, une distension de son thorax et parfois une cyanose (coloration bleutée des extrémités). Le diagnostic se fait par la radiographie et le scanner thoracique, et les explorations fonctionnelles respiratoires qui montrent une obstruction bronchique, une distension pulmonaire, une hypoxémie (manque d'oxygène) et une hypercapnie (excès de gaz carbonique).

BRONCHES

▶ **Les bronches, après de nombreuses ramifications, se terminent par les alvéoles, qui sont le siège des échanges d'oxygène et de gaz carbonique. Elles forment, avec la trachée, l'arbre trachéobronchique. Leur diamètre peut varier sous l'action de fibres musculaires lisses.**

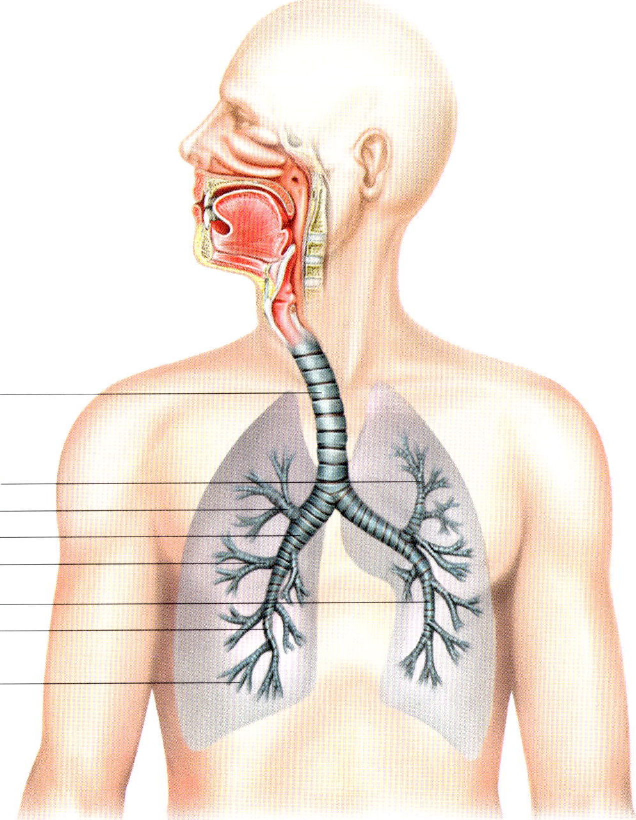

À ce stade le patient est en insuffisance respiratoire chronique obstructive.

• Traitement

Il repose avant tout sur le sevrage tabagique. On peut proposer des bronchodilatateurs bêtamimétiques ou anticholinergiques, des corticoïdes inhalés. Au stade de dyspnée, la réhabilitation à l'effort peut être utile. Au stade d'insuffisance respiratoire avec une hypoxémie, l'oxygénothérapie peut également être proposée.

En cas d'exacerbation de la B.P.C.O., une ventilation non invasive avec un masque nasal ou nasobuccal peut être proposée.

LES RISQUES DU TABAC

Une grande partie des décès ayant pour origine une affection des bronches (insuffisance respiratoire, emphysème, cancer bronchopulmonaire) trouvent leur origine dans la consommation de tabac. Ils peuvent donc être évités, dans un grand nombre de cas, en s'abstenant ou en s'arrêtant de fumer. Il faut souligner que plus le tabagisme est précoce, plus le risque est élevé. En outre, il n'y a pas de petit fumeur. Enfin, on ne peut pas affirmer que les cigarettes dites « légères » diminuent le risque d'apparition des maladies bronchopulmonaires.

L'embolie pulmonaire

L'embolie pulmonaire est l'obstruction brutale de l'une des branches de l'artère pulmonaire par un caillot de sang. Il s'agit d'une affection fréquente et une cause importante de mortalité.

• Causes

L'embolie pulmonaire est due à la formation d'un caillot sur la paroi d'une veine, presque toujours dans une veine profonde d'un membre inférieur, parfois dans une veine du petit bassin ou encore de l'abdomen (veine cave inférieure), caillot qui, libéré dans la circulation sanguine, migre et s'arrête dans une (ou plusieurs) artère(s) pulmonaire(s). Ce fait peut être consécutif à une opération (en particulier osseuse ou articulaire), à une immobilisation prolongée (alitement, fracture, voyage prolongé en avion [syndrome du long-courrier]), à une insuffisance cardiaque, à un cancer, à une polyglobulie (augmentation du volume total des globules rouges de l'organisme), à un accouchement.

Des facteurs héréditaires ont en outre été identifiés (anomalies des facteurs de la coagulation), dont le dépistage peut, dans certains cas, être proposé à un sujet ayant des antécédents familiaux d'embolie.

• Symptômes et signes

Les conséquences de l'embolie pulmonaire peuvent être de deux ordres : insuffisance respiratoire aiguë et défaillance circulatoire. D'apparition brutale, l'embolie se traduit par une gêne respiratoire, une douleur à la base du thorax, une accélération du cœur, une angoisse et parfois une hémoptysie (crachat de sang). Cependant, ces manifestations sont très variables selon le volume pulmonaire atteint, lui-même fonction de la taille de l'artère obstruée. Certaines formes modérées ne se manifestent que par une fièvre et une simple douleur thoracique. À l'inverse, une embolie massive peut entraîner un arrêt cardiaque.

• Traitement

Le traitement de l'embolie pulmonaire nécessite une hospitalisation en urgence ; il consiste à la fois à traiter les symptômes et les conséquences de l'embolie, notamment par administration d'oxygène, et à empêcher l'extension des caillots existants et la formation de nouveaux caillots à l'aide d'un anticoagulant, une héparine de bas poids moléculaire, administré par voie sous-cutanée puis relayé par la prise d'antivitamine K par voie orale pendant 3 à 6 mois.

Dans les formes les plus graves, les thrombolytiques tels que la streptokinase permettent de dissoudre les caillots existants.

• Prévention

Le traitement préventif de l'embolie pulmonaire due à une phlébothrombose d'un membre inférieur ou de la région abdominopelvienne repose sur la mobilisation précoce, après accouchement ou intervention chirurgicale, ou sur la contention du membre en cas d'intervention orthopédique sur un membre inférieur, avec prescription d'héparine par voie sous-cutanée.

Le traitement par antivitamine K peut être prolongé dans les formes récidivantes.

Le syndrome du long-courrier est favorisé par la déshydratation, et par un mauvais état veineux (varices) ; il est donc impératif, à l'occasion de tout voyage prolongé en avion, de porter des bas de contention, ainsi que de boire abondamment et marcher régulièrement durant le trajet. La prise de 500 milligrammes d'aspirine avant le départ peut également contribuer à prévenir cette forme d'embolie, parfois fatale.

L'hypertension artérielle pulmonaire

C'est une anomalie fréquente en cardiologie et en pneumologie. Elle se manifeste par l'augmentation de la pression sanguine dans l'artère pulmonaire.

La pression sanguine normale dans l'artère pulmonaire est de l'ordre de 25 à 30 millimètres de mercure au moment de la systole (contraction cardiaque) et de 13 millimètres de mercure au moment de la diastole. Un sujet a une hypertension artérielle pulmonaire quand la pression sanguine dans son artère pulmonaire dépasse ces chiffres.

Il existe trois formes différentes d'hypertension artérielle pulmonaire.

Hypertension artérielle pulmonaire secondaire postcapillaire

Cette augmentation de la pression sanguine dans l'artère pulmonaire, qui est la forme d'hypertension artérielle pulmonaire la plus répandue, est consécutive à une autre anomalie d'origine cardiaque.

• Causes

Fréquemment, elle est due à une anomalie du cœur gauche. Cela peut être un rétrécissement de la valvule mitrale, une cardiopathie ischémique (diminution de l'apport de sang au muscle cardiaque), une myocardiopathie (affection du myocarde), etc. Dans de tels cas, l'augmentation de la pression sanguine dans l'oreillette gauche se répercute en amont, dans les veines et les capillaires pulmonaires, ce qui provoque une hypertension artérielle pulmonaire.

• Symptômes

Ce sont ceux de la maladie responsable. Le malade se plaint fréquemment d'un essoufflement à l'effort puis au repos.

• Diagnostic et traitement

Il repose sur une échographie Doppler cardiaque, qui permet d'apprécier aisément la pression pulmonaire.

L'hypertension artérielle pulmonaire secondaire postcapillaire régresse totalement ou partiellement lorsque sa cause est traitée, par exemple – si elle est due à un rétrécissement de la valvule mitrale – après une opération chirurgicale, ou – si elle est due à une insuffisance ventriculaire gauche – après un traitement médical.

Hypertension artérielle pulmonaire secondaire précapillaire

Cette augmentation de la pression sanguine dans l'artère pulmonaire est due à une obstruction (vasoconstriction, caillot, épaississement des parois, etc.) située dans les branches de l'artère pulmonaire ou dans les artérioles pulmonaires. Elle est moins fréquente que l'hypertension postcapillaire.

• Causes

La cause la plus fréquente est l'insuffisance respiratoire chronique avec hypoxémie par rétrécissement des vaisseaux artériels pulmonaires. Des embolies pulmonaires répétées peuvent créer des obstructions, qui, à leur tour, entraînent une hypertrophie du ventricule droit du cœur et engendrent une pathologie appelée « cœur pulmonaire embolique ».

Plus rarement, elle est due à une malformation cardiaque congénitale. C'est le cas de la communication interauriculaire (présence anormale d'un orifice entre les deux oreillettes), de la communication interventriculaire (persistance anormale d'un ou de plusieurs orifices entre les deux ventricules) ou encore de la persistance du canal artériel, qui, normalement, se ferme à la naissance. Ces affections du cœur peuvent se compliquer d'une maladie vasculaire obstructive pulmonaire qui affecte les artérioles.

• Symptômes, diagnostic et traitement

Les symptômes sont ceux de la maladie en cause. Le malade est souvent essoufflé.

Le diagnostic d'hypertension artérielle pulmonaire repose principalement sur l'échographie Doppler cardiaque, voire le cathétérisme cardiaque.

Le traitement est celui de la cause, dont l'oxygénothérapie. Mais il est rare qu'une suppression de l'obstacle permette d'obtenir une régression de l'hypertension artérielle pulmonaire précapillaire.

Hypertension artérielle pulmonaire primitive

Cette augmentation de la pression sanguine dans l'artère pulmonaire au repos et à l'effort est rare et sans cause connue. Elle est plus fréquente entre 20 et 40 ans, avec une prédominance féminine. Des cas familiaux ont été signalés. Certaines hypertensions pulmonaires, en apparence primitives, étaient en réalité causées par la prise de médicaments anorexigènes (« coupe-faim »), dont la plupart ont été retirés du marché. De même, une sclérodermie peut se compliquer d'hypertension artérielle pulmonaire.

• Symptômes et diagnostic

Un essoufflement plus ou moins important s'associe à une fatigue progressive avec, parfois, des douleurs à l'effort. Le diagnostic repose sur l'absence de toute cause et peut être confirmé par l'échocardiographie et le cathétérisme cardiaque droit.

• Traitement et pronostic

Le traitement repose sur les anticoagulants, l'oxygénothérapie et de nouveaux médicaments vasodilatateurs artériels comme les inhibiteurs des récepteurs de l'endothéline. Cette anomalie peut justifier une greffe pulmonaire en raison de son mauvais pronostic à très court terme.

L'OXYGÉNOTHÉRAPIE

L'oxygénothérapie constitue l'un des traitements de l'hypoxie (oxygénation insuffisante des tissus) due à une insuffisance respiratoire. Elle est employée aussi bien d'une manière temporaire, dans des affections aiguës (infection, œdème), que d'une manière prolongée et quotidienne, dans des affections chroniques (bronchite chronique obstructive évoluée, par exemple). Dans certaines insuffisances respiratoires chroniques, le traitement, effectué à domicile, est quasi continu. Il améliore l'état immédiat et la qualité de vie du sujet, mais aussi, à long terme, le pronostic de sa maladie.

En milieu hospitalier, l'oxygène peut être délivré par des canalisations aboutissant près des lits des malades. Il existe aussi des bouteilles ou des bonbonnes d'oxygène comprimé ou liquide. Par ailleurs, si le débit nécessaire n'est pas trop élevé, on a recours à des extracteurs électriques concentrant l'oxygène à partir de l'air ambiant.

L'oxygène arrive au patient par voie nasale, à l'aide d'une petite sonde ou d'un masque. Il peut également être délivré par une canule de trachéotomie ou par un respirateur artificiel lorsque l'état du malade ne lui permet plus d'assurer une ventilation spontanée satisfaisante. Les quantités d'oxygène administrées, très variables selon la maladie en cause et sa gravité, relèvent d'une véritable prescription médicale.

L'oxygène comporte, comme tout médicament, une certaine toxicité. Les risques peuvent être cérébraux (convulsions) et rétiniens (lésions d'abord réversibles, puis irréversibles pouvant entraîner une cécité).

Sevrage tabagique : lequel choisir ?

Cette fois, c'est décidé, vous avez décidé d'arrêter de fumer ! Mais, pour mettre toutes les chances de votre côté, vous aimeriez savoir quelle méthode sera la plus efficace pour mener à son terme votre sevrage.

Pas de méthode miracle pour arrêter de fumer ! Seule une motivation sans faille vous permettra de vous libérer de cette dépendance. De plus, un soutien médical est un atout à ne pas négliger. En dehors de ces deux conditions, l'apport des médicaments reste modeste.

Les substituts nicotiniques

Plusieurs des substances de la fumée de cigarette peuvent induire une dépendance. Mais c'est la nicotine qui est le plus étudiée pour ses effets addictifs. Les premiers médicaments ont donc été des traitements de substitution nicotinique. Tous les substituts fonctionnent en diffusant la nicotine de manière lente et régulière, contrairement aux pics que procure la cigarette. Ils permettent ainsi au fumeur de se libérer petit à petit de sa dépendance physique. Les différentes formes ont des efficacités similaires à posologie égale. Les substituts doivent être pris sur une période de 6 semaines à 6 mois (selon la dépendance).

Le choix de tel ou tel substitut dépend des souhaits du patient et de sa sensibilité aux effets indésirables. L'utilisation conjointe de plusieurs formes est possible, mais elle doit alors se faire sous contrôle médical pour bien ajuster les doses.

Le patch, collé sur la peau, diffuse la nicotine via la circulation veineuse. La diffusion est proportionnelle à la surface du patch et au temps de pose. Plus importante au début, la dose diminue au cours du sevrage. En cas d'allergie cutanée, le patient pourra avoir recours à un patch différent ou choisir d'autres formes galéniques.

Les gommes à sucer puis à mâcher libèrent lentement la nicotine qu'elles contiennent. Cette forme permet de gérer au « coup par coup » ses envies de fumer. Le but reste de diminuer les doses graduellement, en partant de 8 à 12 gommes les premiers jours. Trop vite mâchées, elles peuvent entraîner hoquets, maux de gorge ou brûlures d'estomac. Si ces symptômes persistent malgré une utilisation correcte, on pourra changer de substitut.

Les comprimés à faire fondre sous la langue ou à sucer fonctionnent sur le même principe. Là encore, il faut respecter leur bonne utilisation, sous peine de s'exposer aux mêmes problèmes digestifs. Le nombre de comprimés doit progressivement diminuer en partant de 8 à 12 les premiers jours.

L'inhaleur contient une cartouche de tampon imprégné de nicotine. On inspire à travers l'embout plusieurs fois l'air contenant des microgouttelettes de nicotine. Là encore, le nombre de cartouches doit aller en diminuant. Avantage potentiel : il permettrait de lutter à la fois contre la dépendance physique et la dépendance gestuelle.

Pour toutes les formes orales, une irritation buccale locale peut apparaître, mais elle disparaît normalement en quelques jours. La consommation de boissons acides, de jus de fruits ou de café 15 minutes avant la prise est déconseillée, sous peine de nuire à l'absorption de la nicotine.

Le bupropion (Zyban®)

Développé à l'origine comme antidépresseur, le bupropion inhibe la recapture de la dopamine et de la noradrénaline au niveau des synapses dans le cerveau. Les analyses font apparaître une supériorité légère mais régulière du bupropion par rapport au traitement de substitution nicotinique. Ce traitement sur prescription doit débuter 2 semaines avant l'arrêt effectif du tabac. La posologie est de 150 milligrammes par prise et de 300 milligrammes par jour (une dose à ne jamais dépasser). Le traitement dure de 7 à 9 semaines. Ce psychotrope a de nombreuses contre-indications : antécédents de troubles compulsifs, tumeur céré-

brale, sevrages alcoolique ou aux benzodiazépines en cours, grossesse, etc.
Les effets indésirables les plus fréquents sont des troubles digestifs (sécheresse buccale, nausées et vomissements, douleurs abdominales, constipation), nerveux (insomnie, maux de tête) ou cutanés (éruption, démangeaisons, sueurs). On note aussi un risque de convulsions (1 cas pour 1 000) et un risque de réactions d'hypersensibilité (3 %).
Compte tenu de ces effets indésirables, des contre-indications et précautions d'emploi, le recours à ce psychotrope doit être très rigoureusement encadré.

Un problème de santé publique

Première cause de mortalité évitable. En 2004, on comptait en France 14,9 millions de fumeurs, dont 11,8 millions de fumeurs réguliers. Un chiffre dramatique, puisque le tabac tue en moyenne 1 fumeur régulier sur 2, la moitié avant 69 ans ! Chaque année, on compte en France 66 000 décès prématurés dus au tabac.

Tabagisme passif. Et la fumée du tabac ne touche pas que les fumeurs : les méfaits du tabagisme passif seraient responsables de l'augmentation du risque de cancer du poumon, d'accident coronarien, de mort subite du nourrisson, etc. Face à ces chiffres, il y a cependant quelques raisons d'espérer : près de 2 fumeurs sur 3 veulent arrêter. Le tabagisme est un vrai problème de santé publique et, depuis 2007 en France, l'assurance maladie accompagne l'arrêt du tabac. Elle rembourse, à raison de 50 € par an et par bénéficiaire, les traitements par substituts nicotiniques et la varénicline.

La varénicline (Champix®)

La varénicline agit comme la nicotine (agoniste partiel) en se fixant de façon sélective sur le même récepteur du cerveau que celle-ci, le récepteur $\alpha 4 \beta 2$, mais avec une affinité supérieure (antagoniste). Cette action limite la libération de dopamine, ce qui atténue l'envie de fumer et le syndrome de sevrage (irritabilité, insomnie, dépression et anxiété).
Le médicament doit être pris 2 semaines avant l'arrêt du tabac. La dose initiale est de 0,5 milligramme par jour pendant 3 jours, puis de 1 comprimé à 0,5 milligramme 2 fois par jour pendant les 4 jours suivants. Ensuite, la posologie est de 1 comprimé à 1 milligramme 2 fois par jour jusqu'à la fin du traitement de 12 semaines.
Deux principales études confirment l'efficacité supérieure de ce médicament par rapport au bupropion. Le principal résultat est que, après un an de sevrage (dont 12 semaines de traitement), le nombre de non-fumeurs était de 23 % chez ceux traités par varénicline contre 16 % chez ceux traités par bupropion et 9 % pour ceux sous placebo.
À ce jour, aucune comparaison sérieuse avec les substituts nicotiniques n'a été cependant conduite.
Les effets indésirables les plus courants sont les nausées, l'insomnie, les rêves anormaux et les céphalées. Depuis sa commercialisation, l'évaluation des effets indésirables rapportés a conduit les autorités européennes à ajouter dans la notice en 2007 le risque d'infarctus du myocarde, de troubles dépressifs et de comportements suicidaires. En 2008, ces mêmes autorités ont renforcé les mises en garde : « Le traitement doit être immédiatement interrompu en cas d'agitation, d'humeur dépressive, d'idées suicidaires ou de modifications du comportement. »
L'utilisation d'autres médicaments pour le sevrage tabagique n'est pas recommandée, du fait de l'absence d'efficacité ou d'effets secondaires trop importants.

Méthodes non médicamenteuses

Adepte de médecines douces ou inquiet des effets secondaires, vous préférez opter pour des méthodes non médicamenteuses ? Sachez que, en dehors des thérapies cognitives et comportementales (T.C.C.), aucune n'a jusqu'alors démontré une quelconque efficacité.
T.C.C. Les thérapies psychologiques de type thérapies comportementales et cognitives sont recommandées dans l'aide à l'arrêt du tabac. Elles encouragent à ne pas craquer et à rompre les habitudes qui conduisent à fumer. Ce processus long nécessite plusieurs consultations approfondies.
Médecines douces. Les médecines douces (acupuncture, hypnose, auriculothérapie, homéopathie, mésothérapie) ne semblent pas plus efficaces que l'absence de traitement. Pour les amateurs, elles peuvent constituer un accompagnement et renforcer leur motivation.

L'insuffisance respiratoire

L'insuffisance respiratoire se caractérise par l'incapacité des poumons à assurer leur fonction. Cela se traduit par une diminution de la concentration d'oxygène dans le sang et parfois par une augmentation de gaz carbonique dans le sang.

Il existe deux formes principales d'insuffisance respiratoire : l'insuffisance respiratoire aiguë et l'insuffisance respiratoire chronique.

Insuffisance respiratoire aiguë

L'insuffisance respiratoire aiguë est une faillite brutale et sévère de la fonction respiratoire, compromettant les échanges gazeux entre l'air et le sang et pouvant entraîner la mort.

• Causes

Une insuffisance respiratoire aiguë peut être due à divers mécanismes.

> **L'insuffisance respiratoire aiguë par hypoventilation** peut être provoquée par une obstruction des voies aériennes (bronchopneumopathie chronique obstructive sévère, asthme, tumeur bronchique), un traumatisme thoracique, des déformations rachidiennes importantes (cyphoscoliose) ou une atteinte neurologique centrale (coma) ou périphérique (poliomyélite).

> **L'insuffisance respiratoire aiguë par perturbation de la circulation pulmonaire** est due à un apport de sang soit insuffisant par rapport à la quantité d'air reçue (insuffisance cardiaque, embolie pulmonaire), soit excessif par rapport à la quantité d'oxygène disponible (pneumopathie aiguë).

> **L'insuffisance respiratoire aiguë par altération de la membrane alvéolocapillaire** (lieu des échanges gazeux air-sang) peut être provoquée par une inhalation de gaz suffocants, une pneumopathie infectieuse virale ou bactérienne, une insuffisance ventriculaire gauche.

> **L'insuffisance respiratoire aiguë par décompensation d'une insuffisance respiratoire chronique** est le plus souvent d'origine infectieuse.

• Signes

Les signes communs à toutes les insuffisances respiratoires aiguës sont la conséquence des altérations des échanges gazeux : essoufflement, troubles du rythme respiratoire, cyanose, tachycardie avec hypertension artérielle, troubles de la conscience variés pouvant aller jusqu'au coma.

L'absence de certains signes, en particulier des signes de lutte, n'est pas forcément un élément rassurant.

• Diagnostic

Le diagnostic est essentiellement clinique et impose l'hospitalisation d'urgence dans un service de réanimation. Là, l'analyse des gaz du sang permet de quantifier la baisse de la pression artérielle sanguine d'oxygène et l'augmentation de celle de gaz carbonique.

• Traitement

Le traitement se fait toujours en urgence. Il consiste à suppléer la fonction respiratoire défaillante et simultanément à traiter la cause lorsque c'est possible (antibiotiques, par exemple). Il peut aller de la simple oxygénothérapie (enrichissement en oxygène de l'air inspiré) à l'assistance ventilatoire partielle ou complète à l'aide de respirateurs artificiels, qui sont raccordés au malade par l'intermédiaire d'une sonde d'intubation endotrachéale ou d'une trachéotomie.

ALLÔ URGENCE

En cas d'essoufflement important, il faut appeler sans délai un médecin ou un service d'urgences et donner des indications permettant d'orienter les secours : le patient respire-t-il encore ? Si oui, à quel rythme ? Sa peau a-t-elle une coloration bleue ?

D'autres éléments sont utiles : circonstances de survenue de l'asphyxie, maladies connues, traitements en cours. Si le patient ne respire plus, il faut immédiatement entreprendre une aide respiratoire (bouche-à-bouche) en attendant les secours.

• Pronostic

Le pronostic, une fois la phase aiguë traitée, dépend du terrain respiratoire et de l'origine de la défaillance.

Insuffisance respiratoire chronique

L'insuffisance respiratoire chronique (I.R.C.) est une insuffisance respiratoire permanente résultant de l'évolution de nombreuses affections respiratoires.

• Causes

La plupart des insuffisances respiratoires chroniques sont liées à une obstruction des voies aériennes par bronchopneumopathie chronique obstructive avec emphysème, asthme sévère ou mucoviscidose : ce sont les insuffisances respiratoires chroniques obstructives.

D'autres, appelées « insuffisances respiratoires chroniques restrictives », sont dues à une diminution des volumes respiratoires liée soit à une atteinte neuromusculaire (poliomyélite, sclérose latérale amyotrophique, myopathie), soit à une atteinte osseuse (cyphoscoliose grave, spondylarthrite ankylosante), soit à des lésions pulmonaires (pneumectomie ou lobectomie pour cancer, tuberculose et ses séquelles, fibrose pulmonaire).

• Symptômes et évolution

Une insuffisance respiratoire chronique se traduit par une respiration difficile avec distension thoracique dans les formes obstructives, tirage (creusement des espaces intercostaux à l'inspiration) et cyanose au repos ou à l'effort. Elle peut en outre entraîner une insuffisance ventriculaire droite : tachycardie, augmentation de volume du foie, jugulaires turgescentes, œdème des membres inférieurs.

Les insuffisances respiratoires chroniques évoluent lentement, aggravées par des poussées d'insuffisance respiratoire aiguë. Les séjours hospitaliers en réanimation se répètent et se rapprochent. La gêne respiratoire augmentant, le malade est progressivement confiné chez lui ; dans les cas les plus graves, on est amené à pratiquer une ventilation non invasive au masque voire une trachéotomie définitive.

• Diagnostic

Le diagnostic repose sur l'examen des gaz du sang, montrant une hypoxie avec hypercapnie, et le test de marche de 6 minutes. Le scanner thoracique et les explorations fonctionnelles respiratoires précisent l'atteinte pulmonaire.

• Traitement et pronostic

Le traitement associe l'oxygénothérapie, pratiquée à domicile à raison de 12 à 16 heures par jour à l'aide d'un extracteur d'oxygène, aux inhalations de bronchodilatateurs (anticholinergiques, corticoïdes), aux antibiotiques (pour traiter la surinfection bronchique), parfois aux corticostéroïdes oraux, aux aérosols et à la réhabilitation respiratoire.

L'arrêt du tabac est impératif, de même que la prophylaxie anti-infectieuse.

• Prévention

La prévention est essentiellement celle des bronchopneumopathies chroniques obstructives, donc le sevrage tabagique et le traitement antibiotique de toute surinfection.

EMPHYSÈME PULMONAIRE

Affection diffuse des poumons caractérisée par une distension des alvéoles avec destruction de leur paroi. Les emphysèmes pulmonaires, couramment appelés « emphysèmes », sont classés en différents types : panlobulaire, détruisant les alvéoles et les vaisseaux sanguins ; centrolobulaire, ne détruisant dans un premier temps que les alvéoles ; paralésionnel, dans lequel chaque foyer d'emphysème est au contact d'une cicatrice liée à une ancienne maladie pulmonaire.

• Causes

L'emphysème centrolobulaire est une complication de la bronchite chronique obstructive (B.P.C.O.), elle-même consécutive à une consommation excessive de tabac. L'emphysème panlobulaire est lié au vieillissement pulmonaire chez le sujet âgé.

Dans les formes de la quarantaine, dites « juvéniles », l'emphysème est dû à un déficit en alpha-1-antitrypsine dans les poumons. L'emphysème paralésionnel est provoqué par certaines maladies pulmonaires : tuberculose, pneumoconioses (silicose par exemple).

• Symptômes et évolution

Les emphysèmes pulmonaires se traduisent par une gêne respiratoire parfois très invalidante. Ils risquent d'évoluer vers une insuffisance respiratoire chronique retentissant sur le fonctionnement du cœur (insuffisance cardiaque).

• Traitement

Si l'emphysème pulmonaire est lié à une bronchite chronique ou à une dilatation des bronches, son traitement consiste d'abord à prévenir l'aggravation de l'affection : arrêt du tabac, traitement précoce de toute infection bronchopulmonaire.

Le reste du traitement vise à soigner les symptômes : réhabilitation respiratoire, kinésithérapie respiratoire, administration de bronchodilatateurs tels que les théophyllines et les bêta-2-sympathomimétiques, inhalations quotidiennes d'oxygène.

Dans de rares cas, une transplantation pulmonaire est nécessaire.

Le traitement par l'alpha-1-antitrypsine est réservé aux emphysèmes panlobulaires avec déficit sévère en alpha-1-antitrypsine.

Respirateur

Appareil insufflant un mélange d'air et d'oxygène dans les poumons d'un patient qui ne peut plus par lui-même inspirer suffisamment l'air extérieur en raison d'une insuffisance respiratoire.

• Principe

Les respirateurs comprennent différents types d'appareils, mais leur principe de base est toujours identique. Une source délivre un gaz dont le débit est fractionné en volumes élémentaires prédéterminés. Chaque volume élémentaire est administré, par l'intermédiaire d'une sonde d'intubation (tube introduit dans la trachée) ou d'une trachéotomie, avec une pression suffisante pour dilater la poitrine du sujet et provoquer une inspiration ; l'expiration est spontanée, car l'élasticité de la cage thoracique lui permet de retrouver son volume initial.

On obtient, dans le sang artériel, des concentrations d'oxygène et de gaz carbonique voisines de la normale par le réglage de plusieurs paramètres :

SYNDROME DE DÉTRESSE RESPIRATOIRE AIGUË

Forme particulière d'insuffisance respiratoire aiguë caractérisée par sa gravité et sa survenue rapide sur des poumons préalablement sains.

– durée de l'inspiration et de l'expiration (l'expiration est habituellement 2 fois plus longue que l'inspiration) ;

– fréquence des cycles respiratoires (environ 20 par minute) ;

– proportion d'oxygène dans le mélange administré. Le volume des poumons est maintenu proche de la normale par une pression expiratoire positive (égale ou supérieure à la pression atmosphérique).

Les respirateurs disposent d'une souplesse d'emploi qui leur permet de s'adapter à toutes les situations. Il existe des appareils très élaborés, réservés à l'usage hospitalier, et des appareils plus simples, adaptés au transport en ambulance ou à l'usage à domicile (malades souffrant d'insuffisance respiratoire chronique). Le respirateur peut être utilisé en permanence ou une partie du temps seulement (la nuit, par exemple).

• Sevrage

Dès que les lésions pulmonaires ou les paralysies s'atténuent ou que le coma s'allège, le sevrage est envisagé. Il doit être progressif et peut être pratiqué selon différentes modalités :

– en ventilation assistée contrôlée, le patient commande chaque cycle ventilatoire : il lui suffit de commencer à inspirer pour que le respirateur se déclenche ;

– en ventilation assistée contrôlée intermittente, le patient respire par lui-même, mais le respirateur compense un éventuel déficit ; à intervalles réguliers, la machine fournit au malade le complément nécessaire à une ventilation suffisante ;

– avec l'aide inspiratoire, la ventilation est spontanée, mais le travail respiratoire est partagé entre les muscles du patient et le respirateur, du gaz injecté sous pression permettant de diminuer l'effort inspiratoire ;

– la ventilation spontanée permet de faire bénéficier le patient qui respire de nouveau spontanément du système de surveillance du respirateur (contrôle de la composition des gaz, de la ventilation et de sa fréquence) avant de le libérer de l'appareil.

• Causes

La cause peut être, chez l'adulte, une agression pulmonaire directe (infection pulmonaire, inhalation de gaz toxiques ou de liquides [vomissements, noyade], contusion pulmonaire) ou indirecte (traumatismes graves, états infectieux graves, choc infectieux, transfusions massives, etc.). Chez le nouveau-né, ce syndrome est le plus souvent dû à un manque de surfactant (liquide tapissant la surface interne des alvéoles pulmonaires) ; c'est la maladie des membranes hyalines. Le mécanisme par lequel les lésions pulmonaires apparaissent est mal élucidé mais s'inscrit dans une réaction inflammatoire complexe faisant intervenir de nombreux facteurs cellulaires et sanguins.

• Symptômes et signes

Le syndrome de détresse respiratoire aiguë se traduit par un œdème pulmonaire lésionnel, caractérisé par des opacités radiologiques pulmonaires diffuses bilatérales associées à une hypoxémie sévère (diminution importante de la concentration en oxygène du sang) ; celui-ci doit être distingué d'un œdème pulmonaire cardiogénique, révélateur d'une insuffisance cardiaque gauche.

Les signes d'insuffisance respiratoire aiguë (respiration accélérée et difficile) sont souvent intriqués avec ceux de la maladie en cause.

• Traitement et pronostic

Le traitement du syndrome de détresse respiratoire aiguë est celui de la maladie en cause. Il repose par ailleurs sur la ventilation artificielle, dans l'attente de la récupération pulmonaire.

Le pronostic dépend largement de l'origine du syndrome, du terrain sur lequel il survient, des défaillances viscérales associées et de sa gravité après quelques jours d'évolution. Le risque est de voir se développer chez le malade, tandis que les lésions initiales et l'œdème régressent, une fibrose pulmonaire cicatricielle parfois irréductible, se traduisant par la persistance d'un certain degré d'insuffisance respiratoire.

Le taux de survie dépend de la maladie en cause et du terrain, allant de 60 % (dans le cas, par exemple, d'un traumatisme), à 20 % chez un sujet immunodéprimé.

LA MANŒUVRE DE HEIMLICH

Technique de secourisme employée pour évacuer des voies aériennes d'un sujet un corps étranger (fragment alimentaire, etc.) responsable d'asphyxie.

La manœuvre de Heimlich consiste à comprimer brutalement la base du thorax et le haut de l'abdomen du sujet, provoquant ainsi une brusque ascension du diaphragme et une surpression dans les voies respiratoires. Elle est réalisée en position debout : le sauveteur, placé derrière le malade, le ceinture de ses bras, les deux mains au-dessus de l'ombilic, avant d'exercer un mouvement brutal de compression vers le haut. Elle peut aussi être pratiquée sur un patient allongé sur le dos, le sauveteur effectuant alors de ses deux mains une compression brusque, dirigée vers le haut, de la partie haute de l'abdomen.

La mucovicidose

La mucoviscidose est une maladie héréditaire qui affecte principalement les poumons de l'enfant. Elle est caractérisée par une viscosité anormale du mucus que sécrètent les glandes pancréatiques et bronchiques.

• Fréquence et cause

La mucoviscidose touche surtout les sujets blancs (de type caucasien). Elle atteint un enfant sur 2 000 à 2 500 naissances viables. Il s'agit d'une maladie à transmission autosomique (le gène porteur est situé sur les chromosomes non sexuels) récessive (le gène muté doit être reçu du père et de la mère pour que la maladie se développe). Le gène en cause, appelé « CFTR », isolé en 1989, se trouve sur le chromosome 7.

• Symptômes et signes

Comme les sécrétions muqueuses, trop visqueuses, s'écoulent mal dans les conduits naturels, il se produit des dilatations kystiques, voire des obstructions.

Les manifestations peuvent débuter dès la naissance par une occlusion intestinale du nouveau-né, un retard de l'évacuation du méconium, un ictère (dû à une obstruction des voies biliaires) ou une obstruction des petites bronches qui peut conduire à une détresse respiratoire. Mais ce sont généralement des problèmes infectieux respiratoires chez le nourrisson qui attirent d'abord l'attention : toux persistante, bronchites à répétition, emphysème évoluant vers une insuffisance respiratoire précoce. Quelques années plus tard apparaissent un encombrement mucopurulent permanent, puis une distension du thorax, un hippocratisme digital (ongles élargis et recourbés) et une cyanose des extrémités. La gravité des manifestations respiratoires est liée à l'infection pulmonaire par différents germes, tels le staphylocoque doré et le bacille pyocyanique.

Aux atteintes respiratoires s'ajoutent des manifestations digestives : 85 % des sujets souffrant de mucoviscidose ont une insuffisance pancréatique, qui se traduit en général par une diarrhée chronique, avec émission de selles graisseuses. Cette diarrhée persistante explique la perte de poids observée chez des enfants dont l'appétit ne faiblit pas, en dehors des épisodes d'infection respiratoire. Si la fibrose pancréatique s'étend, ce qui est rare, aux îlots de Langerhans (petits amas cellulaires responsables de la sécrétion d'insuline par le pancréas), elle peut entraîner un diabète insulinodépendant. On observe plus rarement une atteinte hépatique, conduisant parfois à une cirrhose, une atteinte biliaire (lithiase) ou des myocardiopathies. La stérilité chez les garçons et une hypofertilité féminine par anomalie de la glaire du col utérin sont fréquentes.

DÉPISTAGE ET PERSPECTIVES

Un conseil génétique et un dépistage anténatal de la maladie, par biopsie des villosités choriales du placenta, sont aujourd'hui possibles à la 10e semaine de grossesse chez les couples qui ont déjà donné naissance à un enfant atteint de mucoviscidose. Les parents d'un enfant malade ont en effet une possibilité sur quatre d'avoir un autre enfant atteint de cette maladie. Les frères et sœurs des sujets malades seront, dans deux cas sur trois, porteurs du gène et donc susceptibles d'avoir plus tard des enfants atteints si leur conjoint a, lui aussi, hérité d'un gène muté.

Les traitements hautement spécialisés dont bénéficient aujourd'hui les enfants atteints de mucoviscidose permettent une qualité et une espérance de vie nettement améliorées. Par ailleurs, la recherche a connu des avancées considérables, en particulier grâce à l'identification du gène en cause, qui laisse espérer des possibilités de correction du gène (thérapie génique) ou de la protéine manquante.

• Diagnostic

Ces différents symptômes indiquent la probabilité de la maladie. Depuis 2003, il existe en France un dépistage néonatal systématique par analyse de la trypsine immuno-réactive sur un échantillon sanguin complété au besoin par une recherche de la mutation responsable de la mucoviscidose. Le test à la sueur met en évidence un taux anormalement élevé de chlore et de sodium dans la sueur. Le diagnostic est ensuite confirmé par l'étude génétique qui recherche les multiples mutations possibles, la plus fréquente étant le type delta F508.

• Évolution

La maladie évolue plus ou moins rapidement vers l'insuffisance respiratoire sévère, souvent mortelle en l'absence de greffe pulmonaire. Plus rarement, la gravité de la maladie est moindre, avec des formes peu évolutives.

• Traitement

Depuis 2003, les patients sont pris en charge par des centres de ressources et de compétences sur la mucoviscidose (CRCM), renforçant la collaboration étroite entre une équipe hospitalière pluridisciplinaire – notamment spécialisée en pédiatrie et pneumologie –, le médecin traitant, les kinésithérapeutes et les infirmières à domicile. Il s'agit de permettre à l'enfant de demeurer le plus possible dans sa famille et de supporter au mieux des soins contraignants. Ultérieurement, on s'efforcera de faciliter l'insertion scolaire et professionnelle du malade.

Le premier objectif du traitement est de conserver un état nutritionnel satisfaisant. L'administration d'extraits pancréatiques, un régime hypercalorique et hypolipidique, plus rarement une alimentation par sonde gastrique ou par perfusions, contribuent à suppléer aux déficiences. En période de grande chaleur, l'absorption de comprimés de NaCl évite la déshydratation.

Le traitement comporte aussi une prise en charge respiratoire. Celle-ci vise à drainer les sécrétions grâce à la toux, de façon à conserver aux voies aériennes une perméabilité maximale. Des séances de kinésithérapie respiratoire permettent à l'enfant d'obtenir une toux efficace et contrôlée. Le recours à des aérosols de R-DNAse peut faciliter la respiration en favorisant l'expectoration. Dans les cas les plus graves, on peut pratiquer une oxygénothérapie de longue durée.

Le troisième grand axe du traitement est une antibiothérapie rigoureusement adaptée aux germes de surinfection bronchique détectés lors des analyses bactériologiques. La greffe pulmonaire (des deux poumons ou du bloc cœur-poumons) est une solution de recours réservée aux patients atteints d'insuffisance respiratoire très sévère.

L'œdème pulmonaire

L'œdème pulmonaire est caractérisé par l'envahissement des alvéoles pulmonaires par du plasma sanguin ayant traversé la paroi des capillaires (petits vaisseaux). C'est la principale manifestation clinique de l'insuffisance cardiaque gauche.

• Causes

Normalement, le système circulatoire permet l'échange d'eau et de nutriments entre le sang et les tissus à travers la paroi des vaisseaux, grâce à un équilibre subtil entre les forces de la pression hydrostatique (tendant à faire sortir les liquides hors du vaisseau) et celles de la pression oncotique (liée aux protéines, tendant à retenir les liquides à l'intérieur du vaisseau), s'effectuant en sens opposé. L'insuffisance cardiaque gauche provoque des anomalies de la circulation sanguine (débit, pression, vitesse, etc.), et le cœur défaillant ne peut assurer un débit suffisant pour couvrir, au repos ou à l'effort, les besoins de l'organisme. Le sang s'accumule alors dans la circulation pulmonaire, où il entraîne une augmentation de la pression dans les vaisseaux pulmonaires et une fuite du plasma vers les alvéoles pulmonaires. Ces dernières sont ainsi peu à peu inondées et l'oxygénation normale du sang par les poumons ne peut plus s'effectuer.

Un œdème pulmonaire est le plus souvent d'origine hémodynamique, lié à une augmentation des pressions dans la circulation pulmonaire. Celle-ci peut être due à un mauvais fonctionnement du cœur, à une poussée d'hypertension artérielle systémique, ou encore à une hypervolémie (augmentation du volume sanguin). Beaucoup plus rarement, l'œdème pulmonaire peut être dû à une altération de la perméabilité des capillaires pulmonaires par des agents infectieux (virus de la grippe, certaines bactéries) ou toxiques.

• Symptômes et signes

Dans l'œdème pulmonaire aigu, un essoufflement intense apparaît brutalement chez le malade, l'obligeant à se tenir assis ou debout (orthopnée), ainsi qu'une toux, accompagnée parfois de crachats mousseux rosés caractéristiques. L'apparition plus ou moins rapide des signes (œdème subaigu) dépend du mode évolutif de l'insuffisance ventriculaire gauche.

• Diagnostic

L'auscultation du cœur indique une tachycardie (accélération du rythme cardiaque), celle des poumons des râles secs, dits « crépitants », prédominant aux bases. D'autres signes d'insuffisance cardiaque périphérique (augmentation de la taille du foie, turgescence des veines jugulaires) sont plus rares, l'œdème pulmonaire se manifestant surtout lorsque l'insuffisance ventriculaire gauche ne s'est pas encore compliquée d'une insuffisance ventriculaire droite.

La radiographie du thorax montre un gros cœur et une surcharge vasculaire au niveau des poumons, qui se traduit par une augmentation du diamètre des artères pulmonaires et par l'existence d'opacités caractéristiques.

L'analyse des gaz du sang artériel indique une diminution simultanée de la teneur en oxygène et en gaz carbonique. L'électrocardiographie confirme la tachycardie ; elle peut orienter vers l'origine de la maladie et mettre en évidence un facteur déclenchant, comme un trouble du rythme. Enfin, l'échocardiographie prouve l'existence d'une atteinte cardiaque et en précise le type. Associée au Doppler cardiaque, elle permet de préciser les pressions régnant dans la circulation pulmonaire.

• Traitement

Les diurétiques par voie intraveineuse et/ou les vasodilatateurs, en particulier veineux, traitent les symptômes et entraînent une diminution rapide de la pression dans la circulation pulmonaire. Ils ont remplacé la « saignée » historique.

Alvéoles pulmonaires

Dans les poumons, les bronches qui véhiculent les gaz de la respiration se subdivisent en bronchioles de plus en plus fines pour atteindre une taille microscopique. Ces microbronchioles aboutissent aux éléments terminaux des ramifications : les alvéoles pulmonaires.

C'est dans ces alvéoles, regroupées par 5 ou 6 (acinus pulmonaires), que se déroulent les échanges de gaz entre le milieu extérieur (appareil respiratoire) et le milieu intérieur (circulation sanguine). La surface d'échange est gigantesque : elle atteint 80 mètres carrés. Pour maintenir cette surface (les alvéoles pourraient se replier) et faciliter les échanges, un liquide particulier, le surfactant, tapisse les parois des alvéoles.

Lors de l'inspiration, l'air chargé en oxygène (O_2) arrive jusqu'aux alvéoles. L'O_2 passe dans les capillaires sanguins par le simple jeu des différences de pressions partielles entre les deux milieux. Le sang oxygéné rejoint la veine pulmonaire puis la circulation générale (artères). D'autre part, les veines de la circulation générale apportent du sang riche en gaz carbonique (CO_2) qui arrive, via l'artère pulmonaire, jusqu'aux capillaires des alvéoles. Là, par le même jeu des pressions, le CO_2 passe dans les alvéoles puis dans les bronches. Il est rejeté lors de l'expiration.

ALVÉOLES PULMONAIRES

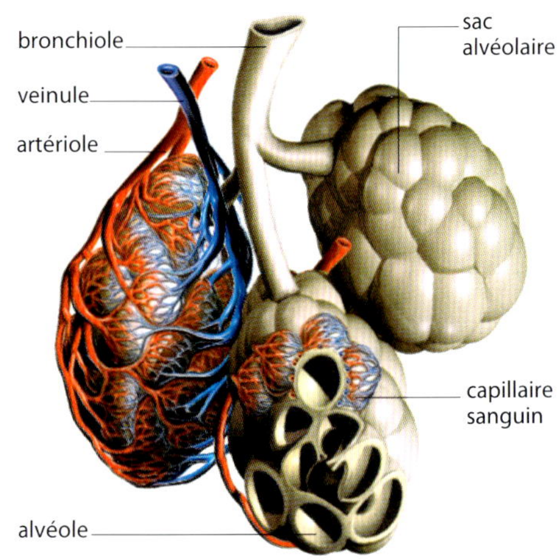

L'amélioration de l'oxygénation se fait par inhalation d'oxygène à l'aide d'une sonde ou d'un masque et la correction de la chute du débit cardiaque se traite par des médicaments cardiotoniques.

Le traitement de fond est celui de la maladie en cause et doit être entrepris chaque fois que cela est possible (normalisation d'une hypertension artérielle, par exemple).

La pleurésie

Les pleurésies sont des inflammations aiguës ou chroniques de la plèvre, la fine menbrane qui enveloppe les poumons. Il s'agit d'affections souvent douloureuses, qui tendent à récidiver.

Cette pathologie de la plèvre se caractérie aussi souvent par un épanchement pleural, c'est-à-dire la présence de liquide entre les deux feuillets de la plèvre.

Un épanchement pleural peut traduire une inflammation de la plèvre (pleurésie exsudative) ou résulter d'une affection touchant un autre organe, entraînant une perturbation de l'équilibre liquidien (pleurésie transsudative). Inversement, une inflammation de la plèvre peut soit se traduire par un épanchement pleural, soit, plus rarement, constituer une pleurésie « sèche » (également appelée « pleurite »).

> **Une pleurésie exsudative** est le plus souvent due à une infection par une bactérie, ou à un cancer, soit de la plèvre elle-même (mésothéliome), soit d'un autre endroit du corps, par métastase. Il arrive cependant, dans moins de 10 % des cas, qu'aucune cause ne soit identifiée. L'épanchement pleural peut être localisé (par exemple entre le poumon et le diaphragme, ou entre les deux lobes du poumon), ou diffus, voire bilatéral. Le liquide peut être clair (pleurésie séro-fibrineuse), hémorragique, purulent (empyème ou pyothorax) ou, très rarement, chyleux (chylothorax).

> **Une pleurésie transsudative** peut être causée par une insuffisance cardiaque gauche, une cirrhose hépatique ou une insuffisance rénale terminale. Elle peut aussi être liée à une dénutrition majeure.

LA PONCTION PLEURALE

Une ponction pleurale consiste à recueillir le liquide contenu dans la cavité pleurale. Cette technique est très utile pour confirmer un diagnostic de pleurésie et pour en préciser la cause, grâce à l'analyse en laboratoire du liquide ponctionné. Elle se pratique sous anesthésie locale, le malade étant assis le plus confortablement possible. Pour recueillir le liquide, on pique entre deux côtes, en général dans le dos, à mi-hauteur. Cependant, l'endroit de la ponction peut varier en fonction des résultats des examens cliniques et radiologiques, qui ont permis de localiser la zone où l'épanchement est le plus abondant. Cette intervention indolore dure de 10 à 15 minutes.

• Symptômes

Une pleurésie se manifeste par une gêne respiratoire, une douleur sur un côté du thorax augmentant à l'inspiration, une toux sèche, un essoufflement et une fièvre en cas d'infection.

• Diagnostic

Le diagnostic est confirmé par la radiographie des poumons et l'examen biochimique, histologique et bactériologique d'une petite quantité de liquide prélevé par une ponction à l'aiguille. Dans certains cas, la pleurésie peut régresser spontanément, mais le malade doit être étroitement surveillé pour le cas où la maladie en cause progresserait et deviendrait cliniquement ou radiologiquement décelable.

• Traitement

Il fait appel, selon la cause de la pleurésie, aux antibiotiques, aux antituberculeux, aux anticancéreux ou aux diurétiques. Si la gêne respiratoire est importante, on peut évacuer le liquide par ponction puis drainer la cavité pleurale. Dans les formes récidivantes, on peut proposer une symphyse pleurale (accolement définitif des deux feuillets de la plèvre).

Les pneumonies

La pneumonie est une infection des poumons provoquée par une bactérie (le plus souvent) ou par un virus. Il s'agit d'une affection répandue, surtout chez les jeunes enfants et les vieillards.

Le terme de pneumonie concerne presque toujours, en pratique, la pneumonie franche lobaire aiguë, la plus fréquente et la plus grave, due à l'infection du poumon par le pneumocoque. C'est l'une des causes d'infection occasionnant le plus souvent une hospitalisation. Elle se traduit par une alvéolite, inflammation des alvéoles du poumon, qui sont remplies de sécrétions anormales. Les symptômes, d'apparition brutale, associent une fièvre élevée (39-40 °C), des frissons intenses et souvent une douleur thoracique augmentant à l'inspiration.

D'autres agents infectieux peuvent être responsables de pneumonie. Les principaux sont *Haemophilus influenzae*, *Legionella pneumophila*, le staphylocoque, *Mycoplasma pneumoniae*, *Chlamydia pneumoniae*, *Klebsiella pneumoniae*.

LES ANTIBIOTIQUES FATIGUENT-ILS ?

De nombreux patients se plaignent d'être fatigués lorsqu'ils suivent un traitement antibiotique. Mais rien ne permet de prouver que ce sentiment soit exact : la prise d'antibiotiques en l'absence de maladie (prévention, prophylaxie) ne pose jamais de problème de fatigue. En revanche, les maladies infectieuses sont source d'une fatigue parfois intense pour l'organisme. Celui-ci doit en effet lutter par tous les moyens dont il dispose contre cette agression. Cela justifie que la prescription d'antibiotiques soit associée à la prescription de repos, permettant ainsi d'assurer une guérison plus rapide.

• Diagnostic

Généralement suggéré, en premier lieu, par l'interrogatoire du malade et par l'auscultation pulmonaire (présence de foyers de condensation pulmonaire), il est confirmé par la radiographie, qui montre une opacité (zone blanche) d'un lobe ou d'un segment pulmonaire. En cas de pneumococcie, on peut mettre en évidence le pneumocoque dans le sang ou ses antigènes solubles dans le sang ou les urines.

• Traitement et prévention

Le traitement repose, pour les pneumonies communautaires, sur une antibiothérapie par un dérivé de la pénicilline (amoxicilline ou céphalosporine) pendant 10 jours. En cas d'allergie à la pénicilline, on peut prescrire d'autres antibiotiques (macrolides ou quinolones). La fièvre disparaît en 24 à 48 heures et la guérison est obtenue en quelques jours. Les anomalies radiographiques persistent encore quelques semaines, mais sans que cela ait de signification particulière.

Les sujets à risque (bronchite chronique) peuvent bénéficier de la vaccination antipneumococcique.

LÉGIONELLOSE

Infection bactérienne due à *Legionella* (un bacille à Gram négatif), responsable le plus souvent de pneumopathies aiguës.

La légionellose, ou maladie des légionnaires, est une maladie à déclaration obligatoire qui ne comporte pas de transmission interhumaine mais impose une intervention sur l'environnement (eau et air). Elle a été reconnue pour la première fois en 1976 chez les membres d'un congrès d'anciens combattants de l'American Legion (à Philadelphie), d'où son nom. *Legionella pneumophila* survit et se développe dans

Streptococcus pneumoniae

Bactérie à Gram positif responsable d'infections bronchopulmonaires et oto-rhino-laryngologiques, susceptibles de se compliquer de méningites.

Ces bactéries, appelées aussi « pneumocoques », sont des cocci (bactéries de forme arrondie), le plus souvent groupés par deux, formant un « 8 » ou de longues chaînettes lorsqu'ils sont cultivés en laboratoire. Ce sont des bactéries fragiles, incapables de survivre dans le milieu extérieur, commensales (vivant sur un hôte sans lui nuire) du rhinopharynx chez le sujet sain.

• Pathologie et traitement

Les infections bronchopulmonaires à *Streptococcus pneumoniae* sont des pneumonies (pneumonie franche lobaire aiguë), des bronchites et des pleurésies ; les infections oto-rhino-laryngologiques sont des otites, des sinusites et des mastoïdites se compliquant souvent de méningites.

Ces affections touchent plus fréquemment les personnes très âgées et les enfants, les sujets souffrant d'insuffisance respiratoire ou cardiaque, de drépanocytose ainsi que les personnes ayant subi une ablation de la rate et les immunodéprimés.

Elles sont traitées par administration de dérivés des pénicillines (amoxicillines ou céphalosporines). Cependant, la fréquence des souches de sensibilité diminuée, voire résistantes, à la pénicilline G étant sans cesse croissante, un antibiogramme doit systématiquement être réalisé, suivi éventuellement d'un dosage de la concentration minimale inhibitrice (C.M.I.) de diverses bêtalactamines, afin de déterminer laquelle est la plus active sur la souche en présence.

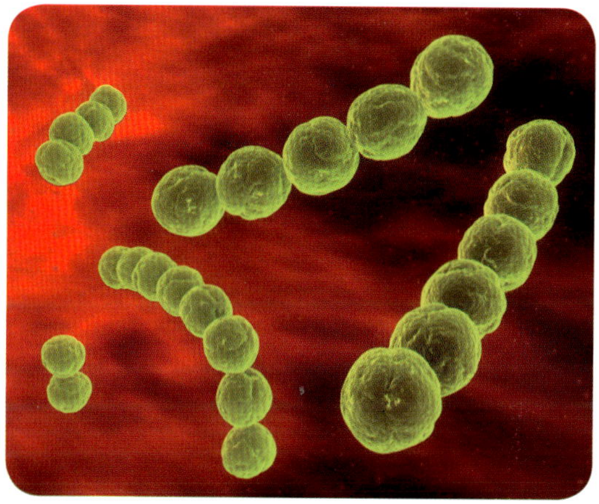

▲ Les souches de *Streptococcus pneumoniae* sont constituées de coques, typiquement groupées par deux, mais pouvant se présenter de manière isolée ou en courtes chaînes.

l'eau, notamment dans l'eau de condensation des systèmes de climatisation et dans l'eau chaude entre 37 et 50 °C. L'infection est consécutive à l'inhalation de gouttelettes d'eau contaminée. Les bactéries se multiplient surtout dans l'eau stagnante (bras morts des réseaux de distribution).

• Symptômes et signes

Après une incubation de 3 à 10 jours, la maladie se manifeste par des céphalées, des douleurs musculaires et abdominales, souvent une diarrhée, une toux sèche, de la fièvre et une sensation de malaise général. En quelques jours, la fièvre s'élève et les douleurs musculaires s'intensifient tandis qu'apparaissent les symptômes respiratoires : une difficulté à respirer et une toux avec peu d'expectoration. La radiographie pulmonaire révèle une opacité sur un poumon ou sur les deux.

Les symptômes peuvent s'aggraver rapidement et provoquer le décès en quelques jours en l'absence de traitement, surtout chez les sujets âgés ou ayant des facteurs de risque (diabète, immunodépression, par exemple).

Pénicilline

Médicament antibiotique bactéricide (qui tue les bactéries) appartenant à la famille des bêtalactamines.

La pénicilline fut découverte en 1929 par le médecin anglais sir Alexander Fleming, qui montra que des colonies de staphylocoques étaient détruites au voisinage d'une moisissure appelée *Penicillium notatum*. La pénicilline est le premier antibiotique connu. Son extraction en quantités significatives à partir de la moisissure fut réalisée dans les années 1940. Plus tard, on réussit à synthétiser de nombreuses substances aux propriétés similaires.

Aujourd'hui, les pénicillines sont classées en plusieurs groupes (G, V, A) : le groupe G est celui de la pénicilline naturelle, le V celui des formes administrables par voie orale et le A celui des ampicillines, administrables par voie orale ou parentérale.

• Indications

Les pénicillines sont indiquées dans le traitement des infections à germes sensibles telles que l'angine à streptocoque, l'érysipèle, l'endocardite bactérienne (infection d'une des tuniques du cœur, l'endocarde), la syphilis et l'angine de Vincent, et en prévention des crises de rhumatisme articulaire aigu.

• Mécanisme d'action

Les pénicillines empêchent la paroi protectrice des bactéries de se former complètement. Cette malformation se traduit à terme par l'éclatement de la bactérie.

Le spectre des pénicillines est en général étroit. Les bactéries sensibles à ces médicaments sont peu nombreuses : bacille de la diphtérie, gonocoque, méningocoque, pneumocoque, staphylocoque, streptocoque, etc. Par ailleurs, les bactéries deviennent de plus en plus résistantes aux pénicillines ; certaines sécrètent une enzyme, la pénicillinase, capable de détruire plusieurs variétés de pénicillines.

• Effets indésirables

Les pénicillines sont des médicaments très peu toxiques, même à fortes doses, mais elles peuvent provoquer des accidents allergiques graves, ce qui interdit leur emploi chez les personnes sensibles aux bêtalactamines.

• Diagnostic et traitement

La recherche de *Legionella pneumophila* est réalisée dans l'expectoration ou dans le liquide recueilli par endoscopie bronchique. Le diagnostic peut aussi être fait par la mise en évidence de l'antigène spécifique dans les urines.

Une antibiothérapie adaptée et précoce, comportant des fluoroquinolones ou des macrolides, généralement administrée par voie intraveineuse au début, permet une évolution favorable et une guérison le plus souvent très rapide. Le bacille est naturellement résistant aux antibiotiques de la famille des pénicillines. Le traitement est toutefois prolongé au moins pendant 15 jours, voire 3 semaines.

Dans les formes graves, une assistance respiratoire peut être nécessaire.

Le taux de mortalité reste élevé (5 à 20 %), malgré l'amélioration du diagnostic et les traitements adaptés.

• Prévention

La surveillance régulière et, au besoin, la désinfection des installations de climatisation, des réseaux de distribution d'eau, en particulier dans les hôpitaux, et des tours aéroréfrigérantes sont généralement les mesures de prévention les plus efficaces.

Le pneumothorax

Le pneumothorax est dû à l'introduction d'un certain volume d'air entre les deux feuillets de la plèvre, qui décolle ceux-ci en repoussant le poumon. Ce décollement peut être diffus ou localisé ; il arrive que les deux poumons soient atteints.

Épanchement d'air dans la plèvre (membrane enveloppant le poumon).

> **Le pneumothorax idiopathique,** de cause inconnue, touche les sujets de 20 à 40 ans de morphologie longiligne. Lors de cette affection, de petites bulles d'air situées dans le poumon, à sa périphérie, se rompent brutalement dans la cavité pleurale.

> **Le pneumothorax non idiopathique** est dû à la pénétration d'air dans les poumons à la suite d'une ponction, d'une plaie profonde du thorax ou d'une maladie pulmonaire (emphysème, fibrose pulmonaire, histiocytose).

• Symptômes et diagnostic

Un pneumothorax se traduit par une brusque douleur en coup de poignard sur le côté du thorax, une gêne respiratoire, voire une véritable suffocation. L'examen clinique du malade et la radiographie du thorax permettent d'établir le diagnostic.

L'HÉMOPNEUMOTHORAX

C'est la présence simultanée d'air et de sang entre les deux feuillets de la plèvre. Il fait suite à un traumatisme ou à la rupture spontanée d'un vaisseau sanguin. Il touche rarement les deux poumons à la fois et se traduit par une gêne respiratoire aiguë ou une défaillance aiguë de la circulation sanguine (état de choc). Le traitement consiste en un drainage de la cavité pleurale et, si la brèche n'est pas colmatée lors du drainage, en une suture chirurgicale de celle-ci.

L'HYDROPNEUMOTHORAX

C'est la présence simultanée d'air (pneumothorax) et de liquide (pleurésie) entre les deux feuillets de la plèvre. Il est souvent dû à un traumatisme, parfois à une infection. Il est visible à l'examen radiologique sous la forme d'une opacité, située dans la région inférieure du poumon et surmontée d'une zone anormalement claire entre la paroi extérieure et le poumon, qui est rétracté. Le traitement consiste généralement en un drainage de la cavité pleurale, à l'aide d'un drain mis en place entre deux côtes, associé à la prise d'antibiotiques.

• Traitement

En cas de pneumothorax idiopathique avec gêne respiratoire modérée, le simple repos au lit permet d'attendre que l'air se résorbe spontanément, le poumon reprenant sa place en 1 ou 2 semaines. Dans les autres cas, un drainage est pratiqué avec une aiguille introduite entre deux côtes, reliée à un appareil aspirateur. Dans 30 % des cas, les pneumothorax idiopathiques récidivent, au bout de quelques mois ou de quelques années. Les autres pneumothorax ne récidivent pas, sauf lorsqu'ils sont dus à une maladie pulmonaire.

En cas de récidive, une symphyse pleurale est pratiquée : on accole définitivement les deux feuillets de la plèvre par abrasion ou par pleurectomie, plus rarement par injection d'un produit irritant (talc) ; cette intervention est réalisée par pleuroscopie (avec un tube muni d'un système optique et d'instruments de petite taille, introduit par une petite incision).

La sarcoïdose

La sarcoïdose est une maladie inflammatoire chronique qui se développe aux dépens d'un tissu présent dans l'ensemble de l'organisme et qui touche surtout les poumons. Il s'agit d'une affection plutôt bénigne.

Maladie généralisée du système réticulo-endothélial (tissu disséminé dans l'organisme, formé de cellules disposées en réseau), caractérisée par l'existence d'une lésion typique mais non spécifique, le granulome épithélioïde (amas de cellules épithélioïdes – globules blancs modifiés – au centre sans nécrose caséeuse), et qui est susceptible de toucher successivement ou simultanément un grand nombre d'organes ou de tissus (ganglions, poumons, peau, os et articulations). Est aussi connue sous le nom de « maladie de Besnier-Boeck-Schaumann ». L'origine de la sarcoïdose est inconnue.

• Symptômes et signes

La sarcoïdose est une maladie ubiquitaire qui peut toucher les ganglions, les poumons, les os, les articulations, les reins, le cœur, les yeux. Les atteintes neurologiques (neurosarcoïdose) sont particulièrement sévères. Cependant, elle est fréquemment dépourvue de symptômes ou de signes visibles.

Dans les autres cas, la maladie peut être révélée par différentes manifestations :

> **Les lésions thoraciques** sont les plus fréquentes et se classent selon quatre stades : au stade 0 de la maladie, les lésions n'apparaissent pas à la radiographie ; au stade 1, on observe des adénopathies (inflammation des ganglions lymphatiques) volumineuses du médiastin (région comprise entre les deux poumons) ; au stade 2, les adénopathies médiastinales s'accompagnent d'infiltrations nodulaires du poumon ; au stade 3, la radiographie révèle une infiltration pulmonaire évoluée.

> **Les lésions cutanées** touchent surtout les adultes jeunes et les Noirs et sont fréquemment représentées par un érythème noueux, caractérisé par des nodules rougeâtres, symétriques, sensibles, qui siègent sur la face interne des jambes. Cet érythème, même s'il constitue une atteinte fréquente lors d'une sarcoïdose, n'est pas une manifestation spécifique de cette maladie, contrairement aux sarcoïdes, lésions de taille et de forme variables : petits éléments hypodermiques disposés en anneaux, gros nodules, lupus pernio, qui est une variété diffuse de sarcoïde. Ces lésions cutanées typiques s'accompagnent de manifestations plus rares et non spécifiques : chute des cheveux, érythrodermie (rougeur et desquamation de la peau), ichtyose (peau sèche couverte de squames fines), démangeaisons.

> **Des atteintes osseuses** (dites « maladie de Perthes-Jüngling »), qui touchent principalement les doigts et les orteils peuvent survenir : elles se manifestent par un gonflement et une déformation des phalanges, éventuellement des douleurs articulaires.

> **Les autres symptômes ou signes** peuvent être une hypertrophie des ganglions superficiels (axillaires, inguinaux), une arthrite, des douleurs diffuses, des anomalies oculaires (uvéite antérieure, par exemple), des atteintes du foie et des glandes salivaires. On constate plus rarement une splénomégalie (augmentation du volume de la rate) et des atteintes myocardiques, rénales, musculaires et nerveuses.

• Diagnostic et évolution

En l'absence de sarcoïdes, la sarcoïdose est souvent de diagnostic difficile. Insidieuse, latente et fréquemment asymptomatique, elle est souvent découverte à l'occasion d'une radiographie thoracique de routine, qui détermine un bilan complet mettant en évidence différents signes de la maladie :
– existence d'une hypercalcémie (taux anormalement élevé de calcium dans le sang) ;

– disparition de l'allergie à la tuberculine ;
– augmentation, en cas d'atteinte pulmonaire, du taux d'angiotensine convertase (enzyme de conversion de l'angiotensine) dans le sérum sanguin.

L'analyse du liquide d'un lavage broncho-alvéolaire et l'examen au microscope de prélèvements réalisés sur différents tissus (bronches, peau, ganglions, foie, glandes salivaires) contribuent à l'établissement du diagnostic, plus aisé chez les sujets porteurs de symptômes aisément décelables et caractéristiques, comme les sarcoïdes.

• Évolution

Une sarcoïdose évolue par poussées successives sans que l'on connaisse bien les facteurs qui sont à l'origine de leur déclenchement.

• Traitement

Le traitement dépend du bilan général. Le plus souvent, la maladie régresse spontanément en quelques années sans traitement.

En cas d'atteinte viscérale – notamment pulmonaire, cardiaque, rénale, neurologique ou ophtalmologique – ayant un retentissement fonctionnel ou à risque vital, des corticostéroïdes sont prescrits pour plusieurs mois. Plus rarement, en cas de corticorésistance (inefficacité du traitement) ou de corticodépendance (impossibilité de réduire, sans entraîner de rechute, les doses de corticoïdes), des immunosuppresseurs peuvent être prescrits.

Dans les formes cutanées, on administre soit des traitements généraux comme l'isoniazide ou les antipaludéens de synthèse, soit des traitements locaux comme l'infiltration d'un corticostéroïde ou la destruction par l'azote liquide des lésions isolées.

- La cataracte
- Le décollement de la rétine
- La dégénérescence maculaire liée à l'âge
- Le glaucome
- Les kératites
- Les maladies infectieuses

  Conjonctivite

  Chalazion
- Les maladies inflammatoires

  Choroïdite

  Épisclérite

  Sclérite

  Uvéite
- Les œdèmes oculaires

Les yeux

La cataracte

La cataracte est une opacification partielle ou totale du cristallin, due à l'altération du métabolisme des fibres cristalliniennes, qui entraîne une gêne visuelle progressive. Elle touche le plus souvent les personnes âgées. Elle est aujourd'hui parfaitement corrigée par une intervention chirurgicale.

• Différents types de cataracte

> **La cataracte du sujet âgé** est la plus fréquente. Tout individu peut présenter un début de cataracte, qui s'accentue avec l'âge. Les causes n'en sont pas encore exactement connues, mais on sait qu'un ralentissement de la synthèse des protéines s'opère et que le noyau cristallinien devient dur.

> **La cataracte de l'adulte** peut être d'origine traumatique : contusion du globe oculaire sans effraction ou intrusion d'un corps étranger qui a pu passer inaperçue ; elle est alors souvent unilatérale. Elle peut aussi résulter d'une maladie générale (diabète), de troubles du métabolisme phosphocalcique (hypoparathyroïdie, tétanie), de certaines affections neurologiques (myotonie de Steinert) ou dermatologiques (eczéma atopique, sclérodermie) ainsi que de certains traitements prolongés par les corticostéroïdes.

Enfin, certaines pathologies oculaires peuvent se compliquer de cataracte : les fortes myopies, le glaucome, les uvéites ou d'autres affections de l'uvée (membrane de l'œil comprenant l'iris, le corps ciliaire et la choroïde) et les affections choriorétiniennes (décollement de la rétine, tumeur intraoculaire).

> **La cataracte de l'enfant** a une origine parfois difficile à déterminer. Elle peut être congénitale, due à une maladie infectieuse contractée par la mère pendant sa grossesse et transmise à l'embryon (rubéole) ou, plus rarement, être la conséquence d'une maladie métabolique (galactosémie congénitale), ou accompagner une trisomie 21.

• Symptômes et signes

Une cataracte se traduit par une baisse progressive de l'acuité visuelle, s'étalant parfois sur plusieurs années. Une sensation de brouillard est fréquente, ainsi que des éblouissements dus à la diffraction des rayons lumineux. Plus rarement, on observe une diplopie monoculaire (sensation de vision dédoublée persistant à la fermeture d'un seul œil). On peut parfois constater une leucocorie (pupille blanche).

• Diagnostic

> **Chez l'adulte,** l'examen ophtalmologique permet de mesurer la baisse de l'acuité visuelle. Après dilatation pupillaire, l'examen au biomicroscope sert à confirmer la cataracte, à apprécier le degré de l'opacification et à préciser son siège sur les différentes couches du cristallin.

Des examens complémentaires sont parfois nécessaires au diagnostic, notamment si l'on suspecte une dégénérescence maculaire (du pôle postérieur de la rétine) : échographie oculaire, angiographie oculaire ou électrorétinographie. La biométrie oculaire permet aussi d'estimer avant l'intervention la taille du cristallin artificiel à implanter.

> **Chez l'enfant,** la cataracte est plus difficile à détecter dans la mesure où celui-ci ne signale pas toujours la gêne visuelle, surtout si elle est progressive. En outre, l'acuité visuelle n'est mesurable qu'à partir d'un certain âge : chez les nourrissons, on ne peut tester que les réflexes photomoteurs, les clignements réflexes, la mauvaise tolérance à la fermeture du bon œil ou la poursuite d'une lumière par le regard.

• Traitement

Le traitement proprement dit de la cataracte est chirurgical : extraction du cristallin avec implantation d'un cristallin artificiel.

Examen du fond d'œil

L'examen du fond d'œil, pratiqué systématiquement lors de tout examen ophtalmologique complet, est indiqué pour établir le diagnostic des affections de la rétine et de celles de la choroïde (membrane accolée à la rétine). Il permet également d'observer la vascularisation rétinienne, qui peut être modifiée par de nombreuses maladies.

• Technique

L'examen est effectué par différents types d'appareil : un ophtalmoscope, avec ou sans interposition d'une lentille fortement convergente, ou un biomicroscope (lampe à fente), ce dernier nécessitant d'interposer devant l'œil une lentille de contact ou un verre d'examen (verre à trois miroirs). L'ophtalmoscope sert à examiner le pôle postérieur de l'œil (centre de la rétine, papille et macula), tandis que le verre à trois miroirs est utilisé pour examiner la périphérie rétinienne en cas de risque de décollement de la rétine. Une dilatation pupillaire préalable peut être provoquée au moyen de collyres mydriatiques afin de permettre une vision plus large. Si elle n'est pas nécessaire pour l'examen du pôle postérieur de l'œil, elle est néanmoins souvent pratiquée ; elle est indispensable pour l'examen de la périphérie rétinienne. Enfin, un rétinographe non mydriatique permet l'enregistrement et la comparaison des images. Le fond d'œil est divisé artificiellement en quatre régions, ou quadrants, afin de faciliter la localisation des éventuelles anomalies constatées.

• Effets secondaires

La dilatation de la pupille, qui n'est pas pratiquée en cas de glaucome à angle étroit, entraîne un flou visuel qui demeure gênant pendant les quelques heures qui suivent l'examen. Aussi est-il déconseillé au patient de conduire un véhicule juste après un examen du fond d'œil.

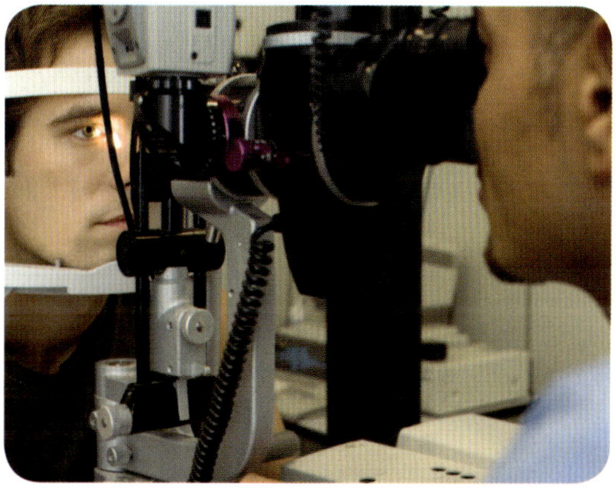

▲ Le biomicroscope permet de faire varier la forme, l'intensité et la couleur de l'éclairage, ainsi que le grossissement auquel on observe les yeux.

Chez l'adulte, le remplacement du cristallin malade par un cristallin artificiel (implant) est devenu pratiquement systématique, la tolérance à long terme étant très bonne. La technique communément utilisée est la phacoémulsification qui permet de broyer le noyau du cristallin par les ultrasons et de l'aspirer avant d'implanter le cristallin artificiel. L'extraction intracapsulaire (ablation du cristallin en totalité) ou extracapsulaire (ablation du noyau en laissant la capsule) n'est utilisée que dans des cas particuliers.

La phacoémulsification est réalisée par une incision oculaire réduite (de 2 à 3 millimètres) permettant le passage d'implants cristalliniens souvent souples et pliables, suturée ou non (autoétanche), le plus souvent sous anesthésie locale ou topique (collyres anesthésiants de surface).

Les soins postopératoires locaux sont basés sur des collyres antibiotiques, anti-inflammatoires et mydriatiques (provoquant une dilatation pupillaire). La pose sur l'œil d'une coque rigide trouée permet en outre de le protéger les premiers jours.

Le décollement de la rétine

Cette très grave affection de l'œil, due à la séparation de la rétine (membrane nerveuse sensible à la lumière qui tapisse le fond de l'œil) et du feuillet sous-jacent, entraîne la cécité en l'absence de traitement, mais elle est aujourd'hui très bien opérée.

Le décollement de la rétine, assez fréquent, touche en général un seul œil. Il est dû au passage de liquide vitréen sous la rétine. Il survient plus fréquemment chez les personnes atteintes de forte myopie, aphakes (dépourvues de cristallin) ou pseudophakes (pourvues d'un cristallin artificiel), chez les sujets âgés et chez ceux pour qui il existe un décollement de rétine dans les antécédents familiaux ou personnels.

Un décollement peut résulter d'un traumatisme (contusion ou plaie du globe oculaire). Il peut aussi être d'origine tumorale ou inflammatoire.

• Symptômes et signes

Des signes dits « prémonitoires » indiquent les phénomènes qui précèdent le décollement : perception de petites mouches volantes ou de points bleutés lumineux signalant une perte de l'adhérence normale du corps vitré à la rétine ; survenue d'éclairs lumineux bleutés et fixes révélant la traction exercée par le corps vitré sur la rétine, ou vision d'une « pluie de suie » indiquant un saignement de la rétine, alors déchirée, dans le corps vitré. Lorsque la rétine est décollée, le sujet a l'impression de voir un voile noir dans une partie de son champ visuel. La baisse de la vision indique que la macula (zone centrale de la rétine) est atteinte.

• Diagnostic

Le diagnostic repose sur l'examen du fond d'œil après dilatation pupillaire. Celui-ci permet d'évaluer l'ampleur de l'atteinte, de déterminer sa localisation et de rechercher, à la périphérie de la rétine, des déhiscences (ruptures de la continuité des tissus sous forme de déchirures ou de trous) responsables du décollement. Si le fond de l'œil n'est pas visible, une échographie oculaire peut être pratiquée.

• Évolution

L'évolution, invariablement défavorable en l'absence de traitement, est aujourd'hui enrayée grâce aux méthodes modernes d'examen et aux progrès de la chirurgie.

• Traitement

Le traitement, toujours chirurgical, repose sur trois principes : repérer précisément les déhiscences périphériques, les obturer par forte pression sur l'œil et recréer l'adhérence entre les feuillets désolidarisés par cryoapplication (application de froid à travers la sclérotique) ou par endolaser, ce qui provoque une réaction inflammatoire à l'origine de la cicatrisation. Il est aussi nécessaire parfois de pratiquer l'ablation du corps vitré ou une ponction du liquide sous-rétinien, ou encore d'injecter dans l'œil un gaz permettant la réapplication de la rétine.

L'hospitalisation dure en général quelques jours, pendant lesquels le patient peut avoir une activité calme. Une surveillance postopératoire rigoureuse est indispensable en raison des risques de récidive ou d'atteinte de l'autre œil.

PRÉVENTION

Le traitement préventif reste essentiel. Il repose sur la surveillance des sujets à risque par un examen oculaire complet du fond de l'œil grâce à un miroir spécial appelé « verre à trois miroirs », permettant de visualiser la rétine périphérique et de traiter les lésions dégénératives de la périphérie rétinienne par photocoagulation au laser argon avant qu'elles ne provoquent un décollement de la rétine.

La dégénérescence maculaire liée à l'âge

Cette dégénérescence maculaire est une altération de la zone centrale de la rétine. Elle est responsable d'une baisse de la vision irréversible, mais elle n'entraîne jamais une cécité totale.

La dégénérescence maculaire liée à l'âge (D.M.L.A.) touche la macula, zone rétinienne qui permet la vision précise, dite « vision centrale ».

Elle peut être définie par l'ensemble des lésions de la région maculaire, dégénératives, non inflammatoires, acquises, survenant sur un œil auparavant normal, apparaissant après l'âge de 50 ans et entraînant une altération de la fonction maculaire et de la vision centrale.

La D.M.L.A. est parfois précédée d'une maculopathie liée à l'âge (M.L.A.) se traduisant par des druses au fond d'œil (dépôts hyalins secondaires à une accumulation de déchets métaboliques due à la destruction des tissus et des cellules).

• Symptômes et signes

La maladie se manifeste par une baisse de la vision centrale avec métamorphopsies (déformations des images) empêchant surtout la lecture, alors que le reste de la vision, celle dite « périphérique », est normal. L'évolution, très progressive, aboutit à la perte de la vision centrale (scotome central).

On distingue deux formes de D.M.L.A. Elle peut être soit atrophique (liée à une fibrose de la macula), soit humide avec apparition de néovaisseaux (liée à une angiogenèse sous l'influence de plusieurs facteurs, dont le *vascular endothelial growth factor* ou VEGF).

• Diagnostic et traitement

Le diagnostic repose sur l'examen du fond d'œil, l'angiographie rétinienne et actuellement sur l'OCT (tomographies en lumière cohérente).

Le traitement n'est indiqué que dans les formes humides par photocoagulation au laser des néovaisseaux ou par injections intravitréennes de produits anti-VEGF, ou encore par photothérapie dynamique utilisant un photosensibilisant (vertéporfine) qui, après injection, est activé par une lumière de longueur d'onde spécifique. Pour la forme sèche, aucune intervention ne peut traiter cette forme de la maladie. La prise de suppléments de vitamines antioxydantes peut ralentir sa progression. (Ces vitamines n'ont pas d'effet préventif si on n'a pas la maladie). En matière de prévention, on préconise actuellement un complément nutritionnel riche en vitamines, minéraux et pigments maculaires (lutéine, zéaxanthine).

En cas de perte importante de la vision centrale, une rééducation « basse vision » peut permettre une vie quotidienne relativement normale.

L'ANGIOGRAPHIE RÉTINIENNE

Cet examen consiste à prendre des photographies du fond de l'œil avant et après avoir injecté au patient un produit destiné à accentuer le contraste entre les vaisseaux qui irriguent la rétine et les structures avoisinantes. Avant l'examen, on dilate la pupille du patient à l'aide de collyres appropriés. Le produit de contraste est injecté dans une veine du pli du coude et se diffuse dans toute la circulation sanguine. Lorsqu'il parvient au niveau de la rétine, on prend plusieurs photographies du fond de l'œil. L'injection du produit de contaste est indolore, mais peut entraîner des nausées ou des vomissements passagers.

Les kératites

La kératite est une affection de la cornée qui est d'origine inflammatoire ou d'origine infectieuse.

• Différents types de kératite

Selon leur localisation, on distingue deux formes : les kératites ulcéreuses et les kératites interstitielles.

> **Les kératites ulcéreuses** se caractérisent par une atteinte des couches superficielles de la cornée. Parmi les multiples causes possibles, les plus fréquentes sont les traumatismes dus à un corps étranger, les phototraumatismes provoqués par les rayons ultraviolets ou l'exposition à un arc à soudure électrique, les infections virales (kératite herpétique à récidives fréquentes, zona ophtalmique) et les conjonctivites à adénovirus.

Par ailleurs, l'insuffisance de sécrétions lacrymales (kératites « sèches ») et une mauvaise occlusion des paupières (par suite d'exophtalmie ou de paralysie faciale) peuvent entraîner des ulcérations plus ou moins importantes de la cornée.

> **Les kératites interstitielles** concernent les couches plus profondes de la cornée. Leurs causes sont également multiples : essentiellement virales (kératite herpétique ou à adénovirus) ou allergiques.

• Symptômes et signes

Les kératites se manifestent par des douleurs oculaires importantes (sensation de corps étranger dans l'œil), une gêne à la lumière et un larmoiement. Une baisse de l'acuité visuelle peut s'y ajouter si l'atteinte est centrale.

Les kératites ulcéreuses dues à l'exposition à la lumière ou aux conjonctivites à adénovirus entraînent des micro-ulcérations très douloureuses (kératite ponctuée superficielle) qui se manifestent souvent quelques heures après l'exposition. Dans le cas d'adénovirus, ces ulcérations peuvent évoluer lentement vers l'apparition de nodules sous la cornée.

• Diagnostic

Il repose sur un examen ophtalmologique, qui décèle une rougeur de l'œil. L'instillation d'une goutte de fluorescéine dans l'œil permet de distinguer les kératites ulcéreuses, car la substance se fixe sur la plaie oculaire.

• Traitement

Le traitement diffère selon le type de kératite.

Dans les kératites ulcéreuses, il fait appel, au besoin, à l'extraction du corps étranger à l'aide d'un instrument pointu, sous anesthésie locale, à l'application de collyres cicatrisants et de collyres antibiotiques pour éviter le risque de surinfection. La cicatrisation est rapide. L'emploi de corticostéroïdes locaux est contre-indiqué.

Contrairement aux kératites ulcéreuses, les kératites interstitielles peuvent être traitées par les corticostéroïdes (collyres, pommades), qui accélèrent la disparition des troubles.

• Pronostic

Il dépend des diverses caractéristiques de l'atteinte : sa profondeur, pour ce qui est du risque d'opacité cornéenne, et sa localisation par rapport à l'axe visuel quant au risque de diminution de l'acuité visuelle ; ce sont les kératites virales dont le pronostic est généralement le plus sévère.

Les maladies infectieuses

Les infections oculaires regroupent un ensemble de pathologies d'origines infectieuse, auto-immune, allergique ou toxique. Elles sont dues, pour la plupart, à des germes exogènes, souvent manuportés ou transmis après un traumatisme, même minime (port de lentilles, chirurgie cornéenne).

CONJONCTIVITE

Inflammation de la conjonctive, d'origine infectieuse, virale, parasitaire ou allergique. Les conjonctivites sont fréquentes et souvent bénignes.

• Causes

> **Les conjonctivites infectieuses** sont dues à des agents bactériens : staphylocoques, streptocoques, pneumocoques.

> **Les conjonctivites virales** sont souvent causées par des adénovirus ; elles peuvent aussi être imputables à des virus herpétiques ou résulter d'affections virales comme la rougeole ou la varicelle.

> **Les conjonctivites d'origine parasitaire,** très rares sous nos climats, peuvent être provoquées par une filariose due à la loa-loa africaine.

> **Les conjonctivites allergiques**, parfois associées à une blépharite ou à un eczéma des paupières, sont dues soit à des particules aériennes (pollens, poussières), soit à des cosmétiques, à des collyres ou à des lentilles de contact.

• Symptômes et signes

Les conjonctivites peuvent être unilatérales ou bilatérales. Elles se manifestent habituellement par une rougeur de l'œil, sans douleur. La gêne provient de démangeaisons ou de l'impression d'avoir des grains de sable sous la paupière.

Une conjonctivite d'origine allergique se traduit par un larmoiement intense, et une conjonctivite infectieuse par des sécrétions purulentes qui, parfois, collent les cils le matin au réveil. On les décolle à l'aide d'un morceau de coton imbibé de sérum physiologique ou d'eau bouillie.

• Diagnostic, évolution et traitement

Le diagnostic repose sur l'examen clinique : rougeur de l'œil et chémosis (conjonctive gonflée). Une conjonctivite évolue en général de façon bénigne, mais on observe parfois des complications dont les plus graves peuvent atteindre la cornée (kératites).

Dans le cas des conjonctivites infectieuses, le traitement est à base de collyres antibiotiques adaptés aux germes. Si la conjonctivite est virale, des collyres antiseptiques et antibiotiques servent à prévenir les surinfections, fréquentes. Les antiviraux sont efficaces contre les virus de type herpès.

Le traitement des conjonctivites allergiques, pour être efficace, doit concerner à la fois les symptômes et les causes : collyres anti-inflammatoires et désensibilisation à l'allergène en cause.

CHALAZION

Le chalazion est un nodule rouge, souple, siégeant dans l'épaisseur de la paupière. Il est indolore en l'absence de surinfection. Il apparaît sans cause particulière. Toutefois, il faut rechercher un diabète ou une anomalie de réfraction en cas de récidive.

Grâce à des collyres et pommades antibiotiques et anti-inflammatoires, le chalazion peut se résorber totalement ou laisser place à un nodule enkysté, blanc et ferme, indolore, retiré chirurgicalement s'il gêne. Si les traitements locaux ne suffisent pas, on a recours à l'excision chirurgicale par voie conjonctivale, sous anesthésie locale.

Les maladies inflammatoires

Différentes parties de l'œil peuvent être le siège de maladies inflammatoires : la choroïdite (inflammation de la choroïde), l'épisclérite (inflammation de l'épisclère), la sclérite (inflammation de la sclérotique), l'uvéite (inflammation de l'uvée).

CHOROÏDITE

Inflammation de la choroïde (membrane de l'œil située entre la rétine et la sclérotique). On parle aussi d'« uvéite postérieure ».
Quand l'inflammation atteint les deux tuniques de l'œil (choroïde et rétine), elle prend le nom de choriorétinite.

• Causes

La toxoplasmose est la cause de choroïdite la plus fréquente ; la maladie est soit transmise par la mère pendant la vie intra-utérine, soit acquise. Une choroïdite peut également être provoquée par la maladie de Behçet, la toxocarose, la pseudohistoplasmose ainsi que par une uvéoméningite.

• Symptômes et signes

Une choroïdite se manifeste essentiellement par une baisse de l'acuité visuelle, sans rougeur ni douleur oculaire. C'est parfois un simple flou visuel, gênant surtout la vision de loin, accompagné de la perception d'opacités bougeant avec les mouvements du globe oculaire : il traduit seulement un trouble des milieux oculaires.

Une chute plus importante de l'acuité visuelle et une altération de la vision de près peuvent signifier une atteinte de la macula (pôle postérieur de l'œil sur la rétine). Parfois, l'acuité visuelle est conservée et le patient signale la perception d'une tache plus sombre, ne bougeant pas avec les mouvements du globe oculaire. Enfin, quand elle résulte d'une toxoplasmose congénitale, la choroïdite est souvent inapparente à la naissance : un foyer (zone inflammatoire limitée) choriorétinien n'apparaît alors qu'à la puberté.

• Diagnostic et évolution

Le diagnostic repose sur l'examen du fond d'œil. Le dosage des anticorps antitoxoplasmiques dans l'humeur aqueuse, bien plus abondants que dans le sérum, permet également d'identifier la choroïdite due à la toxoplasmose.

Un foyer choroïdien est une tache blanchâtre, aux bords irréguliers, entourée d'un œdème rétinien. Au cours de l'évolution, le foyer s'aplatit, l'œdème se résorbe et la lésion laisse place à une cicatrice atrophique et pigmentée. La gravité de la maladie dépend de l'atteinte de la macula : si celle-ci est touchée, la baisse de la vision est immédiate et irréversible.

L'examen du fond d'œil peut mettre en évidence d'autres anomalies accompagnant la choroïdite : une hyalite (inflammation du corps vitré), un décollement de la rétine dû à l'œdème rétinien ou une vascularite rétinienne.

• Traitement

Certains foyers de choroïdite, éloignés des zones sensibles de la rétine, ne nécéssitent qu'une simple surveillance.

Dans les autres cas, le traitement repose d'abord sur celui de la maladie qui provoque la choroïdite. Ainsi, dans le cadre d'une toxoplasmose, le traitement de la choroïdite doit être précédé d'un traitement antiparasitaire. Des anti-inflammatoires corticostéroïdiens peuvent ensuite être utilisés à fortes doses.

ÉPISCLÉRITE

Inflammation de l'épisclère (membrane fibreuse de l'œil située entre la sclérotique et la conjonctive).

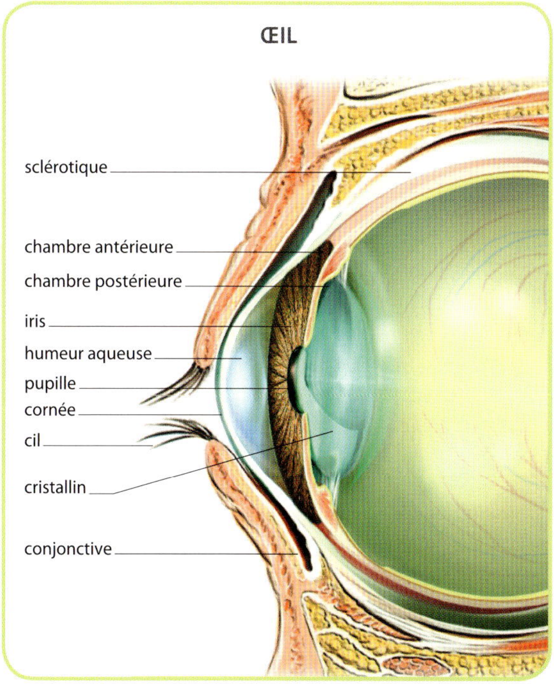

Une épisclérite survient le plus souvent chez l'adulte jeune. Elle n'a généralement pas de cause spécifique. Parfois, elle est due à une connectivite ou est favorisée par un terrain allergique.

• Symptômes et signes

L'épisclérite se traduit par une rougeur du blanc de l'œil, accompagnée d'une gêne modérée, d'un larmoiement intermittent et d'une légère sensibilité de l'œil à la lumière. Elle est assez peu douloureuse.

Outre ces symptômes communs, l'épisclérite peut prendre deux aspects différents : l'épisclérite diffuse se manifeste par une vasodilatation des vaisseaux épiscléraux superficiels, qui affecte tout ou partie du globe oculaire sans modification de son relief ; l'épisclérite nodulaire se caractérise par un œdème localisé, à l'origine d'un nodule dont le centre est clair.

• Traitement

Il repose sur l'emploi d'anti-inflammatoires locaux, associés, le cas échéant, au traitement de la cause.

SCLÉRITE

Inflammation de la sclérotique, tunique externe du globe oculaire formant le blanc de l'œil.

Les sclérites sont relativement rares car la vascularisation de la sclérotique est peu importante. Les lésions se localisent surtout près du limbe sclérocornéen (zone de jonction entre la cornée et la sclérotique).

Une telle affection peut survenir au cours d'une maladie de système (sarcoïdose, polyarthrite rhumatoïde, par exemple) ou constituer une manifestation allergique.

• Différents types de sclérite

On distingue trois types de sclérite en fonction de la localisation de l'inflammation.

> **Les épisclérites** (inflammation de l'épisclère, membrane qui recouvre la sclérotique) se manifestent par une rougeur visible à travers la conjonctive, dont les vaisseaux sont souvent dilatés. Cette affection, transitoire, très peu douloureuse et bénigne, ne nécessite qu'un traitement par collyres anti-inflammatoires, mais elle peut récidiver. Parfois s'y associent des nodules violacés de la taille d'une lentille, d'évolution plus prolongée mais tout aussi bénigne. Une épisclérite accompagne souvent une polychondrite atrophiante (maladie inflammatoire avec atteinte des cartilages).

> **Les sclérites antérieures,** plus rares, se localisent sur la partie antérieure, visible, de la sclère. Le patient ressent des douleurs oculaires, augmentées par les mouvements de l'œil et la lecture, craint la lumière et larmoie. La corticothérapie locale permet de faire régresser la maladie en quelques semaines ou en quelques mois. Un amincissement scléral localisé peut toutefois persister et des récidives sont possibles (sclérite migratoire).

> **Les sclérites postérieures,** très rares, se manifestent par une inflammation de l'orbite. Douleurs derrière l'œil, maux de tête, parfois diplopie (vision double) et exophtalmie (saillie du globe oculaire hors de son orbite), avec œdème des paupières et de la conjonctive, en sont les symptômes. La sclérite postérieure

régresse en quelques semaines sous corticothérapie locale. Toutefois, des adhérences des muscles oculomoteurs peuvent se produire.

UVÉITE

Inflammation de l'uvée (membrane intermédiaire, vascularisée et nourricière de l'œil, constituée de l'iris, du corps ciliaire et de la choroïde).

• Causes

Nombreuses sont les causes possibles. Une uvéite peut être :
– d'origine bactérienne, en cas de plaie, d'intervention chirurgicale ou d'infection (sinusite, angine, infection dentaire) ;
– d'origine virale, les agents en cause étant alors essentiellement un herpès virus, responsable d'un herpès ou d'un zona, ou un cytomégalovirus, responsable d'infections chez les sujets immunodéprimés ;
– d'origine parasitaire (toxoplasmose congénitale) ;
– d'origine mycosique (candidose oculaire, pouvant évoluer très vite chez un sujet toxicomane et immunodéprimé) ;
– d'origine auto-immune (ophtalmie sympathique, uvéite phaco-antigénique, provoquée par l'auto-immunisation contre des protéines cristalliniennes libérées par une cataracte intumescente [avec gonflement du cristallin] ou une plaie du cristallin).

Une uvéite peut également accompagner certaines affections rhumatologiques (spondylarthrite ankylosante, maladie de Still, syndrome oculo-urétro-synovial), des maladies systémiques (maladie de Behçet), une sarcoïdose, une méningite (on parle alors d'« uvéoméningite »). Toutefois, dans près de 50 % des cas d'uvéite, les causes demeurent inconnues.

• Différents types d'uvéite

On distingue différents types d'uvéite suivant leur localisation. Leurs symptômes sont différents.

> **Les uvéites antérieures, également appelées « iritis » ou « iridocyclites »,** se manifestent par une rougeur oculaire et une baisse de l'acuité visuelle, généralement peu importante et par des douleurs oculaires. Elles évoluent par poussées ; des récidives sont possibles.

> **Les uvéites intermédiaires,** ou **pars planites,** plus rares mais particulièrement insidieuses, se manifestent par quelques « mouches volantes » devant les yeux, qui disparaissent en quelques jours ou en quelques semaines. Leur évolution est progressive et les symptômes peuvent récidiver.

> **Les uvéites postérieures,** ou **choroïdites,** provoquent une baisse de la vision, sans rougeur oculaire. Elles évoluent par poussées ; des récidives sont possibles.

> **Les uvéites totales,** ou **panuvéites,** associent les différents aspects des autres uvéites à des degrés variables.

• Diagnostic

Il repose sur l'examen clinique et sur l'examen au biomicroscope pour les uvéites antérieures, sur l'examen du fond d'œil pour les uvéites intermédiaires et postérieures, parfois sur l'angiographie oculaire pour les uvéites postérieures.

La recherche de la cause de l'uvéite fait appel à différents examens : numération formule sanguine (N.F.S.), radiographie des sinus, radiographie panoramique dentaire, éventuellement complétées par un titrage des anticorps présents dans l'humeur aqueuse (prélevée par ponction à travers la cornée) et/ou par une radiographie du thorax ou des articulations sacro-iliaques, par un typage tissulaire (recherche des groupes HLA d'histocompatibilité), etc.
L'administration d'anti-inflammatoires locaux (collyres stéroïdiens ou non) ou généraux permet d'atténuer les poussées.

• Traitement

Le traitement peut s'étendre sur quelques mois. Les collyres mydriatiques (destinés à dilater la pupille), prescrits pendant la durée de la poussée, évitent la formation d'accolements de l'iris sur le cristallin au cours des uvéites antérieures. Le traitement de la cause, quand elle est connue, est impératif.

Les œdèmes oculaires

Les œdèmes oculaires sont caractérisés par une infiltration de liquide séreux dans les tissus de l'œil. On en distingue plusieurs sortes.

Œdème conjonctival

Encore appelée « chémosis », cette infiltration de liquide sous la conjonctive peut être due à une contusion, à une brûlure ou à une conjonctivite allergique. Un œdème conjonctival se traduit par un gonflement indolore et souvent translucide de la conjonctive. Visible à l'examen clinique, il est traité par l'application locale de collyres ou de pommades anti-inflammatoires.

Œdème cornéen

Cette infiltration de liquide dans les couches de la cornée peut survenir après un traumatisme (contusion, plaie, brûlure) ou une inflammation (kératite), ou peut encore témoigner d'une aggravation d'une anomalie congénitale. Un œdème cornéen se manifeste par un épaississement de la cornée, qui perd de sa transparence, et entraîne une baisse de l'acuité visuelle. Il est diagnostiqué par l'examen de l'œil au biomicroscope. Le traitement d'un œdème cornéen fait appel à l'application locale de collyres anti-inflammatoires et antiœdémateux.

Œdème maculaire

Cette infiltration de liquide sous la macula (partie de la rétine responsable de l'acuité visuelle) est liée à l'occlusion de la veine centrale de la rétine, ou à une affection de la rétine, causée par un diabète ou par une hypertension artérielle.

Un œdème maculaire se traduit par une baisse importante de l'acuité visuelle et peut provoquer des exsudats de plasma dans toute la rétine ou un soulèvement localisé de celle-ci. Un œdème maculaire dit « cystoïde » est composé de petits kystes juxtaposés qui, faute de traitement, peuvent détruire progressivement la rétine, en plusieurs mois ou en plusieurs années. L'angiographie oculaire met en évidence l'œdème maculaire. Le traitement de cet œdème est celui de sa cause.

Œdème palpébral

Cette infiltration de liquide sous la paupière est consécutive à un traumatisme ou à une inflammation (orgelet, par exemple). Un œdème palpébral se manifeste par un gonflement bien visible d'une ou des deux paupières, parfois accompagné d'une rougeur, d'une sensation de chaleur ou d'une douleur. Le traitement fait appel aux anti-inflammatoires locaux ou généraux. Chez l'enfant, la présence d'un œdème palpébral bilatéral le matin au réveil, incite à rechercher une cause rénale.

Œdème papillaire

Cette infiltration de liquide dans la papille (tête du nerf optique) peut être due à une hypertension intracrânienne ; elle atteint alors les deux yeux. Si elle est unilatérale, elle peut témoigner d'une inflammation de la papille (papillite) ou d'un défaut d'irrigation sanguine (ischémie papillaire). On la rencontre également lors de la sclérose en plaques.

Un tel œdème entraîne une baisse de l'acuité visuelle. Visible à l'examen du fond d'œil, la papille gonflée apparaît plus saillante et ses contours s'estompent. Des hémorragies plus ou moins abondantes peuvent se produire à sa périphérie ainsi qu'une dilatation des capillaires et des veines. Le traitement est celui de la cause. Un œdème papillaire régresse en une période allant de quelques jours à quelques mois.

Des séquelles sont possibles : une atrophie optique (caractérisée par une papille plate et blanche) entraîne, si les fibres visuelles sont détruites, une atteinte de la vision pouvant aller de l'amputation du champ visuel à la vision nulle.

Index

Les chiffres en **gras** renvoient aux articles ainsi qu'aux thèmes des encadrés, ceux en *italiques* aux illustrations.

A

abcès 21, 55, 59, 78, 120, 127, 158, 201, 267, **336,** 341, 422
absorptiométrie 267
accident ischémique transitoire 103-104
accident vasculaire cérébral 21, 25, **102-105,** *104,* 111, 120, 129, 134, 142, 153, 158, 318, 344, 347
accouchement 33, 37, 143, 192, 288, 295, 308, 318, 323, 358, 422
achalasie 17, 85
acide folique 211, **212,** 213, 376
acidocétose 229, 233
acidose 137, 233, 313, 314
acné 289
acouphènes 29, **342,** 346
acrodermatite 197, 298
acromégalie 228, 278, **387,** 400
acropolyarthrite 257
actinoréticulose 282
Adam-Stones (syndrome d') 176, 178, **179**
Addison (maladie d') 390, **391-392**
Addison-Biermer (maladie de) 212
adénocarcinome 78, 80, 81, 88, 93, 97, 98, 99, 386
adénoïdectomie 157, 346
adénome 28, 54, 58, 60, 88, 306, 309, 376, **386,** 392, 395
adénomyome 34
adénopathie 21, 195, 258, 340, 428, 454
adénovirus 371, 464, 465
aflatoxine 66, 67, 82
agoraphobie 324, 331
akinésie 27, 115
albinisme 401
alcool 66, 73, 84, 85, 111, 158, 180, 234, 266, 267, 318, 360, 380, 381
alcoolisme 25, 56, 61, 71, 73, 106, **136-137,** 147, 202, 211, 240, 268, 356, 367
algie 21, 126, 303
allaitement 94, 95, 265, 399, 427
allergène 283, 284, 300, 404, 405, 406, 407, 408
allergie 14, 36, 42, 148, 162, 223, 380, **404-410,** 450, 465, 467
allo-immunisation 405
allogreffe 215, 216, 253
alopécie **295-296**
alvéoles pulmonaires 166, 264, 442, 447, **448,** *448*
alvéolite 405, 450
Alzheimer (maladie d') 26, **108-111,** 275
amaigrissement **12**
aménorrhée 400
amimie 115
amnésie 25
amygdalectomie 157
amylose 174, 232, 278, 296
anasarque 148
anastomose 355, 366, 376, 377, 378
androgènes 48, 49, 55, 92, 149, 295, 386, 392
anémie 18, 37, 82, 110, 165, 182, 198, 199, **210-213,** 221, 222, 295, 361, 388, 412
pernicieuse *voir* Biermer (maladie de)
anévrysme 102, *138,* 342
artérioveineux **139**
cardiaque **164**
disséquant *voir* dissection aortique
angéite 261
angine 17, 21, 157, **186-187,** 215, 257, 262, 452, 468
angine de poitrine 158, 169, 195, 264, 394, 398; *voir aussi* angor
angio-dysplasie 140
angio-I.R.M. 141
angio-œdème *voir* Quincke (œdème de)
angiocardiographie 171
angiocholite **352,** 353
angiographie 170, 233, 458, **461,** 469
angiome 102, **139-141,** 395
angiopathie 233
angioplastie 134, 135, 159, 164, 168, 170, 171, 363, 368
angiosarcome 82, 89
angor 50, 134, 153, 163, 169, 170, 171, 172, 178, 179, 363, 394
aniridie 401
anite hémorroïdaire 379
annexectomie bilatérale 87, 99
anomalie(s)
chromosomique 214, 221
du sperme 61
anorexie 12, 23, 321, 391
anorgasmie 32, 56
anoxie 178
antécolis 245
antibiogramme 202, 309, 310, 341
antibiotiques et fatigue **450**
antigénécité 252
anurie 28, 314
anus
artificiel 322, 377
pathologies **378-379**
aorte 138, 141, *141,* 152, 164
aphake 460
aphasie 102, 104, 105, 109, 121, 128
aphte **348**
aphtose 58, **348**
aplasie médullaire 211, 216
aponévrectomie 240
aponévrose 240, 420
aponévrosites **240**
aponévrotomie **240**
appareil génital
féminin **31-51,** *44, 45*
masculin **53-63,** *61*
appareils d'automesure **160-161**
appendicite 17, 22, 23, 374
arbovirus 259
Argyll Robertson (signe d') 195
Armstrong (maladie d') 119
artériographie 88, 93, 102, 104, 134, 139, 140, 363, 395
artériopathies 155
artériosclérose 25, 56, 111, **134-135,** 142
artérite 14, 56, 134, **135,** 232
temporale *voir* Horton (maladie de)
arthralgie 360, 421
arthrite 20, 188, 234, **257-259,** *259,* 261, 273, 276, 411
de Lyme *voir* Lyme (maladie de)
arthrocentèse 257
arthrodèse 242, 258
arthrographie 241, 242, 256, 258
arthroscanner 270
arthroscopie 257, **272,** 272, **368**
arthrose 18, 19, 20, 123, **241-243,** *242,* 247, 256, 262, 273, 387
arthrotomie 272
arythmie cardiaque 24, 164, 166, 169, **180-181,** 330
ascaridiose 12
ascite 81, 137, 148, 354
asialie 293
aspergillome 292
aspergillose 292
Aspergillus fumigatus 292
aspermie 61, 62
asphyxie 178, 204, 397, 407, 444
astéréognosie 121
asthénie 37, 213, 354; *voir aussi* fatigue
asthme 18, 26, 159, 161, 223, 330, 401, 404, 405, **406-408,** 440, 441
astrocytome 129
atélectasie **432**
athénospermie 61
athérome 104, 134, 138, 168, 169, 142, 144, 163, 232, 363
athérosclérose 14, 102, 103, 104, 134, 138, 141, 168, 275
athletic foot voir pied d'athlète
atrésie des voies biliaires 355
atrophie villositaire primitive *voir* maladie cœliaque
audiogramme **344,** 346
auditif (système) *343*
auto-immunisation 210
auto-immunité 228
auto-insémination 47
autoexamen 72, 94
autogreffe 164, 216, 219, 291
automesure (appareils d') **160-161**
autosurveillance glycémique 160
azoospermie 61, 62, 63

B

Babinski (signe de) 121, 122
bacille
de la diphtérie 452
fusiforme 187
de Koch 59, 119, 336, 397, 424
de Nicolaier 203, *203*
pyocyanique 445
bactériémie 188, 201, 258
balanite **58,** 193, 276, 292, 293
bartholinite **39**
Basedow (maladie de) 25, 26, 251, 393, 395, **396**
Becker (myopathie de) 249, 250
« becs-de-perroquet » 241
Behçet (maladie de) 348, 466, 468
béribéri 147, 174
Besnier (prurigo de) *voir* dermatite atopique
Besnier-Boeck-Schaumann (maladie de) *voir* sarcoïdose
bêtathalassémie homozygote *voir* Cooley (anémie de)
Biermer (maladie ou anémie de) 110, 211, **212,** 297, 302, 381, 392
bilan
allergologique 408
de la fonction thyroïdienne 395
endocrinien 391
hormonal 43
d'infertilité **43**
bilharziose 356, 365
biométrie oculaire 458
biomicroscope 459, 468, 469
bioprothèse 173

biopsie 39, 55, 58, 69, 73, 78, 82, 85, 86, 91, 94, 99, **112-113,** 115, 128, 174, 207, 249, 250, 251, 257, 283, 354, 358, 360, 373, 412, 413, 419
blastomycose 292
blennorragie 60, 193
blépharite 465
bloc
  auriculoventriculaire **176-177,** 181
  de branche **178**
Borrelia burgdorferi 197, 259
borréliose **197**
botulisme 245
bouche (ulcérations de la) **348-349**
Bouillaud (maladie de) 257
boulimie 321
bourgeonnement 145
bourse séreuse 269, 270
Bouveret (maladie de) 180, 183
Bowen (maladie de) 73
bradycardie 159, 180, **181,** 397
brain derived neurotrophic factor 328
Breslow (indice de) 89
bronchiolite 433
bronchite 18, 26, 85, 165, **433-434,** 437, 451, 488
bronchofibroscopie 78
bronchopneumopathie chronique obstructive 433-434, 440, 441, 442
Brucella 188
brucellose **188,** 258, 356
brûlure 296
Burkitt (lymphome de) 68, 219
bursite 262, 269, 270

C

C.R.E.S.T. syndrome 421
calciférol *voir* vitamine D
calcinose 421
calculs 60, 234, 307, 309, 310, 367 ; *voir aussi* lithiase
  urinaire 234, **306-307**
  de la vésicule biliaire **352-353,** *353,* 378
calvitie 295, **296-297**
caméra
  à émission monophotonique 110
  à positons 110
  à scintillation 264, 398
Camphylobacter 371
cancer 12, 16, 26, 39, 40, 57, **65-99,** 143, 175, 265, 288, 292, 378, 399
  de la bouche 66, **73**
  bronchopulmonaire 26, 68, 71, 72, **78-79,** 85, 434
  du col de l'utérus 38, 39, 66, 68, 72, 75, 87, 98, 193
  du côlon 13, 68, 71, 74, **80,** 83, 366, 375
  colorectal 66, 67, 72, 80, 369
  du corps de l'utérus (ou de l'endomètre) 67, 71, 87 98, 99
  épithélial (ou de l'épithélium) 81, 89, 98; *voir aussi* carcinome
  de l'estomac 67, 71, 74, **81,** 83, 380, 382
  du foie 66, 67, 68, 71, **82-83,** 224, 358
  de l'intestin grêle 373
  de la langue **73**
  du larynx **84,** 85
  nouveaux traitements **74-75**
  de l'œsophage 17, 66, 71, **85,** 373, 378
  des os 67, **86**
  de l'ovaire 69, **87**
  du pancréas 67, 69, 83, **88**
  de la peau **89-90,** 283
  du pharynx 17, 66, 85, 373
  de la prostate 28, 55, 57, 67, 71, 72, **91-92**
  du rein 74, **93**
  du sein 50, 66, 67, 71, 72, 74, 75, 87, **94-95,** 399
  du testicule 96
  de la thyroïde **97**
  du tissu glandulaire *voir* adénocarcinome *et* sarcome
  de la vésicule biliaire **83**
  de l'utérus 67, **98-99,** 399
cancérophobie 324
Candida albicans 28, 41, 42, 58, 156, 292, 309, 349, 424
candidose 28, 42, 193, **292-293,** 468
capillaroscopie ungéale 421
capsulite 20, **244,** 270
carcinome 68, 82, 83, 89, 96, 97, 354, 359, 400
cardio-fréquencemètre 161
cardiomyopathie *voir* myocardiopathie
cardiopathies **152-154**
cardioplégie 154
cardioversion 174, 182
cardite rhumatismale 257
carie **336-337,** *337,* 340, 428
cartographie isotopique *voir* scintigraphie
castration 49
cataplexie 332,333
cataracte 130, 250, 283, 401, **458-459,** 468
catatonie 327
cathétérisme cardiaque 143, 172, 173, 437
cellulite 202, 395
céphalée *voir* mal à la tête
céphalosporine 186, 448, 449
cerveau **101-131,** 197, 264, 341, 398
cervicite 194, 276
césarienne 288
cétonurie 229, 230
chalazion **465**
chancre 187, 193, 194, 205
charge virale 425, 427
chaude-pisse *voir* blennorragie
chémosis 465 ; *voir aussi* œdème conjonctival
cheveux (pertes de) **295-297**
chiasma optique 75, 389
chimiothérapie « adjuvante » 75
chirurgie
  cardiaque pilotée par ordinateur 369
  cardiovasculaire **154,** 359
  esthétique **290-291**
  orthopédique 250, **256,** 359
Chlamydia 259, 450
chlamydias 60, 192, 193
choc
  anaphylactique 36, 404, 405, 406, **408-409**
  cardiogène 114
  hypovolémique 114
  rotulien 273
  septique 311
  toxique 202
cholangiocarcinome 82
cholécystectomie 353
cholécystite 17, 22, 23, **352-353**
cholestéatome 341, **342**
cholestérol 134, 135, 163, 168, 235, 353, 394
chondrocalcinose 259, 261, 273
chondrome **279**
chondropathie rotulienne 20
chondrosarcome **86,** 279
choriocarcinome 96
chorioméningite lymphocytaire 119
choriorétinite 466
choroïdite **466,** 468
chylothorax 447
circulation **133-149**
cirrhose 82, 85, 137, 140, 236, **354-355,** 358, 359, 369, 445
  biliaire primitive 340, 428
claustrophobie 324, 331
Clostridium tetani 203, 203
coarctation aortique 152, 165
cœliochirurgie 41, 49
cœlioscopie 34, **35,** *35,* 41, 43, 44, 46, 49, 91, 353
cœur **151-183,** 264, 398
  artificiel 253; *voir aussi* greffe
  pulmonaire chronique 153
colectasie 366
colectomie 72, 80, 366, 376
colibacille 59, 60, 201, 371
colibacillose 309
colique 13
  hépatique 23, 352, 353
  néphrétique 22, 28, 234, **306-307,** 315
colite 80, 142, 363, 365, **370**
collagénose 411
côlon 13, 142, 264, 363, 373, 378
  Crohn (maladie de) **364-365,** *365*
  maladies **370-377**
colopathie 15, 373
coloscanner 365
coloscopie 72, 113, 363, 364, 365, **366, 369,** 370, 372, 376, 379
colostomie 80, 372, 377
colpo-hystérectomie 98
colpopérinéorraphie 51
colposcopie 98, 99
coma 25, 118, 119, 121, 129, 137, 178, 222, 233, 357, 388, 391, 440
comédon fermé 289
comminutif (trait) 254
complément **411**
condylome 39, 99, 193
conisation du col utérin 98
conjonctivite 24, 405, 464, **465,** 469
Conn (syndrome de) 386
connectivite 411
constipation **12-13,** 15, 37, **370-371,** 379
convulsions 119, 158
Cooley (anémie de) 211, **213**
coronarographie 163, 164, 170, **171,** *171,* 174
coronarvirus 371
cortex cérébral 108, 111, 121
corticodépendance 455
corticorésistance 455
corticotrophine 388, 389, 390, 391, 392
Corynebacterium diphteriae 120
coryza spasmodique 410
coude (prothèse du) 256
coxarthrose **242**
coxsackies 187
crampes **13-14**
craniopharyngiome 232, **387-388**
créatinine (taux sanguin de) 312, 313, 314

crêtes-de-coq *voir* condylome
Creutzfeld-Jacob (maladie de) 106, **107,** 108, 111
crise cardiaque *voir* infarctus du myocarde
cristallin artificiel 458
Crohn (maladie de) 15, 276, **364-365,** 370, 374
cruralgie 21, 246-247
cryoapplication 460
cryoconservation 47
cryothérapie 39, 289, 297, 379
Cryptococcus neoformans 292, 356
cryptorchidie 96
cryptosporidiose 424
cupulolithiase 347
curage ganglionnaire axillaire 95, 98, 99
curalgie **246-247**
curarisation 322
cure
hémodynamique 146
thermale 260, **286,** 299
curetage 36, 99, 202
Cushing (maladie ou syndrome de) 228, 251, 266, 386, **392**
cyanose 152, 201, 433, 440, 445
Cyberknife 75
cyphoscoliose 440, 441
cyphose 387
cystinose 401
cystite 28, 28, **309,** 310, **311**
cystocèle 51
cystoscopie 113, 315
cytaphérèse 216
cytomégalovirus 356, 468
cytoponction 97, 394

D

daltonisme 401
De Quervain (thyroïdite subaiguë de) 397
débit expiratoire de pointe 161
débitmètre 161, 408
décollement de la rétine **460,** 466
défibrillateur cardiaque 169, 170, 181, 183
implantable 164
dégénérescence
cortico-basale 111
maculaire 458, **461**
delirium tremens 136
démangeaisons généralisées **14**
démence 25, 106, 108, **111-112,** 325
dépistage précoce
du cancer **72,** 95
de condylomes génitaux et anaux 39
des infections sexuellement transmissibles 194
du V.I.H. 426
dépression 12, 16, 21, 25, 27, 32, 117, **318-321,** 322, **328-329,** 331, 332
respiratoire 204
dermatite **282-285**
actinique chronique **282**
atopique **282-283,** 297
herpétiforme 14, **283-284**
séborrhéique *voir* dermite séborrhéique
dermatomyosite 419
dermatophytose (ou dermatophytes ou dermaphytie) 292, **294**, 296
dermatose 58, 206, 405
dermite **282-285**
artificielle *voir* dermite orthoergique
de contact allergique **284**
ocre 144,146
orthoergique **284-285**
des prés **285**
séborrhéique **285,** 424
dermoépidermite infectieuse 144
dermographisme 300, 301
descente d'organes *voir* prolapsus génital
DHEA (traitement par) 392
diabète 56, 61, 88, 103, 104, 134, 135, 139, 144, 148, 160, 162, 164, 174, **228-233,** 235, 40, 293, 295, 300, 309, 312, 315, 353, 451, 458, 469
complications **232-233**
gestationnel **231**
insipide 28, **231-232,** 401
insulinodépendant (ou de type 1) **228-230,** 367, 391, 401, 445
MODY **231**
non insulinodépendant (ou de type 2) **230-231,** 236
phosphoré 266
sucré 12, 14, 15, 28, 99, 168, 202, **228-231,** 392
diagnostic génétique préimplantoire 46
dialyse 313
diarrhée 13, **14-15,** 16, 28, 189, 207, 223, 367, **371-372**
diphtérie 21, 120, 186, 417
diplopie 458, 467
discarthrose 241
dissection aortique **141-142**
diurétique **148,** 159, 164, 166, 167
diverticulite 372, 373
diverticulose 13, 17, **372**
dopamine **114,** 116, 252, 321, 386
Doppler (examen) 135, **155,** 167, 452; *voir aussi* écho-Doppler *et* échographie Doppler
dos (douleurs du) **245-248**
dosage
de cholestérol 235
de la concentration minimale inhibitrice 451
des anticorps antithyroïdiens 395
des anticorps antitoxoplasmiques 466
des enzymes musculaires 250
du PSA 55, 72, 91
sanguin 112, 260
sanguin de potassium 179, 251
sanguin des immunoglobulines 376
sanguin hormonal 46
des transaminases 359
des taux sanguins d'ADH 232
Douglas (cul-de-sac de) 51
douleur **414-415**
du dos **245-248**
pendant les rapports sexuels chez la femme *voir* dyspareunie
drépanocytose 268, 401, 451
drilling ovarien 49
Duchenne (myopathie de) 174, 249, 250
Dupuytren (maladie de) **240**
dysarthrie 115
dysembrome 96
dysfonction sexuelle **32-33, 56-57**
dyskinésie 116
dysmorphophobie 331
dyspareunie **32**
dysphagie 149, 186 293, 393; *voir aussi* gêne pour avaler
dysphonie 393
dyspnée 165, 213, 393, 406, 407, 433; *voir aussi* gêne pour respirer
dysrythmie cardiaque *voir* arythmie cardiaque
dystocie 228
dystonie 117, 245
dystrophie(s)
ovarienne *voir* syndrome des ovaires polykystiques
musculaires **249-251**

E

ecchymose 215
échelle
numérique de la douleur 415
visuelle analogique de la douleur 415
écho-Doppler *voir* échographie Doppler
échocardiagraphie *voir* échographie cardiaque
échoendoscopie 81
échographie 37, 41
abdominale 78, 367
cardiaque 102, 104, 105, 141, 153, 143, 153, 157, 164, 167, 172, 174, 175, 437, 452
cervicale 393, 396
Doppler 436, 437
hépatique 81, 354, 359
mammaire 94
oculaire 458, 460, 463
orbitaire 395
pelvienne 43, 44
prostatique 55
rénale 311, 312
du testicule 96
vasculaire 134
vésicoprostatique 59
par voie endorectale 91
eczéma 14, 58, 282, 288, **286,** 292, 401, 407, 465
atopique 404, 458; *voir aussi* dermatite atopique
constitutionnel *voir* dermatite atopique
de contact *voir* dermite de contact allergique
éjaculation
précoce 56
rétrograde 47, 57
électro-neuro-myogramme 251
électrocardiogramme 153, 163, 176, 177, 180, 181
électrocardiographie 164, 167, 170, 174, 175, **177,** 179, 452
électrochocs (thérapie par) *voir* sismothérapie
électrocoagulation 140, 289, 349, 369
électroconvulsivothérapie *voir* sismothérapie
électrocution 178
électroencéphalogramme 107, 332
électromyogramme 251, 278, 419, 429
électromyographie 123, 249, 250, **251,** 417
électronarcose 320

électrophorèse 213, 221, 222, 340
électrorétinographie 458
électrothérapie 181
ELISA (technique ou test) 425
elliptocytose 401
ELSA (technique) 197
élytrocèle 51
embolie (pulmonaire) 15, 18, 22, 103, 104, 122, 142, 144, 156, 165, 178, 179, 180, 264, 290, 364, **435,** 440
embolisation 139, 141, **369**
EMDR (technique d') 329
emphysème (pulmonaire) 18, 165, 395, 433, 434, 441, **442,** 453
empyème 449
encéphalite 25, 27, 189, 232, 288, 341
encéphalopathie 26, **106-107,** 137, 354, 357, 359
endartérite 135
endo-brachy-œsophage 85
endocarde **156,** 157, 262
endocardite 17, **156-157,** 172, 176, 188, 201, 293, 412
endolaser 460
endométriose 22, 32, **34,** 44
endométrite 41, 43
endophtalmie 293
endoscopie 69, 81, 157, 360, 376, 382, 452
Enterobacter 310
entérobactéries 188
entérovirus 187, 371
enthésopathie 244
entorse 20, 244, 269, **271,** 272, 273
énurésie 28, 308
épanchement de synovie *voir* hydarthrose
épaule 244, 269, 270
  pseudoparalytique 270
  prothèse 256
épicondylite 244, 269
épidémies **190-191**
épidermisation 145
épidermomycose 292
Epidermophyton 292
épidermotest 284, 410
épididymite 59, 194
épilepsie 23, 25, 117, 128, 129, 141, 142, 401
épiphysite de croissance 19
épisclérite **466-467**
épithélioma basocellulaire 296
épitrochléite 269
Epstein-Barr (virus d') 68, 218, 219, 356
épuration extrarénale *voir* dialyse
équilibre (sens de l') 347
éreutophobie 331
ergothérapie 260
érotomanie 326
érysipèle 289, 450
érythème 197, 293, 454
érythroblastopénie 211
érythrocytes *voir* globules rouges
érythrodermie 285, 298, 454
Escherichia coli 309, 310, 311
estomac (pathologies de l') **380-383**
Ewing (cancer d') 86
examen
  anatomopathologique 97, 218
  bactériologique 58, 186
  biologique hépatique 352
  cardiovasculaire 104
  coprologique 373
  des crachats 207
  cytobactériologique des urines 55, 59, 60, 309, **310,** 311
  Doppler **155,** *155*
  du fond d'œil 134, 233, **459,** *459,* 461, 466, 468
  histologique 95, 220
  du liquide cérébrospinal 124
  otoscopique 341
  proctologique 39
  sérologique 293
exanthème subit 40, 259
exophtalmie **395,** 396, 467
exostose **279**
Expanded Disability Status Scale 125
exploration radio-isotopique *voir* scintigraphie
extrasystole 180, **181-182**
eye movement desensitization and reprocessing 329

F

facteur
  neurotrophique 328
  rhumatoïde 259, 260
  Stuart de la coagulation (déficit en) 401
  V de Leiden 142
Fanconi (syndrome de) 72, 401
fatigue **15-16, 448**
favus 292, 296
fécalome 13
fécondation in vitro 45, 46, 62
Felty (syndrome de) 260
« fenêtre sérologique » 427
fer (carence en) 210, 295, 348
feuillets épidermiques (greffe des) 252
fibrillation 25, 269, 180, 182, 183
fibrinolyse 143
fibro-aspiration 432
fibrome (ou fibromyome) utérin 28, 36, **37-38,** 45, 43
fibromyalgie 414
fibrosarcome 89
fibroscan 358, 360
fibroscopie 85, 113, 207, 213, 373, 432
fibrose 224, 420, 421, 441, 444, 445, 453
fibrotest 358, 360
Fiessinger-Leroy-Reiter (syndrome de) 258, 276
fièvre
  bilieuse hémoglobinurique 199
  intermittente *voir* paludisme
  de Malte *voir* brucellose
  des marais *voir* paludisme
  méditerranéenne *voir* brucellose
  ondulante *voir* brucellose
  paludéenne (ou paludique ou palustre) *voir* paludisme
  paratyphoïde **189,** 200
  quarte 198
  tellurique *voir* paludisme
  tierce 198
  typhoïde 188, **189,** 200, 201
filarose 465
« fils d'or » 291
fissure anale **378**
fistule 139, 289, 364, 378-379, 395
fistulographie 379
fivette *voir* fécondation in vitro
flutter auriculaire 180
foie 165, 198, 235, 264; *voir aussi* cancer du foie
folliculite 202, 424
fractures **254-255,** 255
Friedreich (maladie de) 401
frigidité **32**
frottis 39, 72, 98, 199
fructose (intolérance au) 401
fructosémie 354
furoncle 201, 202
furonculose 202
furosémide 148

G

gaine
  de myéline 251, 429
  synoviale 289
galactorrhée 400
galactosémie 354, 458
gale 14, 193
gamma knife 128, 388
gamma-caméra 264, 398, 399
gammaglobulines 124, 204
gangrène 142, 353, 363
Gardnerella vaginalis 41, 42
gastrectomie 81, 383
gastrinome 400
gastrite 380-381
gastroentérite 23, 14, 200
gastroscopie 380, 381
Gayet-Wernicke (encéphalopathie de) 137
Gélineau (syndrome de) *voir* narcolepsie
gêne
  pour avaler **17**
  pour respirer **17-18,** 158
genou 241, 268, 269, 271
  entorse **271**
  luxation **273**
  pathologies **271**
  prothèse 256
genu valgum 20
genu varum 20, 243
gigantisme 387
gingivite **338,** 340, 428
gingivostomatite 287
glande(s)
  apocrines 289
  bronchiques 445
  corticosurrénales 386, 390; *voir aussi* glandes surrénales
  lacrymales 264
  mammaire 386
  pancréatiques 367, 445
  parathyroïdiennes 266, 400
  parotide 340
  pituitaire *voir* hypophyse
  salivaires 264, **340**
  sébacées 89, 289
  sudorales 89, 289
  surrénales 158, 206, 235, 264, 390, **390-392**
  thyroïde 396, 398
Glanzmann (thrombasthénie de) 401
glaucome 24, 458, 459, **462-463,** *463*
glioblastome **129**
globules
  blancs 207, 214, 216, 310
  rouges 198, 207, 210, 212, 214, 215, 216, 222, 224, **225,** *225,* 310, 413
glomérulonéphrite 195, 314, 405, 360
glucose marqué 265, 399
gluten (intolérance au) 284
glycémie 228, 229, 231, 232
glycogénose 13, 250, 251
glycosurie 228, 229

goitre 97, **393-394,** 395, 396
gonarthrose **242**
gonioscopie 462
gonococcie 193
gonocoque 60, 259, 261, 450
Gougerot-Sjögren (syndrome de) 260, **340,** 410, **428**
goutte **234,** 236, 261, 306, 401
grain de beauté 90, 283
grains de milium 289
grande vérole 193
granulome 207, 405, 454
Graves (maladie de) *voir* Basedow (maladie de)
greffe 115, 145, 164, 166, 173, 198, 229, 230, **252-253,** 265, 268, 291, 292, 314, 338, 359, 405 437, 442, 446
du cuir chevelu 296, **297**
de foie **355**
de moelle osseuse 213, 215, **216-217**
grippe 16, 167, 190, 191, 295
Grisel (syndrome de) 245
grossesse 14, 23, 137, 158, 192, 196, 198, 210, 228, 236, 265, 287, 288, 293, 309, 322, 338, 353, 357, 379, 399, 412, 422, 423, 427
extra-utérine 22, 44
Guillain-Barré (syndrome de) 123, **429**

H

hadronthérapie 75
Haemophilus influenzae 118, 448
hallucination 109
hamartome 376
hanche (prothèse de) 256, 256
Hashimoto (thyroïdite de) 393, 394, 395, **397**
HDL cholestérol (taux de) 235
hébéphrénie 327
hébéphrénocatatonie 327
Hebra (eczéma marginé de) 292
Heimlich (manœuvre de) **444**
hélicoïdal (trait) 254
Heliobacter pylori 81 380, 382, *382,* 383
hémagglutination passive 196
hémangioblastome 224
hémangiome 139
hémarthrose 271
hématémèse 382
hématies *voir* globules rouges
hématocrite (examen) 224
hématome 21, 104, 110, 111, 112, 138, 171, 240, 254
hématurie 207, 306, 310, 312, 315, 411
hémianopsie 121
hémiplégie 102, 105, **120-121,** 159
hémispasme facial 122
hémochromatose 174, 228, 354, 388
hémoculture 157, **188,** 189, 192, 258, 352
hémodialyse 139, 313, 314, 359
hémoglobine 210, 211, 213, 225, 394, 410
glyquée 228, 232
hémogramme 211, 224
hémolyse 198, 210
hémopneumothorax **453**
hémoptysie 206, 435
hémorragie 28, 210, 215, 244, 314
bilatérale des surrénales 390
cérébrale 25, 103, 141
cérébroméningée 141
digestive 137, 354, 358
intestinale 189
intraoculaire 24
méningée 21, 102, **103,** 127, 138, 158, 159
menstruelle abondante 34
hémorroïde **379**
hémospermie 57
hépatite 14, 66, 207, 259, 318, 354, **356-361**
aiguë **356-357**
chronique 82, 217, 340, 354, **357,** 428
fulminante **357**
virale A **357**
virale B 67, 68, 71, 82, 193, **357-358**
virale C 67, 71, 82, 193, **359-361**
virale D 82, **361**
virale E **361**
hépatocarcinome 68
hernie 15, 17, 63, 373, 381
discale 19, 241, **247,** 248, 262
de la paroi abdominale 22, **362**
herniorraphie 362
héroïnomanie, mycose 292
herpès **40,** 42, 58, 66, 119, 187, 193, 283, **287-288,** 292, 468
HHV8 425
Herpes simplex 40, 287, 288
Herpes virus SK 287
Herpes virus varicellae 303
Herpes zoster 303
Hertel (exophthalmomètre de) 395
highly active antiretroviral therapy 426
hippocratisme digital 445
His (faisceau de) 178,179
histiocytose 453
histoplasmose 292
HGPO (test) 231
Hodgkin (maladie de) 14, 99, **218-219**
Holter (enregistrement) 179, 181, 182
Hong Kong disease voir pied d'athlète
hormone(s) *voir aussi* système hormonal
antéhypophysaires 388
antidiurétique 28, 78, 231, 389
antimüllerienne 43, 44
chorionique gonadotrophique 45, 96
corticosurrénaliennes 388
de croissance 106, 107, 211, 388, 400
érythropoïétine 211, 224, 312
folliculostimulantes 43, 44, 49
glucocorticostéroïdes 390
gonadiques 388
gonadolibérine 34, 92
gonadotrophine 47, 50, 388, 389
gonadotrophique 45
hypophysaires 387
lutéinisante 43, 44, 49
minéralocorticostéroïdes 390
parathyroïdienne 266, 267
thyroïdiennes 97, 112, 211, 266, 300, 330, 388, 393, 394, 396, 397
hormonothérapie 32, 70, 79, 91, 92, 95
Horton (maladie de) 21, 127, 135, 138, **413**
Hühner (test postcoïtal de) 43, 44, 45, 61
Human Leucocyte Antigen 276, 355, 411
Huntington (chorée ou maladie de) 111, 117
hyalite 466
hydarthrose **273**
hydrargyrisme 26
hydrocéphalie à pression normale 110, 111, 119
hydronéphrose 311
hydropneumothorax **453**
hydropsie *voir* anasarque
hydrosadénite suppurée *voir* Verneuil (maladie de)
hydrosalpinx **41,** 43
hydroxyapatite 338
hyperacousie 122
hypercalcémie 266, 367, 386, 400, 455
hypercalciurie 266, 306
hypercapnie 408, 433, 441
hypercholestérolémie 103, 104, 139, 144, 164, **235**
hypercoagulation 142
hypergammaglobulinémie 340, 428
hyperglycémie 160, 228, 230, 231, 233, 387
hyperhomocystéinémie 143
hyperkaliémie 313, 314
hyperlipidémie 232, 235, 401
hyperplasie surrénalienne virilisante congénitale 401
hyperpression osseuse 268
hyperprolactinémie 386
hyperprotéinorachie 429
hypersensibilité 404-405, 408
de contact *voir* dermite de contact allergique
hypersomnie 318, **332**
hypertension
artérielle 56, 99, 102, 103, 104, 106, 134, 135, 138, 139, 141, 144, 147, 148, 153, **158-159,** 163, 165, 166, 167, 168, 231, 224, 232, 235, 312, 387, 469
pulmonaire 178, **436-437**
systémique 452
intracrânienne 23, 119, 128, 129, 387
portale 354
veineuse 379
hyperthyroïdie 12, 15, 25, 26, 182, 264, 295, 306, 330, 331, 371, 386, 394, **395,** 396, 397, 398
hypertonie 27, 107, 115, 122
hypertriglycéridémie 235
hyperuricémie 234, 300, 306
hypervitaminose 266
hypervolémie 166, 452
hypoacousie **344, 346**
hypocondrie 323
hypofertilité féminine 445
hypoglycémie 23, 26, 160, 229, 233, 388
hypogonadisme 386
hypokaliémie 178, 179
hyponatrémie 313, 314
hypoparathyroïdie 458
hypophyse 232, 386, **389,** *389,* 390, 394
maladies **387-388**
hypopituitarisme 387, **388-389**
hypospadias 46, 47
hypotension artérielle 23, **162,** 388
hypothalamus 114, 386, 388, 389, 394
hypothermie 394

hypothyroïdie 13, 14, 110, 181, 251, 264, 295, 318, **394,** 397, 398
hypoventilation 440
hypovolémie 182, 314
hypoxémie 433, 434, 436, 443
hypoxie 182, 224, 407, 437, 441
hystérectomie 34, **38,** 50, 51, 87, 99
hystérie 323
hystérographie 37, 44, 99
hystéropexie 51
hystéroptose 51
hystérosalpingographie **36,** 43, 44
hystéroscopie 38, 43, 44, 46, 99, 113, 375

I

ichtyose 401, 454
ictère 14, 201, 211, 217, 288, 354, 356, 358, 401
ictus 23, 25, 199
imagerie interventionnelle **368-369**
immmunoélectrophorèse 221
immunodéficience 76, 205, 219
immunodépression 40, 99, 119, 201, 288, 424, 449, 468
immunofixation 221
immunofluorescence 196, 197
immunoglobulines (Ig) 219, 221, 222, **223,** 357, 376, 404, 405
immunomarquage 220
immunothérapie 90, 93
impétigo 202
implant 253, 297, 345
  dentaire **339,** *339*
impuissance 47, 57, 92, 250 ; *voir aussi* dysfonction sexuelle
incontinence urinaire 28, 51, 92, 122, 124, **308**
infarctus
  cérébral **104-105 ;** *voir aussi* accident vasculaire cérébral ischémique
  intestinal 23
  mésentérique 363
  du myocarde 22, 23, 50, 92, 134, 135, 142, 153, 162, **163-164,** 168, 169, 170, 171, 176, 181, 182, 183, 195, 264, 330, 398
  osseux 268
infection(s)
  à chlamydia 193
  bactérienne 16, 26, 217, 298, 424
  bronchique 295
  bronchopulmonaire 16
  cutanées 233
  cutanéomuqueuse 230
  des dents et des gencives **336-338**
  digestive 16
  fongiques 217, 424
  génitales féminines 33, **39-42,** 98, 233
  génitales masculines **58-60**
  méningées 200
  microbienne 175
  neuroméningées 192
  nosocomiales 202
  osseuses 200
  parasitaires 424
  de la prostate 310
  rhinopharyngée 149
  sexuellement transmissibles **192-195**
  urinaire 16, 50, 54, 201, 233, 306, **309-311,** 315, 354
  vaginale 32, 50
  virale 16, 228, 298, 424-425
infertilité
  d'origine féminine **43-45**
  d'origine masculine **61-62**
injection intracytoplasmique de spermatozoïdes 47, 62, 64
insémination artificielle 45, 46-47, 62
insomnie 27, 318, 322, **332**
insuffisance
  aortique 156, 165, 195, 262
  artérielle mésentérique **363**
  cardiaque 18, 25, 139, 143, 147, 148, 157, 158, 164, **165-167,** 211, 222, 312, 440, 442, 447, 451
  coronarienne 15, 25, 56, **168-170,** 172, 232, 394
  corticotrope 390, 391
  génitale 250
  hépatique 106, 137 283, 355
  hépatocellulaire 354, 356
  hypophysaire *voir* hypopituitarisme
  mitrale 156, 165, 262
  musculaire 250
  ovarienne 44, 391
  pancréatique 445
  rénale 14, 28, 57, 134, 139, 147, 148, 211, 221, 222, 232, 234, 236, 283, 306, **312-314,** 352, 354, 447
  respiratoire 224, 250, 261, 330, 437, **440-444,** 449
  surrénalienne 56, 162, 302, **390-391**
  thyroïdienne 111
  valvulaire 262
  veineuse 144, 146, 147
  ventriculaire 167, 436, 440, 452
insuline 228, 229, *230,* 400
insulinome 88, 400
insulinorésistance 230
insulinothérapie 231
International Normalized Ration 161
intertrigo 292, 293
intestin grêle (maladies de l') **370-377**
intolérance
  au fructose 401
  au gluten ; *voir* maladie cœliaque
  à l'iode 315
  au lactose 401
intoxication 27, 106, 111, 162, 210, 211, 228, 251 ; *voir aussi* toxi-infection alimentaire
intradermoréaction 205
intubation
  endotrachéale 441
  trachéale 408, 409
ionisation 244
iridocyclite 468
iritis 468
ischémie 104, 142, 153, 158, 178, 183, 370, 469

J-K

jaunisse *voir* ictère
Kahler (maladie de) *voir* myélome (multiple)
kaliémie 159
Kaposi (sarcome de) 287, 424, 425
Kaposi-Juliusberg (syndrome de) 288
kératite 24, 303, **464,** 465, 469
kératose pilaire 296
Klebsiella 310, 448
Koenig (syndrome de) 373, **374**
Korsakoff (syndrome de) 137
Krukenberg (tumeur de) 81
Kuru 106, **107**
kyste 34, 55, 94, 232, 269, 289, 394
  de l'ovaire 22, 44, **48-49,** 87
  de la peau **289**

L

La Peyronie (maladie de) 56, **57**
labyrinthite 341, 342, 346
lactose (intolérance au) 401
laminectomie 86
Landouzy-Déjerine (myopathie facio-scapulo-humérale de) 249
Langerhans (greffe des îlots de) 252
laparoscopie 35, 38
laparotomie 41
laryngectomie 84
laryngite chronique 84
laryngoscopie 84
latérocolis 245
lavage
  articulaire 243
  broncho-alvéolaire 78, 455
LDL cholestérol 235
Ledderhose (maladie de) **240**
Legionella pneumophila 450, 452
légionellose **450-451**
Leiner-Moussous (érythrodermie de) 285
léiomyomes utérins *voir* fibromes utérins
lentiginose périorificielle 376
lentigo 376
lentivirus 426
lèpre 278
leptospirose 356
leucémie 57, 67, 68, 69, 76, 119, 187, 211, **214-215,** 216, 223, 234, 303
leucocorie 458
leucocyturie 207
leucodermie 302
leucoencéphalite multifocale progressive 425
leucokératose **349**
leucopénie 412
leucoplasie **349**
leucorrhée 42, 193
Libmann-Sachs (endocardite de) 157
lichen 14, 58, 73, 349, 369
lichénification 282, 286
lifting 290
liposuccion 290
lipothymie 37
Listeria monocytogenes 119, 192
listériose 119, **196**
lithiase 28, 55, 306, 311, 401, 445 ; *voir aussi* calculs
  biliaire **353**
  salivaire **340**
lithotripsie (ou lithotritie) 306, **307**
loa-loa 465
lobectomie 79, 441
lombarthrose **243**
lucite 283
lumbago 242, **246,** 248
lupus
  érythémateux 118, 157, 296, 300, 419

érythémateux disséminé (ou systémique) 261, 340, 405, **411-412,** 428
pernio 454
luxation 247, 250, **273**
Lyme (maladie de) **197,** 259
lymphangiome 139
lymphangite 79, 147, 289
lymphogranulomatose vénérienne 193
lymphogranulométrie maligne *voir* Hodgkin (maladie de)
lymphome 12, 81, 147, 214, 216, **218-220,** 223, 373, 374
cutané **220**
de Hodgkin *voir* Hodgkin (maladie de)
malin non hodgkinien 219-220, 360, 424, 425

M

MacDonald (critères de) 124
macroangiopathie 232
macrocytose 211
macrosomie fœtale 231
maculopathie liée à l'âge 461
main 241, 269
greffe 252
mal
au cou **18**
au dos **18-19, 245-248**
au genou **20-21**
à l'épaule **19-21**
à la gorge **21**
à la tête **21-22,** 126
au ventre **22**
maladie(s)
auto-immune 124, 219, 259, 396
bipolaire **322**
bleues 152
cœliaque 15, 283-284, 354, 361 **372-373,** 376
héréditaires **401**
infectieuses **185-207**
infectieuses de l'œil 465
inflammatoires digestives **364-366**
inflammatoires rhumatismales **257-262**
inflammatoires de l'œil **466-468**
de l'intestin grêle et du côlon **370-377**
de la vache folle 106
des calcifications tendineuses 261
des chaînes légères **223**
des chaînes lourdes **223**
des éleveurs d'oiseaux 405
des légionnaires *voir* légionellose
des valvules **172-173**
lupique *voir* lupus érythémateux disséminé
lysosomales 401
maniacodépressive 318, 320, 325, 330 ; *voir aussi* maladie bipolaire
myotoniques 401
post-phlébitique 144
psychosomatique 14
du sang **209-225**
sexuellement transmissible 43, 66, **193-196**
surrénalienne 44
systémiques 411
thyroïdienne 44, 361, **393-397**
vasculaires **138-142**
veineuses des membres inférieurs **143-146**
malaise 22-23
hypoglycémique 231
malaria **198-199**
Malassezia furfur 292
mammographie 72, 94, 95
manie 322, 332
manométrie œsophagienne 421
Marfan (maladie de) 138, 141
marsupialisation 39
mastectomie 95
mastocytose 283
mastoïdites **341, 451,** *451*
médecine
esthétique 291
nucléaire 128, 396, 399
médiacalcose 134, 138
mégalocornée 463
mégalomanie 326
mélancolie 318, 320, 322, 332
mélanome 68, 71, 89, **90,** 399
mélanosarcome *voir* mélanome
mémoire (perte de) *voir* perte de mémoire
Menière (maladie de) 29, 342, 344, 346
méningiome 128, **129, 131**
méningite 21, **118-119,** 127, 138, 188, 192, 197, 215, 232, 293, 341, 344, 423, 449
méningocoque 118, 201, 450
méningoencéphalite 118, 192, 288, 292, 303
méniscectomie **272**
ménisque 256, *259,* **271,** 272
ménopause 32, 49, **50,** 266, 295, 318, 322
artificielle 34, 49
tardive 94, 99
ménorragies 36, 37, 99
mésolift 290, 291
mésothérapie 291
métabolisme **227-235**
métamorphopsie 461
météorisme **373,** 374
métrorragies 36, 37, 99
microangiopathie 168
microchirurgie 63, **130,** *130,* 346
microcytose 211
microkyste 289
microsporidiose 424
Microsporum 292
migraine 21, 23, **126-127**
mild cognitive impairment 109
miliaire 14, 206
moelle osseuse (greffe de) **216-217**
Mollaret (méningite multirécurrente de) 119
moniliase (ou monilose) *voir* candidose
monoarthrite 257, 258
mononévrite 233
mononucléose infectieuse 21, 186, 218, 300, 356
monoplégie 120
morpion 193
mucoviscidose 292, 354, 401, 441, **445-446**
muguet 292, 293, 424
muqueuse 309, 315, 348, 349, 380, *380*
muscles striés (ou rouges ou squelettiques) **417,** 419
myalgie 360
myasthénie 17, 297, **417**
mycobactéries 188, 259
Mycobacterium tuberculosis 205
Mycoplasma pneumoniae 448
mycoplasme 60, 193
mycoses 292-294
mycosis fongoïde 283
myélogramme 213, 215
myélographie 119
myélome (multiple) 19, 216, **221-223,** 232, 247, 262
myocardiopathie 154, 165, 166, **174,** 178, 436
myocardite 189, 412
myomectomie 38
myomes utérins *voir* fibromes utérins
myopathie 13, 174, 249, **250-251,** 441
myopie 458, 460
myorraphie des releveurs 51
myotonie 249, 250, 251
myxœdème 278, 394

N

nævocarcinome *voir* mélanome
nævomatose basocellulaire 72
nævus 89, 90
narcolepsie 27, 332, 333
nausée **23-24**
néoplasie endocrinienne multiple **400**
néphrectomie élargie 93
néphrite 159, 314
néphroblastome 67, 68, 93
néphropathie 232, 314
Nesseria gonorrhœae 60
Neumann (aphtose de) 348
neurinome **131,** 247, 248, 344, 346
neurochirurgie 116-117, 128
neurolyse 130, 278
neurones (greffe de) 252
neuropaludisme 198
neuropathie 222, 230, 232, 233
neurosarcoïdose 454
névralgie 18, 126, **245-246,** 247, 263
névrite 29, 137, 347
névrose **323-324,** 330, 331
Nicolas-Favre (maladie de) 193
nodule de la thyroïde **396-397,** 398
nosophobie 324, 331
numération formule sanguine 352, 468

O

O'Sullivan (test de) 231
obésité 99, 134, 135, 230, **236-237,** 362,381
occlusion intestinale 13, 22, 23, **373-374**
œdème 24, 42, 129, 137, 139, 144, **147-149,** 166, 211, 240, 395, 406, 463, 466
angioneurotique *voir* Quincke (œdème de)
angioneurotique héréditaire **149**
cérébral **129**
et maladies inflammatoires **466-468**
oculaire **469**
pulmonaire 156, 165, **166-167,** 312, 313, 314, 443, **447-448**
œil 264, **457-469,** *467*
œsophage (pathologies de l') **380-383**
œsophagectomie 85
œsophagite 15, 85, 381
oligo-asthéno-térato-spermie 61

oligoarthrite 257
oligospermie 61
oligurie 28
onychomycose 292
ophtalmie sympathique 468
orchidectomie 96
orchiépididymite **58-59**
orchite **59,** 62
oreille (pathologies et physiologie) **342-347,** *343*
oreillons 50, 119
orgelet 202, 469
ORL (sphère) 130, **335-349**
orthopnée 167, 447
Osler (faux panaris ou maladie d') 156
ostéoarthrite 236
ostéocalcine (taux sanguin de) 263
ostéochondrome *voir* exostose
ostéodystrophie 263, 312
ostéomalacie 266
ostéome **279**
ostéonécrose 20, 268, 268
ostéopénie physiologique 266
ostéoporose 19, 38, 49, 50, **266-267,** *267,* 392
ostéotomie 242
otite 122, 341, 342, 346, 449
otoscopie 346
otospongiose 342, 346
ovaires 32, 34, 36, 41, 48-49, 113, 130, 235, 391
ovariectomie **49**
ovarite sclérokystique ou syndrome des ovaires polykystiques 49
oxygénothérapie 434, **437,** 440

P-Q

pacemaker 166, 174, 177, *178,* 179, 181, 252
pachymétrie 462
Paget (maladie osseuse de) **263,** *263*
palpitations **24-25**
paludisme **198-199,** 210
panartérite 135
pancréas (greffe de) 252
pancréatite 22, 23, 137, 228, **367,** 374, 378
pandémie grippale 190-191
panhypopituitarisme 388
panique (attaque de) 324, **331**
panuvéite 468
papillite 469
papilloma 66
papillomatose 193
papillomavirus 39, 42, 68, 71, 98, **99**
papillome 315, 375
papovavirus 424
paradontite **338**
paralysie 41, 102, 111, 119, **120-123,** 127, 128, 129, 147, 195, 247, 248, 250, 251, 255, 256, 303, 312, 341, 374, 396, 401, 412
ascendante *voir* Guillain-Barré (syndrome de)
faciale **121-122,** 197, 215, 344, 423, 429
paranoïa 325, **326**
paraphrénie 325
paraplégie 120, **122-123**
parapsoriasis 283
parasites 14, 223
parasitose 376
parasomnie 332, **333**
parésie 120
Parkinson (maladie de) 13, 27, **114-115,** 116, 117, 128, 252
pars planites 468
parvovirus 259
peau (maladies de la) **281-303**
pédiculose 193
peeling 290, 291
pelade 295, **297,** 302
Pellegrini-Sieda (maladie de) 269
pelvipéritonite 36
pelvispondylite rhumatismale 18, 276 ; *voir aussi* spondylarthrite ankylosante
pemphigus **418**
pénicilline 186, 192, 196, 409, **452**
résistance 451, 452
Penicillium notatum 452
périarthrite 135, 262, 269, **269-270**
de l'épaule **270**
scapulohumérale 244, *270*
péricardite **175,** 183, 206, 260, 412, 421
péritonite 23, 353, 372, 377, 382
perte(s)
de cheveux **295-297**
de connaissance 121 ; *voir aussi* syncope
du goût 122
de mémoire **25-26**
de poids *voir* amaigrissement
vaginales *voir* leucorrhées
Perthes-Jüngling (maladie de) 454
Peut-Touraine-Jeghers (syndrome de) **376**
phacoémulsification 459
pharyngite virale 21
phénylcétonurie 401
phéochromocytome 228, 400
phlébite 15, 81, 142, **143-144,** 147, 148, 155, 290, 341, 364
phlébographie 143
phobie 323, 324, 329, **331**
phosphore (taux sanguin de) 266, 313
photochimiothérapie **283**
photophobie 23, 118
photosensibilité 282
photothérapie 320, 461
phototraumatisme 464
phtirose pubienne 193
phycomycose 292
Pick (maladie de) 111
pied d'athlète 292, *294*
piqûres d'insectes 14, 17, 300
pityriasis versicolor 292
pityrosporose *voir* dermite séborrhéique
plasmaphérèse 223, 418
Plasmodium 198, 199
pleurectomie 453
pleurésie 15, 78, 206, 260, 412, 433, 447, **449**
pleurite 449
pleuroscopie 451
pneumallergène 300
pneumectomie 79, 441
pneumoconiose 442
pneumocoque 118, 450, 451, 452, 465
Pneumocystis 424
pneumonie 201, 422, 433, **450-451**
pneumopathie 15, 18, 340, 428, 440
pneumothorax **453**
polarthrite rhumatoïde 18
poliomyélite 120, 123, 440, 441
pollakiurie 28, 59, 158, 311
polpose colique 72
polyadénomatose familiale *voir* polypose
polyadénome 80, 376
polyadénopathie 195
polyarthrite 257, 262, 298, 299
rhumatoïde 244, 257, **259-260,** 273, 340, 428, 467
polychondrite atrophiante 467
polydipsie 230,231
polyglobulie 14, **224-225,** 435
polykystose ovarienne *voir* ovaires, syndrome des ovaires polykystiques
Polymerase Chain Reaction 188, 207, 358, 360
polymyosite **419**
polynévrite 137, 251
polynucléaires 212, 214, 215, 336, 352
polype 13, 36, 37, 72, 80, 213, 366, 369, **375,** *375*
polypectomie 366
polypose 67, 80, **376-377**
polyradiculonévrite 122
aiguë *voir* Guillan-Barré (syndrome de)
polyurie 28, 158, 230, 231, 232
ponction 94, 175, 215, 221, 224, 273,
lombaire 102, 103, 118, **119,** 192
pleurale 78, **449**
ponction-biopsie 112-113
pontage 135, 154, 166, 168, 170
porphyrie cutanée tardive 360
potomanie 28, 232
poumon du fermier 405
poux 14
presbyacousie 342, 344
priapisme **57**
Prinzmetal (angor de) 170
prion **106,** 107
procréation médicalement assistée **46-47**
prolactine 43, 44, **386,** 388, 389, 400
prolapsus
génital 28, **51**
hémorroïdaire 379
prostate 55, 55, 56, 58, 59, 201, 308
cancer **91-92**
prostatectomie 92
prostatite 28, 55, **59-60**
protéinurie 232, 411
Proteus mirabilis 309, 310
prothèse 56, 57, 142, 154, 157, 202, 210, 243, **252-253,** 256, 290, 293, 339, 349, 367
auditive 344, **345,** *345*
prurigo 282, 424
prurit *voir* démangeaisons généralisées
pseudo-lymphome 197
pseudoaphake 460
pseudohistoplasmose 466
pseudopolyarthrite rhizomélique 17, 18, 261, 413, 372
psilose *voir* alopécie
psoriasis 58, 276, 283, **298-299**
psychanalyse 320, 324, 325, 330
psychose 25, 232, **325-327**
psychothérapie 32, 56, 319, 321, 322, 325, 326, 329, 330, 331, 347
ptôsis 249, 417
puberté précoce 94
puce à A.D.N. 74

puces 14
pulpectomie 92
purpura 157
fulminans 118, 201
pétéchial 118
pustulose amicrobienne 298
puvathérapie 282, **283,** 297, 299
pyélonéphrite 232, **311**
pyorrhée alvéolodentaire
voir paradontite
pyosalpinx 41
pyothorax 449
pyurie 309
quadriparésie 123
quadriplégie *voir* tétraplégie 123
Quincke (œdème de) 301, 405, **409**

R

rachitisme 266
radiculalgie 246
radiculite 197
radiodermite 296
rapport normalisé international 161
Raynaud
maladie ou phénomène primitif de 416, *416*
syndrome de 416, 421
réaction auto-immune 61, 62
rectocèle 51
rectocolite **365**
hémorragique 15, 276, **365-366,** 370
rééducation 84, 103, 105, 120, 248, 250, 255, 308, 347
reflux
gastro-œsophagien 17, 26, 381
vésico-urétéral 311
rein 201, 264, **305-315,** 398
artificiel *voir* dialyse
respirateur **442-443**
rétine 130, 459
décollement 458, **460,** 466
rétinite 293, 303, 401, 422
rétinoblastome 67, 68, 72
rétinographie 459
rétinoïdes 295
rétinopathie 158, 160, 233
rétrocolis 245
rétrovirus 422, 426
rhinite 404, 406, 407, **409-410**
rhumatisme 20, 197, **261-262,** 276, 298
articulaire aigu 156, 172, 175, 186, 257, **261-262,** 452
psoriasique 258, 276, 298, **299**
inflammatoire **257-262**
rhume 16, 26
des foins 405, 410
rickettsie 119
Riedel (thyroïdite fibreuse de) 397
Rinne (test de) 346
roséole 195
rotavirus 371
rougeole 465
rubéole 259, 458
rupture
d'anévrysme 138, 369
tendineuse 244, 270

S

saccoradiculographie 247
Salmonella 188, 189, 200
salmonelles 365, 371
salmonellose **200**
salpingectomie 41
salpingite 22, **41,** 193
sarcoïdose 118, 232, 296, 405, **454-455,** 467, 468
sarcome 67, 81, 87, 89, 99, 424, 425
scanner RX 128, 171, 242, 243, 315
scarlatine 295
scérole latérale amyotrophique 17
Scheuermann (maladie de) *voir* épiphysite de croissance
schizophrénie 322, 325, **326-327**
Schönlein-Henoch (syndrome de) 261
schwannome *voir* neurinome
Schwartz-Bartter (syndrome de) 69, 78
sciatique 19, 130,131, 241, **247-248,** 263
scintigraphie 86, 91, **264-265,** 279, 394, 395, 396, 397, **398-399**
sclérectomie non perforante 462
sclérite 24, **467-468**
sclérodactylie 421
sclérodermie 296, 340, **420-421,** 428, 437, 458
sclérose en plaques 13, 17, 26, 120, 122, **124-125,** *125*, 308, 332, 347, 359, 469
scoliose 19, 387
scrapie 106
séminome 96
septicémie 118, 188, 189, 192, **201,** 202, 215, 292, 311, 352
sérovaccination 357
sevrage tabagique **438-439**
Sheehan (syndrome de) 388, 391
shigelles 371
shigellose 365
shunt 152, 153, 224
Shy-Drager (maladie de) 162
sida 40, 99, 111, 193, 195, 205, 219, 288, 292, 303, 360, **422-427**
sigmoïdite 22, 370, **377**
silicose 442
sinusite 21, 395, 449, 468
Sipple (syndrome de) 400
sismothérapie 319, 320, 321, **322,** 329
somnambulisme 333
somnolence 27, 332
souffrance fœtale 192
spermacytogramme 43
spermogramme 43, 46, 61, 62, 63
sphincter artificiel 308
sphinctérotomie endoscopique 368
spina-bifida 212, 308
spiroïde (trait) 254
splénomégalie 156, 201, 213, 258, 454
spondylarthrite ankylosante 18, 19, 244, 258, **261,** 273, 276, 277, 441, 468
spondylarthropathie 257, 261, **276-277,** 298, 299, 364, 365
spondylodiscite 18, 19, 188, 247, 248
sporotrichose 292
sprue nostras *voir* maladie cœliaque
staphylococcies **202**
staphylocoques 156, 157, 188, 201, 258, 336, 371, 397, 450, 451, 452, 465
stéatohépatite non alcoolique 354
stéatorrhée 376
Stein-Leventhal (syndrome de) *voir* ovaires, syndrome des ovaires kystiques
Steinert
maladie de 174, 249, 250, 251
myotonie de 458
sténose 155, 158, 382
stent 164, 368
stéréotaxie **128**
stérilisation masculine 62
stérilité 46, 47
féminine 34, 36, 41, 43, 130, 193, 194, 386
masculine 54, 56, 57, 59, 60, 63, 92, 96, 445
Still (maladie de) 258, 468
stimulateur cardiaque 174, *178*, 179, 181
stimulation
cérébrale **116-117**
magnétique transcrânienne 329
stomatose aphteuse récurrente 348
strapping 244
Streptococcus pneumoniae **451,** *451*
streptocoques 156, 157, 186, 188, 201, 258, 262, 336, 397, **451,** *451*, 452, 465
stress 13, 15, 19, 32, 44, 115, 295, 298, **328-329,** 348, 380, 382
oxydatif 274, 275
post-traumatique 32, 331
stripping 146
subluxation 245
substitution nicotinique 438
suicide 319, 321
surdité 263, 279, 346, 379
surrénale (maladie) **390-392**
surrénalectomie 392
Sutton (aphtes nécrotiques de) 348
sycosis 292
syncope 22, 23, **178-179,** 181, 183
syndrome
d'apnée du sommeil 27, 333
du canal carpien **278**
canalaire 130, 262, **278**
de compression de la moelle 122
du défilé costoclaviculaire 278
dermorespiratoire 282
de détresse respiratoire aiguë **442-444**
dysentérique 371
extrapyramidal 115
de fatigue chronique 16
fissuraire 378
grippal 397
d'hyperviscosité 223
de l'intestin irritable 22 ; *voir aussi* colopathie fonctionnelle
des jambes sans repos 27
des larmes de crocodile 122
du long-courrier 435
de malabsorption 367, **374-376**
méningé 21, 23, 118, 119
néphrotique 147
du nerf sur-scapulaire 278
neurogène périphérique 251
oculo-urétro-synovial 258, 276, 468
des ovaires polykystiques 49
paranéoplasique 69, 78
parkinsonien 114, 115
polyendocrinien 391
pseudogrippal 356, 357
pyramidal 122, 123
de résistance aux hormones thyroïdiennes 395

sec *voir* Gougerot-Sjögren (syndrome de)
de sevrage 136, 439
synéchie 36, 259, 260, 272, 273
synoviorthèse 260, 277
syphilis 110, 111, 112, 187, 193, **194-196,** 259, 295, 349, 410, 452
système
digestif **350-383**
hormonal **385-401**
immunitaire **403-429**
nerveux **101-131,** *121*

T

tabagisme 14, 26, 56, 61, 66, 68, 71, 73, 78, 79, 84, 85, 88, 93, 98, 103, 104, 134, 142, 144, 158, 163, 168, 180, 231, 232, 235, 266, 267, 382, 410, 433, **434, 438-439,** 441, 442
passif 78, 407, 439
tabès 195
« tache de vin » 140
tachycardie 25, 167, 164, 169, 178, 180, **182-183,** 395, 407, 447, 441, 452
tachysystolie 182
talalgie 240
tarsorraphie 303
tassement vertébral 267
teigne 292, 295, **296;** *voir aussi* favus
télangiectasie 144, 421
tendinite 19, 20, **244,** 262
téniasis 12
ténosynovite 260, 269, 278
tensiomètre 159
tératome 96
tératospermie 61
test
à l'acide acétique 98
cutané allergique 301, 405
cutané à la tuberculine 205, 207, 209
au D-xylose 373, 376
de diagnostic rapide 186, 187, 262
d'effort 161
de fibrose 354
au lugol 98
de marche de 6 minutes 441
de migration et de survie des spermatozoïdes 43
de pénétration croisée 43, 44, 61
postcoïtal 43, 44, 45, 46, 47, 61
psychométrique 109
sérologique 60, 193,199
à la sueur 446
au synacthène 391
testicule 58, *58*
tétanos **203-204**
tétralogie de Fallot 152, 153, 178, 179
tétraparésie 123
tétraplégie **123,** 429
thalassémie 213, 216, 401
thérapie(s)
cognitivo-comportementalistes 56, 320, 324, 329, 330, 331, 439
génique 69, **76-77,** 445
thrill 139
thrombectomie 142
thrombolyse 102, 105
thrombopénie 222, 361, 412
thrombophlébite *voir* phlébite
thrombose 103, 104, **142,** 155, 169, 224, 225, 236, 278, 344, 379, 412
thrombus 102, 103, 104, 142, 163, 168
thyroïde (maladies de la) **393-397**
thyroïdectomie 394
thyroïdite 297, 340, 391, 395, **397,** 428
tique (comment retirer une) **197**
tomographie
par émission de positons 78, 111, 115, 220, 265, 399
en lumière cohérente 461
tomoscintigraphie 399
tophus goutteux 234
topophobie 324
torticolis 18, **245,** 250
toucher
rectal 55, 59, 60, 91, 366
vaginal 33, 48, 87
tourniole 293
toux 16, **26,** 28
toxémie gravidique 158
toxi-infection alimentaire 14, 23, 202
toxicomanie 56, 61, 156, 194, 318, 321, 358, 360, 423, 427
toxocarose 466
Toxoplasma gondii 424
toxoplasmose 424, 466, 468
TPHA (test) 196
trabéculectomie 462
trabéculoplastie 462
trachéotomie 84, 204, 250, 437, 441, 442
traitement hormonal substitutif 34, 38, 67, 94, 392
transfusion sanguine 198, 213, 217, 359, 423
transplantation 83, 174, 229; *voir aussi* greffe
tremblante du mouton 106
tremblement **26-27**
Treponema pallidum 194
tréponème 187, 194, 196
trichomonas 41, 42, 58
trichomonose 193
Trichophyton 292
trichotillomanie 295
trismus 203
trisomie 21 67, 108, 458
trouble(s)
anxieux **330-331**
de l'audition 131
du champ visuel 102
circulatoires 37, 129
de la coagulation 102
cognitifs 124
du comportement 109, 118, 119
de la conduction cardiaque **176-179,** 183, 250
de la conscience 207, 215, 222
de la coordination des mouvements 105
de la déglutition 97, 119
digestifs 166, 189, 199, 233
de l'éjaculation **57,** 61
de l'élocution 115
hydroélectriques 180
du langage 109 ; *voir aussi* aphasie
de la mémoire 109, 111, 124, 388
menstruels 49
métaboliques 106
de la miction 59, 315
obsessionnels compulsifs 117, 323, 329
de l'orientation 109
de l'ovulation 43, 44
de la parole 103
de la reconnaissance des visages 109
du rythme cardiaque 114, 165, 178, 179, **180-183**
de la sensibilité 102, 195
sexuels féminins 50
du sommeil **27,** 319, 328, **332-333**
sphinctériens 122
trophiques 144
urinaires **27-28,** 37, 51
de la vigilance 207
de la vision 105, 119, 124, 127, 129, 158, 387
tuberculose 26, 44, 58-59, 119, 175, **205-207,** *206,* 232, 260, 336, 354, 356, 374, 390, 405, 410, 424, 442
tumeur 17, 27, 44, 49, 57, 66, 68, 72, 78, 82, 88, 94, 120, 122, 156, 159, 224, 232, 247, 248, 256, 309, 310, 332, 342, 347, 373, 382, 389, 417, 440, 458 ; *voir aussi* cancer *et* mélanome
bénigne de la vessie **315**
du cerveau 21, 25, 104, 110, 111, 127, **128-129, 131**
osseuse **279**
tumor necrosis factor 364
tuphos 189
tympanométrie 346
tympanoplastie 346
typage tissulaire 468
tyrosinémie 354

U

ulcérations de la bouche **348-349**
ulcère 14, 22, 112, 144, 146, 203
gastroduodénal 22, 23, 380, **381-382**
de la jambe **144-145**
ultrasonographie 44
urétrite 28, **60,** 194, 276
urétrocèle 51
urographie intraveineuse 55, 59, 60, 93, 306, 307, 314, **315**
urticaire 14, 266, **300-301,** 404, 405
uvéite 24, 303, 364, 365, 458, **468**
postérieure *voir* choroïdite
uvéoméningite 466, 468
uvulo-palato-pharyngoplastie 333

V-W

vaccination 75, 98, 188, 189, 204, 205, 207, 405, 448
contre l'hépatite B **359**
vaginisme **32-33**
vaginite **41-42,** 193
valvulopathie **172-173,** 262
valvuloplastie 154, **173**
Vaquez (maladie de) 224
varice 144, *145,* **145-146,** 435
varicelle 303, 465
variocèle 62
vascular endothelial growth factor 74, 461
vascularite 300, 340, 428, 466
vasectomie **62-63**
vasovasostomie **62-63**
ventilation assistée 250, 408, 429, 440, 443
Verneuil (maladie de) **289**
vérole *voir* syphilis
vertébroplastie 140

vertige 23, **29,** 105, **346-347,** 379
vésicule biliaire (calculs de la) **352-353**
vidéo-endoscopie 35, 355, 381
vieillissement **274-275**
Vincent (angine de) 187, 450
virémie (niveaux de) 358
virus
et cancer 66, 68
H5N1 190
de l'hépatite B 68
de l'hépatite C 359
Herpes 8 humain 287
de l'immunodéficience humaine (ou du sida) 71, 194, 293, 359, 360, 422, *424,* **426**
JC 425
neurotrope 120
du papillome humain 75
de la polymyélite 120
varicelle-zona 424
visage (greffe du) 252
vitamine A 72
vitamine B 106, 296
vitamine B1 137, 147, 174
vitamine B12 81, 110, 211, **212,** 348, 376, 381
vitamine C 274
vitamine D 255, **266,** 267, 299, 313, 372
vitamine E 57, 274, 420
vitamine K 142, 376
vitesse de sédimentation 260, 377, **413,** 428
vitiligo 283, 297, **302,** 392
voies
respiratoires (pathologies des) **431-455**
urinaires (pathologie des) **305-315**
volume expiratoire maximal par seconde 161, 408, 433
vomissements **23-24**
vulvite **42,** 292
vulvovaginite **42-43,** 293
Waldenström (maladie de) **222-223**
Werner (syndrome de) 400
Western-Blot (test) 425
Whipple (maladie de) 15
Willebrand (maladie de) 401
Wilms (tumeur de) 93
Wilson (maladie de) 354

X-Z

xénotransplantation 253
xeroderma pigmentosum 89, 401
Yersinia 371
yeux (maladie des) **457-469**
yoyo 346
Zollinger-Ellison (syndrome de) 400
zona **303,** 424, 464
Zyban 438-439

Crédits photographiques

Couverture : ht g ph. © MEDICIMAGE/BSIP ; ht d ph. © B. Boissonnet/BSIP ; m g ph. © Ingram/BSIP ; m m ph. © Kinsman/BSIP ; bas g ph. © Cardoso/BSIP ; bas d et dos ph. © Chassenet/BSIP ; p. 62 ph. © Jochen Tack/Docstock/BSIP/T ; p. 74 ph. © CMSP/BSIP/T ; p. 77 ph. © Tetra/BSIP/T ; p. 79 ph. © Camazine/Phototake/BSIP ; p. 104 ph. © SGO/BSIP ; p. 125 ph. © James Cavallini/BSIP ; p. 130 ph. © Louise Oligny/BSIP ; p. 145 ph. © James Cavallini/BSIP ; p. 146 ph. © Mendil/BSIP ; p. 155 ph. © James Cavallini/BSIP ; p. 167 ph. © Furgolle/BSIP ; p. 170 ph. © Humbert/BSIP ; p. 171 ph. © VEM/BSIP ; p. 178 ph. © MENDIL/BSIP ; p. 187 ph. © MENDIL/BSIP ; p. 200 ph. © VEM/BSIP ; p. 203 ph. © A. Pasieka/BSIP ; p. 204 ph. © Platriez/BSIP ; p. 225 ph. © Kunke/Phototake/BSIP ; p. 229 ph. © Ian Boddy/BSIP ; p. 230 ph. © Belmonte/BSIP ; p. 231 ph. © M. Stolt/Docstock/BSIP ; p. 233 ph. © Jolyot/BSIP ; p. 237 ph. © Phototake/CNRI/BSIP/T ; p. 242 ph. © SPL/BSIP ; p. 255 ph. © James Cavallini/BSIP ; p. 256 ph. © James Cavallini/BSIP ; p. 259 ph. © SPL/BSIP ; p. 263 ph. © Neil Borden/BSIP ; p. 267 ph. © SPL/BSIP ; p. 268 ph. © BSIP ; p. 269 ph. © James Cavallini/BSIP ; p. 271 ph. © MEDICALRF,COM/BSIP; p. 274 ph. © Tousson/Phototake/BSIP/T ; p. 299 ph. © Pulse Pict. Library/BSIP ; p. 301 ph. © Pulse PICT. LIBRARY/BSIP ; p. 309 ph. © Kunkel/Phototake/BSIP ; p. 310 ph. © Chassenet/BSIP ; p. 353 ph. © Camazine/Phototake/BSIP ; p. 365 ph. © IRCAD ; p. 375 ph. © James Cavallini/BSIP ; p. 380 ph. © SPL/BSIP ; p. 382 ph. © Gaugler/Phototake/BSIP ; p. 405 ph. © Edwige/BSIP ; p. 408 ph. © Benoist/BSIP ; p. 416 ph. © Edward Kinsman/BSIP ; p. 424 ph. © Chris Bjornberg/BSIP ; p. 449 ph. © Ingram/BSIP ; p. 459 ph. © Altopress/Photoalto/BSIP ; p. 463 ph. © Gilman/Phototake/BSIP.

Illustration p.270 Geckomédia

Photogravure : Irilys
Imprimé en Espagne par Dédalo, Valladolid
Dépôt légal : février 2011
305592/01 - 11012961 – janvier 2011